高等院校医学实验教学系列教材

职业卫生与职业医学实验

主　　编　张文昌　李煌元

副 主 编　王素华　刘宝英　牛丕业

编　　委　（以姓氏笔画排序）

王洪艳　北华大学

王素华　包头医学院

牛丕业　首都医科大学

朱建林　福建医科大学

刘宝英　福建医科大学

汤　艳　西南医科大学

李煌元　福建医科大学

沈福海　华北理工大学

曹　军　大连医科大学

程淑群　重庆医科大学

编写秘书　朱建林　福建医科大学

科学出版社

北　京

内 容 简 介

本教材较系统地介绍《职业卫生与职业医学》课程配套实验教学中的常规实验内容，以验证性实验、综合性实验与设计性实验等三部分编写。第一部分包含：生产环境空气中有害物质的监测、化学物中毒的现场调查与处理、职业生理与心理学检查、生物材料中毒物及其代谢产物（效应标志物）的测定、物理因素及对人体作用的检测、建设项目职业危害评价等6类验证性实验；第二部分包含：铅作业场所或粉尘作业场所的职业卫生调查及健康监护等两个综合实验；第三部分含制鞋业有害因素的识别及其对人体健康的影响的设计性实验。

《职业卫生与职业医学实验》是为预防医学本科专业编写的案例版教材，同样也适合预防医学、职业卫生相关专业工作人员参考使用。

图书在版编目（CIP）数据

职业卫生与职业医学实验 / 张文昌，李煌元主编. —北京：科学出版社，2017.1

ISBN 978-7-03-050875-1

Ⅰ. ①职… Ⅱ. ①张… ②李… Ⅲ. ①劳动卫生–实验–中等专业学校–教材 ②职业病–防治–实验–中等专业学校–教材 Ⅳ. ①R13-33

中国版本图书馆 CIP 数据核字（2016）第 287126 号

责任编辑：胡治国 / 责任校对：李 影

责任印制：赵 博 / 封面设计：陈 敬

科学出版社 出版

北京东黄城根北街 16 号

邮政编码：100717

http://www.sciencep.com

中煤（北京）印务有限公司印刷

科学出版社发行 各地新华书店经销

*

2017 年 1 月第 一 版 开本：787×1092 1/16

2025 年 1 月第六次印刷 印张：9 1/4

字数：216 000

定价：45.00 元

（如有印装质量问题，我社负责调换）

前　言

为了进一步适应高等医学教育改革与发展的需要，推进高等医学教育教材的建设与创新，2015 年科学出版社组织了全国数十所高校共同编写了全国高等医药院校预防医学专业案例版系列规划教材的配套实验教材，并决定编写《职业卫生与职业医学实验》。

本实验教材编写的指导思想与基本原则：加强理论与实际的结合，突出基本能力训练与培养、加强综合与创新能力培养；坚持“三基”原则；编写方式上有所创新，凸显案例教学特色等。基于以上指导思想和原则，本教材着力于在以下几个方面突出特色：各实验由案例引导，将实验涉及的重点内容以问题的形式提出，便于案例教学和实际实践能力的培养；在保持常规实验内容体系的基础上，分三类型实验编写，即验证性实验、综合性实验与设计性实验；各实验内容的编写上，坚持科学性、系统性、实用性、应用性。

本教材可供预防医学、卫生检验与检疫等专业使用，也可供其他相关专业人员培训等参考使用。

这次编写工作得到了全体编委的通力合作和福建医科大学公共卫生学院、科学出版社的大力支持，在此一并表示感谢。限于编者水平有限，本教材难免存在不足之处，敬请读者批评指正。

张文昌　李煌元

2016 年 7 月

目　录

第一部分　验证性实验

实验一　生产环境空气中有害物质的监测

项目一　生产环境空气中有害物质测定的采样方法与设计

案例 1-1

某制鞋厂位于某市工业园区，主要生产大底、中底、包跟等半成品，有十余年生产历史。该工厂的工人主要分布在大底产、叠包跟生产、跟底组合生产、中底生产和包跟包中底生产五个生产车间，经调查，甲苯为主要职业危害因素。甲苯接触机会主要集中在去渍、刷胶、喷漆、贴海绵、贴无帆布、涂硬化剂、涂面油、打蜡等生产环节，图 1-1 为跟底组合工艺流程，图 1-2 为叠包跟工艺流程。五个车间近期人员变动不大，岗位设置和生产制度基本稳定无重大变化。该厂直接生产工人人数 110 人，分别在五个生产车间作业，一共存在 17 个直接接触甲苯的岗位，接触人数 28 人。

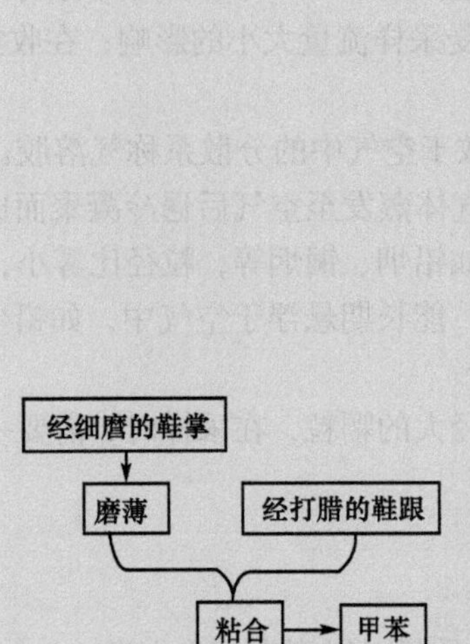

图 1-1　跟底组合工艺流程及主要接触甲苯岗位

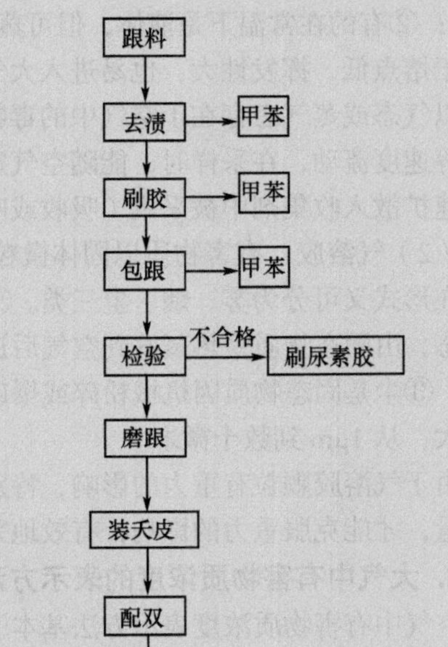

图 1-2　叠包跟工艺流程及主要接触甲苯岗位

问题：

（1）在监测制鞋厂职业有害因素暴露情况时，通过现场调查和询问等方法收集需要哪些资料？

（2）根据上述资料，进行作业环境甲苯的监测，应该采用何种采样方法，其依据是什么？

（3）根据上述资料，设计该鞋厂甲苯监测的采样方案。

作业环境空气中有害物质监测的采样方法和设计十分重要，它决定检测结果的真实性和可靠性。而空气样品的采集过程中受影响因素较多，尤其是环境因素和人为因素的影响比较大，采样现场情况复杂，控制起来比较困难，需要掌握规范的作业环境空气中有害物质样品的采集方法与采样设计；熟悉采样的仪器及其应用。

1. 空气中有害物质的存在状态 各种毒物由于其物理和化学性质不同，以及职业活动条件的不同，在工作场所空气中的存在状态是不一样的，一类以气体或蒸气状态存在，另一类以液体或固体颗粒状态（气溶胶状态）分散于空气中。了解掌握毒物在空气中的存在状态，是正确选择采样方法、确保采样检测准确的重要保障。

（1）气态和蒸气态：以分子形式分散在大气中的有害物质称气态或蒸气态物质。进入大气的气态或蒸气态物质，通常均以单分子状态存在，并同空气分子随意混合，随大气流动而流动。但它们在大气中的扩散情况，在一定程度上还取决于比重。比重较大气小的物质（如 CH_4）向上飘浮；反之（如 Hg）则向下沉降。①有的物质在常温下就是气体，如 CO、SO_2、NO_x 和 Cl_2 等；②有的在常温下是液体，但可蒸发或挥发到大气中，如 Hg、C_6H_6 等；③有的是固体，但由于熔点低，挥发性大，也易进入大气，如 C_6H_5OH、酚类等。

以气态或蒸气态存在于空气中的毒物，基本上不受重力的影响。分子状态的毒物能随气流以相等速度流动，在采样时，能随空气进入收集器，不受采样流量大小的影响；在收集器内，能迅速扩散入收集剂中被采集（吸收或吸附）。

（2）气溶胶：有害物质以固体微粒或液体微粒分散于空气中的分散系称气溶胶。气溶胶按存在形式又可分为雾、烟、尘三类。①雾为液态，由气体蒸发至空气后遇冷凝聚而成；②烟为固态，由固态物质受热蒸发到空气后遇冷凝聚而成，如铅烟、铜烟等，粒径比雾小，在 1μm 以下；③尘是固态物质因机械粉碎或爆破时产生的微粒，能长期悬浮于空气中，如铅尘等，粒径较大，从 1μm 到数十微米。

由于气溶胶颗粒有重力的影响，特别是比重大、粒径大的颗粒，在采样时，需要一定的采样流量，才能克服重力的影响，有效地采入收集器内。

2. 大气中有害物质浓度的表示方法

空气中有害物质浓度表示方法基本上有如下两种。

（1）重量浓度：指每立方米容积空气中有害物质的质量，以毫克／立方米（mg/m^3）或微克/升（μg／L）表示，适用于各种状态（气态和气溶胶态）。它与气温、气压的变动无关，且与我国大气中有害物质最高容许浓度所规定的单位一致，因而使用较普遍。

（2）体积浓度：指每立方米大气中有害物质的毫升数，即 ml/m^3。因为 $1m^3$ 等于 1×10^6ml，故通常将 ml/m^3 这个单位用百万分数（ppm）表示。它仅适用于气态物质。体积浓度受气温、气压的影响。因此，ppm 浓度必须遵循规定的气温和气压条件。

另外，还有 ppb 和 ppt。这也是体积浓度表示方法的一种，它们之间的关系是 1ppm=1000ppb，1ppb=1000ppt；也有用体积百分数（%）表示，它和 ppm 的关系是 1 %=10 000ppm。

当有害物质为气态或蒸气态时，质量浓度和体积浓度可以互相换算。ppm 和 mg/m^3 之间的

互换公式如下

$$1\text{mg/m}^3=M\times 1\text{ppm}/22.4\ \text{L/mol}$$
$$1\text{ppm}=1\text{mg/m}^3\times 22.4\text{L/mol}\div M$$

式中，M 为被测物质的分子量（g/mol）。

大气中有害物质浓度以单位体积大气中所含的有害物质的量表示。由于空气的体积随温度、气压变化而变化，因此，需按下式换算成标准状况下的空气体积。

$$V_0=V_t\times\frac{T_0}{T}\times\frac{P}{P_0}=V_t\times\frac{273}{273+t}\times\frac{P}{101.3\text{kPa}}$$

式中，V_0 为标准状态下的空气体积；V_t 为在温度为 t℃、大气压力为 P_t 下所采集的空气体积。

3. 空气样品的采集

空气样品的采集，直接关系到分析结果的可靠性。因此，正确的采样方法是保证做好空气监测、分析工作的重要组成部分。采样方法和采样仪器的选择，决定于被测物质在空气中的存在状态、浓度和分析方法的最低检出限等多种因素。

（1）采样方法

1）直接采样法（集气法）：当空气中有害物质浓度较高，而测定该物质所用方法的最低检出限甚微［采集少量空气（1 L 以下）已足够分析方法所需］时，则可直接采取少量空气供分析用。

A. 塑料袋采集样品：用塑料或铝箔袋连接一个特制的带活塞的橡皮球，在现场采集空气样品于袋中，并用乳胶帽堵住口。本法仅适用于采集不活泼的气体如 CO 等，且采样后应尽快分析（图 1-3）。

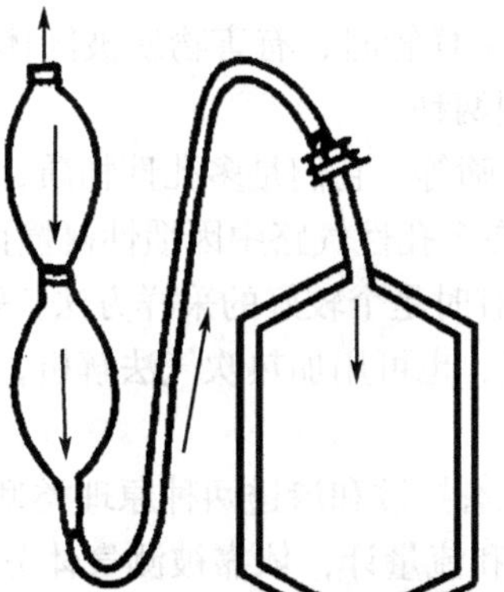

图 1-3　集气袋

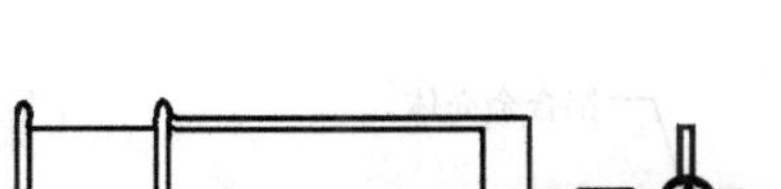

图 1-4　注射器

B. 注射器采集样品：即用注射器取空气样后，用乳胶帽堵住口。本法操作简单，适用于采取有机溶剂如苯等，采样体积一般不大于 100ml（图 1-4）。

C. 用真空袋或真空容器采集，可用于部分无机气体、非活性气体的采样。

2）浓集采样法（浓缩法）：空气中有害物质的浓度一般都很低，用直接采样法所得的样品进行分析，往往不易检出，因而常采用能采取大量气体的浓集采样法。

A. 溶液吸收法：主要用于吸收以气态和蒸气态，以及部分气溶胶状态存在的有害物质。

a. 目的：当空气通过装有吸收液的吸收管时，有害物质分子被阻留在吸收液中，因而能同时达到采集空气和浓集有害物质的目的。

b. 吸收原理：当空气通过适当的吸收液时，在气泡和吸收液的界面上，有害物质分子由于溶解作用或化学反应能很快地进入吸收液中；同时，处于气泡中间的气体分子，由于运动速度很大，也能迅速地扩散到气液界面上而被吸收。因而整个吸收过程能很好地完成。各种气体吸收管就是根据上述原理设计的。

c. 常用的吸收液：水、水溶液和有机溶剂等。例如，氰化氢、氯化氢易溶于水，可用水作吸收液。吸收液的选择是溶液吸收法获得高采样效率的关键，必需根据待测物的理化性质及所用测定方法来选择。理想的吸收液应是理化性质稳定，在空气中和采样过程中自身不会发生变化；挥发性小，能够在较高气温下经受较长时间采样，没有显著的挥发损失；具有专一性吸收，仅仅吸收或主要吸收待测物，不吸收或很少吸收共存物；吸收效率高，能迅速溶解待测物或与待测物起化学反应，或两种作用兼有；适合于采样后的测定操作，最好是吸收液本身就是显色剂，边采样边显色。例如，用盐酸萘乙二胺作吸收液测定氧化氮、硝酸银吸收液测定硫化氢等。

d. 选择吸收液时应考虑到以下几点：被测物质在吸收液中的溶解度大，且具有足够的稳定时间；吸收液价廉易得；有利于进一步分析测定。

B. 滤纸和滤膜阻留法：对烟和粉尘状固体气溶胶的采集方法，是使空气通过装有滤纸滤膜的采样夹，此时颗粒被阻留在滤料表面。该法主要用以采取尘粒状气溶胶，如烟和总悬浮颗粒物。当空气通过滤纸或滤膜时，尘粒即被阻留。因而也能同时达到采集空气和浓集尘粒的目的。常用的滤纸和滤膜有一般定量滤纸、玻璃纤维滤膜和有机的化学纤维滤膜等。膜的选择，要求不含待测物质，或待测物质含量低而分布均匀；阻留效率高；同时在采样过程中阻力小，不致产生堵塞现象。为此，在采样前，应常根据目的和要求对滤膜进行预处理。

C. 固体吸附剂阻留法：空气通过装有固体吸附剂的采样管时，有害物质被固体吸附剂吸附而被浓集。固体吸附剂有颗粒状吸附剂和纤维状吸附剂两种。

常用的颗粒状吸附剂有硅胶、活性炭、素陶瓷和分子筛等。它们是多孔性物质，具有较大的比表面积，对气体和蒸气有极强的吸附作用。同时尘粒在多孔性气路中因惯性碰撞而被阻留。因此，用固体颗粒状吸附剂采样，在气体和尘粒共存时，有时是个较好的采样方法。采样完后，再选择适当的溶剂，将被测物质洗脱下来；如为有机蒸气，也可用加热吹气法解析，然后进行分析测定。

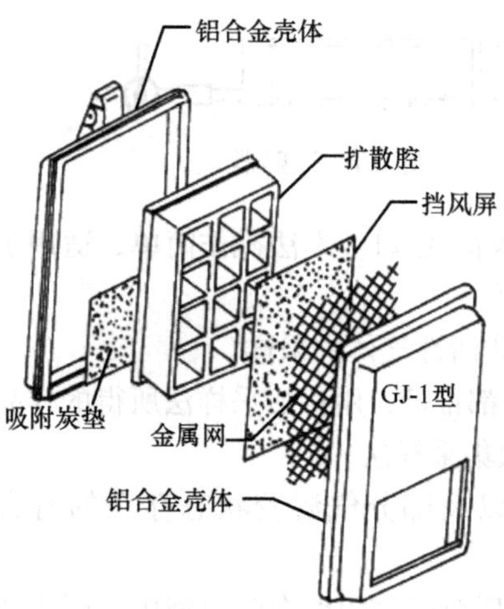

图 1-5　无泵型采样器结构

3）被动采集：有扩散和渗透两种原理类型。被动采集方法不需抽气泵和流量计，依靠被测气体分子扩散采集到样品，有徽章式和笔式两种（图 1-5）。体积小，重量仅几克至 30g，可戴于作业人员领口或胸前，适合于个体采样，可以采集一个工作日的样品。

4）直读式检测仪：应用化学和物理学原理制成的各种测定仪器和检测器，可在作业场所直接显示空气中被测化学物浓度，有的还有自动记录浓度变化和报警装置。根据测试原理可分为以下几种：①光学气体检测仪，如 CO 检测仪；②热化学气体检测仪，如可燃气体甲烷、乙炔、汽油等测爆仪；③电化学气体检测仪，如 SO_2 检测仪；④检气管和比色试纸，利用空气中被测物与某种化学试剂反应产生颜色的原理制作而成。

目前，直读式检测仪应用日益广泛。实时测量可以迅速了解作业现场，如狭窄性空间，是否存在可疑的有害物，以便立即采取措施。一些直读式检测仪比较小，携带非常方便，但往往只能检测一种有害气体，如 CO 或 H_2S。一些直读式检测仪比较复杂，可以同时检测几种有害气体。通常，这些仪器的检测灵敏度低于实验室检测，但已经足够识别能引起任何急性危害的水平，在预防急性中毒方面非常有效。

（2）采样仪器：空气收集器和采样器的性能和规格，应符合 GB/T17061 和 JJG956、JJG520 等检定规程的要求。下面介绍浓集采样法采样仪器结构组成。该空气采样用的仪器由收集器、流量计和抽气动力三部分组成。

1）收集器：根据有害物质在空气中存在的状态，选择适当的收集器。常用的有液体吸收管、固体采样管、滤膜及采样头等。这里重点介绍以下几种收集器。

A. 气泡吸收管：分大小两种形式（图 1-6），可装 2～10ml 吸收液，以 0.2～2（0.5）L/min 流量采样。外管下部缩小，使吸收液的液柱增高，以增加采样空气与吸收液的接触面积和接触时间，使化学性有害物质被吸收完全。为了获得良好的吸收效果，一般将两支吸收管串联采样。

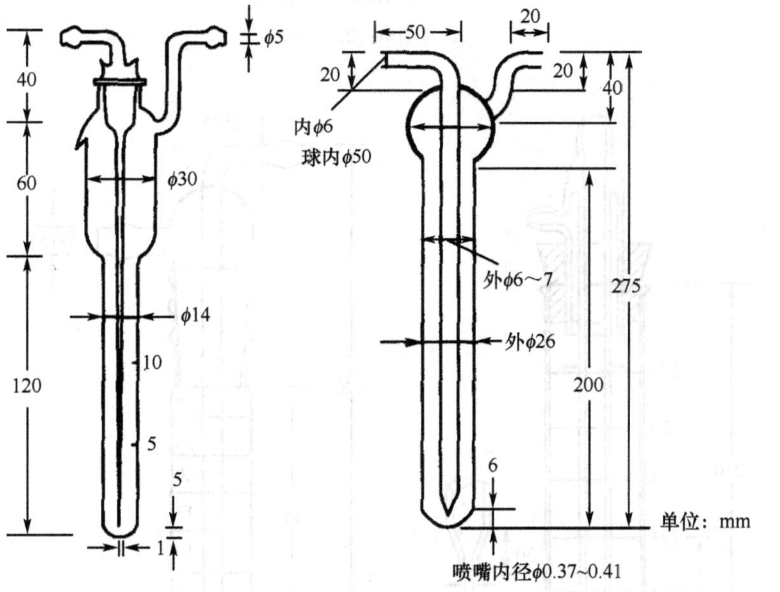

图 1-6　气泡吸收管

A. 普通型；B. 直筒型

B. 多孔玻板吸收管（玻砂吸收管）：分为普通和 U 形两种（图 1-7），普通多孔玻板吸收管可盛 5～10ml 吸收液，以 0.2～2L/min 流量采样；U 形多孔玻板吸收管可盛 5ml 吸收液，以 0.1～1L / min 流量采样。两者均可用以吸收气态、蒸气态和雾态物质。粗管底部有一片用玻砂烧结的滤板。空气自细管进入吸收管，自下向上通过玻砂滤板时，在吸收液中形成大量细小的气泡，增加了空气与吸收液的接触面积，使吸收完全（采样时，空气通过吸收液的阻力应符合以下要求：当装入 5ml 水，并以 0.5L/min 流量抽气时，压差应为 30～50mmHg①）。

C.冲击式吸收管（图 1-8）：内装 5～10ml 吸收液，以 3L/min 流量采样，主要用于采集粉尘和烟。它的采样效率主要取决于尖嘴大小及其与瓶底的距离。

---

①1mmHg=133Pa。

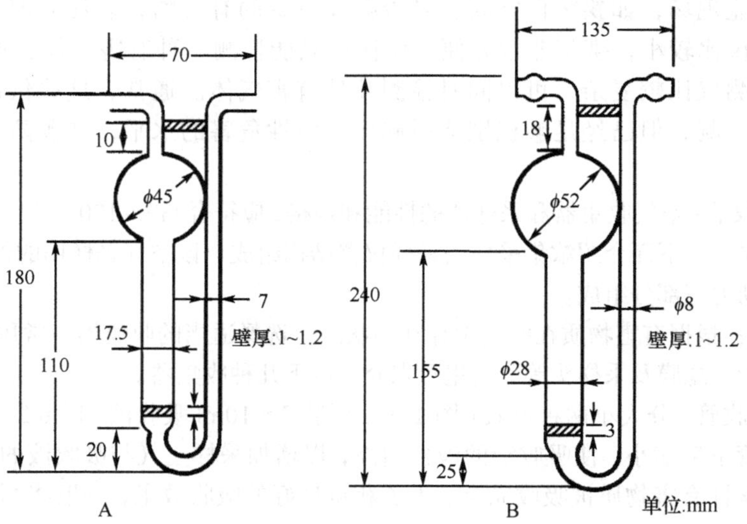

图 1-7 多孔玻板吸收管

A. 普通型；B. 大型

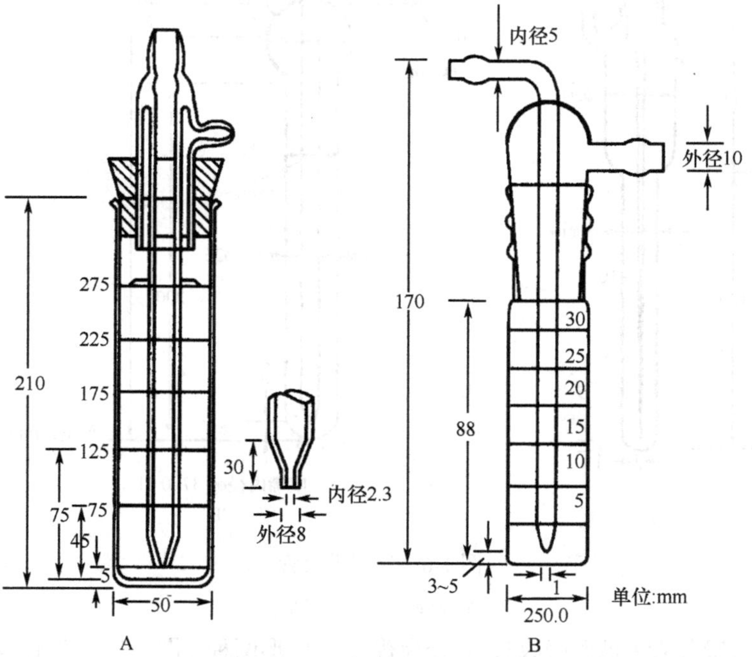

图 1-8 冲击式吸收管

A. 小型；B. 大型

D. KC-8301B 可吸入颗粒采样器：在可吸入颗粒采样头上按操作步骤依次装上圆环和图片玻纤滤膜，调节仪器流量调节阀，使玻璃转子流量计的流量控制在现场流量 13L/min 的刻度上进行采样。

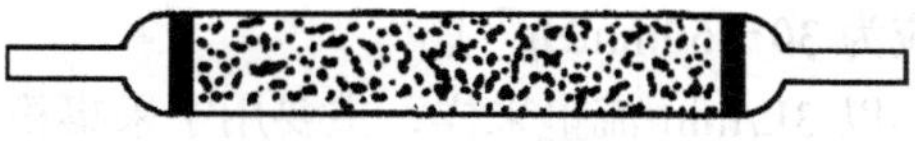

图 1-9 填充式采样器

2）流量计：在采取大气样品时均需用流量计测定所采空气的流量。流量计的种类很多，但目前常用的是转子流量计。它携带方便，且多数都安装在采样器上，适合现场使用。转子流量计常由上粗下细的锥形玻璃管和一个转子（又名浮子）组成（图 1-9）。当气体由下而上流动时，转子被吹起，流量越大，转子被吹得越高。因此，可根据转子上升的位置，读出气体的流量。

3）流量计的校准：为了获得正确的采样体积，除了正确地选择和使用流量计外，尚需对流量计的刻度值进行校准。校准的方法有如下三种。

A. 用一个已知校准的标准流量计和要校准的流量计加以串联，然后通过不同流量的空气并记录它们各自的读数。由于两个流量计的前后位置关系读数稍有差异，故需在对换串联位置后，按上法再行读数，由两次读数的平均值即可作校正曲线。此法简便易行，但需有已校准的标准流量计。

B. 用皂膜流量计进行校准（图 1-10）。皂膜流量计是根据流量的大小，用不同直径的玻璃管制成。上面标有容积的刻度，玻璃管下端缩小，接上一个大小适宜的橡皮球，球内装一定量浓度适宜的肥皂水，玻管下侧方有一进气管。其原理是：当空气由进气管进入时，捏一下橡皮球，使产生一个肥皂膜，此时，流进的气体就带动皂膜向上移动，同时用秒表记录该皂膜通过一定容积刻度所用的时间，由此可以计算出流量。

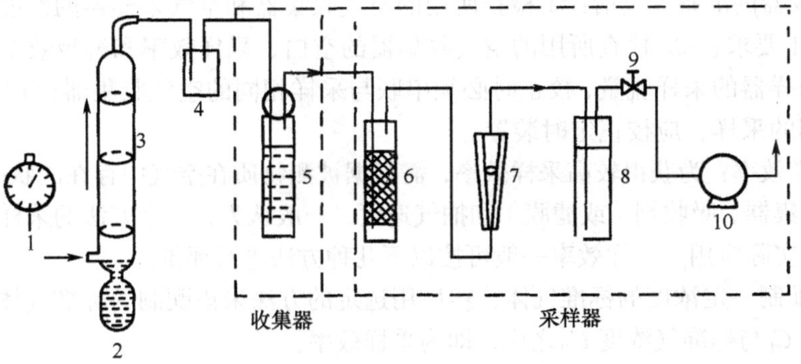

图 1-10　用皂膜计校准采样系列中转子流量计

1. 秒表；2. 装有皂液的橡皮球；3. 皂膜计；4. 皂膜捕集器；5. 吸收管；6. 滤水井；7. 转子流量计；8. 缓冲瓶（500ml）；9. 针阀；10. 抽气泵

皂膜流量计出厂时已经校准。必要时，可对它的容积刻度值重新校准。用皂膜流量计校准流量小的流量计，方法简便，可靠，误差不大于 1%。用皂膜流量计校准时，气流要稳定，皂膜上升的速度不宜太快。

C. 高容量飘尘采样器的流量校准方法：高容量流量的校准不可能用皂膜流量计来校准。它的校准方法如下所示。将滤膜采样夹、转子流量计和电动鼓风机连接起来。经可调变压器（2kW）接通电源，流量计浮子就升到一定高度，这时再将一个压差计接到电动机外壳的嘴子上，出现压差读数，记下转子流量计读数和差式压力计之差。然后，通过改变电压或在滤膜夹进口处增加阻力的办法改变浮子高度（流量）而得到对应的压力计读数。根据转子流量计的读数和差示压力计水柱高度（mm）可画出一条流量-差压校准曲线，并记录校准时的气温和大气压力。

采样时即可按照差示压力计水柱高度（mm）从流量-差压校准曲线上查得采样流量。

4）抽气动力：大气采样的抽气动力因采样流量大小而不同。

A. 对于小流量采样，常用微电机带动薄膜泵，如 CD-1 型携带式大气采样器等，可连接 1～2 支吸收管，每分钟最高采气流量可达 1～1.5L。

B. 对于中流量采样，常用电机带动叶片的离心抽气机，它们适于滤膜采样，每分钟采气量可达十几升以上。

C. 对于高容量采样，动力多用由电机带动双叶片的离心抽气机，如吸尘器、CyQ-66 型高容量飘尘采样器，此类动力，每小时抽气量可达 10～70m^3 以上，适用于用玻纤滤膜采集大气中的飘尘（包括烟尘、金属尘和矿石尘等）。

4. 作业环境空气中有害物质测定的采样设计

（1）采样前的准备

1）现场调查：为了正确选择采样点、采样对象、采样方法和采样时机等，必须在采样前对工作场所进行现场调查。必要时可进行预采样。调查内容主要包括：①工作过程中使用的原料、辅助材料，生产的产品、副产品和中间产物等的种类、数量、纯度、杂质及其理化性质等；②工作流程包括原料投入方式、生产工艺、加热温度和时间、生产方式和生产设备的完好程度等；③劳动者的工作状况，包括劳动者数量、在工作地点停留时间、工作方式、接触有害物质的程度、频度及持续时间等；④工作地点空气中有害物质的产生和扩散规律、存在状态、估计浓度等；⑤工作地点的卫生状况和环境条件、卫生防护设施及其使用情况、个人防护设施及使用状况等。

2）采样仪器的准备。包括：①检查所用的空气收集器和空气采样器的性能和规格，应符合 GB/T 17061 要求；② 检查所用的空气收集器的空白、采样效率和解吸效率或洗脱效率；③校正空气采样器的采样流量，校正时必须串联与采样相同的空气收集器；④ 使用定时装置控制采样时间的采样，应校正定时装置。

（2）采样效率：为获得较高采样效率，需根据被测物质在空气中存在的状态和理化特性，选用合适的收集器、吸收剂（或滤膜）和抽气速度，一般认为，一个方法的采样效率应在 90%以上，才适合实际应用。采样效率一般可按以下几种方法进行评价。

1）精确配制一定浓度的标准气体，然后用选定的方法采集配制的标准气体，并测定其浓度。实测浓度 C_1 与标准气浓度 C_0 之比，即为采样效率：

采样效率=$C_1 / C_0 \times 100\%$

2）配制一定浓度范围的气体，用两支或三支采样管串联后采气，再分别测定各管中该物质的浓度，如依次为 C_1、C_2 和 C_3，则第一管的采样效率可用下式计算：

第一管的采样效率=$C_1 / (C_1+C_2+C_3) \times 100\%$

关于滤膜和滤纸的阻留效率，由于它们实质上是一个滤筛，所以不能用上述方法进行评价。而只能用某一认定的高效率方法，同时进行采样比较。此外，滤膜在出厂时，一般已注明阻留效率，可作参考。

（3）采样点选择

1）定点采样：适用于某个时间段劳动者的工作场所相对固定的有害物质采样。

A. 采样点的选择原则：采样点的选择根据 GBZ-159《工作场所空气中有害物质监测的采样规范》中规定的原则进行，应选择有代表性的工作地点，其中包括车间空气中有害物质浓度最高、劳动者接触时间最长的工作地点，采样点应设在工作地点的下风侧，采样高度尽可能靠近劳动者工作时的呼吸带。

B. 采样点数目的确定：①工作场所按产品的生产工艺流程，凡逸散或存在有害物质的工作地点，至少应设置 1 个采样点。②一个有代表性的工作场所内有多台同类生产设备时，1～3 台设置 1 个采样点；4～10 台设置 2 个采样点；10 台以上，至少设置 3 个采样点。③一个有代表性的工作场所内，有 2 台以上不同类型的生产设备，逸散同一种有害物质时，采样点应设置在逸散有害物质浓度大的设备附近的工作地点；逸散不同种有害物质时，将采样点设置在逸散待测有害物质设备的工作地点，采样点的数目参照上述确定。④劳动者在多个工作地点工作时，在每个工作地点设置 1 个采样点。⑤劳动者流动工作时，在流动的范围内，一般每 10m 设置 1

个采样点。⑥仪表控制室和劳动者休息室，至少设置 1 个采样点。

2）个体采样

A. 采样对象的选定：①要在现场调查的基础上，根据检测的目的和要求，选择采样对象。②在工作过程中，凡接触和可能接触有害物质的劳动者都列为采样对象范围。③采样对象中必须包括不同工作岗位的、接触有害物质浓度最高和接触时间最长的劳动者，其余的采样对象应随机选择。

B. 采样对象数量的确定：在采样对象范围内，能够确定接触有害物质浓度最高和接触时间最长的劳动者时，每种工作岗位按表 1-1 选定采样对象的数量，其中应包括接触有害物质浓度最高和接触时间最长的劳动者。每种工作岗位劳动者数不足 3 名时，全部选为采样对象。

表 1-1　不同工作岗位劳动者数与个体采样对象数量数Ⅰ

劳动者数	采样对象数
3～5	2
6～10	3
＞10	4

在采样对象范围内，不能确定接触有害物质浓度最高和接触时间最长的劳动者时，每种工作岗位按表 1-2 选定采样对象的数量。每种工作岗位劳动者数不足 6 名时，全部选为采样对象。

表 1-2　不同工作岗位劳动者数与个体采样对象数量数Ⅱ

劳动者数	采样对象数
6	5
7～9	6
10～14	7
15～26	8
27～50	9
50～	11

（4）采气量：在空气采样中，采气量的多少，涉及人力、物力、时间和对分析结果的卫生评价。从事空气监测前应慎重考虑最小采气量。但此种采气量不仅取决于采样目的、分析方法的最低检出限和有害物质的最高容许浓度，而且还取决于大气中该物质的浓度。由于后者常有波动，所以往往难以确定最小采气量。为此，在实际工作中，需凭经验，并给予一定的“保险系数”。但当采样分析的目的仅限于判定是否超过最高容许浓度时，则可按以下公式计算最小采气量：

$$V_{最小采气量}=A\cdot(B/C)\cdot(1/D)\cdot(1/Y) \tag{1-1}$$

式中，A 为分析方法的最低检出限；B 为收集器中吸收液的量；C 为分析时吸收液的用量；D 为该有害物质的最高容许浓度；Y 为该方法的采样效率。

（5）采样时段与采样时间

1）采样时段：是指在工作年内、工作月内及工作日内的什么时候进行采样。① 采样必须在正常工作状态和环境下进行，避免人为因素的影响。②空气中有害物质浓度随季节发生变化的工作场所，应将空气中有害物质浓度最高的季节选择为重点采样季节。③在工作周内，应将空气中有害物质浓度最高的工作日选择为重点采样日。在工作日内，应将空气中有害物质浓度最高的时段选择为重点采样时段。

2）采样时间的选择：采样时间要保证采集到的待测物的量能满足测定方法的需要，即样品中的待测物的量最好位于最佳测定范围内。

A. 在评价职业接触限值为最高容许浓度的有害物质的采样时，采样时间一般不超过15min，当劳动者实际接触时间不足15min时，按实际接触时间进行采样。

空气中有害物质浓度按式（1-2）计算：

$$C_{\mathrm{MAC}}=\frac{c\cdot v}{F\cdot t} \tag{1-2}$$

式中，*C*. 空气中有害物质的浓度（mg/m³）；*c*. 测得样品溶液中有害物质的浓度（μg/ml）；*v*. 样品溶液体积（ml）；*F*. 采样流量（L/min）；*t*. 采样时间（min）。

B. 在评价职业接触限值为短时间接触容许浓度的有害物质的采样时，采样时间一般为15min，采样时间不足15min时，可进行一次以上的采样。

采样时间为15min时，按式（1-3）计算：

$$\mathrm{STEL}=\frac{c\cdot v}{15F} \tag{1-3}$$

采样时间不足15min，进行1次以上采样时，按15min时间加权平均浓度计算。

$$\mathrm{STEL}=\frac{C_1T_1+C_2T_2+\cdots C_nT_n}{15} \tag{1-4}$$

式中，C_1、C_2、C_n测得空气中有害物质浓度（mg/m³）；T_1、T_2、T_n劳动者在相应的有害物质浓度下的工作时间（min）；

劳动者接触时间不足15min，按15min时间加权平均浓度计算。

$$\mathrm{STEL}=\frac{C\cdot T}{15} \tag{1-5}$$

C. 在评价职业接触限值为时间加权平均容许浓度的有害物质的采样时，可根据工作场所空气中有害物质浓度的存在状况，或采样仪器的操作性能，可选择个体采样或定点采样，长时间采样或短时间采样方法。以个体采样和长时间采样为主。

采样仪器能够满足全工作日连续一次性采样时，空气中有害物质8h时间加权平均浓度按式（1-6）计算：

$$\mathrm{TWA}=\frac{c\cdot v}{F\cdot 480}\times 1000 \tag{1-6}$$

式中，TWA. 空气中有害物质8h时间加权平均浓度（mg/m³）；

采样仪器不能满足全工作日连续一次性采样时，可根据采样仪器的操作时间，在全工作日内进行2次或2次以上的采样。空气中有害物质8h时间加权平均浓度按式（1-7）计算：

$$\mathrm{TWA}=\frac{C_1T_1+C_2T_2+\cdots C_nT_n}{8} \tag{1-7}$$

式中，TWA. 空气中有害物质8h时间加权平均浓度（mg/m³）；C_1、C_2、C_n.测得空气中有害物质浓度（mg/m³）；T_1、T_2、T_n. 劳动者在相应的有害物质浓度下的工作时间（h）。

3）监测类型与采样频率和样品要求：依据监测的目的，可分为评价性监测、日常性监测、监督性监测、事故性监测四种。

A. 评价监测：适用于建设项目职业病危害因素预评价、控制效果评价和职业病危害因素现状评价等。连续采样3个工作日。

B. 日常监测：适用于日常的定期监测。PC-TWA 物质选定最高浓度的一个工作班采样，PC-STEL 则选择一个最高浓度时段采样。

C. 监督监测：适用于职业卫生监督部门对用人单位进行监督。方法类似日常监测。

D. 事故性监测：适用于对工作场所发生职业病危害事故时，进行的紧急采样监测。根据现场情况确定采样点，监测至有害物质浓度低于 PC-STEL 或 MAC 为止。

（6）采样记录与评价：记录要采用统一格式，结合职业卫生监测规范要求的项目内容和现场采样的实际情况进行填写。同时对测定出各项指标数据进行统计分析与评价。

（刘宝英）

项目二　空气中苯系物的气相色谱分析

1. 目的

（1）熟悉气相色谱仪和氢火焰离子化检测器的使用。

（2）掌握气相色谱法测定苯、甲苯、二甲苯的原理和方法。

2. 原理　苯系物（BTEX）是挥发性有机物（volatile organic compounds，VOCs）中一类主要的组成成分，通常包括苯，甲苯，乙苯，邻、间、对位的二甲苯，异丙苯、苯乙烯八种化合物。苯、甲苯、二甲苯都是芳香烃类化合物，有其共同的理化性质，一般情况下是共存的。其测定方法有许多相同之处，都可以采用气相色谱法。乙醚-丙酮比色法等方法进行测定。目前广泛应用的方法是气相色谱法，对苯系物而言，色谱技术的分离、定性、定量的优越性是其他方法难以相比的。

用活性炭管采集空气中甲苯、二甲苯等苯系物，二硫化碳解吸，被分析组分随流动相通过色谱柱的时候，在气液两相间进行了反复多次分配。由于分配系数的不同，使得迁移速率不同，最后达到彼此分离；在柱后接上检测器（氢火焰），记录各组分的色谱峰，并与标准样品进行比较，根据保留时间和峰高（或峰面积）即可定性和定量。

色谱峰是组分从色谱柱流出进入检测器后，由检测器输出的信号大小随时间变化所形成的曲线。若各组分完全分离，流出曲线中的每个色谱峰代表一个组分，一般色谱峰为正态分布曲线（图 1-11），它可以用三项参数表示：峰高 h 或峰面积 A，用于定量；峰的位置（用保留值表示），用于定性；峰宽，用于衡量柱效。

（1）保留值：色谱峰在色谱图中的位置常用保留值来说明。保留值表示试样中各组分在色谱柱中滞留的时间。在一定的色谱条件下，任何一种物质都有一个确定的保留值，因此保留值就可作为色谱定性参数。保留值通常用组分流出色谱柱所需的时间或载气体积来表示。

保留时间 t_R 是被测组分从进样开始到色谱峰最大值出现所需时间，如图 1-11 中的 O′B，它是组分流经色谱柱时，在气相和液相中滞留时间之和。

死时间 t_m 是不被固定相溶解或吸附的气体（如空气）的保留时间，如图 1-11 中 O′A′，它是载气流经色谱柱所需时间。

调整保留时间 t'_R 是扣除死时间后的保留时间，如图 1-11 中的 A′B，它是组分在固定相中停留的时间。

（2）基线：没有组分进入检测器时，色谱流出曲线是一条反映检测器系统噪声随时间变化的曲线，称为基线，稳定的基线是一条直线，如图 1-11 中的 Ot。

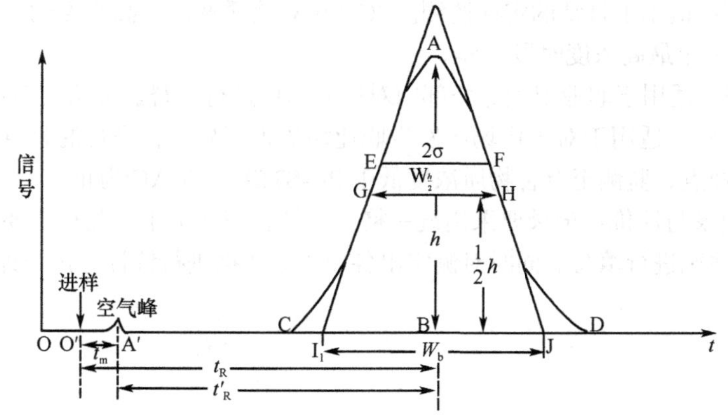

图 1-11　色谱流出曲线图

（3）火焰离子化检测器（flame ionization detector，FID）：又称氢焰检测器，是目前应用最广泛的检测器，对大多数有机物有响应，灵敏度很高，能检测 ng/ml 级痕量有机物。响应速度快，稳定性好，线性范围广。其缺点是对火焰中不电离的物质，如惰性气体、O_2、N_2、CO、CO_2、H_2O、H_2S 等，因不能生成或很少生成离子流，而不能用此检测器直接测定，而且检测时样品被破坏。

火焰离子化检测器工作原理如图 1-12 所示，在离子室的底部，氢气与携带样品组分的载气混合后，通过喷嘴进入离子室，并与空气混合点燃，形成高温火焰（约 2100℃）使有机物生成离子，在火焰上方收集极（正极）和极化极（负极）所形成的电场作用下，正负离子定向移动而产生电流。

当没有有机物通过检测器时，氢气在空气中燃烧形成的离子极少，即基流很低，一般只有 10^{-12}～10^{-11}A。当被测有机物通过检测器时，火焰中形成的离子增多，电流急剧增大，可达 10^{-7}A 电流大小，与单位时间进入离子室的被测组分质量成正比，通过高电阻取出信号，经放大后用记录仪记录。

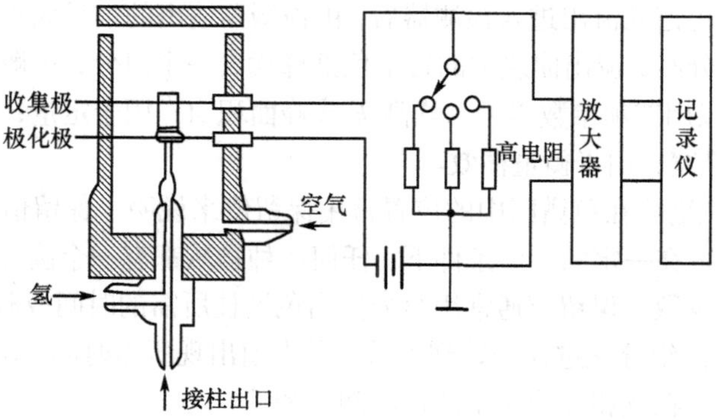

图 1-12　火焰离子化检测器示意图

3. 仪器和试剂

（1）岛津 GC-14C 气相色谱仪。

（2）火焰离子化检测器（FID）。

（3）微量注射器：5μl、50μl、250μl 规格的微量注射器各若干支。

（4）苯：色谱纯。

（5）甲苯：色谱纯。

（6）二甲苯：色谱纯。

（7）二硫化碳：优级纯。

（8）钢瓶空气。

（9）钢瓶氢气。

（10）钢瓶氮气。

注：苯、甲苯和二甲苯于 20℃时，1μl 苯重 0.8787mg，甲苯重 0.8669mg，邻、间、对二甲苯分别重 0.8802mg，0.8642mg，0.8611mg。

4. 苯、甲苯、二甲苯标准混合液的配制 国家规定车间空气中：

PC-TWA：苯 6 mg/m³、甲苯 50 mg/m³、二甲苯 50 mg/m³。

PC-STEL：苯 10 mg/m³、甲苯 100 mg/m³、二甲苯 100 mg/m³。

分别用微量注射器准确吸取苯 114μl、甲苯 115 μl、二甲苯 115μl 注入 10ml 容量瓶，加 CS_2 定容至 10ml，配成 10mg/ml 混合标准储备液。临用前取 0.1ml 的储备液用二硫化碳（CS_2）稀释 100 倍至 10ml 容量瓶中，此混合标准应用液含苯 100μg/ml、甲苯 100μg/ml、二甲苯 100μg/ml。实际工作时可根据待测空气中的苯系物的浓度来配制一定浓度的混合标准液。

5. 条件的选择

（1）色谱柱的选择：固定液：聚乙二醇 6000，6201 担体：60～80 目。

（2）载气种类和气体流速选择

1）用氮气作载气比用其他气体（如 H_2、He、Ar）作载气时的灵敏度要高。载气流速的选择主要考虑分离效能。

2）氢气作为燃气，其流速大小影响检测器的灵敏度和稳定性，一般氢气与氮气流量比为 1∶1～1∶1.5。

3）空气是助燃气，并为离子化过程提供氧，空气流速低时，响应值随空气流速增大而增加，但达到一定值后，空气流速对响应值几乎没有影响，一般氢气与空气流速比为 1∶10。

（3）温度选择

1）色谱柱温为 90℃；汽化温度 150℃。

2）氢焰温度对检测器的影响较小，但应高于 100℃，最好高于柱温 50℃，选 150℃，以免水蒸气和样品蒸气冷凝，导致灵敏度显著下降。

6. 分析步骤

（1）对照实验：用 5μl 微量进样器吸标样洗 3 次，吸标样 2μl 进样，并记录。

（2）样品处理：将活性炭分别倒入具塞试管中，加入 1ml CS_2，振摇 1min，静置 30min 后分析。

（3）取 5μl 微量进样器 1 支（学生使用 50μl 微量进样器，微量进样器须润洗 3 次，下同），吸取混合标准应用液 2μl 进样，并记录出峰时间[先后次序依次为苯、甲苯、二甲苯（可用纯样品的保留时间进行定性）]。

7. 样品测定与计算 用 5μl 微量进样器抽取并润洗 3 次后，吸取待分析样品 2μl 进样记录色谱峰出峰的保留时间（先后次序依次为苯、甲苯、二甲苯），根据出峰的时间来定性根据峰的高度来计算相应的物质浓度（可与标准混合液各色谱峰比较）。

（李煌元）

实验二　化学物中毒的现场调查与处理

1. 目的

（1）掌握急性化学中毒事故现场调查及处理方法。

（2）熟悉化学事故现场医疗急救处理。

（3）掌握职业性中毒案例的分析方法。

（4）熟悉现场劳动卫生调查方法与要求。

2. 基本理论　由于生产性毒物的毒性、接触浓度和时间、个体因素等的影响，职业中毒可表现为多种临床类型，一般可分为三型：急性中毒、亚急性中毒和慢性中毒。由于急性职业中毒具有突发性，累及人数往往众多，病情重且复杂；有些事故性的毒物如气体泄漏危及范围大；并且引起化学事故的化学品种类繁多，具有复杂性，因此急性中毒影响和危害较大，急性中毒的应急救援具有非常重要的意义。

职业病的诊断依据包括职业史、现场劳动卫生学调查、临床症状体征和实验室检查。职业病诊断应排除非职业性疾病，综合分析诊断。一旦诊断为职业病应予以及时和合理的处理。

项目一　化学物急性中毒现场应急救援

案例 2-1

某水产供给站加工厂，对四个深 2m 的腌鱼池进行卤水和污水清除作业。首先由工人孔某清除 29 号池，韩某清除 31 号池。韩某下池作业数分钟后感到有强烈的气体刺眼，致使双眼睁不开，便上池休息，此时旁人已发现韩某眼结膜充血，对此韩某和在场人员均未引起重视，韩某再度下池作业，下池后即刻昏倒在池中。池上的人误以为韩某是体弱引起昏倒，因此有 3 人想下去接替韩某继续作业，不料下池后也很快昏倒在池中。池上人员见状急忙呼救，同时又有 4 人先后下池抢救，也同样很快昏倒在池中。此时池上人员才觉情况严重，立即用鼓风机对腌鱼池强制送风，然后将池内 8 位中毒者背上池来，在此过程中又有 6 人中毒。14 名中毒者立即被送往医院抢救，其中有 4 人因中毒严重抢救无效死亡，其中包括一名副厂长。

问题：

（1）该案例可能是什么有毒物质引起的急性中毒事件？属于哪类急性中毒事故？

（2）一旦发生类似的急性中毒事件，该如何组织和开展救援工作？

（3）如何防止类似的事件发生？

急性中毒事故应急救援是指各种有毒有害物质由于各种原因造成众多人员急性中毒及其他较大社会危害时，为及时控制危害源、指导群众防护和组织撤离、抢救受毒害人员、消除危害后果而组织的救援活动。就医疗卫生方面而言，“救援”工作是使患者迅速而安全脱离事故现场，并及时进行现场急救与转送医院，同时通过调查与临床所见，迅速查明毒源、及早明确诊断，以便进行针对性救治：包括快速咨询、快速检测、早期诊断及有效的救治，使大批中毒患者得到及时而正确的处理，最大限度减少受害人员的伤亡，这对保障工人及广大劳动者身体健康，提高劳动生产率、减少国家与企业的经济损失及保证社会安定具有重要意义。

一旦发生急性职业中毒事故，应该根据《职业病防治法》、《职业病危害事故调查处理办法》

及《职业性急性化学物中毒的诊断》的相关规定，进行诊断、调查和处理。

1. 急性中毒事故分级　根据《职业病危害事故调查处理办法》，按一次职业病危害事故所造成的危害严重程度，职业病危害事故分为三类：一般事故，发生急性职业病10人以下的；重大事故，发生急性职业病10人以上50人以下或者死亡5人以下的；特大事故，发生急性职业病50人以上或者死亡5人以上。

2. 急性中毒事故调查处理负责单位　根据《国家突发公共卫生事件应急预案》规定，中华人民共和国国家卫生和计划生育委员会依照职责和本预案的规定，在国务院统一领导下，负责组织、协调全国突发公共卫生事件应急处理工作，并根据突发公共卫生事件应急处理工作的实际需要，提出成立全国突发公共卫生事件应急指挥部。

地方各级人民政府卫生行政部门依照职责和本预案的规定，在本级人民政府统一领导下，负责组织、协调本行政区域内突发公共卫生事件应急处理工作，并根据突发公共卫生事件应急处理工作的实际需要，向本级人民政府提出成立地方突发公共卫生事件应急指挥部的建议。

县级以上卫生行政部门负责本辖区内职业病危害事故的调查处理；重大和特大职业病危害事故由省级以上卫生行政部门会同医疗机构、安全生产监督管理部门、公安部门和工会组织等，按照规定的程序和职责进行调查处理。

3. 急性中毒事故调查处理的主要内容　①依法采取临时控制和应急救援措施，及时组织抢救急性职业病患者；②按照规定进行事故报告；③组织事故调查；④依法对事故责任人进行查处；⑤结案存档。

4. 急性中毒事故调查与处理的具体实施

（1）准备工作：急性职业中毒是以突发性为其特点的急性中毒事件（事故），由于其发生时间急促、中毒类别繁多、多数中毒难以预料和影响程度不一，必须及时进行现场调查与处理工作。为确保急性职业中毒发生时能够及时开展现场调查处理工作，有效地控制和减少急性职业中毒造成的危害和影响，在平时做好充分的各项应急准备工作是十分必要的。

1）组织、指挥和通讯等工作准备。

组织和人员：各级卫生监督执行机构和有关预防控制部门应组建相应的急性职业中毒应急处理小组，小组应吸收有关的领导、卫生监督员、卫生专业技术人员、有关医务技术人员、检验技术人员参加。

分工：急性职业中毒调查处理小组人员必须有明确的职责分工，互相配合，并指定有关科室和人员进行业务值班。

车辆：要保证小组的交通车辆的配备或优先使用权。

通信：有条件的单位应配备必要的通讯信工具。

2）调查表及文书的准备：《急性职业中毒患者现场劳动卫生学调查表》、《职业中毒报告卡》、《急性职业中毒个案调查表》、《现场采样记录表》、有关样品《送检单》、有关卫生监督执法文书。

3）现场调查采样仪器设备的准备：负有现场调查、监督、监测、处理任务的卫生监督执行机构和监测机构及部门应装备急性职业中毒现场监测必需的采样仪器设备，并做好妥善的专人保管和准备工作，以便急用。主要的现场监测必需的采样仪器设备为快速检气管、快速气体采样仪、有毒气体如CO、H_2S、CO_2、氮氧化物等的测定专用仪器；各种采样脚架、吸收管、橡胶管、橡皮膏、砂轮、采样箱等必备物品。

4）防护器材的准备：为保护现场调查人员的身体健康，防止发生意外中毒事故，便于开展现场第一线的调查处理工作，卫生监督执行机构和有关部门应配备一些必需的个人防护设备，如安全帽、防护手套、防护眼镜、防护鞋、防护衣、防护口罩、具有针对性的有效防毒面具、供气式防护面具等。

5）急救治疗药品的准备：有条件开展现场急救处理工作的卫生监督执行机构和部门应配备一些现场急救和治疗需要的药品和器材。①氰化物解毒剂，亚硝酸异戊酯、3%亚硝酸钠、DMAP 等；②高铁血红蛋白还原剂，亚甲蓝（美蓝）；③有机磷解毒剂，碘解磷定、氯解磷定、阿托品等；④金属络合剂，EMA、喷替酸钙钠、二巯基丙磺酸钠、二巯基丁二钠、青霉胺等；⑤其他，如便携式输氧设备，听诊器、注射器材等。

（2）急性化学事故应急救援的组织系统：发生急性职业中毒事件时，在事件现场设立现场医疗卫生救援指挥部，统一指挥、协调现场的医疗卫生救援工作。现场急救的指挥系统由发生事故的厂有关领导、安全科和环保科有关领导、医务人员、安全技术人员、后勤供应人员等组成，其职责是统一指挥、协调医疗卫生救援和中毒事件的调查处理工作；及时报告中毒事件医疗卫生救援工作的有关情况，提出有关工作建议；对急性职业中毒事件医疗卫生救援工作进行全面评估、总结。另外设立现场医疗抢救组，其组成为职业病临床医师、工业卫生医师、内科医师、外科医师，除此以外还可以包括放射科医师、化验师、耳鼻喉及眼科医师等，其职责为负责全面急救治疗工作。

（3）急性化学中毒的应急救援（图 2-1）：包括现场急救和医院急救。现场急救主要要做到将患者迅速转离现场，防止毒物继续吸收；急性中毒事故发生后，若波及范围广，涉及周围居民时，一定要组织可能受到危害的居民及时转移；迅速将受毒害人员移离事故现场至上风向的安全地带，以免毒物继续侵入。若眼睛受到化学毒物的侵蚀，现场一定要对眼睛进行处理，以免发生角膜腐蚀脱落，导致失明等严重后果。现场处理非常重要，对患者预后及危害的控制具有非常重要的意义。救护人员在去现场救护患者时，要有自我保护意识，如佩戴携氧式防毒面具、化学防护服、系好安全带，同时有人进行监视，以便掌握情况，及时紧急处理。医务人员根据患者病情迅速进行分类，以保证对重危患者的全力抢救，有利于提高抢救成功率、减少死亡率，减少并发症的产生。

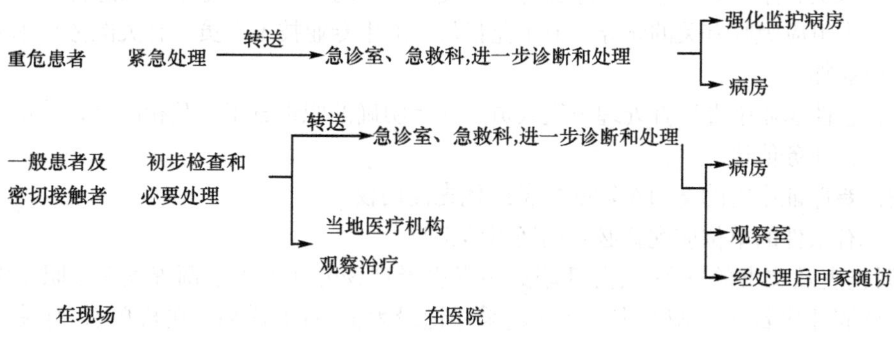

图 2-1 急性化学中毒的应急救援

（4）中毒病因的调查：急性中毒事故，如果中毒毒物明确，重要的是现场抢救和医院救治，如果中毒毒物不明确，要做到及时正确的治疗，查明中毒的毒物是非常必要的。在现场抢救中，医务人员要尽快查清毒源，明确诊断，以利针对性处理。在病因一时不能明确的情况下，可根据以下几个方面进行诊断：从现场调查获得可能的中毒的线索。

1）接触史：必须确切，现场情况必须清楚，如泄漏毒物的管线走行位置，事故发生前生产情况是否异常；分析生产工艺过程、生产设备和环境中的原料、中间产品、成品及“三废”的性质；如中毒患者意识清楚，可向其了解事故发生的过程和可能引起事故的有毒有害物质。

2）患者体征：详细做好体格检查，可能为急性中毒原因诊断提供重要的线索。例如：①呼出气的特殊气味：有机磷农药的蒜臭味、H_2S 的臭蛋味、有机溶剂的芳香味、甲醇或乙醇的酒味等。②黏膜和皮肤色泽：紫褐色，而全身缺氧症状较轻，应考虑高铁血红蛋白血症；面颊、前胸和大腿内侧呈樱红色，见于部分急性 CO 中毒；口唇黏膜呈鲜红色，呼出气有苦杏仁味道，可见于氰化物中毒。③出汗程度：大汗见于五氯酚钠、二硝基酚、有机磷农药等急性中毒；多汗见于拟除虫菊酯类，氨基甲酸酯类农药中毒；无汗见于阿托品类中毒。④瞳孔：缩小见于急性有机磷农药、氨基甲酸酯类农药、吗啡类安眠药中毒；扩大见于阿托品类、甲醇类中毒；两侧大小不等、形态改变等见于急性中毒性脑病等。⑤口腔溃疡、齿龈糜烂：见于急性汞中毒、口服腐蚀性毒物。

3）实验室检查：可从患者生物材料中，测定毒物品种及其含量，如死亡者应尽可能争取做尸解，以获得病理诊断。

4）现场毒物检测：在现场未经清理时，用现场快速检测仪，迅速检测生产环境中危害物质的种类和浓度。若现场已经被破坏，必要时可采用模拟现场试验。

综合以上几个方面，查明中毒毒源，以便于及时正确的治疗和处理。

（5）急性中毒事故的预防：急性化学物中毒事故往往是由于生产管理不善、设备缺陷、违章操作、防护不当及工人缺乏上岗前培训等情况下发生的，因此，事故是可以预防和避免的。为了预防中毒事故的发生，或在事故发生后有效地控制事故，尽可能减少人、财、物的损失和对环境的不利影响，各地区、部门和单位应从安全生产实际出发，紧紧围绕易燃、易爆或易中毒的化学危险源，制订事故发生时应采取的现场抢救和医疗救护措施及社会救援行动的具体模拟方案，亦即应急救援预案（简称预案）。

1）对本地区、部门及单位的有毒化学品进行调查，摸清毒物生产、储存、使用及运输情况，建立有毒化学品档案。

2）对本辖区内容易发生中毒事故的厂、矿及其岗位，制订相应的预防措施及现场应急处理与医疗应急救援行动方案。

3）建立一支训练有素、业务过硬、机动性强的急救专业队伍，并充分做好急救物资的准备，如通讯器材、交通工具、急救器械、药品及防护装备，一旦发生中毒事故，能立即投入使用。

4）预案制订后，定期或不定期开展模拟化学事故突发时的救援演习，以提高队伍的应急救援能力，同时通过演习才能发现预案是否适应实际情况，以便进一步修改和完善。

5）对生产工人及厂矿领导等进行安全生产及有关中毒防治的教育，并通过各种宣传方式对大众普及化学中毒急救知识，提高全民防范意识。

为了落实预案，各级领导应高度重视，做到人、财、物三落实，并定期检查各有关方面执行情况，一旦发生中毒事故，应按预案予以实施。

5. 观摩录像　略。

6. 讨论

（1）急性化学中毒的主要原因是什么？

（2）引起急性化学中毒的主要毒物及类型有哪些？

（3）你作为公共卫生工作者，如果从事急性中毒事故的处理工作，你对你的平常工作有何设想？

（4）化学中毒事故现场急救的实施步骤有几步？

项目二　职业中毒案例讨论

案例 2-2

患者，男性，34 岁。因阵发性腹痛 2 个月、持续性腹痛 2 日，于 1978 年 7 月 26 日入院。患者参加工作 3 年后经常感到头痛、头晕、食欲缺乏，有时有便秘，2 个月前，患者出现腹痛，呈阵发性，每次疼痛持续时间数分钟至数小时不等，无腹胀、恶心、呕吐，伴有四肢无力，发作时面色苍白、出冷汗。1 周来经常便秘。2 日前腹痛突然加剧，呈持续性，以脐周为主，伴有腹胀，无恶心、呕吐、发热，腹痛与体位、饮食无明显关系，经卫生所处理未见好转。

既往素健，工作前插队务农，现在铁路机务段任电瓶工 5 年，经常在无防护设备的小房间熔铅，工后口有甜味感觉，有时在工作场所进食。

体格检查：T 37℃，P 61 次/分，R 19 次/分，BP 16/10 kPa，一般状态差，表情痛苦，神志清楚，面色苍白，在齿龈边缘可见蓝灰色线，皮肤巩膜无黄染。双肺听诊呼吸音清，心率 61 次/分，节律规整，全腹未见胃肠型及蠕动波，触之软，脐周有轻度压痛，无肌紧张、反跳痛。肝脾肋下未触及，墨菲征阴性，肠鸣音减弱。白细胞（WBC）7.3×10^9/L，红细胞（RBC）3.2×10^{12}/L，血红蛋白（Hb）85g/L，血小板（PLT）203×10^9/L，淋巴细胞（LY）0.166，中性粒细胞（GR）0.716。

问题：

（1）患者入院后须进一步检查哪些项目？

提示：首先根据职业病特点与诊断依据，对该病例建立初步印象，根据初步印象提出进一步检查项目，包括初步印象检查项目和排除非职业中毒引起的可能检查项目。

（2）若你所检查项目有异常，应诊断什么？

提示：首先要明确所检查项目的临床意义与正常值，再根据职业病诊断依据进行综合分析，排除内科疾病及非职业性因素引起的中毒，最后根据临床表现与实验室检查，诊断何种中毒及分级。若诊断有困难如何处理？

（3）诊断明确后应如何处理？

提示：根据职业中毒处理原则。

病因治疗：首选药物，用法及注意点。

对症处理：该患者贫血如何处理，为什么？

（4）患者工作单位如何防止患者出现？

提示：根据职业病预防措施，结合本病例提出具体可行预防措施。

案例 2-3

患者，女，21 岁。既往身体健康，无家族血液病史。1997 年 9 月 10 日入制鞋厂从事擦胶贴鞋工作，常感头晕、头痛，1999 年 2 月自觉头晕症状加重，时有眼花、疲倦、无力，牙龈出血和双下肢散在出血点。6 月 1 日患者因牙龈出血而昏倒，送至当地镇卫生院拟诊为“过敏性紫癜”，采用止血及激素等对症治疗，病情未见好转，于 6 月 3 日转入广西医科大学第一附属医院住院治疗。

体查：除见精神差、贫血貌、眼结膜苍白和双下肢片状瘀斑外，余无特殊。查血常规：Hb 65g/L，RBC 2.07×10^{12}/L，WBC 1.0×10^9/L，PLT 26×10^9/L，Ret 0.2%，LY 90%。骨髓象：骨髓增生减低，M/F=1.18。ECG、B 超、大小便常规均正常。

考虑了该女工的职业史，怀疑所患疾病与职业有关，于是转至相关的职业病防治机构。

检测其工作岗位空气中的苯、甲苯浓度均超标，苯最高浓度达 428mg/m^3、甲苯达 303mg/m^3，分别超标 9.7 倍和 2.3 倍。根据 GB3230-82 诊断为“重度慢性苯中毒，再生障碍性贫血”。

问题：

（1）引起再生障碍性贫血的常见毒物有哪些？哪些工种的工人接触这些毒物？

（2）为什么怀疑该患者所患疾病与职业有关？应采取哪些步骤来证实两者之间的关系？

（3）慢性苯中毒如何治疗?一旦诊断为慢性苯中毒，对患者该采取什么处理措施?

事后调查，该厂是私营制鞋厂，厂房简易，缺乏系统的抽风排毒，生产工艺包括擦胶、碾压成型、干碾等，多为手工操作，无个人防护用品。该厂 26 名工人中，患重度苯中毒 2 名，轻度中毒 5 名，观察对象 8 名。

问题：

（4）针对该工厂，该提出哪些改进措施?

（5）如何开展职业卫生的三级预防工作?

（朱建林　李煌元）

实验三 职业生理与心理学检查

案例 3-1

王某，男，34 岁，铸造厂的造型工人。日常工作内容为将泥芯和型砂放到模具中造型，再以熔化的金属浇注，待其冷却后除去表面的砂，制成铸件毛坯。工作日内，王某平均工作时间为 9h。李某，男，28 岁，码头搬运工，日常工作为大件物品的搬运，工作日内平均工作时间为 7h。张某，女，47 岁，电子厂工人，主要作业内容为在流水线上完成电子产品的组装，工作日内平均劳动时间 10h。

问题：

（1）如何评价三人的劳动能力与负荷，可以通过哪些指标来反映？

（2）体力劳动强度分级的方法是什么？要判断三人的日常体力劳动强度是否符合卫生学要求，还需要补充什么资料？

项目一 体力劳动能力与负荷的常用指标

劳动是人的脑、肌肉、神经、手等的生产耗费，亦即脑力和体力的生产耗费。脑力劳动(mental work) 是以大脑神经系统的运动为主，其他生理系统的运动为辅，如思考、记忆等。体力劳动（physical work）则是劳动者以运动系统为主要运动器官的劳动，以生产生活和生产资料为主的农民、工人等的劳动均属于体力劳动。

劳动能力（work capacity）是指劳动者从事某项劳动，并完成该项工作的能力。体力劳动能力可以通过劳动者的一系列生理指标，如心率、血乳酸、握力、耐力、视觉运动反应等进行客观评估。负荷（stress）是指劳动系统（包括人、劳动对象、劳动工具、劳动环境及产品等）对人体生理和心理的总体需求和随之产生的压力，强调外界的因素和情形。反映体力劳动负荷的指标主要包括劳动能量代谢率、心率、肌电活性、血液乳酸浓度等。相对以上客观指标，Brog 量表可用于体力劳动负荷的主观评价。

体力劳动能力和负荷测定的常用指标如下所述。

1. 能消耗量

（1）概述：劳动能量代谢是指基础代谢之外，机体供给劳动所需的能量。由于全身性的动态体力劳动往往伴随较高的能量消耗，故可用能消耗量（energy consumption）来反映这类劳动的负荷。

（2）测量方法。①直接测热法：机体消耗的能量最终均以热能的形式释放，因此可用热测试装置直接测量机体所散发的热量，以此反映能量的代谢水平。这种方法具有测定结果精确，但是操作较为复杂的特点，多适用于实验室研究。②间接测热法：通过测定机体的耗氧量或二氧化碳排出量，计算呼吸熵并查询氧热价，间接计算能消耗量；或者通过测定作业工人肺通气量，将其换算为氧耗量，再进一步计算能消耗量。相对直接法而言，间接测热法的操作更为简单，可用于生产活动的现场检测。

2. 耗氧量

（1）概述：人体每分钟摄取并利用的氧气量，称为耗氧量（oxygen consumption）。劳动时消耗的能量，主要靠有氧代谢供给，每消耗 1L 氧约产生 20.92kJ 能量，故可通过测定耗氧量来推算能消耗量，进而反映劳动负荷水平。

（2）测量方法。①直接法：通过 Douglas 袋等收集呼出气，随后运用 Haldane 气体分析器、气相色谱仪或电极分析仪等对呼出气的氧含量进行检测。Haldane 气体分析器测量氧含量的结果较为准确，但步骤复杂，随着气相色谱仪、电极分析仪的广泛使用，直接法测量氧含量的难度将进一步降低。②间接法：由于肺通气量与耗氧率之间存在线性相关关系，因此可通过使用肺通气量计测定肺通气量，推算耗氧量的大小，进而计算能消耗量。

3. 最大摄氧量

（1）概述：生理条件下，正常成人每分钟耗氧量为 0.2～0.3L，劳动时耗氧量随劳动强度加大而逐渐增加。随着劳动强度的进一步增加，摄氧量达到峰值后不再上升，此时摄氧量的值即为最大摄氧量（maximum oxygen uptake，$VO_{2\,max}$），又称为血液每分钟内能供应的最大氧量，单位 L/min，是反映人体有氧体力劳动能力最重要的指标。

（2）测量方法：最大摄氧量通常利用逐级递增的负荷运动试验进行测定，即通过让受试者在平板功率车（treadmill）、自行车功率计（bicycle ergometer）或者阶梯上运动，不断增加负荷，直至耗氧量不再升高而出现所谓平台，此时测得的耗氧量即为最大摄氧量。成年人最大摄氧量一般不超过 3 L/min，锻炼者可达 4 L/min。另外，也可用 PWC_{170}（physical work capacity at a heart rate of 170）值来推算最大摄氧量，最大摄氧量推算值（pred. $VO_{2\,max}$）的计算式：$VO_{2\,max}$（L/min）=（13.1 PWC_{170} + 1070）÷1000。

4. 心率

（1）概述：心率（heart rate，HR）是描述心动周期的专业术语，指心脏每分钟跳动的次数，是反映劳动者体力劳动能力和负荷的一项重要指标。心率可随着劳动负荷的增加而加快并呈现出显著的线性关系。虽然在不同劳动条件下（不同性别，不同作业类型，不同肌肉群参与），心率与耗氧量的回归曲线的斜率不尽相同，但这种影响较小，心率仍然是测定劳动负荷强度的主要指标。

（2）测量方法。①计数脉搏法：正常人的脉搏和心跳是一致的，因此可用脉搏反映心率。检测 1min 内桡动脉的搏动次数，是测量心率最简便的方法。②心率监测仪器法：心率测试手表和长时程心电记录仪（holter）能够获得实时的心率数据，其检测结果较计数脉搏法更为精确。

靶心率（target HR）是指体力劳动和运动时的适宜心率，在小于或等于此心率条件下的劳动强度较为适宜，可持续地进行劳动或运动。靶心率的计算公式如下：靶心率=（最高心率−安静心率）×40%+安静心率。其中，最高心率=220−年龄（岁），安静心率为受试者心境平静、肌肉放松休息 20min 后测得的心率值。一般情况下，劳动强度应控制为最大心率值的 65%～85%。

5. PWC_{170}

（1）概述：是指劳动或运动过程中，当心率达 170 次/分的相对稳定状态下，单位时间内机体所做的功，单位用 W 表示。在劳动过程中，心率和功率在一定负荷范围内（相当于心率为 110～180 次/分）呈线性关系，即做的功越大，心率越快，因此人为拟定以心率 170 次/分时所做的功为反映机体劳动能力的指标。PWC_{170} 也是衡量人体肺功能和锻炼、训练效果的一项客观指标，已广泛用于研究循环和呼吸系统生理负荷的运动试验。

（2）测量方法。①直接法：直接测定 PWC_{170} 较为复杂，耗时较长，故多用间接测定法。②间接法：通过平板功率车、自行车功率计或者阶梯运动等一系列方法，让受试者处于一定的负荷状态：第一次负荷使受试者心率达到 110 次/分左右；第二次负荷使受试者心率达到 180 次/分左右。由于在此范围内，功率和心率之间存在线性关系，因此可根据这两次负荷的功率和心率计算出心率在 170 次/分时机体所做的功。以下简要介绍自行车功率计法测定 PWC_{170}。

对受试者称重后，让其在自行车功率计上训练踏车运动，熟练后安静休息 30min。正式开始时，让受试者按第一次负荷进行踏车运动（功率 N_1 为 400～600 kg · m/ min），踏速控制在 60r/min，尽力踏车 3～4min，监测心率，使心率在 110 次/分左右。运动过程中，测定每分钟的后 30s 的心率，当心率达到稳定状态（即前后两分钟内心率相差不超过 5 次/分）时，记录心率（f_1）；休息 5min，开始第二次负荷，踏车 3～4min，使心率达 180 次/分左右（功率记为 N_2，此时可达 800～1200 kg·m/ min），记录稳态心率 f_2。两次踏车结束时，按式（3-1）计算 PWC_{170}。

$$PWC_{170}(W) = N_1 + \frac{170 - f_1}{f_2 - f_1} \times (N_2 - N_1) \tag{3-1}$$

注意事项如下所示。

1）测试在饭后 2h 后进行，试前 1h 内不能进食、进水、吸烟。测试前，受试者应该得到充分的休息，不进行重体力劳动，如果做过重体力劳动，则需要休息 1 日后再测定，试前一晚需要保持良好的睡眠。测试室内温度应为 15～23℃，且波动幅度不超过 3℃，相对湿度应低于 65%。测试时，调整鞍座位置，使膝伸在 170°左右。

2）稳定心率：一般而言，在负荷强度不变的情况下，在受试者踏车的第 3min 末，心率已处于稳定状态，因此第 3、第 4min 的心率相差应在 5 次以内，这种状态下的心率即为稳态心率。如果不满足这个条件，则以第 4min 时的心率为稳态心率。

3）负荷的选择是本项试验的关键。在第一次负荷确定后，第二次负荷功率的选择可参照表 3-1 进行。

表 3-1　第二次负荷的选择参考值

受试者 PWC_{170} 估计值（kg·m/ min）	第一次负荷的功率（kg·m/ min）	第二次负荷功率参考值（kg·m/ min）		
		第一次负荷时的心率（次/分）		
		100～109	110～119	120～129
＜1000	400	900	800	700
1000～1500	500	1100	1000	900
＞1500	600	1300	1100	1000

1kg·m/ min（千克·米/分钟）=0.1634 W（瓦）

4）年长者不适宜测 PWC_{170}，最好测 PWC_{150} 或 PWC_{130}。

6. 肌电图

（1）概述：测量肌电图的方法称为肌电术（electromyography，EMG），是一种通过记录神经和肌肉生物电活动以判断其功能的电诊断方法。一些以静力作业和反复性作业为主的体力劳动如流水线劳动，具有总体能耗不高，但局部肌肉容易疲劳的特点，肌电术可以通过测定局部肌肉的应激和疲劳来有效反映这类劳动的负荷水平。近年来，由于无线遥测肌电图仪的推广，肌电术已成为一种在实验室以及现场均可方便使用的职业生理学测定方法。

（2）测量方法：用于体力劳动负荷评价的肌电检测仪多为无线遥测表面肌电图仪，主要由表面电极、信号发射机、接收机、A/D 转换卡、信号采集及分析软件等部件组成。肌电术包括测量前准备、表面电极的安置、肌电测量、肌电图机与计算机的连接、结果分析等五个步骤。

1）测量前准备：测量前需要确定待测肌肉，随后用 75%乙醇溶液棉球擦拭待测肌肉的肌腹表面以清洁皮肤，并用细砂纸轻轻地打磨该部位的皮肤。

2）表面电极的安置：待皮肤表面干燥后，取两个表面电极贴在皮肤上，要求贴于肌腹部，而不能贴在肌腱、运动点或肌肉的边缘，同时要求两个电极与肌纤维走向要保持一致。另外，电极尽量小，两个电极的间距尽可能接近。将电极线与肌电图机相连。

3）肌电图机与计算机的连接：将肌电图机通过 A/D 转换卡与计算机相连，并打开计算机调出肌电图分析软件的主菜单。

4）测量：现场检测时，打开肌电图机，使肌电的测量自动进行；在实验室检测时，需要在受试者的肌肉处于完全放松、做轻微收缩、中等收缩、最大力收缩状态时分别检测其肌电，观测肌电波在不同状态下的波形变化。调查者同步使用调查表记录测定期间受试者的工作项目、活动姿势及持续时间，并利用计算机软件附带的标记功能，准确记录每项活动的起止时间。

5）结果分析：开始测量后，肌电模拟信号经 A/D 转换卡转变为数字信息，传入计算机。测量结束后，选择软件主菜单的存储功能，将数据储存于计算机磁盘中。打开实验数据，计算分析时阈指标方根值（RMS）、最大随意收缩百分比（MVC%）及频阈的中位频率（MF）等肌电指标，结合测定期间受试者的操作、姿势或其他的活动状态，评价受试者的劳动负荷与应激状况。

最大随意收缩百分比（MVC%）：受试者实际测定的肌电信号与受试者在同种动作姿势下发出最大力时所形成的肌电信号的比值即为 MVC%（最大随意收缩，maximum voluntary contraction，MVC）。

7. 手工搬运提举限值

（1）概述：手工提举和搬运重物是常见的生产性活动，是引发下背痛（low back pain，LBP）的重要危险因素。1981 年美国国家职业安全卫生研究所（NIOSH）根据生物力学、生理学、心理学及流行病学等研究结果，提出手工搬运提举方程，通过计算提举重量推荐值（recommended weight limit，RWL）和提举指数（lifting index，LI）来评价提举重物劳动的负荷是否安全。NIOSH 于 1991 年对该方程进行了修订，提出了修正提举方程（revised NIOSH lifting equation）。提举重量推荐值（RWL）是指绝大多数健康搬运者（99%男人，75%女人）在每日工作 8h 及以上的情况下，能够无罹患下背痛（LBP）的风险，是相对安全的提升物体的重量限值。提举指数（LI）即实际重量与推荐重量限值（RWL）之比。

（2）测定方法

1）测定：在良好的客观条件下（如适宜的温度、湿度，开阔的工作场地，平整的地面，以及舒适、防滑的鞋子等），操作者用双手在身体前方平稳地提举基准重量的物体（大小适度并易于握牢，不刺手、不烫、不滑的物体）。

2）通过式（3-2）计算该提举运动的提举重量推荐值（RWL）。

$$RWL = LC \times HM \times VM \times DM \times AM \times FM \times CM \tag{3-2}$$

式中，RWL. 提举重量推荐值，以牛顿（N）表示，它不是一个固定值，而是取决于公式中的诸因素；LC.基准重量常量，设置为 23kg；HM.水平系数，计算为$HM=\frac{25}{H}$，其中，H 为负荷的水平力臂，即从垂直提举物体原来的重心处至两踝中间关节间的中点的水平距离（cm），取值范围为 15～80cm；VM. 高度系数，计算为 $VM=1-0.003\times|V-75|$；其中 V 为提举前重物的原始高度，即地面至重物中心的垂直距离（cm），其值为 0～175cm，$|V-75|$表示 $V-75$ 的绝对值；

DM. 距离系数，计算为 $DM = 0.82+\frac{4.5}{D}$；其中，D 为重物的初始位置到最终放置位置的垂直移动距离，介于 25cm 和（200–V）cm 之间；AM. 角度系数，计算为 $AM=1-0.0032A$；其中，A 为旋转角度，从物体初始竖直面到作业竖直面的夹角；FM. 频率系数，可查询修订后提举方程附录表，其中 F 为平均提举频率，即每分钟搬运提举的次数（提举次数÷分钟数），取值介于 0.2 与 F_{max} 之间。F_{max} 为每分钟的最大提举频率，取值受到劳动时间长短和提举体姿的影响。对于 1h 劳动而言，F_{max} 取值在站立提举时为 18，俯身提举时为 15；对于 8h 劳动而言，F_{max} 取值在站立提举时为 15，俯身提举时为 12。另外，如果 $F<0.2$，则取 $F=0$，相应的 FM=1；T 为搬运持续时间，通常取 1h 或 8h；CM. 物体系数，可参考表 3-2。由表可知，CM 可取 0.9、0.95 或 1.0，其大小取决于操作者搬运时与物体的耦合程度，以及物体的提升高度；

表 3-2　参考物体系数（CM）

	V<72cm	V≥72cm
耦合	物体系数	
好	1.00	1.00
一般	0.95	1.00
差	0.90	0.90

将上述系数带入式（3-2）可得式（3-3）：

$$RWL = 23\times\frac{25}{H}\times\left(1-0.003\times\left|V-75\right|\right)\times\left(0.82+\frac{4.5}{D}\right)\times\left(1-0.0032A\right)\times FM\times CM \tag{3-3}$$

由于我国人群的提举能力要普遍低于欧美人群，因此在实际应用中需要对上述公式中的一些指标设置值进行调整。复旦大学肖国兵等根据其相关研究结果提出建议，将提举公式中的重量常量 LC 由 23kg 调整至 20kg，高度系数 VM 基准由 75cm 调整至 72cm，最终将 RWL 的计算式转换为式（3-4）：

$$RWL = 20\times\frac{25}{H}\times\left(1-0.003\times\left|V-72\right|\right)\times\left(0.82+\frac{4.5}{D}\right)\times\left(1-0.0032A\right)\times FM\times CM \tag{3-4}$$

将计算出的 RWL 值，带入式（3-5）计算 LI 的值。

$$LI=\frac{\text{实际重量}}{\text{推荐重量限值（RWL）}} \tag{3-5}$$

（3）结果评价：根据 NIOSH 制定的标准，如果 LI<1.0，提示绝大多数人群能够完成该搬举任务，而不发生 LBP 的风险，即搬举任务的负荷处于可接受的安全范围；如果 1.0<LI<3.0，提示当前工作状态下，作业人群罹患 LBP 的风险增加，此时必须要有作业指导（如就业前体检筛选、作业前训练）和工程控制措施（如工作的重新设计）；如果 LI>3.0，则提示该搬举任务的负荷是不能接受的，需要重新设计。LI 越大，完成搬举任务的风险越大。

8. Borg（柏格）量表

（1）概述：Borg 在 1973 年研制了主观体力感等级评定量表（the Borg rating of perceived exertion scale, RPE scale），是利用主观心理体力感觉等级作为反映运动时心理负荷的重要指标。Borg 量表将自我感觉分为 6～20 级，并以 RPE 值乘以 10 为接近当时负荷者的心率水平，通过体力劳动者的主观感受以评估劳动负荷或费力程度。该量表可单独使用，也能与测量心率的方法同时使用，以监测劳动强度是否适宜。

（2）测量方法：每项活动后，让受试者就其感受到的负荷或费力程度参照该量表做出评判，该量表是将负荷的主观感受从无到极重进行分级，并分别赋予分值，最终评估结果以分值表示（表 3-3）。

表 3-3 Borg 主观体力感等级评定量表

RPE 值（分级）	主观感受	RPE 值（分级）	主观感受
6	无感觉	14	
7	极轻	15	重
8		16	
9	很轻	17	很重
10		18	
11	轻	19	极重
12		20	重到极点
13	有点重		

项目二 体力劳动强度分级的方法

体力劳动强度分级及其卫生限度研究是劳动卫生、劳动保护工作中的一项重要内容，也是加强现代化经济管理、制订劳动定额和有关劳保待遇、提高工效所不可缺少的卫生学依据。

传统上，体力劳动强度（intensity of physical work）主要依靠耗氧量或心率等一系列指标的数值大小来划分级别（表 3-4）。一般分为三级：中等强度、大强度及极大强度劳动。中等强度劳动时，氧需≤氧上限，即在稳定状态下进行的劳动，目前我国的多数工农业劳动都属于此类；大强度劳动时，氧需＞氧上限，出现氧负债大量蓄积的状况，这种劳动的持续时间一般不会超过十分钟，如重件手工锻打，爬坡搬运重物等；极大强度劳动时，能量完全通过无氧代谢的方式供应，此时氧负债接近氧需，如短跑和游泳比赛，这种剧烈活动只能持续很短时间，一般不超过 2min。

表 3-4 体力劳动强度的分级标准及其评价指标

劳动强度等级	很轻	轻	中等	重	很重	极重
耗氧量（L/min）	＜0.5	0.5～	1.0～	1.5～	2.0～	2.5～
能耗量（kJ/min）	＜10.46	10.46～	20.92～	31.38～	41.84～	52.30～
心率（次/分）		75～	100～	125～	150～	175～
直肠温度（℃）			37.5～	38.0～	38.5～	39.0～
排汗率（ml/h）			200～	400～	600～	800～

注：①轻、中、重、很重、极重劳动强度分级其对应的氧消耗分别相当于氧上限的＜25%、25%～50%、50%～75%、＞75%和接近氧上限；或＜25%、25%～37.5%、37.5%～50%、50%～62.5%及＞62.5%来划分的；②消耗 1L 氧约等于产生 20.92kJ（5kcal）能量；③ 排汗率系 8h 工作日的平均数。

我国于2007年颁布了“体力劳动强度分级”标准（GBZ 2.2-2007）。该标准的提出是建立在对262个工种工人的劳动工时、能量代谢和疲劳感等指标之间的关系进行调查分析的基础上，依照劳动强度指数来划分体力劳动强度级别（表3-5），将体力劳动强度划分为Ⅰ～Ⅳ级。Ⅰ级体力劳动相当于轻体力劳动，该劳动强度下，8h工作日的人平均耗能值为3558.8 kJ，净劳动时间为293min，劳动时间率为61%；Ⅱ级体力劳动相当于中等强度劳动，该劳动强度下，8h工作日的人平均耗能值为5560.1 kJ，净劳动时间为320min，劳动时间率为67%；Ⅲ级体力劳动相当于重强度劳动，该劳动强度下，8h工作日的人平均耗能值为7310.2 kJ，净劳动时间为350min，劳动时间率为73%；Ⅳ级体力劳动相当于“很重”强度劳动，该劳动强度下，8h工作日的人平均耗能值为11 304.4 kJ，净劳动时间为370min，劳动时间率为77%。

表3-5　体力劳动强度分级

体力劳动强度级别	劳动强度指数（I）	职业描述
Ⅰ	I≤15	坐姿：手工作业或腿的轻度活动（正常情况下，如打字、缝纫、脚踏开关等）；立姿：操作仪器，控制、查看设备，上臂用力为主的装配工作
Ⅱ	15<I≤20	手和臂持续动作（如锯木头等）；臂和腿的工作（如卡车、拖拉机等运输操作）；臂和躯干的工作（如锻造、风动工具操作、粉刷、间断搬运中等重物、除草、锄田、摘水果和蔬菜等）
Ⅲ	20<I≤25	臂和躯干负荷工作（如搬重物，铲，手工锻打，锯刨或凿硬木，挖掘等）
Ⅳ	I>25	大强度的挖掘，搬运等

体力劳动强度分级的具体调查方法与指数计算方法如下所示。

1. 平均劳动时间率（T）　又称净劳动时间率。指一个工作日内除去休息和工作暂停时间（持续1min以上的均算）以外的全部劳动时间（净劳动时间）与工作日总时间的比，以百分率表示，以式（3-6）计算。

$$\text{平均劳动时间率}\ T\ (\%) = \frac{\text{工作日净劳动时间(min)}}{\text{工作日总工时(min)}} \times 100\% \qquad (3\text{-}6)$$

值得注意的是，净劳动时间的计算需要进行工时调查，一个工种的净劳动时间是通过抽样确定观察对象后，取观察对象的净劳动时间的平均值而获得。依据“体力劳动强度分级”标准（GBZ 2.2-2007），工时调查的步骤为如下所示。

（1）在生产正常的情况下观察、熟悉生产劳动过程。

（2）每个工种每日随机抽取2名劳动者为观察对象，记录其从上班开始到下班结束期间各项操作活动的起止时间，休息及工间暂停的起止时间。每个测定对象连续记录3日后，计算每日的净劳动时间，随后取3日的平均值，再根据式（3-6）求出平均劳动时间率T（%）。记录内容参见表3-6。

表3-6　劳动时间测定记录表

车间名称：	姓名：	年龄：	性别：	工种：
操作名称	开始时间（时·分）	结束时间（时·分）	耗费工时（分）	主要内容（如体位、操作姿势、行走距离、频率、物重等）

2. 工作日能量代谢率（energy metabolic rate，*M*） 是指某工种在劳动日的单位劳动时间（min）及体表面积（m^2）下，各类操作活动和休息的能量消耗的平均值，单位为 kJ /（$min·m^2$）。

检测能量代谢的方法主要有两类，一类为直接测定法，这类方法测得的结果较为精确，但程序复杂；另一类为间接测定法，通过测定其他相关指标来间接反映能量代谢情况，这类检测方法往往具有操作简便、便于推广等多重优点。研究发现，在从事体力劳动的健康人群中，肺通气量和耗氧率之间存在相关关系，并且这一观点得到 Haldane 气体分析器的实测证实，因此，目前的实际操作中，多通过肺通气量的测定来估算耗氧量，进而计算能消耗量和能量代谢率。

（1）肺通气量的测定：肺通气量可通过计算单位时间内的呼出或吸入气的体积来测定。

1）Douglas 袋采集法：用 Douglas 袋对劳动者的呼出气进行采集，通过记录采气前后流量计的读数计算采气量，结合呼吸频率计算肺通气量。采集前事先校正流量计、秒表，同时检查气袋、蛇形管、面具及三角通阀等是否完好，有无破损，以防漏气。采气时要求劳动者按照常规操作进行作业，同时正常呼吸，避免刻意的深呼吸。劳动者佩戴面具后，适应 5min 再开始采气，工作日中的某项操作活动至少采气 3 次，每次不少于 5min。休息期间的采气在前一项操作结束休息 10min 后进行。采气时应注意，湿式流量计置于水平位，盛水量与水标志线齐平。

2）肺通气量仪测定法：常见测定肺通气量的仪器有国产 YA-2 型肺通气量仪。该仪器的工作原理为，通过漩涡流量计确定气流速度信息，随后通过传感器和单片微型计算机将流速信息转换为流量数值，得出每分钟的通气量（L/min）。

（2）能量代谢率的计算：分别测定劳动对象在一个劳动日内从事各项操作活动及休息期间的呼出气的体积，根据式（3-7）和式（3-8）计算各类活动与休息期间的能量代谢率，并分别乘以从事该类活动或休息的相应累积时间，求得工作日内从事活动或休息的各项能量消耗量，合计全工作日内的总能量消耗，再除以工作日总时间（min）即为工作日内的能量代谢率（*M*），以 kJ /（$min·m^2$）表示。能量代谢率的记录和测定参照表 3-7。

表 3-7 能量代谢率测定记录表

工种：　　动作项目：　　年　月　日
姓名：　　性别：　　年龄：岁 身高：cm　　体重：kg　　体表面积：m^2
1. 采气时间：　min
2. 气量计的初读数：　L　　气量计的终读数：　L 采气量：　L（气量计的终读数减去气量计的初读数）
3. 气温：℃　　气压：　kPa
4. 标准状态下干燥气体换算系数（coef）由标准状态下，干燥气体体积换算表查得
5. 换算标准状态呼气量（V_0）：采气量乘以标准状态下干燥气体换算系数：　L
6. 换算每分钟呼气量：标准状态呼气量/采气时间　　L/min
7. 换算每平方米体表面积，每分钟呼气量：每分钟呼气量/体表面积　　L/（$min·m^2$）
8. 计算能量代谢率 kJ /（$min·m^2$）： （1）每分钟肺通气量在 3.0～7.3L 时，采用式（3-7）计算： $lgYe = 0.0945x-0.5379$ ；　　（3-7） （2）每分钟肺通气量在 8.0～30.9L 时，采用式（3-8）计算： $lg(13.26-Ye) = 1.1648-0.0125x$　　（3-8） （3）每分钟肺通气量为 7.3～8.0L 时，采用上述两式的平均值计算。 式中，Ye 为能量代谢率[kJ /（$min·m^2$）]；*x* 为每平方米体表面积的每分钟呼吸量

1）标准状态下的肺通气量（V_0），按式（3-9）计算即得

$$V_0=\frac{V_t(B-f)}{(1+0.0367t)\times 101.325}=V_t\times \text{coef} \quad (3\text{-}7)$$

式中，V_0. 换算为标准状态下空气体积（L）；V_t. 测量的空气体积（L）；t. 平均气温（℃）；B. 当时的气压（kPa）；f. 该温度下饱和水蒸气张力（kPa），参考表附-2 中的饱和水蒸气张力；coef. 干燥气体换算系数，查表附-1 中（B-f）kPa 项即得换算系数。

2）体表面积（m^2）=0.0061×身高（cm）+ 0.0128×体重（kg）–0.1529

3. 劳动强度指数（I） 劳动强度指数是反映体力劳动强度等级的指标。由该工种的平均劳动时间率（T）乘以系数 3 的积，与平均能量代谢率（M）乘以系数 7 的积之和求得。指数越大，反映劳动强度越大；指数越小，说明劳动强度越小。指数计算公式[式（3-10）]如下：

$$I=3T+7M \quad (3\text{-}8)$$

式中，I. 劳动强度指数；T. 劳动时间率，劳动时间率=$\frac{\text{工作日净劳动时间(min)}}{\text{工作日总工时(min)}}$（%）；其中净劳动时间是指一个工作日内除去休息及工作日间暂停（持续 1min 以上的均算）的全部时间；

M. 8h 工作日能量代谢率[kJ /（min· m^2）]。

（程淑群　蒋学君）

项目三　职业紧张及神经行为功能测量

1. 目的

（1）了解职业紧张调查与神经行为功能测试的卫生学意义。

（2）掌握职业紧张调查与神经行为功能测试的方法。

2. 原理 根据职业紧张理论，个体所处环境中的工作因素和社会心理因素，均能使个体产生心理紧张，适度的紧张可调动作业者的积极性，过度紧张则会对作业者的身心健康造成一定程度的影响，从而引起心理、生理和行为的变化，影响作业能力。

神经行为功能测试属于行为毒理学的研究范畴，主要研究职业危害因素对正在发育的、成熟的和老化的神经系统产生的不良影响。由于人类神经系统易受职业危害因素的作用，当受到侵袭时，常首先受累，早期往往仅引起机体行为的变化。

3. 内容与方法

（1）学生紧张测试量表：详见表 3-8。

（2）神经行为功能测试组合。

1）视运动反应测定仪。

2）韦斯勒成人智力量表（CWATS）及韦斯勒记忆量表（NO）。

3）圣他 · 安娜手工敏捷度测试组合工具。

4）数字译码（洲@AIS）测试工具。

5）Benton 视觉保留测视图片。

6）瞄准或目标追踪测试图。

4. 工作紧张问卷评分标准

（1）工作满意感。

工作本身满意感（JI=job itself satisfaction）=B2+B3+ B6+ B7+ B9+ B12

工作组织满意感（JO=job organization satisfaction）= B1+B4+B5+B8+B10+B11

工作满意感（JJ=job satisfaction）=JI+JO

（2）精神卫生。

心理满足（Ma=mental contentment）=C2+C4+C7+C10+C12

信心充足（Mr=mental resilience）=28–C3–C5–C8–C11

心情平静（Mw=mental peace of mind）=C1+C6+C9

（3）行为方式。

忍耐性（Ti=type of patience）=D2+D4+D6

竞争性（Td=type of drive）=21–D1–D3–D5

（4）工作心理控制源（work locus of control，WLCS）。

WLCS=56–E1–E2–E3–E4–E7–E11–E14–E15+E5+E6+E8+E9+E10+E12+E13+E16

（5）应付策略。

控制策略（Ct=control tactic）=F2+F7+F3+F5+F8+F9

支持策略（St=support tactic）=F1+F6+F4+F10

（6）工作无关的活动。

Nonwork=G1+G2+G3+G4+G5

（7）物理环境（physical evironment）。

Pev=18-H1-H2+H3+H4+–H5–H6+H7+H8–H9–H10

（8）工作中的冲突。

组内冲突（Inter）=24–I1+I2+I3+I4–I5+I6–I7–I8

组间冲突（Intra）=18+I9–I10+I11–I12+I13–I14+I15+I16

工作冲突（Inee）=Inter+Intra

（9）工作控制。

任务控制（Taskct=task control）=J1+J3+J5+J6+J15+J16

决策控制（Decict=decision control）=J8+J10+J11+J13

环境控制（Dyect=physical environment control）=J7+J14

资源控制（Recoct=resource control）=J2+J12

工作控制（Perct=percevied job control）=Taskct+Decict+Dyect+Resoct

（10）心身症状（psychosomatic symptom）。

Psycho=k1+k2+k3+k4+k5+k6+k7+k8+k9+k10+k11+k12+k13+k14+k15+k16

（11）自尊感（self-esteem）。

Selfe=30+L1–L2–L3+L4–L5–L6–L7+L8–L9+L10

（12）工作需求（job require）。

定量负荷（Jrqw=quantitative workload）=M1+M2+M3+M4

负荷变化（Jruw=variance in workload）=M5+M6+M7

技术利用（Jrsu=skill underutilization）=18–M8–M9–M10

工作需求（Jr）=Jrqw+Jruw+Jrsu

（13）工作单调性。

Mental=15–N1–N2–N3

（14）其他健康信息。

Cesp=16+O1+O2+O3–O4+O5+O6+O7–O8+O9+O10–O11+12+O13+O14–O15+O16+O17+O18+O19

Dstress=O28+O29+O30+O31　　Posaff=O32+O33+O34+O35+O36

Negaff=O37+O38+O39+O40+O41　　　Affect=Posaff−Negaff

（15）工作危险。

Qq=Q1+Q2+Q3+Q4+Q5

（16）工作责任。

Wrrp=R8+R9+R10+R11　　　Respth=R12+R13+R14+R15

（17）您的工作。

Rolec=S3+S5+S7+S8+S10+S11+S12+S14

Rolea=48−S1−S2−S4−S6−S9−S13　　　Role=Rolec+Rolea

（18）工作前景。

Jfa=24−T1−T2−T3−T4

（19）社会支持。

PFS=P1+P4+P7+P10　PFC=P2+P5+P8+P11　　PFF=P3+P6+P9+P12

（20）提升与参与机会。

OP=U1+U2+U3　　　　　PP=U4+U5+U6

5. 学生紧张测试量表　见表 3-8。

表 3-8　学生紧张测试表

下列问题是了解您目前的一般情况的，如果项目后有供您选择的多个答案，请在符合于您的答案的数字上划“○”，如果项目后有供您填写的空格线，则请您据实填写。

A. 背景资料

1. 姓名____
2. 性别：1=男　　2=女
3. 出生年月：_____年______月
4. 文化程度：1=初中　　2=高中（中专）　　3=大学（大专）　　4=硕士　　5=博士
5. 家庭人均收入______元/月

您的学业

1. 您是几年级学生？________
2. 您在大学几年都担任过那些职务（包括组长）？______________
3. 在一个典型的星期中，您实际学习了多少时间？___h
4. 您学习这么多小时，是您自己选择的呢，还是别人或工作所要求的？
   1=自己选择的　　　　　　2=别人或工作所要求的
5. 您每个星期做其他工作（业余兼职）多少小时？___h
6. 您在过去的 12 个月里，发生过考试不及格或违纪吗？　1=发生过　　2=未发生过
7. 在您的学校里有很多管理规章制度，您对这些规章制度的看法是：
   1=这些规章制度是必要的，我能自觉的遵守它
   2=这些规章制度完全没有必要
   3=这些规章制度对我限制太严，我时时提心吊胆，生怕没有做到而被人发现
8. 您通常每个夜晚睡眠几个小时？___h

您的爱好及身体状况

1. 您坚持锻炼身体吗？（例如，每周坚持 3 次以上 15～30min 的强有力的锻炼）请选择
   1=一贯　　　2=经常　　　3=有时　　　4=偶尔　　　5=从来没有

2. 您吸烟吗？ 1=吸 2=不吸 开始吸烟年龄___岁戒烟年数____年 吸烟年数____年

吸烟量：1≤10 支/日 2=10～20 支/日 3≥20 支/日（纸烟）（具体____支/日）

3. 您饮酒吗？ 1=饮 2=不饮 开始饮酒年龄___岁 戒酒年数___年 饮酒年数____年

饮酒量：1≤1 两/日 2=1～3 两/日 3≥3 两/日（白酒）（具体___两/日）

1≤1 瓶/日 2=1～2 瓶/日 3≥2 瓶/日（啤酒）（具体___瓶/日）

4. 在过去的 3 个月（12 周）里，您一共请了多少日病假？____日

5. 在您请的这些病假中，有____日是因为您自己生病，有____日因为其他家庭成员生病

6. 在过去的 3 个月里，您看过多少次病？____次 因何病就医____

7. 您已认真地考虑过将来不从事目前所学专业吗？

1=从来没有考虑 2=偶尔考虑 3=有时考虑

4=较经常考虑 5=相当经常考虑 6=极其经常考虑

8. 近一年内，您的生活中有以下事件发生吗？

1=亲人有死亡者 2=亲人有生病者 3=亲人下岗 4=子女升学 5=子女结婚

9. 疾病史

1=神经衰弱 2=糖尿病 3=心脏病 4 消化系统疾病 5=无

B. 工作满意感

这一部分是有关您对您的工作满意或不满意的程度的，请根据您的真实感受来选择。6 个数字的含义如下：

1=非常不满意 2=较不满意 3=有些不满意 4=有些满意 5=比较满意

6=非常满意

1. 学校的信息沟通和交流方式	1	2	3	4	5	6
2. 对于实际所学专业本身	1	2	3	4	5	6
3. 被学习激励的程度（由学习引起的积极性）	1	2	3	4	5	6
4. 学校采用的管理风格	1	2	3	4	5	6
5. 对于改革和革新的实施方式	1	2	3	4	5	6
6. 学校要求您完成的工作或任务的类型	1	2	3	4	5	6
7. 学校里能得到个人发展或成长的程度	1	2	3	4	5	6
8. 对于学校里解决纠纷的方式	1	2	3	4	5	6
9. 在学校里发挥各项技能的程度	1	2	3	4	5	6
10. 学校里起主导作用的心理“感受”或气氛	1	2	3	4	5	6
11. 学校的管理体制	1	2	3	4	5	6
12. 在学校里能够增长本领和才干的程度	1	2	3	4	5	6

C. 您对当前健康状况的评估

这部分集中于职业的感受和行为及它们受您的工作压力影响的程度，请根据您最近三个月来的真实感受来选择。

1. 您是否觉得自己是一个过于谨慎，常为一些过去所做的错事或行为而担忧的人？

1=完全对 2=比较对 3=有些对 4=有些不对 5=比较不对 6=完全不对

2. 在一个普通的工作日里，您会无故感到心绪不宁和情绪低落吗？

1=经常 2=一般 3=有时 4=偶尔 5=一般不 6=从不

3. 感到工作上压力越来越大时，您是否有足够的精力去应付和采取行动？

1=足够 2=较充足 3=有些充足 4=有些不充足 5=比较不充足 6=不足

4.当您在工作中感到困惑时，会不会静下来问自己："生活就这么费力吗"？

1=经常　2=一般　3=有时　4=偶尔　5=一般不　6=从不

5.您在工作时，是否会对自己的能力、判断力感到怀疑，自信心因而下降？

1=不明显　2=较不明显　3=有些不明显　4=有些明显　5=比较明显　6=明显

6. 如果同事和朋友以躲避或冷淡的方式对待您，您是否担心自己得罪了他们？还是根本不在乎？

1=肯定担心　2=比较担心　3=有些担心　4=一般不担心　5=比较不担心　6=肯定不担心

7.如果您已完成的或正在做的工作出现错误，您是否会感到缺乏信心或惊慌失措，仿佛事情完全失控？

1=经常　2=一般　3=有时　4=偶尔　5=一般不会　6=从不

8. 最近，您有信心在工作上应付自如和处理好家庭内出现的问题吗？

1=有信心　2=比较有　3=一般有　4=一般没有　5=比较没有　6=没有信心

9. 就一般工作和生活而言，您认为自己是否会感到困扰或杞人忧天？

1=肯定是　2=一般是　3=可能是　4=可能不是　5=一般不是　6=肯定不是

10.随着时间的推移，您有没有发现自己在很长的一段时间里感到莫名的苦恼或忧郁？

1=经常　2=一般　3=有时　4=偶尔　5=一般不　6=从不

11.您觉得自己有信心克服目前的或将来遇到的任何困难，并能解决可能面对的困境和难题吗？

1=肯定有　2=一般有　3=可能有　4=可能没有　5=一般没有　6=肯定没有

12.您是否因工作负担过重而感到心力交瘁？

1=肯定有　2=一般有　3=可能有　4=可能没有　5=一般没有　6=肯定没有

D. 行为方式

这一部分的目的是记录您处理事务的方式和您的总的行为方式，请根据您真实情况来选择。数字的含义如下所示。

1=非常强烈不赞同　2=强烈不赞同　3=不赞同　4=赞同　5=强烈赞同　6=非常强烈赞同

1. 由于对现在的生活感到满意，所以我不是一个特别有抱负的人，也不刻意要在事业上取得成就	1	2	3	4	5	6
2. 我不能容忍缓慢。例如，同别人谈话时，我常常想到前面去，预计对方将要说些什么	1	2	3	4	5	6
3. 我不是一个十分看重事业成就的人。例如，做任何事都与人竞争，非胜不可，或要超过别人	1	2	3	4	5	6
4. 生活节奏很快，如吃饭、谈话和走路等	1	2	3	4	5	6
5. 我是一个相当自在的人，凡事顺其自然不会太过强求	1	2	3	4	5	6
6. 我是一个十分急躁的人，最怕等待，尤其是等人	1	2	3	4	5	6

E. 控制信念

下列问题涉及您对工作（但不仅指您现在的）的一般信念，请根据您的真实想法来选择。数字的含义如下。

1=非常不赞同　2=中等不赞同　3=有些不赞同

4=有些赞同　　5=中等赞同　　6=非常赞同

1. 您从工作中得到的取决于您付出的努力（即付出的越多，得到的越多）　1 2 3 4 5 6
2. 就大多数工作而言，凡是人们打算完成的，他们都能非常好地完成　1 2 3 4 5 6
3. 如果您知道您需要从工作中得到什么，那么，您就能找到满足您需要的一份工作　1 2 3 4 5 6
4. 如果职工对他们的上司所做出的决定不满意，他们应该对这个决定采取措施（提出异议、抵制等）　1 2 3 4 5 6
5. 得到您想得到的工作，很大程度上说，要靠机遇　1 2 3 4 5 6
6. 挣钱主要的是要有好运气　1 2 3 4 5 6
7. 如果付出努力的话，大多数人都能做好他们的工作　1 2 3 4 5 6
8. 为了得到一份真正好的工作，您必须有家庭成员或朋友在较高的位置上做领导或管事　1 2 3 4 5 6
9. 职务（称）晋升通常要靠有好运气　1 2 3 4 5 6
10. 就得到一份真正好的工作而言，您认识的人比您掌握的本领更重要　1 2 3 4 5 6
11. 得到晋升的人都是工作做得好的　1 2 3 4 5 6
12. 为了挣大钱，您必须认识适当的人　1 2 3 4 5 6
13. 在大多数工作中，成为一名优秀职工需要有好运气　1 2 3 4 5 6
14. 工作做得好的人，一般都能得到回报（奖赏）　1 2 3 4 5 6
15. 大多数职工对其管理者的影响比自己想象的要大　1 2 3 4 5 6
16. 挣得多和挣得少的人之间的主要差异是运气不同　1 2 3 4 5 6

F. 您如何应付您所经历的紧张：

人们对压力来源和紧张的反应方式各不相同，一般来说，我们都会有意或无意地作出努力来应付这些困难。这一部分列出了一些潜在的应付策略，请您根据您将它们作为应付紧张的方式而实际使用的程度，来对它们进行评定。请根据您真实情况来选择。数字的含义如下所示。

1=我从来不用　　2=我很少用　　3=总的说来，我不用

4=总的说来，我用　　5=我广泛地使用　　6=我非常广泛地使用

1. 求助于爱好和娱乐　1 2 3 4 5 6
2. 以客观、理智的方式处理问题　1 2 3 4 5 6
3. 有效的分配时间　1 2 3 4 5 6
4. 向理解您的朋友倾诉　1 2 3 4 5 6
5. 提前计划　1 2 3 4 5 6
6. 扩大工作以外的兴趣和活动　1 2 3 4 5 6
7. 选择性地集中注意（将注意力集中与具体问题上）　1 2 3 4 5 6
8. 将问题按轻重缓急排序并依次处理　1 2 3 4 5 6
9. 尽量从旁观者的角度考虑问题　1 2 3 4 5 6
10. 尽量寻找更多的人支持　1 2 3 4 5 6

G. 工作紧张：与工作无关的活动

请回答下列问题。

1. 除了现在的工作，您还兼职吗？	0=否	1=是
2. 您家中有孩子吗？	0=否	1=是
3. 需要您照看孩子吗？	0=否	1=是
4. 需要您打扫房间吗？	0=否	1=是
5. 需要您经常照顾老人和残疾人吗？	0=否	1=是
6. 为了获得学位（历），您正在学校学习（自学）吗？	0=否	1=是

H. 工作紧张：物理环境

请回答下列有关您工作的陈述是真的还是假的？

1. 我学习场所的噪声水平通常是高的	1=真的	2=假的
2. 我学习场所的照明水平通常较差	1=真的	2=假的
3. 夏天，我的学习场所的温度通常是适宜的	1=真的	2=假的
4. 冬天，我的学习场所的温度通常是适宜的	1=真的	2=假的
5. 我的学习场所的湿度通常不是太高就是太低	1=真的	2=假的
6. 我的学习场所的空气流通（循环）较好	1=真的	2=假的
7. 我的学习场所得空气清洁、没有污染	1=真的	2=假的
8. 在我的工作中，我不接触危险物质	1=真的	2=假的
9. 我工作和学习的地方的物理环境的总体质量较差	1=真的	2=假的
10. 我的学习场所很拥挤	1=真的	2=假的

I. 工作中的冲突

请回答下列有关您工作情况的问题。

1=强烈不赞同　2=中等度不赞同　3=既不赞同,也不不赞同　4=中等度赞同　5=强烈赞同

1. 我的学习组（部门）内关系和谐	1	2	3	4	5
2. 我的学习组内，经常为谁应该做什么而争吵	1	2	3	4	5
4. 我的学习组内存在着纠纷（矛盾）	1	2	3	4	5
5. 我的学习组内成员相互支持对方的意见	1	2	3	4	5
6. 我的学习组内各小组间存在着冲突	1	2	3	4	5
7. 我的学习组内成员之间存在着友谊	1	2	3	4	5
8. 我的学习组内成员有“大家是一个整体”的感受	1	2	3	4	5
9. 我的学习组同其他组间有争执	1	2	3	4	5
10. 我的学习组同其他组对问题的看法上是一致的	1	2	3	4	5
11. 其他组拒绝提供完成我们组的任务所必需的信息	1	2	3	4	5
12. 我的学习组同其他组的关系，就达到单位的整体目标而言是和谐的	1	2	3	4	5
13. 我的学习组同其他组之间缺乏相互支持	1	2	3	4	5
14. 我的组与其他组之间合作较好	1	2	3	4	5
15. 我的组与其他组之间存在着个性冲突	1	2	3	4	5
16. 其他学习组给我的组制造麻烦	1	2	3	4	5

J. 控制量表

这一系列的问题询问您对几个方面的影响有多大，这种影响是指您对别人所做事情的控制程度和您有决定您自己所做事情的自由程度。

1=非常小　2=小　3=中等　4=大　5=非常大

1. 您对所执行任务的变化性影响有多大？	1	2	3	4	5
2. 您获得做工作所必需的设备的自由度有多大？	1	2	3	4	5
3. 您工作中先做什么、后做什么的自由度有多大？	1	2	3	4	5
4. 您对您的工作量的影响有多大？	1	2	3	4	5
5. 您对您的工作速度的影响有多大？	1	2	3	4	5
6. 您对您工作的质量的影响有多大？	1	2	3	4	5
7. 您对工作场所的装饰和布置的影响有多大？	1	2	3	4	5
8. 您对单位职工做什么工作的决定的影响有多大？	1	2	3	4	5
9. 您对您的工作时间或计划的影响有多大？	1	2	3	4	5
10. 您对单位中何时做何事的决定的影响有多大？	1	2	3	4	5
11. 您对单位的政策、工作程序和绩效的影响有多大？	1	2	3	4	5
12. 您获得做您的工作所必需的材料的自由度有多大？	1	2	3	4	5
13. 您对单位中的其他人的培训影响有多大？	1	2	3	4	5
14. 您对单位的家具和工作设备的布置影响有多大？	1	2	3	4	5
15. 您在工作时间内，能提前做工作和工间短时休息的自由度有多大？	1	2	3	4	5
16. 总的来说，您对工作和工作有关因素的影响有多大？	1	2	3	4	5

K. 一般健康

这一部分问卷包括与一般健康有关的项目，这些项目未必与严重的躯体疾病有关，但是人们日常生活中所经历的事情。

1=从来无　2=偶尔　3=有时　4=较经常　5=十分经常

1. 当您不在热的房间里或不进行身体锻炼时，面部发热	1	2	3	4	5
2. 当您不在热的房间里或不进行身体锻炼时，出汗过多	1	2	3	4	5
3. 嘴发干	1	2	3	4	5
4. 肌肉发紧	1	2	3	4	5
5. 被头痛所困扰	1	2	3	4	5
6. 感到血液仿佛直往头上涌	1	2	3	4	5
7. 感到喉中有一肿块或有阻塞感	1	2	3	4	5
8. 手震颤到足以使您感到痛苦	1	2	3	4	5
9. 当您不正在努力工作或锻炼身体时，感到气短	1	2	3	4	5
10. 感到心脏跳得厉害，并为此而烦闷	1	2	3	4	5
11. 手出汗，以致您有潮湿和黏糊糊的感觉	1	2	3	4	5
12. 感到时不时地头晕眼花	1	2	3	4	5
13. 被肠胃不适或胃痛所困扰	1	2	3	4	5
14. 健康不佳，并因此而影响您的工作	1	2	3	4	5
15. 食欲减退	1	2	3	4	5

16. 晚上睡眠不好　1　2　3　4　5

L. 您对您自己的感受

请表明您对下列陈述的赞同或不赞同的程度。

1=强烈不赞同　2=中等度不赞同　3=既不赞同，也不不赞同

4=中等度赞同　5=强烈赞同

1. 总的来说，我对自己是满意的	1	2	3	4	5
2. 我感到我没有太多值得自豪的	1	2	3	4	5
3. 有时我确实感到自己无用	1	2	3	4	5
4. 我感到我是一个有价值的人，至少同其他人一样	1	2	3	4	5
5. 我感到我有很多好的品质	1	2	3	4	5
6. 总的来说，我倾向于认为自己是一个失败者	1	2	3	4	5
7. 我希望我能为自己赢得更多的尊重	1	2	3	4	5
8. 我能同其他大多数人一样把事情做好	1	2	3	4	5
9. 有时，我认为我自己一无是处	1	2	3	4	5
10. 我对自己持肯定态度	1	2	3	4	5

M. 工作需求

现在我们想了解您工作中某些事情发生的频度。

1=极少　2=偶尔　3=有时　4=相当常见　5=非常常见

1. 您的工作需要您工作速度很快	1	2	3	4	5
2. 您的工作需要您付出很大的努力	1	2	3	4	5
3. 您的工作几乎不允许您有时间做其他事情	1	2	3	4	5
4. 有大量的工作要做	1	2	3	4	5
5. 您的工作负荷显著增加	1	2	3	4	5
6. 工作时，需要您注意力集中的程度显著增加	1	2	3	4	5
7. 工作需要您不得不快速思考的程度显著增加	1	2	3	4	5
8. 您的工作允许您使用在学校里学到的技术和知识	1	2	3	4	5
9. 给予您做您最能做好的事情的机会	1	2	3	4	5
10. 工作中能使用您以前的经验和在培训中学到的技术	1	2	3	4	5

N.工作单调性

请回答下列问题。

1=极少　2=偶尔　3=有时　4=相当常见　5=非常常见

1. 我的工作做起来令人很感兴趣	1	2	3	4	5
2. 我对我不得不做的工作很厌烦	1	2	3	4	5
3. 我的工作很单调	1	2	3	4	5

O. 其他健康信息

在过去的一周里，您经历过下列情况吗？

0=几乎没经历过（少于 1 日）　1=有时（1～2 日）　2=较多（3～4 日）

3=几乎每日经历（5～7 日）

1. 一些通常并不困扰我的事使我心烦	0	1	2	3

2. 我不想吃东西，我的胃口不好	0	1	2	3	
3. 我感到即便有家人或朋友帮助，也无法消除烦闷	0	1	2	3	
4. 我感到我和别人一样好	0	1	2	3	
5. 我很难集中精力做事	0	1	2	3	
6. 我感到压抑	0	1	2	3	
7. 我感到做什么事都很吃力	0	1	2	3	
8. 我感到未来有希望	0	1	2	3	
9. 我认为我的生活是失败的	0	1	2	3	
10. 我的睡眠不解乏	0	1	2	3	
11. 我是愉快的	0	1	2	3	
12. 我比平时话少了	0	1	2	3	
13. 我感到孤独	0	1	2	3	
14. 人们对我不友好	0	1	2	3	
15. 我生活快乐	0	1	2	3	
16. 我曾时时哭泣	0	1	2	3	
17. 我感到忧愁	0	1	2	3	
18. 我觉得别人不喜欢我	0	1	2	3	
19. 在开始做事时，我犹豫不决	0	1	2	3	
在过去的一个月里，您服用过下列药物吗？					
1=根本没有　2=每星期少于1次　3=每星期1～2次　4=每星期3～4次　5=每日都用					
20. 阿司匹林	1	2	3	4	5
21. 胃药或助消化药	1	2	3	4	5
22. 泻药	1	2	3	4	5
23. 治咳嗽，感冒药	1	2	3	4	5
24. 兴奋药剂	1	2	3	4	5
25. 镇静药剂	1	2	3	4	5
26. 治头痛药剂	1	2	3	4	5
近来，下列情况经常发生吗？					
1=从未有过　2=偶尔　3=经常　4=总是					
27. 白天结束的时候，我感到精神和躯体上都筋疲力尽	1	2	3	4	
28. 精神很紧张，并且与每日的活动有关	1	2	3	4	
29. 我每日的活动是极其紧张和充满压力的	1	2	3	4	
30. 总的说来，我非常紧张和不安	1	2	3	4	
在过去的几个星期中，您有下列感受吗？					
31. 由于完成了某项工作而高兴	1=是	2=否			
32. 事情在按您的意愿发展	1=是	2=否			
33. 因为别人对您做的工作表示赞扬，而感到自豪	1=是	2=否			
34. 极其兴奋或对某事感兴趣	1=是	2=否			
35. 兴高采烈	1=是	2=否			
36. 感到坐立不安	1=是	2=否			
37. 心烦	1=是	2=否			
38. 抑郁或非常不愉快	1=是	2=否			

39. 因为某人的批评，而感到心烦意乱　　1=是　2=否

P．社会支持

1=很多　2=有些　3=很少　4=根本没有　5=没有这种人

下列这些人中有多少人想尽各种办法来帮助您，以使您工作起来更容易？

1. 您的直接上级　1　2　3　4　5
2. 工作中的其他人　1　2　3　4　5
3. 您的家庭成员，亲戚和朋友　1　2　3　4　5

能很容易地同下列这些人交谈的有多少？

4. 您的直接上级　1　2　3　4　5
5. 工作中的其他人　1　2　3　4　5
6. 您的家庭成员，亲戚和朋友　1　2　3　4　5

当工作中出现棘手的事情时，下列这些人中有多少是您可依靠的？

7. 您的直接上级　1　2　3　4　5
8. 工作中的其他人　1　2　3　4　5
9. 您的家庭成员，亲戚和朋友　1　2　3　4　5

下列这些人中有多少愿意倾听您的个人问题？

10. 您的直接上级　1　2　3　4　5
11. 工作中的其他人　1　2　3　4　5
12. 您的家庭成员，亲戚和朋友　1　2　3　4　5

Q．工作危险

请回答下列问题。

1. 您的工作从根本上说涉及给某个特有的群体或委托人提供直接的服务？　1=是　2=否

1=从未有过　2=偶尔　3=有时　4=相当经常　5=十分经常

2. 工作使您经常受到委托人或公众的语言攻击（对抗）吗？　1　2　3　4　5
3. 工作有使您经常受到人身伤害的威胁吗？　1　2　3　4　5
4. 在过去的 12 个月里，您在工作时，经常受到人身攻击吗？　1　2　3　4　5
5. 您的工作经常使您个人负有法律责任吗？　1　2　3　4　5

R．工作责任

下列问题涉及您工作活动的各个方面，请您选择在工作中这些方面的问题有多少？

1=几乎没有　2=很少　3=有一些　4=较多　5=很多

1. 对其他人的未来，您所负的责任多吗？　1　2　3　4　5
2. 对其他人的工作安全，您所负的责任多吗？　1　2　3　4　5
3. 对其他人的士气（信心），您所负的责任多吗？　1　2　3　4　5
4. 对其他人的生活和福利，您所负的责任多吗？　1　2　3　4　5
5. 制订工作任务和计划，您所负的责任多吗？　1　2　3　4　5
6. 对经费预算和支出，您所负的责任多吗？　1　2　3　4　5
7. 对执行工作任务和计划，您所负的责任多吗？　1　2　3　4　5
8. 对设备和工具，您所负的责任多吗？　1　2　3　4　5

S．您的工作

下列有关您工作的陈述的准确性如何？

1=极不准确　2=很大程度上不准确　3=有些不准确　4=不能确定

5=有些准确　6=很大程度上准确　7=极准确

1. 我知道我的权威有多大	1	2	3	4	5	6	7
2. 我的工作目标和目的是清楚的	1	2	3	4	5	6	7
3. 我不得不去做应该由其他人去做的工作	1	2	3	4	5	6	7
4. 我知道我已恰当地分配了我的时间	1	2	3	4	5	6	7
5. 我接到一项无人帮助的工作任务，但要完成这项任务，需要有人帮助	1	2	3	4	5	6	7
6. 我知道我的责任是什么	1	2	3	4	5	6	7
7. 为了完成某项任务，我不得不向规则或政策屈服或破坏它	1	2	3	4	5	6	7
8. 我同以不同方式工作的人或部门一起工作	1	2	3	4	5	6	7
9. 我明确地知道别人对我期望是什么	1	2	3	4	5	6	7
10. 我接到来自两个或更多的人的不一致的要求	1	2	3	4	5	6	7
11. 我做的是易于被某个人接受而不易为其他人接受的事情	1	2	3	4	5	6	7
12. 我接到一项任务，但没有完成它所必需的足够的资源和材料	1	2	3	4	5	6	7
13. 关于我的工作应该做什么的说明是清楚的	1	2	3	4	5	6	7
14. 我不断做不必要的事情	1	2	3	4	5	6	7

T．您的工作前景

请回答下列问题

1=几乎不确定　2=有些不确定　3=有些确定　4=相当确定　5=十分确定

1. 您能确定将来的工作前景是个什么样子吗？	1	2	3	4	5
2. 您能确定在今后几年中晋升和进步的机会吗？	1	2	3	4	5
3. 您能确定今后五年您的工作技能还有用吗？	1	2	3	4	5
4. 您能确定今后 6 个月您的责任吗？	1	2	3	4	5
5. 如果您失去了当前的工作，您能确定能养活自己吗？	1	2	3	4	5

U．提升与参与机会

下列条目是有关您在工作中参与决策和提升的机会以及受重视程度的

1=很少　2=少　3=有一些　4=多　5=很多

1. 职称（务）提升的机会	1	2	3	4	5
2. 个人技能发展的机会	1	2	3	4	5
3. 因为工作出色或重要而受到单位的重视	1	2	3	4	5
4. 所在部门讨论涉及每个人利益的决定时，您参与的多吗？	1	2	3	4	5
5. 在讨论您的工作应该如何做时，您参与的多吗？	1	2	3	4	5
6. 在决定您将做某项工作的哪一部分时，您参与的多吗？	1	2	3	4	5

6. 神经行为功能测试

（1）简单反应测试（simple reaction time test）：测试视觉感知到手部运动的时间。

测试时受试者必须注意力高度集中，并需眼和手迅速的协调配合。受试者的任务是见到测试仪上信号红灯闪亮时，以尽可能快的速度用手按相应开关将灯熄灭，间隔一定时间后灯又闪亮，再次按灭，如此反复，时间为 6min。

读取记录仪上的均数、标准差、最小值、最大值。

正确反应次数____　　　　错误反应次数____

平均反应时间____　　　　反应时间的标准差____

最快反应速度____　　　　最慢反应速度____

（2）数字跨度测试（digit span test）：测试即时听觉记忆及注意力集中程度。

该测试分顺序和倒序复述。主试者用清晰的语调，以每秒钟一个数字的速度依次读出 2～9 位数字序列，要求受试者立即按顺序或倒序加以复述。

评判标准：按正确复述的序列数给分，每一序列给一分，计总分。例如：

顺背数字　3____　4____　5____　6____　7____　8____　9____

倒背数字　3____　4____　5____　6____　7____　8____　9____　总和____

（3）手工敏捷度测试（santa ana manual dexterity test）测试手部操作的敏捷度及眼-手快速的协调能力。

测试方法：测试器材为一块横向有 12 个方孔、纵向有 4 个方孔的木板，每孔可嵌进一底座为方形的表面呈圆柱形的栓子，栓子半黑半白色（或半红半绿色）。受试者的任务是分别以习惯用手及非习惯用手在各自的 30s 内以尽快速度将栓子从孔中取出，然后在水平位置提转 180°，并将栓子放回原孔内，每手共测两次。

评判标准：按正确提转栓子数打分，每一只给一分，最终分别求得习惯与非习惯用手 2 次测试得分之和。

习惯用手第一次测试得分____　　　　非习惯用手第一次测试得分____

习惯用手第二次测试得分____　　　　非习惯用手第二次测试得分____

习惯与非习惯用手 2 次测试得分之和____

（4）数字译码测试（digit symbol test）：测试视觉感知、记忆、模拟学习及手部反应能力。

本测试取自韦克斯勒成人智力量表（表 3-9），表中有一列数字及与之相联系的符号，先向受试者展示 1～9 数字及其译码 20s，然后在表内示例行中试填 20s，接着让受试者在表的空格内尽快地依次逐一填上相应的译码，整个测试时间 90s。

评判标准：每填对一格得一分。

表 3-9　数字译码测试表

1	2	3	4	5	6	7	8	9
—	⊥	⊣	∟	Π	O	∧	×	=

2	1	3	7	2	4	8	2	1	3	2	1	4	2	3	5	2	3	1	4
1	5	4	2	7	6	3	5	2	8	5	4	6	3	7	2	8	1	9	5

2	1	3	7	2	4	8	2	1	3	2	1	4	2	3	5	2	3	1	4
1	5	4	2	7	6	3	5	2	8	5	4	6	3	7	2	8	1	9	5

6	2	5	1	9	2	8	3	7	4	6	5	9	4	8	3	7	2	6	1
2	1	3	7	2	4	8	2	1	3	2	1	4	2	3	5	2	3	1	4

（5）视觉持留记忆测试（benton visual retention test）：测试几何图形组织及即时视觉记忆能力。

测试方法：先向受试者展示图 1 上的左图 10s，然后展示图 2 上的右图，右图包含 4 个图形，其中一个与左图完全相同，余三个与左图相似，但略有不同，要求受试者在在 10s 内识出与左图相同的图形。

评判标准：按正确识别的图数打分，每识出 1 图给 1 分。

（6）目标瞄准追击测试Ⅱ（pursuit aiming test　Ⅱ）：测试受试者运动速度的准确性。

测试方法：用一测试图（图 3-1），受试者的任务是用笔按箭头所示方向，以尽可能快的速度在图上圆圈内打点，打的点要清晰可见，但不要触及圆圈的边。每次测试 60s，测两次。

评判标准：计算两次正确打点之和，非正确打点之和（如打的点触及圆圈的边或圆圈外，为非正确打点）及两次测试打点数之总和。

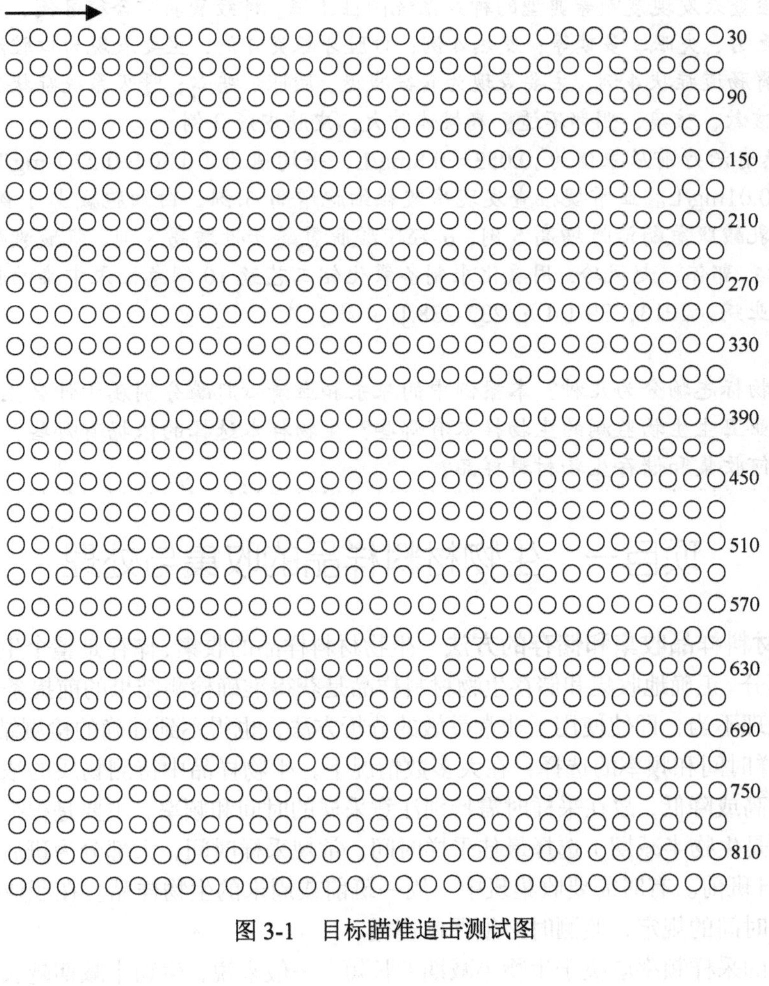

图 3-1　目标瞄准追击测试图

（沈福海）

实验四　生物材料中毒物及其代谢产物（效应标志物）的测定

案例 4-1

某省职业病防治研究院收治10例在私人作坊内使用氯化汞制备氧化铝过程中发生汞中毒的患者。患者中男性7人，女性3人，现场调查发现，10例患者均在同一私人作坊内工作，该作坊只有一间厂房。工人在私人作坊内将盘好的铝丝用吊车放置到氯化汞溶液中，浸泡2min后取出静置，在空气中铝丝表面发生氧化并呈碎屑样剥脱，收集后即为氧化铝粉末成品。工作车间约50m^2，安装有两个排气扇，工作时工人戴橡胶或布手套及防尘口罩，每日工作约3h。

工人从事该工作4～17日后，出现头痛、头晕、发热，伴乏力、恶心、食欲减退，腹胀而入院。体格检查未发现震颤等典型的神经系统阳性体征。神经衰弱综合征8例，主要表现为头晕、头痛、乏力、失眠、多梦等；发热4例；口腔牙龈炎4例，主要表现为口腔溃疡、牙龈肿痛及出血；胃肠道症状4例，主要表现为食欲减退、腹胀、恶心；呼吸系统症状2例，主要表现为胸闷、咳嗽、咳痰、咽部不适、扁桃体肿大；皮肤皮疹2例。

10例患者治疗前尿汞值为0.053～0.8mg/L，平均值为（0.302±0.27）mg/L，尿汞正常参考值为<0.01mg/L。血常规检查发现嗜酸粒细胞增高5例，白细胞减少1例。血清心肌酶分析发现乳酸脱氢酶活性增高5例，*α*-羟丁酸脱氢酶活性增高3例，肌酸激酶活性增高2例[资料来源：郭伟，赵凤玲. 用氯化汞制备氧化铝工艺致10例急性汞中毒的临床观察. 工业卫生与职业病，2013，39（4）：237-238.]。

问题：

（1）生物标志物分为几种？本案例中的尿汞和血清心肌酶分别属于什么生物标志物？

（2）职业卫生生物监测的生物样本有哪些？生物样本选择的依据有哪些？

（3）如何收集和储存生物材料样品？

项目一　生物材料样品的收集与处理

1. 生物材料样品收集和储存的方法　生物材料样品的收集、储存是整个生物监测工作中的重要组成部分。正确地收集和储存生物材料样品是获得准确检测结果的前提条件。如果收集、储存的环节处理不当，即使使用了非常灵敏的分析方法，也得不到准确的检测结果。

（1）采样时间和频率的选择：在大多数情况下，生物样品中待测物质的浓度会随接触时间的推移而增高或降低，故在采样时需特别注意采样的时间和频率，主要是根据毒物代谢动力学规律（特别是生物半减期）选择最佳采样时间。常规采样时间，大部分为班后和停止接触后16h，即第二日班前。有时需要收集班中、周一班前或周末的生物样品。在职业接触生物限值中常包括采样时间的规定，监测时必须严格遵循。

生物样品的采样频率取决于生物半减期的长短，一般来说，生物半减期越长者采样周期可长，生物半减期较短者则需较高的采样频率。

（2）样品的收集要求：原则上应当根据待测物质的理化特性并考虑储存条件来合理选择器材或容器。如需预加抗凝剂或防腐剂等，应与分析方法相匹配，不得引入干扰物质。此外应在容器上粘贴清晰、统一的标签。采样后要按统一格式要求，对与采样有关的内容进行详细记录。

（3）样品的储存要求：样品应在采样后尽快分析，但通常情况下难以做到，故应妥善保存。在样品的运输和存储过程中，必须注意防止待测组分的变质和干扰物质的引入。还要避免样品中待测组分的挥发和在器皿上的吸附等。储存方法与分析方法应相匹配。

常用的储存方法有以下几种。

低温保存：尿液一般储于4℃冰箱或低温冰箱（–70℃～–20℃）冷冻保存，必要时需添加稳定剂。血样的保存条件较为严格，现场应用冰盒保存并应及时送检。送达实验室后，根据不同情况选择4℃冰箱或低温冰箱保存，特别是一些血清酶的分析。

冷冻脱水或低压冷冻法：可用冷冻脱水设备或低压冷冻式干燥机进行，经此处理的样品可在室温下长期保存。

灰化保存：可用马弗炉进行，痕量金属元素的分析多采用这种方法。

2. 常用生物样品的收集与储存

（1）尿液：是职业生物检测中最常使用的生物样本，具有采样简单、无创伤性的优点，容易被工人接受。它适用于水溶性物质和代谢物的检测。生物半减期短的毒物尿液中的检出水平代表近期接触的平均浓度。生物半减期长的毒物，则代表相当长一段时间接触的平均浓度。膀胱内尿的毒物浓度与血浆中的毒物水平相关，但在肾内蓄积的毒物，则影响尿中的毒物水平。按规定时间收集到的尿液的测定结果，能较好地反映接触毒物的程度。在实际工作中收集到的尿液有一次尿、晨尿、阶段尿和全日尿之分。对于排出迅速的毒物，如有机溶剂，收集班末尿更适宜。例如，苯在体内代谢产物主要为酚类，由尿排出，尿酚的水平可反映接触者近期苯的暴露程度，尿酚在接触后3h开始下降，停止接触后24～28h即可恢复至正常水平，故应在下班前尽快收集尿液样品。

通常尿液的排出并不规律，出汗及饮水等原因会使排尿量有所变化，进而影响其浓度。为防止尿液的稀释和浓缩对测定结果的影响，可采用比重法或肌酐法进行校正。尿标准比重是1.020，对于尿比重＞1.030或＜1.010和尿肌酐浓度＞3g/L或＜0.3g/L的尿液应慎重使用。

尿液收集与储存应使用无菌容器，在测定尿中金属元素含量时，应选用非金属容器。收集后的尿液要妥善保存，有时为防止腐败变质，需加入适量的酸或氯仿等后低温存放。需长期（5日以上）储存者，应在–20℃以下条件保存。检测时必须在尿液完全融化，混匀后取样。

（2）血液：由于收集血样是一种损伤性采样，使得血样的使用不如尿样广泛。但是血液中毒物的含量可反映毒物在体内的近期接触水平，并具有含量稳定、个体差异小、取样时受污染机会少以及不受肾功能影响等优点。

血样分全血、血清、血浆和血细胞。可采静脉血、指血和耳血，应根据需要加以选择。在采血前后，收集血样的创口可用碘伏消毒。采样时应正确使用抗凝剂以防止溶血。由于毒物常与血清蛋白结合，要注意解离的方法。血中挥发性毒物的测定具有十分重要的意义，这也是呼出气中挥发性毒物测定的基础。蓄积性的毒物血中浓度主要反映机体的负荷，并应注意血中浓度与蓄积部位含量的相关关系。

血样储存条件要求较高。在运输过程中应避免振动和温度的改变。血样临时存放过夜，需置于4℃条件下。若待测物质是在血清中，标本的保存建议应以离心后分离的血清保存，血清在22～25℃保存不超过8h，8h内不能进行检测的应于4～8℃保存，48h内不能进行检测的应于–20℃保存。

（3）呼出气：呼出气检测可用于挥发性毒物的接触评价。经任何途径吸收的挥发性毒物均能在呼出气中体现。对于血中溶解度低的挥发性有机化学物或在呼出气中以原形排出的化学物的检测以呼出气为最佳样本。选择呼出气作为生物样本的优点是无损伤性，缺点是易污染，获得结果波动性较大。此外，由于挥发性毒物在体内的代谢过程比较复杂，往往测定结果的个体差异很大。

收集呼出气时，应注意区别混合呼出气和终末呼出气（即肺泡呼出气，指呼出气最后一段的气体）。通常在接触期间，混合呼出气中毒物的浓度大于终末呼出气。接触后，混合呼出气中浓度小于终末呼出气。

采样时间需严格掌握。特别是班后样，绝大多数有机溶剂浓度在停止接触后迅速下降，必须立即收集，这在实际工作中有一定难度。由于影响因素较多，采样时需严格控制条件。如较高的肺泡气浓度反映该物质在血中溶解度低、代谢率也低。心排血量的增加，可降低高溶解度、高代谢的物质，但对低溶解度、低代谢率的物质影响不大。肺通气量的大小对肺泡气中毒物浓度的影响也与毒物的溶解度有关，其对溶解度小的毒物影响不大，溶解度大的毒物，肺通气量增加可增加肺泡气中毒物浓度。

呼出气的运输和储存要注意采用对被测物吸附作用小而又密封的采样器或容器。

（4）其他生物材料：粪便主要反映经口摄入的毒物水平，对于职业接触实际意义不大。测定乳汁中毒物浓度可反映亲脂毒物的负荷，也可用于评价毒物是否能通过乳汁转运，如测定有机磷农药、氯乙烯和二硫化碳等。由于头发和指甲可能存在来自外部的污染，不易通过洗涤而清除，不适用于大多数毒物的检测。汗液、痰液和唾液均可能成为良好的生物样品，但整个方法学问题尚未解决，存在分泌率、外污染等问题，致使常规使用受到限制。

项目二　尿汞含量的测量

1. 目的

（1）熟悉测汞仪的使用。

（2）掌握冷原子吸收光谱法测定尿汞的原理和方法。

2. 原理　汞蒸气对波长为 253.7nm 的紫外线有强烈的吸收作用，其吸光度大小与汞蒸气浓度之间的关系符合朗伯-比尔定律，测汞仪是依据此原理设计、制造的。在汞蒸气发生瓶内，尿中无机汞和有机汞在镉离子存在下，于强碱性（pH=14）下，被氯化亚锡还原成元素汞，在循环泵的作用下，金属汞气化并被载入测汞仪吸收池内，仪器显示的数据反应吸光度大小。

3. 器材　玻璃器皿和塑料器皿均用 1+1 硝酸浸泡过夜，冲洗干净，晾干后备用。

（1）冷原子吸收测汞仪（图 4-1，图 4-2）。

（2）汞蒸气发生瓶或大型气泡吸收管。

（3）具塞试管，10 ml。

（4）聚乙烯塑料瓶，采尿液用。

（5）尿比重计。

4. 试剂

（1）盐酸 ρ_{20}=1.19g/ml；硝酸 ρ_{20}=1.42g/ml；氢氧化钠，优级纯；磷酸三丁醋（抗泡剂）；氢氧化钠溶液，500g/L。

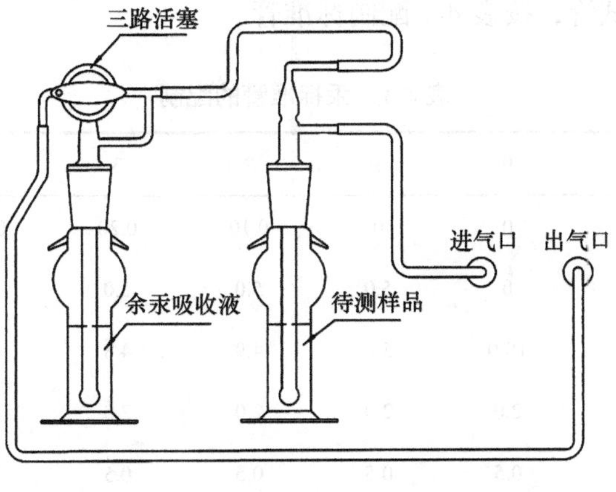

图 4-1　冷原子吸收测汞仪气路示意图

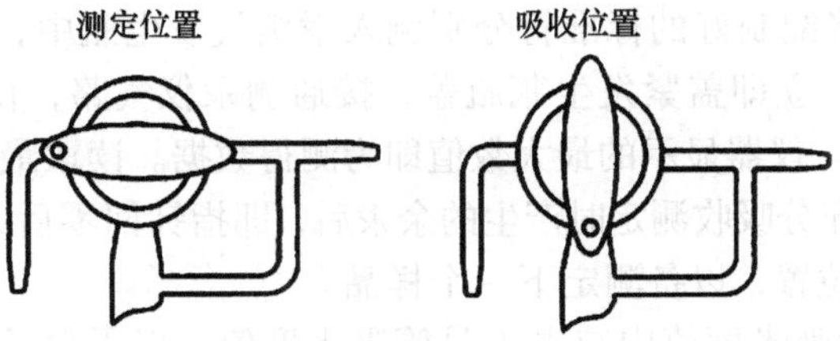

图 4-2　三路活塞状态示意图

（2）*DL*-半胱氨酸溶液（10g/L）：称取 1g*DL*-半胱氨酸，加 5ml 水，1ml 盐酸，溶解后用水稀释至 100ml。

（3）氯化亚锡–硫酸镉试剂。甲液：溶解 50g 氯化亚锡（$SnCl_2 \cdot 2H_2O$）于 15ml 盐酸中（加热助溶），用水稀释至 50 ml，加入数粒锡粒，于 4℃冰箱保存。乙液：溶解 5g 硫酸镉于 50ml 水中。临用前将甲、乙两液等体积混合。

（4）重铬酸钾溶液（0.5g/L）：溶解 0.5 g 重铬酸钾于 50ml 硝酸中，用水稀释至 1000ml（汞保存液）。

（5）氯化汞标准溶液：称取 0.1354g 氯化汞（$HgCl_2$），溶于重铬酸钾溶液，在容量瓶中稀释至 1000ml，此溶液 1ml=100μg Hg^{2+}。临用前，用重铬酸钾溶液稀释成 1ml=0.5μg Hg^{2+} 的标准应用液。

（6）硫酸高锰酸钾溶液（余汞吸收液）的配制：称取 1g 高锰酸钾，溶于 20%硫酸中，临用前现配。

（7）基体尿液：用两个正常人尿液（浓、稀）调节成比重为 1.015±0.002。

（8）质控样：用标准尿液、加标的模拟尿、接触者混合尿或加标的正常人混合尿作质控样。

5. 操作步骤

（1）采样、运输和保存：用聚乙烯塑料瓶收集一次尿液，尽快测定比重后，加入氢氧化钠，使其浓度达 40g/L 尿液。在 4℃下可保存两周。尿液在分析前要彻底摇匀。

（2）检查测汞仪与汞蒸气发生瓶衔接部位是否漏气，按说明书要求调整好测汞仪。

（3）样品处理：吸取 5.0ml 尿液于 10ml 具塞试管中，加入 5ml 水，2ml 氢氧化钠溶液，0.5ml *DL*-半胱氨酸溶液，混匀。

（4）取 7 支具塞试管，按表 4-1 配制标准管。

表 4-1 汞标准管的配制

管号	0	1	2	3	4	5	6
标准应用液（ml）	0	0	0.10	0.20	0.30	0.40	0.50
基体尿液（ml）	0	5.0	5.0	5.0	5.0	5.0	5.0
水（ml）	10.0	5.0	4.9	4.8	4.7	4.6	4.5
氢氧化钠溶液（ml）	2.0	2.0	2.0	2.0	2.0	2.0	2.0
DL-半胱氨酸溶液（ml）	0.5	0.5	0.5	0.5	0.5	0.5	0.5

（5）测汞仪检测汞含量：先确认由上次测定产生的余汞已被吸收，余汞吸收瓶上的三路活塞已处于测定位置。将配制好的标准管分别倒入汞蒸气发生瓶中，加 1 滴磷酸三丁醋，1ml 氯化亚锡–硫酸镉试剂，立即盖紧发生瓶瓶盖，接通测汞仪气路，仪器显示数字会从零渐向上升，然后又缓慢下降。仪器显示的最大数值即为测得数据。读取最大吸光度值后，把三路活塞旋至吸收位置，待充分吸收测定时产生的余汞后，即指针回零后，把还原瓶清洗干净，然后把三路活塞旋回测定位置，以备测定下一个样品。

（6）从 2～6 号管吸光度值中减去 1 号管吸光度值，以汞含量为横坐标，吸光度为纵坐标，绘制标准曲线。

（7）样品测定：将步骤（3）处理后的样品，按步骤（5）操作，测量吸光度。从所得的吸光度值中减去 0 号管的吸光度值，由标准曲线上查得样品中汞的含量。在测定前后及每测定 10 个样品后，测定一次质控样。

6. 计算

（1）计算尿液换算成标准比重（1.020）下的浓度校正系数（k）。

$$k = \frac{1.020 - 1.000}{\text{实测比重} - 1.000}$$

（2）计算尿样中汞的浓度

$$X = \frac{m \times 1000}{V} \cdot k$$

式中，X 为尿中总汞的浓度（μg/L）；m 为从标准曲线上查得的尿液中汞的含量（μg）；V 为分析时所取尿液体积（ml）。

7. 注意事项

（1）本法的最低检测浓度为 0.5μg/L。线性范围 0～0.25μg。

（2）接触者尿液收集时间不限。采尿液时要脱离现场环境，换下工作服，洗净手，以防污染。

（3）尿中大量的有机物质与在反应时形成的氢氧化物产生共沉淀，使反应溶液变稠，影响了汞蒸气的析出速度。因此，必须用基体尿液代替水来配制标准系列。

（4）温度对冷原子吸收法测汞有明显的影响，被测溶液的温度由 15℃升高至 40℃时，测定结果增加 1 倍。所以，标准与样品必须控制在同一温度下测定。

（5）样品处理时加入半胱氨酸，主要起稳定剂的作用：一是稳定无机汞不致因吸附或挥发而损失；二是稳定有机汞不致分解。

（6）质控样如使用标准尿液和加标的模拟尿时，可考察准确度和精密度。如使用接触者尿或加标正常尿时可考察精密度。但人尿不易久存。模拟尿只含人尿中的大部分成分。

（7）使用的玻璃器皿洗净后，在 1+1 硝酸中浸泡过夜，用水冲洗干净后，用蒸馏水冲洗 3 次，干燥后备用。

项目三　全血胆碱酯酶活性的测定

1. 目的

（1）掌握羟胺三氯化铁法检测全血胆碱酯酶活性的方法。

（2）了解全血胆碱酯酶在有机磷农药中毒诊断及治疗效果评价中的意义。

2. 原理　有机磷农药中毒的主要机制是抑制胆碱酯酶的活性。有机磷农药与胆碱酯酶结合，形成磷酰化胆碱酯酶，使胆碱酯酶失去水解乙酰胆碱的能力，导致乙酰胆碱在体内聚集。乙酰胆碱是胆碱能神经的化学递质，胆碱能神经包括大部分中枢神经纤维、交感与副交感神经的节前纤维、全部副交感神经的节后纤维、运动神经、小部分交感神经节后纤维。当胆碱能神经兴奋时，其末梢释放乙酰胆碱，作用于效应器。按其作用部位可分为毒蕈碱样作用和烟碱样作用。

有机磷农药中毒造成乙酰胆碱大量聚集，引起平滑肌收缩和腺体分泌亢进，骨骼肌神经肌肉接头过度兴奋，进而由兴奋转为抑制，中枢神经系统抑制等。全血胆碱酯酶活性是有机磷农药中毒的效应性生物标志物。全血胆碱酯酶活性是诊断有机磷农药中毒、确定中毒分级标准的重要指标，也是判断治疗效果及进行劳动能力鉴定的重要指标。

血液中胆碱酯酶可使乙酰胆碱分解为胆碱和乙酸。未被胆碱酯酶水解而剩余的乙酰胆碱与碱性羟胺反应，生成乙酰羟胺，然后与三氯化铁在酸性溶液中反应，形成红色羟肟酸铁络合物。颜色深度与剩余乙酰胆碱的含量成正比。在波长为 520nm 处比色定量，由水解的乙酰胆碱的量计算胆碱酯酶活性。

3. 器材

（1）721 分光光度计。

（2）10mm 比色杯。

（3）玻璃试管，10ml。

（4）普通漏斗，40mm。

（5）恒温水浴箱。

（6）采血针头。

（7）血色素吸管，有 20μl 刻度。

4. 试剂

（1）盐酸 ρ_{20}=1.19 g/ml。

（2）盐酸溶液（1+2）：浓盐酸 1 份加水 2 份混合。

（3）碱性羟胺溶液：临用前将 139g/L 盐酸羟胺溶液与 140g/L 氢氧化钠溶液等体积混合。

（4）磷酸盐缓冲液（pH=7.20）：准确称取磷酸氢二钠（$Na_2HPO_4 \cdot 12H_2O$）8.36g 和磷酸二氢钾（KH_2PO_4）1.36g，用水溶解并稀释到 500ml，保存在冰箱内。

（5）三氯化铁溶液：称取 10g 三氯化铁（$FeCl_3 \cdot 6H_2O$），加浓盐酸 0.84ml，然后加水至 100ml，储存于棕色瓶中。

（6）氯乙酰胆碱标准液：精确称取乙酰胆碱 1.2716g，用磷酸盐缓冲液溶解，并稀释到 100ml，此溶液 1ml 相当于 70μmol 乙酰胆碱，为储备液。临用前，取此溶液用磷酸盐缓冲液稀释 10 倍，此溶液 1ml 相当于 7μmol 乙酰胆碱，为应用液。

5. 操作步骤

（1）采样、运输和保存：用血色素吸管，取耳垂血 20μl，注意采血前后，创口位置应用碘伏消毒。将血样注入玻璃试管中（事先加入 0.98ml 磷酸盐缓冲液），立即进行测定。如不能立即测定，可静脉取血 0.5ml，注入玻璃试管中（含肝素或草酸钾抗凝剂），混匀。于保温瓶中加冰运送，置于 4℃冰箱中可保存 2 日。

（2）样品测定：按表 4-2 进行。

表 4-2　全血胆碱酯酶测定操作步骤

	样品管	对照管	标准管	空白管
磷酸盐缓冲液（ml）	0.98	0.98	1.0	1.0
混匀的全血（ml）	0.02	0.02	0	0
置 37℃水浴中预热 5min				
乙酰胆碱应用液（ml）	1.0	0	1.0	0
水（ml）	0	1.0	0	1.0

置 37℃水浴中反应 30min，准时取出，各管加入 4ml 碱性羟胺溶液，充分振摇 2min，继续加入 2ml 盐酸溶液（1+2），充分振摇 2min，再加入 2.0ml 三氯化铁溶液，充分振摇，用滤纸过滤后，以试剂空白为参比，在波长 520nm 处测吸光度值。

6. 计算

（1）计算酶活性的绝对值。

$$X_S = \frac{C+B-A}{C} \times 7$$

式中，X_S 为水解乙酰胆碱的浓度（μmol）（0.02ml · 37℃ · 30min）；A 为以试剂空白为参比的在波长 520nm 处样品管的吸光度值；B 为以试剂空白为参比的在波长 520nm 处对照管的吸光度值；C 为以试剂空白为参比的在波长 520nm 处标准管的吸光度值。

（2）计算酶活性的相对值。

$$Y = \frac{X_S}{X_C} \times 100$$

式中，Y 为酶活性的相对值（%）；X_S 为被测血样中酶活性的绝对值（μmol）（0.02ml ·37℃ ·30 min）；X_C 正常人血中酶活性的绝对值（μmol）（0.02ml · 37℃ · 30 min）。

7. 注意事项

（1）本法检测限为 2.4μmol/L，线性范围为 2.4～1000.0μmol/L。

（2）使用的玻璃器皿洗净后，在 1+3 硝酸中浸泡 24h，用水冲洗干净后，再用蒸馏水洗 3 次，干燥后备用。

（3）取血时不应过度挤压耳垂，因为本法是同时测定血清假性胆碱酯酶和血球真性胆碱酯酶。选用的乙酰胆碱基质浓度对血球真性胆碱最适宜，此时测得的血液胆碱酯酶活性值，真性胆碱酯酶占 85%，测定结果基本上只代表血球真性胆碱酯酶活性值。如果采血时过度挤压耳垂，采得的血液中血清和组织液所占比例过多，会使结果偏低。

（4）加碱性羟胺和盐酸（1+2）时，必须严格掌握振摇时间，使其充分反应，否则会影响结果。

（5）加三氯化铁显色后，棕红色铁络合物易褪色，必须控制在20min内比色完毕。若大批样品分析时，可分批加入三氯化铁溶液，否则会有较大误差。

（6）滤液一定要澄清，如果出现浑浊，会使吸光度升高，而胆碱酯酶活性偏低。

（7）氯乙酰胆碱基质不太稳定，每次测定需做标准管。标准管读数在同一比色计上应保持恒定或仅有较小的变动。

（8）计算胆碱酯酶活性百分数时，应以本地区正常人全血胆碱酯酶活性为基准。

（姚晓峰　曹　军）

实验五　物理因素及对人体作用的检测

案例 5-1

患者，男，35 岁，系某钢厂炼钢工人。劳动强度大，上班 3h 后出现头昏、头痛、口渴、大量流汗、全身疲乏、心悸、注意力不集中。体格检查：患者面色潮红，脉搏细弱。体温 39.1℃，心率 108 次/分，心肺听诊无异常。

问题：

（1）该患者最有可能患何种疾病？诊断依据是什么？

（2）如何对该患者的工作环境做劳动卫生学调查？应该监测哪些气象条件？

（3）对该患者还可进一步做哪些生理检查项目？

项目一　气象条件的测定

1. 目的

（1）掌握生产环境测定气温、气湿、气流、热辐射强度等常用仪器的原理、正确操作方法。

（2）熟悉高温作业工人生理反应的检查项目内容。

（3）熟悉影响测定结果的重要环节和使用的注意事项。

（4）了解高温作业场所气象条件的特点形成的原因及其变动规律，结合对劳动者生理功能改变的观察，对高温作业工人的劳动条件做综合性的卫生学评价。

2. 原理　各种气象条件测定的仪器有所不同　详见以下相应部分。

3. 仪器

（1）普通干湿球温度计。

（2）手摇温湿度计。

（3）通风温湿度计。

（4）杯状风速计。

（5）翼状风速计。

（6）热球式电风速计。

（7）单向热电偶辐射热计。

（8）黑球温度计。

（9）杯状水银气压计。

（10）空盒气压计。

（11）血压计。

（12）听诊器。

（13）体温计。

（14）半导体点温计。

（15）心电图机。

（16）磅秤。

4. 分析步骤

（1）气象条件的测定及相关仪器的使用操作：生产环境气象条件主要包括空气中的气温、气湿、风速和热辐射。特殊作业（如沉箱、高空和高山作业）或欲计算空气在标准状态下的体积，应测量气压。

1）气温、气湿的测定：通常同时进行，可采用普通干湿球温度计、手摇温湿度计或通风温湿度计。干球温度计所示度数即为气温度数。测定有热辐射存在的生产环境中的气温、气湿，常用通风温湿度计。为了连续观察生产环境气温变动规律，可使用自记温度计。当多个测定点须同时进行测定时，可使用温差电偶温度计，电阻温度计。

气温的表示常用有摄氏（℃）、华氏（°F）和凯氏（°K），三种，其换算式如下：

$$t℃ = \frac{5}{9}\left(t°F - 32\right) \quad t°F = \frac{9}{5}\left(t°C + 32\right) \quad t°K = t°C + 273$$

A. 普通干湿球温度计如下所示。

构造原理：利用并列两温度计，在一支的球部用湿润纱布包裹（或将纱布下端浸泡在盛水杯中），另一支为普通干球温度计。由于湿纱布上水分蒸发散热，使湿球上温度比干球的温度低，其相差度数与空气中相对湿度成一定比例（图 5-1）。

使用方法：①将湿球温度计纱布润湿后固定于测定地点约 10min 后，先读湿球温度，再读干球温度，记下两者的差数。②转动干湿球温度计上的圆滚筒，在其上端找出干湿球温度差数（ΔF）。③在实测湿球度数的水平位置作一水平线与中央圆筒旁竖行相交点的读数，即相对湿度百分数。干球所示的是空气温度。

注意事项：①有热辐射存在时，不宜使用本温度计。如不得不使用时，应在温度计与热源之间，加一石棉板或光亮的金属片（如铝板或用 2～3 层铝箔、锡纸将温度计的球部留空围罩起来，以防止热辐射的影响。②使用前须检查水银（乙醇）柱有无间断。如有间断，可利用离心力、冷却或加热的方法使之连接起来。③测定时，应将温度计悬挂起来，不要靠近冷、热物体表面，并避免水滴沾在温度计上，以免影响测定结果。观察时，要避免接触球部和呼气对温度计的影响。④温度计固定在测定地点，5min 后才进行读数。读数时，眼必须与液柱顶端成水平位置，先读小数，后读整数。

B. 手摇温度计如下所示。

构造原理：由两只并列温度计构成，原理同干湿球温湿度计，但在使用时要转动造成固定风速（一般为 4m/s），加强了传导对流散热，以抵消辐射热的影响。

使用方法：先将湿球上纱布浸湿，测定时摇动仪器，每分钟 120～150 转（视手摇温度计长度而定），测定 3～5min，停止后立即读数（先读湿球温度，后读干球温度）。相对湿度按通风温湿度计度数计算表查得。

C. 通风温湿度计如下所示。

构造原理：两支温度计的球部（一个包有浸湿的纱布为湿球，另一为干球），分别装在镀镍的双金属风筒内，可使大部分的辐射热被反射；外管以象牙环扣接温度计，以减少传导热的影响。风筒与仪器上部的小风机相连，当小风机开动时，空气以一定的流速（一般为 2.5～4m/s）自风筒下端进入，流经干、湿球温度计的球部，因此形成温度计球部的固定风速，以消除因外界风速变化而产生的影响，同时，因金属筒的反射，使热辐射影响被抵消，故其测定结果的准确性较高。在热辐射存在的环境下须采用本仪器（图 5-2）。

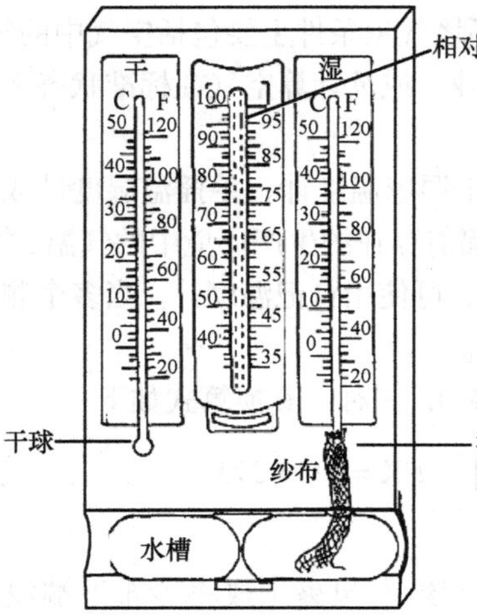

图 5-1　普通干湿球温度计

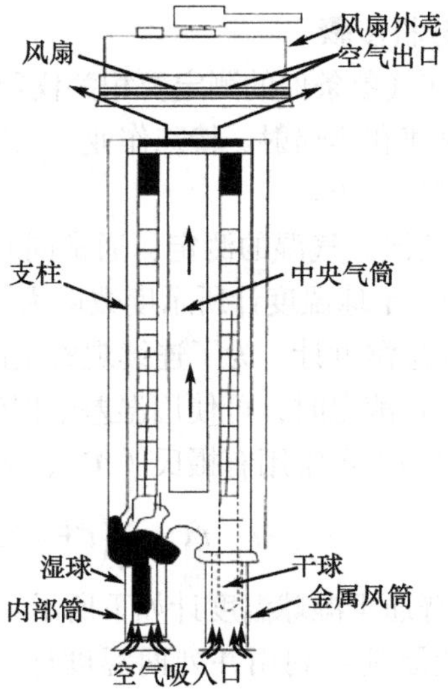

图 5-2　通风温湿度计

使用方法：①先用带有橡皮球的吸管吸水湿润湿球。②再用钥匙将小风机的发条旋紧，小风机开动后，将仪器挂在测定地点，测定的高度一般为距地面或作业台面 1.25～1.5m。③经 3～5min 后读数，干球温度计上所显示的读数即气温，相对湿度按按通风温湿度计度数计算表（表 5-1）查得。

表 5-1　空气相对湿度按通风温湿度计度数计算表（风速 4m/s）

干湿温度差(℃)	干球温度（℃）										
	35	35.5	36	36.5	37	37.5	38	38.5	39	39.5	40
0.5	97	97	97	97	97	97	97	97	97	97	97
1	93	93	94	94	94	94	94	94	94	94	94
1.5	90	90	90	90	91	91	91	91	91	91	91
2	87	87	87	87	87	88	88	88	88	88	88
2.5	84	84	84	84	84	85	85	85	85	85	85
3	81	81	81	81	82	82	82	82	82	82	82
3.5	78	78	78	79	79	79	79	79	79	79	80
4	75	75	76	76	76	76	76	76	77	77	77
4.5	72	73	73	73	73	73	74	74	74	74	74
5	70	70	70	70	70	71	71	71	71	72	72
5.5	67	67	67	68	68	68	68	69	69	69	69
6	64	64	65	65	65	65	66	66	66	66	67
6.5	61	62	62	62	63	63	63	63	64	64	64
7	59	59	60	60	60	60	61	61	61	62	62
7.5	56	57	57	57	58	58	58	59	59	59	60
8	54	54	55	55	55	56	56	56	57	57	57
8.5	51	52	52	53	53	53	54	54	54	55	55
9	49	49	50	50	51	51	51	52	52	52	53

续表

干湿温度差（℃）	干球温度（℃）										
	35	35.5	36	36.5	37	37.5	38	38.5	39	39.5	40
9.5	47	47	48	48	48	49	49	50	50	50	51
10	44	45	45	46	46	47	47	47	48	48	48
10.5	42	43	43	44	44	44	45	45	46	46	46
11	40	40	41	41	42	42	43	43	44	44	44
11.5	38	38	39	39	40	40	41	41	42	42	42
12	36	36	37	37	38	38	39	39	40	40	40
12.5	34	34	35	35	36	36	37	37	38	38	38
13	32	32	33	33	34	34	35	35	36	36	37
13.5	30	30	31	31	32	32	33	33	34	34	35
14	28	28	29	29	30	30	31	31	32	32	33
14.5	26	26	27	27	28	29	29	30	30	31	31
15	24	24	25	26	26	27	27	28	28	29	29
15.5	22	23	23	24	24	25	26	26	27	27	28
16	20	21	21	22	23	23	24	24	25	25	26
16.5	18	19	20	20	21	21	22	23	23	24	24
17	17	17	18	19	19	20	20	21	22	22	23
17.5	15	15	16	17	18	18	19	19	20	21	21
18	13	14	15	15	16	17	17	18	18	19	20
18.5	11	12	13	14	14	15	16	16	17	17	18
19	10	11	11	12	13	13	14	15	15	16	17
19.5	8	9	10	10	11	12	12	13	14	14	15
20	7	7	8	9	10	10	11	12	12	13	14
20.5	5	6	7	7	8	9	10	10	11	12	12
21	3	4	5	6	7	7	8	9	9	10	11

注意事项：①在向湿球加水前，应检查纱布是否已太陈旧而影响其吸水性。如需更换时，应使用薄而稀的脱脂白纱布或棉线针织品，纱布应紧贴温度计球部，以一层为宜，注意不可有皱折，加水后应用手压去气泡使充分湿润。②所加水分不宜过多，加水时仪器不可倒置，以免水流至风机或影响干球；湿球未浸湿前，湿球与干球温度计的读数最多相差不超过0.1℃。③所加水最好是蒸馏水。④读数时，眼必须与液柱顶点在同一水平位置，先读小数，后读整数。⑤测毕，待风机停止转动后，仪器方能平放。

当干、湿球温度计的读数超出专用表的数值时，可用计算方法得出相对湿度，公式如下：

$$R=\frac{A}{F}\times 100$$

式中，R 为空气的相对湿度（%）；F 为干球温度计所示温度时的饱和水蒸气张力（kPa）（表 5-2）；A 为空气的绝对湿度（kPa）。

$$A=F_1-a\,(t-t_1)\,H$$

式中，F_1 为湿球温度计所示温度时的饱和水蒸气张力（kPa）（表 5-2）；a 为不同风速时温湿度计系数（1/℃）（表 5-3）；t 为干球温度计度数（℃）；t_1 为湿球温度计度数（℃）；H 为测定时的大气压力（kPa）。

表 5-2　饱和水蒸气张力表

气温（℃）	水蒸气张力（kPa）	气温（℃）	水蒸气张力（kPa）	气温（℃）	水蒸气张力（kPa）
−20	0.1253	+9	1.1478	+38	6.6250
−19	0.1373	+10	1.2278	+39	6.9917
−18	0.1493	+11	1.3124	+40	7.3759
−17	0.1627	+12	1.4023	+41	7.7780
−16	0.1760	+13	1.4973	+42	8.1993
−15	0.1920	+14	1.5981	+43	9.0393
−14	0.2080	+15	1.7049	+44	9.1006
−13	0.2253	+16	1.8177	+45	9.5832
−12	0.2453	+17	1.9372	+50	12.3336
−11	0.2653	+18	2.0634	+55	15.7373
−10	0.2866	+19	2.1967	+60	19.9156
−9	0.3106	+20	2.3645	+65	25.0032
−8	0.3346	+21	2.4865	+70	31.1574
−7	0.3626	+22	2.6434	+75	38.5434
−6	0.3906	+23	2.8088	+80	47.4326
−5	0.4213	+24	2.9833	+85	57.8084
−4	0.4546	+25	3.1672	+90	70.0954
−3	0.4893	+26	3．3609	+95	84.5128
−2	0.5269	+27	3.5649	+100	101.3247
−1	0.5674	+28	3.7789	+105	120.8031
0	0.6105	+29	4.0054	+110	143.2678
+1	0.6567	+30	4.2452	+115	169.0656
+2	0.7058	+31	4.4923	+120	198.5431
+3	0.7579	+32	4.7547	+125	232.1136
+4	0.8134	+33	5.0301	+130	270.1504
+5	0.8723	+34	5.3193	+140	361.3959
+6	0.9470	+35	5.6229	+150	476.0529
+7	1.0016	+36	5.9412	+175	892.5908
+8	1.0726	+37	6.2751	+200	1554.6678

表 5-3　不同风速时温湿度计系数

风速（m/s）	系数值	风速（m/s）	系数值
0.13	0.001 30	0.80	0.00080
0.16	0.001 20	2.30	0.00070
0.20	0.001 10	3.00	0.00069
0.30	0.001 00	4.00	0.00067
0.40	0.000 90		

2）气流的测定：生产场所测定风速所用的仪器常用的有杯状风速计、翼状风速计、卡他温度计和热球式电风速计。翼状和杯状风速计使用简便，但其惰性和机械摩擦阻力较大，只适用于测定较大的风速。当风速小于 0.5m/s 时，则须改用卡他温度计或热球式电风速计进行测定。热球式电风速计是一种能测量低风速的仪器，其测定范围为 0.05～10m/s，较为常用。

A. 杯状风速计

构造原理：利用风力使风杯转动，从指针转动的周数及所用时间算出空气流动的速度（图 5-3）。其感受部分是三或四个环绕在垂直轴上的半圆形小杯，在风力的作用下，可以自由转动，风速越大，转动越快。小杯的转动经齿轮带动仪器表面的指针，从指针所示的刻度（或记数仪记录的数字）及所用的时间，即可算出风速（m/s）。

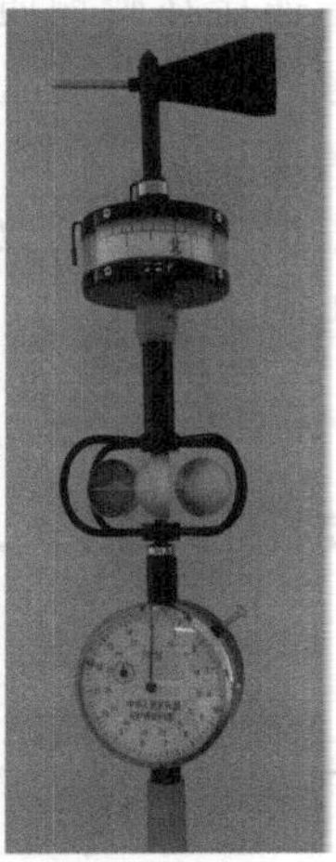

图 5-3　杯状风速计

使用方法：①使用前先记录指针的原始读数。②将风速计置于测定地点，杯轮纵轴应与空气流动方向垂直，等风杯轮转动均匀后，启动风速计开关，使指针转动，同时用秒表记录时间。③经一定时间（通常为 100s），立即将风速计及秒表同时关闭，记录指针所示读数和所用时间，按下式计算风速。

风速（m/s）=[测定后读数（m）–测定前读数（m）]/测定所用的时间（s）

注意事项：①本仪器限于测定范围为 1～40m/s 的风速。②勿用手拨动小杯或强迫其停止转动。如仪器带有指针还原装置，使用时则应先闭开关，再按还原装置。③应保持风速计清洁，并避免在腐蚀性气体或粉尘（特别是纤维性粉尘）多的地方使用。④仪器使用日久和因机械磨损等原因，读数可逐渐改变，因此，需要定期（一般每使用三个月后）校正。⑤测定时，注意身体不要妨碍气流。

B. 翼状风速计

构造原理：同杯状风速计，只是以翼代替风杯而已（图 5-4）。

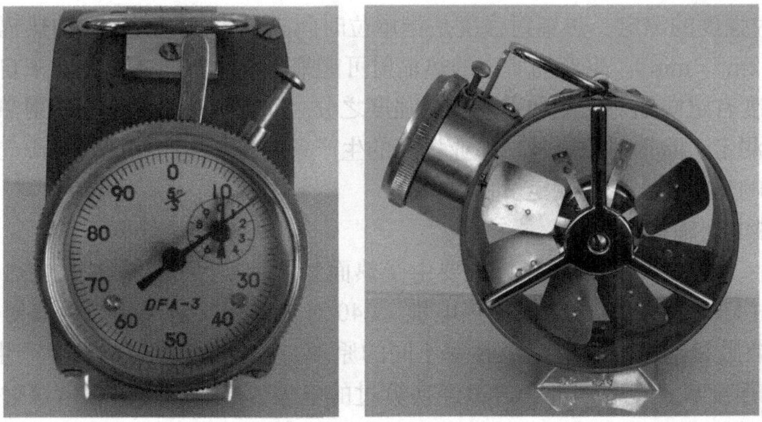

图 5-4　翼状风速计

使用方法：①按下风速计上方的“回零”键，使指针回复到零。②将风速计置于测定地点，翼轴对准气流方向。③揿下风速计下方的“计时启动键”，30s 后，指针开始走动，60s 后，当风速指针停止走动时，即可直接读数（m/min），再换算成 m/s。

注意事项：①勿用手拨翼，或强迫停止转动。②避免在腐蚀性气体或粉尘多的地方使用，并注意保持清洁。③测定气流时，注意勿使身体或其他物体阻挡气流。

C. 热球式电风速计。

构造原理：它是由热球式测杆探头和测量仪表两部分组成。探头部装有一个直径约0.6mm 的玻璃球，球内绕有加热玻璃球用的镍铬丝圈和两个串联的热电偶，热电偶的冷端连接在磷铜质的支柱上，直接暴露在气流中。当一定大小的电流通过加热圈后，玻璃球的温度升高。在不同风速下热电偶的热端散热量不同，因而其温度下降的程度不同，风速小时，下降的程度小；反之程度大。下降程度的大小通过热电偶在电表上指示出来。根据电表的读数，查校正曲线，即可查出所测的风速（m/s）。该仪器测定范围 0.05～10m/s（图 5-5）。

使用方法如下所示。

a. 使用前观察电表的指针是否指于零点，如有偏移，可轻轻调整电表上的机械调零螺丝，使指针回到零点，

b. 将“校正开关”置于“断”的位置。

c. 将侧杆插头插在插座上，使杆呈垂直位，螺塞压紧使探头密封，“校正开关”置于“满度”位置，慢慢调整“满度调节”旋钮，使电表指针指在满度位置。

d. 将“校正开关”置于“零位”的位置，慢慢调整“粗调”、“细调”两个旋钮，使电表指针指在零点的位置（在调整“粗调”“细调”旋钮时，如果电表指针不能回到零点，说明三节串联电池已耗尽，更换电池时，将仪器底部的小门打开，按正确的方向接上）。

e. 经以上步骤后，轻轻拉动螺塞，使测杆探头露出（长短可根据需要选择），并使探头上的红点面正对着风向，根据电表读数，查阅校正曲线，即可查出被测风速。

f. 在测定若干分钟后（10min 左右），必须重复以上 c、d 步骤一次，使仪表内的电流得到标准化。

g. 测定完毕，应将“校正开关”置于“断”的位置，以免耗费电池。

注意事项：①本仪器为一较精密的仪器，应严防碰撞振动，不可在含尘过多或有腐蚀性气体的场所使用，不可随便拆卸。②仪器或测杆如有损坏经修复后，必须重新校正。③不要用手或用口吹探头部位。

3）热辐射强度的测定：热辐射强度是指单位时间内单位面积所受到的热辐射能量，其表示方法为 J/（cm^2 · min）。生产场所中的热辐射可能来自一个方向，也可能来自几个方向。因此，热辐射强度有定向辐射强度和平均辐射强度之分。前者用单向热电偶辐射热计测定，后者用黑球温度计测定。除辐射源以外，作业场所的生产条件（如生产情况、热源的数量、通风设备等）也会影响热辐射强度的测定。

A. 单向热电偶辐射热计。

构造原理：单向热电偶辐射热计主要由受热面和读数面两部分组成。受热面由棋盘形黑（涂有烟黑）白（包有铝箔）相间的热电堆（240 对热电偶）组成，当热辐射作用于热电偶部分时，利用烟黑和铝箔对辐射热吸收率不同的原理，在这 240 对热电偶上产生了热电动势，其大小与辐射强度成正比，因此，通过经换算过的电表读数，可直接表示辐射热的强度。即单位时间内、单位面积上所受到的辐射能量[cal/（cm^2 · min）]。本仪器对热辐射的反应快，受气流的影响不大。测定范围为 0～15 cal/（cm^2 · min），0～10 cal/（cm^2 · min）或 0～2 cal/（cm^2 · min）（1cal=4.2J）（图 5-6）。

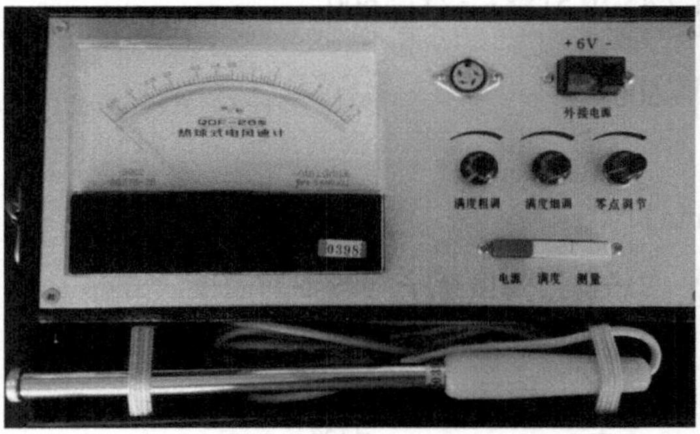

图 5-5　热球式电风速计

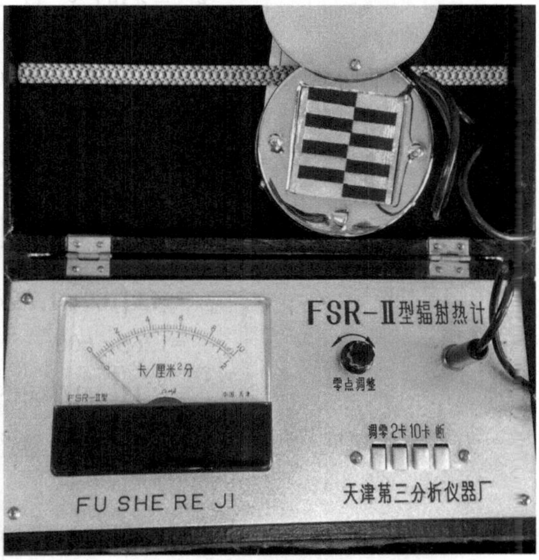

图 5-6　单向热电偶辐射热计

使用方法如下所示。

a. 测定前，先将受热面的盖板关上，以隔绝热辐射的作用。调整电表机械零点螺丝，使指针指零。

b. 拨动“调零”开关，旋动“零点调整”旋钮，使指针指零。

c. 根据辐射热源的情况，适当按下“2 卡”，或“10 卡”档（未知时先用“10 卡”档）。

d. 将敏感元件（热电堆部分）之插头插入仪器面板的插孔内，打开受热面的盖板，对准辐射热源方向，偏差不超过 5°，经 3～5s，待电表指针稳定后即可进行读数。

e. 测定完毕，将前盖关好，保护铝箔，防止擦坏。拔下插头，放入仪器盒内，按下开关于“断”的位置。

注意事项：①使用时，防止仪器受振和撞击，勿使热电堆表面的铝箔和烟黑受损。②按测定范围由高向低依次使用，不要用来测定超过电表刻度范围的热射强度。每次热辐射照射时间不宜过长，以免损坏敏感元件和仪表。当辐射热强度超过 7.5 cal/（cm^2 · min）时，测量不要超过 3min，以免损坏仪器。③当调整“零点调节”旋钮，指针不能到达零点时则应更换电池，正负极切勿接错。④本仪器应在常温干燥处存放，应定期校准。

B. 黑球温度计。

构造原理：黑球温度计是用来测定平均热辐射强度的仪器，系由一个空心铜球和一支温度计组成。铜球是用约 0.5mm 厚的铜皮制成，球直径 150mm，上部开孔（16mm），用软木塞塞好，温度计（最好用水银温度计，0～150℃）通过软木塞插入球内，并使温度计球部位于铜球的中心。水银铜球外表面用煤烟（煤油加松香）熏成黑色（或涂低级不反光的墨）（图 5-7）。

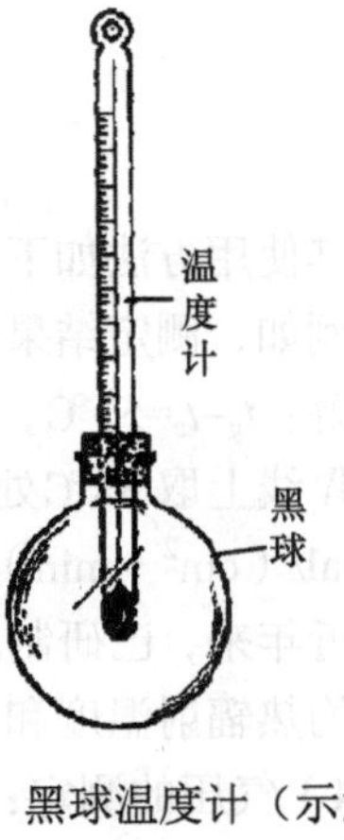

图 5-7　黑球温度计（示意图）

使用方法与计算：测定时，将黑球温度计悬挂于测定地点，高度约 1.5m，经 15～20min 待温度计读数稳定后记录结果。并同时测定同一地点的气温和风速，再按下式计算平均热辐射强度。

$$E_m = 4.9\left[\left(\frac{t_g+273}{100}\right)^4 + 2.45\sqrt{V}\left(t_g - t_a\right)\right] \div 600$$

式中，E_m 为平均热辐射强度[cal/（cm²·min）]；t_g 为黑球温度（℃）；t_a 为气温（℃）；V 为风速（m/s）。

例如，测得结果 t_g=88℃，t_a=37℃，V=0.5m/s，代入公式：

$$E_m = 4.9\left[\left(\frac{88+273}{100}\right)^4 + 2.45\sqrt{0.5}\left(88-37\right)\right] \div 600$$
$$= 4.9\left[169 + 1.73\times 5\right] \div 600$$
$$= 1265 \div 600$$
$$= 2.11\left[\mathrm{cal}/\left(\mathrm{cm}^2\cdot \mathrm{min}\right)\right]$$

为了简化起见，可用线解图（图 5-8）查得平均热辐射强度或平均热辐射温度。

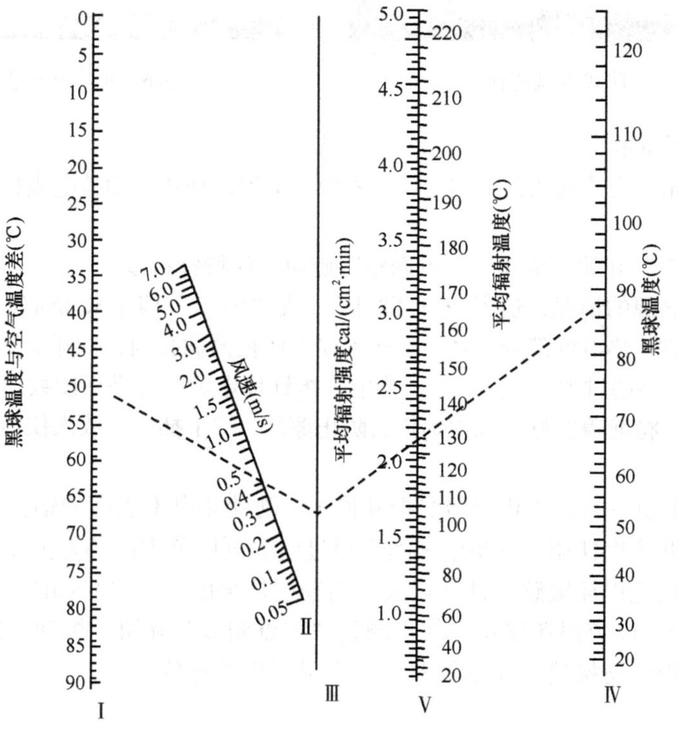

图 5-8　平均辐射强度线解图

其使用方法如下所示。

例如，测定结果为，t_g=88℃，t_a=37℃，V=0.5m/s，求平均热辐射强度。

解：t_g-t_a=51℃，在Ⅰ线上取 51℃处，Ⅱ线上取 0.5m/s 处，连接并延长，使之与Ⅲ线相交；并在Ⅳ线上取 88℃处，使与Ⅲ线上的该点相连，此线与Ⅴ所交之点即为所求之平均热辐射强度[2.1 cal/（cm²·min）]或平均热辐射温度（128℃）。

近年来，已研制出一种直读式平均辐射温度-辐射强度（DMRT-E）测试仪，可直接测定定向平均热辐射温度和平均热辐射强度。

4）气压的测定：气压计有杯状水银气压计和空盒气压计。杯状水银气压计携带不便，宜放在固定地点或作为空盒气压计较准之用。空盒气压计携带方便，使用简单，适于现场应用。

气压的单位是 mmHg（毫米汞柱）或 kPa（千帕），换算公式为

$$1mmHg=0.133kPa \quad 1kPa=7.5mmHg$$

A. 杯状水银气压计。

构造原理：水银气压计是一个上端封闭，下端开口的真空玻璃管，其下端浸在盛有水银的杯中。大气压力作用于水银杯中的水银面上，使水银升入真空玻璃管中，水银柱就能随大气压的高低而上升或下降。根据水银面的高度，利用固定的刻度尺和游标尺，即可读取所测的气压（mmHg）再换算为 kPa（图 5-9）。

游标尺共刻成 10 格，其总长度为 9mm，固定刻度尺每格的间距为 1mm，亦即游标尺每一格比固定刻度尺的每一格小 0.1mm。

使用方法：①旋转仪器上调节旋钮，使水银杯内的液面刚好接触象牙指针的针尖。②移动游标尺，使其零点的刻线与水银面相切。③由游标尺上零点的刻线在固定刻度尺上所指的刻度，读出水银高度的整数（mm），再从游标尺上找出一根刻度线与固定刻度尺的刻度线相吻合处，读出一位小数。

注意事项：①精确测量气压时，读数结果还需进行器差和气温订正。器差订正是校正仪器本身的误差，附在仪器使用说明书上。②气压计需垂直悬挂，避免摇摆和日光直射，周围应无强大的热源。③不观察时，象牙指针应脱离水银面。

如图 5-9 所示，游标尺的零点的刻线位于固定刻度尺上 754 与 755 刻度之间，而游标尺的第 8 根刻线恰与固定刻度尺上的一根刻度线相合，即超出固定刻度尺 754mm 刻线的部分水银柱高 0.8mm。此时的大气压力为 754+0.8=754.8mmHg。

B. 空盒气压计：携带方便，但不如水银气压计准确，必须经常用水银气压计来进行校正。

构造原理：空盒气压计由具有弹性的波状薄壁金属空盒构成，盒内有极稀薄的空气。当气压增高时，盒壁内凹，气压降低时，盒壁隆起。这种变化借助于杠杆及齿轮的转动，以指针传递到刻度盘上即可直接读出大气压力（mmHg）（图 5-10）。

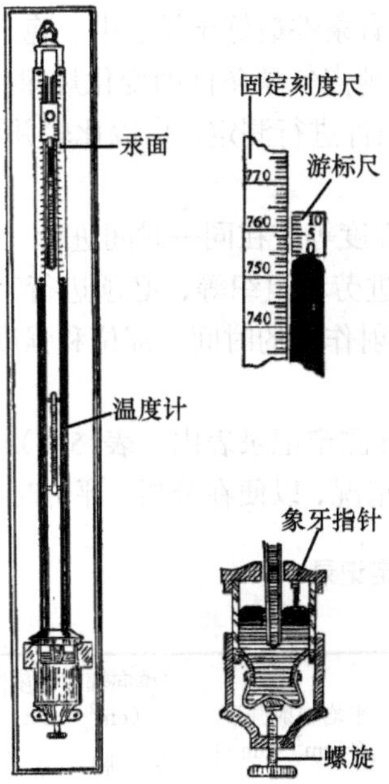

图 5-9　杯状水银气压计

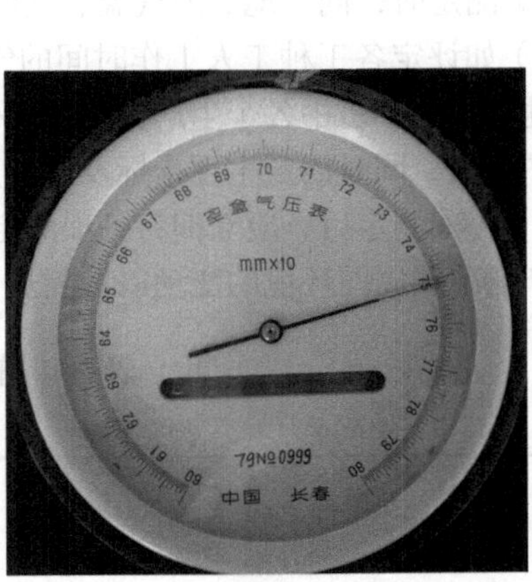

图 5-10　空盒气压计

使用方法：使用前，需用水银气压计进行校正。使用时，为防止机械摩擦的误差，须轻轻

叩打 2～3 下，待指针稳定后，再记下读数，应精确到 0.5mmHg（0.07kPa）。在玻盖中央，有另一可转动的指针。将此指针与气压计指针对准后，可观察一定时间后的气压变化。

（2）现场测定

1）测量仪器：所用仪器均应检定合格，并经定期校正。

2）测量点的选择：在对车间一般情况调查的基础上，简明绘出生产设备、工作地点及门窗位置的平面图，注明测定地点。

A. 测定地点的选择应根据生产过程、热源的布置和生产建筑物的特征，主要选择工人经常或定时停留的工作地点进行气象条件的测定，其数目不宜太少。

B. 若检查工人的休息条件及休息时生理功能的恢复情况，还应在休息地点测定。

C. 有吊车的车间，应单独测试吊车室内的气象条件。

3）测定点的高度设置：测定一般应在距离地面或作业台面约 1.5m 处进行。若工作地点热源分布不均匀时，则应在不同高度、不同方位分别进行测定，如开炉门时，应在炉前工作地点或工作台面，相当于工人的胸部、头部等不同高度，测定头、胸、背侧等部位的辐射强度、气温和风速及操作地点的相对湿度。

4）测量时间的选择：根据生产特点、劳动情况和调查的目的选定测定时间。

A. 调查生产环境气象条件对人体的影响时，应于不同季节进行室内外气象条件的测定。但在气象条件稳定、工人数又较固定的车间（如机械加工车间），可在夏、冬两季进行测定。例如，专门调查炎热季节高温对人体的影响时，则只需在夏季进行测定。至于炼钢、铸造等气象条件变化较大的车间，一年四季均应进行测定。每个季节测定时，一般不应少于 3～6 日，并必须注意测定日期的代表性。

B. 按生产特点确定每日测定的时间和次数：如加料、机械运行时等。生产过程较均衡，气象条件较稳定的车间，如纺织车间、洗染车间、玻璃熔化、金属冶炼等作业，可在一个班工前时测一次，工间测两次，工后时再测一次；而在生产过程呈周期性变动，气象条件变化较大的车间，则应在一个工作班时间内按生产过程进行多次测定，如铸造车间的加料、熔炼、浇铸和开箱等不同过程中，均应分别进行气象条件的测定。若有条件最好于早、中、晚三班中每小时测一次，每阶段的测定不少于 3 日，以便动态观察生产地点气象条件的变化规律。

5）在测定生产环境气象条件的同时，需对室外气象条件进行测定，借以比较并评价室内、外气象条件变化的差别。

6）测定时，同一地点的气温、气湿、风速、热辐射强度等应在同一时间进行。

7）如评定各工种工人工作时间的气象条件，以便改进劳动组织等，必须进行工时测定，记录他们在一个班中各个生产操作的工作时间，所受热辐射作用的时间、部位和强度，并计算加权平均值，同时测定生理指标及询问主观感觉。

8）每次测定后，应立即将各项测定结果填入气象条件测定记录表内（表 5-4），注明当时的生产情况和周围环境的变动以及隔热、通风措施的使用情况，以便在分析、评价时有所依据。

表 5-4　车间内外气象条件测定记录

厂名：　　车间名：　　测定日期：　年　月　日　　　　天气：

测定时间	测定地点	操作名称	干球温度（℃）	湿球温度（℃）	风速（m/s）	黑球温度（℃）	平均辐射温度（℃）	平均辐射强度[J/（cm^2·min）]	单向辐射强度[J/（cm^2·min）]				备注
									头部	胸部	腹部	平均	

（3）高温作业工人生理反应的检查：检查项目一般包括：体温、皮温、呼吸、脉搏、血压、水盐代谢及能量代谢等。

1）检查地点的选择：工前和劳动后恢复期指标的测定可在工人休息地点进行。而测定劳动过程中的生理反应时，应在工作地点工人劳动时进行，以尽可能如实地反映劳动时的情况。

2）检查时间与次数：一般生理功能的检查原则上应与气象条件的测定同时进行，受检者可按工前、工中、工后进行。

A. 工前一次，必须在工人安静状态下进行，最好请工人提早 30min 左右到，休息 10min 后进行测定。

B. 工作中间测定 1～2 次。

C. 工后，即下班时立即进行一次测定。

D. 恢复时间的检查，劳动完毕后每隔 10min 测一次，直至基本恢复工前水平为止。但如到 30min 后仍不恢复，可不必再测定。

有条件时，最好采用生理遥测仪，直接测定工人劳动过程中的生理反应。

3）主观感觉的询问：在每次检查时，应首先询问被测者的主观感觉，并做好记录。主要询问被测者的温热感（很热、热、舒适、凉、冷），不适感（头晕、头痛、心悸、眼花、烦渴、恶心、无力、出汗特多等）或疲劳感（很疲倦、疲倦、不疲倦等）。

4）体温的测量：首先检查体温计完好性及水银柱是否在 35℃以下。一般用水银体温计测定舌下温，口表水银端置于舌下部位，闭口，每次测定时间为 3～5min。正常情况下，成人的体温（舌下温）为 36.5～37℃，测量舌下温前半小时勿进饮食，以免影响测定结果。测定时，应注意避免高气温和热辐射对体温计的影响。生产环境中，影响舌下温的因素很多，故其波动范围较大。腋下温往往因受排汗及操作方法的影响而使结果不准确。肛温虽较稳定，但不适于现场测定。精神异常、昏迷、口腔疾患、呼吸困难、不能合作者不可采用口表测温。

对于坐位或活动范围不大的工人，可用 ST-1 型数字体温计连续监测舌下温（该仪器尚配有食管温、肛温和皮温测头）。

5）皮肤温度的测量：可用半导体点温计、热电偶温度计和数字体温计测量，这些仪器反应快，可在短时间内测定多点皮温。测量时需定时定点。通常测定额（两眉弓之间）、胸（胸骨柄上端）、背（两肩胛骨之间）、手背（大拇指与示指之间）、小腿（胫骨前中外侧）、脚背（踝关节正中）6 点。要求在 1～2min 内测完。如皮肤有汗，可用纱布轻轻抹去，并避免高气温和热辐射的影响。按下式计算平均皮温。

平均皮温=0.07 额温+0.25 胸温+0.25 背温+0.10 手温+0.25 腿温+0.08 脚背温

在正常情况下，健康成人的平均皮温为 30.5～32.0℃。

半导体点温计：是由半导体热变电阻器制成，该电阻随温度上升而减小，故仪器表头标尺按电阻大小以温度度数分度。本仪器反应灵敏，携带方便，测量范围为 0～50℃，最小分度值为 0.2～0.5℃。

使用方法：使用前开关应置“关”处，机械调整电表，指针与起点刻度线重合（0℃处），然后将开关转到“满”处，用“粗、细调”电位器调整，使指针与满刻度线重合（50℃处）。再从“满”处转到“测”处，使测头（感温元件）良好地接触被测部位。此时电表指针迅速移动，待稳定后即得被测部位的温度。测毕，即将开关转至“关”处。

6）呼吸的测量：常用观察法和手掌触及法直接测出呼吸次数。一般只测半分钟，再换算成每分钟呼吸数。健康成人平均呼吸数为 16～18 次/分。

7）心率、脉搏的测量：劳动时心率的变化及其恢复到工前水平所需时间，对于评价机体的生理应激反应有重要意义。条件受限时，可以脉搏表示心率。脉搏的变动除受气象条件影响外，还受劳动的性质与强度、劳动时间、体位与姿势、工人的体质和锻炼程度等因素影响。因此，在评价时，也应考虑这些因素的作用。

测量脉搏前，被测者情绪应稳定，避免过度活动及兴奋。被测者手腕放于舒适部位，诊脉者以示指、中指、环指 3 指并拢轻按于桡动脉，压力大小以清楚触到搏动为宜，计数 1min，取两次平均值，但两次相差不得超过 4 次。由于脉搏或心率恢复很快，欲反映劳动时的心率，只能劳动毕迅速触摸计数 15s 的脉搏数，再换算为 1min 的脉搏数。健康成人安静时的平均脉搏数为 60～80 次/分。当脉搏细弱无法触及时，可用听诊器听心率 1min 代替触诊。

目前，心率自动测定可采用手表式的测试器，便于现场使用。还有长时程心电记录仪，除心率外还可分析心电的变化。

8）血压的测量：测量血压的环境应安静、温度适当。用台式汞血压计或弹簧血压计在相同姿势下测量同一手臂肱动脉血压。被测者一般采取坐位，测右上臂，全身肌肉放松，肘部应置于心脏同一水平上。测量时快速充气，气囊内压力应达到使手腕桡动脉脉搏消失，并再升高 30mmHg 然后缓慢放气，使汞柱以恒定的速度下降。以听到第 1 个响声时汞柱凸面高度的刻度数值作为收缩压；以声音消失时的读数为舒张压。取得舒张压读数后，快速放气至零水平。应重复测 2 次，取 2 次读数的平均值记录。18～40 岁健康成人动脉血压平均为（100～120）/（60～80）mmHg。

9）水盐代谢的检查：主要包括出汗量、进出水量的平衡与尿盐排出量等方面。

A. 出汗量：通常采用体重法求出汗量。可用灵敏度 25g 的磅秤或改良式人体杆秤（灵敏度 5g）在劳动前后各称一次。每次称量时被测者应排尽小便，脱去衣服、鞋袜，仅着短内裤；劳动毕称重量，应将身上汗水抹去后再称。在劳动过程中，须严格记录工人的饮水量、尿量及食物量（可在进食前后各称体重一次，两次之差即为食物重量）。如欲大便时，则在大便前后且各秤一次，两次之差即为大便量。按下式计算出汗量。

出汗量=（工前体重–工毕体重）+（饮水量+食物量）–（尿量+大便量）

出汗量本应再减去呼气中的水蒸气量及呼吸中二氧化碳与氧重量之差，但因这两者不便在劳动过程中测定，故未计人，因而所求得的出汗量较实际出汗量稍多一点。出汗量可用单位时间内若干千克来表示，由于汗的比重与水近似，亦可用单位时间体积（L）来表示。

如需了解汗液蒸发情况，应于称体重的同时，称取工前、工后的干、湿衣服（包括鞋，袜、毛巾等）重量，两者之差即为未蒸发汗量。出汗量减去未蒸发汗量即为蒸发汗量。蒸发汗量占出汗量的百分比即为有效蒸发率（%）。

B. 进出水量的平衡：记录被测者在工作日内每小时的进出水量，以观察其进出水的动态情况。

进水量=工作日饮水量+食物含水量+食物在体内的氧化生水量

食物含水量可实际计算或约计，如米饭 60%、稀饭 90%、菜 70%、馒头 40%，食物氧化生水量按每公斤体重 24h 氧化生水 5ml 计算。并认真记录被测者每次进水时间、种类、水量等。

出水量=出汗量+小便量+大便水分量+呼气中水分量

收集每次排尿，并量其体积。大便水分量可按稀便 90%，较稀 70%，一般 50%或每日由大便排水 200ml 计算。呼气中水分量每日按 300～400ml 计算。

C. 尿盐含星的测定：测定方法有硝酸汞滴定法、离子选择电极法及用原子吸收光谱测定尿中钠、钾、氯离子浓度，再计算尿中盐的含量（g/L）。

5. 结果分析与评价 在评价高温作业对人体的影响时，必须考虑到各种气象因素的综合作用，结合工人生理功能的检查结果，进行全面分析，根据该作业生产劳动的情况和气象条件的变动规律，可以确定工作地点不良气象因素的特点，分析其来源和形成的原因，了解各个不同工种的工人在一个工作班内接触高温、热辐射的时间和程度。从生理功能检查结果和健康状况调查资料的分析，还可以了解该作业不良气象条件对工人的影响及造成这些影响的有关因素。

案例 5-2

患者，男，47 岁，在某面粉公司制粉车间，从事磨工、风运工作，无任何个人防护。患者自述听力下降 8 年余，伴耳鸣，近 2 年加重，需佩戴助听器对话。检查：电测听双耳感音神经性聋曲线，双耳平均听阈为 56dB，声阻抗为双耳股室功能曲线正常。

问题：

（1）对该患者做出如何诊断？诊断依据是什么？

（2）对患者工作环境噪声测量如何布置测量点？

项目二 噪声及其对人体作用（听力）的检测

1. 目的

（1）掌握声级计的使用方法。

（2）掌握作业环境噪声的测量，等效连续 A 声级计算及评价方法、评价标准。

（3）熟悉生产环境噪声测定时现场测点选择。

（4）了解作业人员听力测定方法。

2. 原理 通过测量一个工作日内各段时间内所接触的不同水平的噪声，计算等效连续 A 声级，可以评价作业场所的非稳态噪声。

3. 仪器

（1）声级计。

（2）纯音电测听仪。

4. 分析步骤

（1）作业环境噪声的测定及声级计的使用操作：用于作业环境噪声监测的仪器有声级计、频谱分析仪等。声级计有多种类型，按精度可分为两类，即精密声级计和普通声级计，普通声级计的测量误差为±3dB，精密声级计为±1dB；按用途也可分为两类：一类用于测量稳态噪声，一类则用于测量非稳态噪声和脉冲噪声，如积分式声级计是用来测量一段时间内非稳态噪声的等效声级，脉冲式声级计是用于测量脉冲噪声的。

声级计、频谱分析仪和声级校准器每年应经计量单位校准。使用声级计前后均应进行校准（用活塞发生器或声级校准器校。声级计本身电信号校准仅作参考）。

1）工作原理：声信号被电容传声器接收后变成微弱的电信号，该电信号再由前置放大器送到输入衰减器和输入放大器。放大器将输出信号加到计权网络，对信号进行频率计权（或外接滤波器），然后再经输出衰减器及输出放大器将信号放大到一定的幅值，送到有效值检波器，在指示表头上给出噪声声级的数值。

2）仪器构造：声级计主要由传声器、放大器、衰减器、频率计权网络及检波器和指示器等部分组成。

A. 传声器：是将声压信号声能（声压）转变为电压信号（电能）的换能器，是声级计的传感器。通常采用的有晶体式、电容式及动圈式换能器。

B. 放大器：将传声器输出的信号一级或多级放大，一般采用两级放大器，即输入放大器和输出放大器，其作用是将微弱的电信号放大，转换成可以显示的信号。

C. 衰减器：将放大后的信号精确地按照每档 10dB 衰减，以便读数。仪器面板上输出衰减器由旋钮、按键或移动键控制。

D. 频率计权网络：常用的有 A、B、C 三种滤波器，是根据不同频率声音的响应曲线而设计的计权网络，用计权网络测出的声级必须标注该计权网络的代号，如 dB（A）、dB（B）和 dB（C）。

E. 检波器：是把迅速变化的电压信号转变成变化较慢的直流电压信号输送到指示器。根据测量的需要，检波器有峰值检波器、平均值检波器和均方根值检波器之分。除脉冲声需要测量它的峰值外，在多数的噪声测量中是采用均方根值检波器。

F. 指示器：显示所测噪声强度的大小。其量程为−10～10dB，并附有“快”、“慢”两档，一般情况下如果所测噪声比较稳定，可用“快”档测量，以便节省测量时间，如果所测噪声稳定性不好，则用“慢”档测量，能够读出比较准确的读数。使用液晶数字显示的声级计，用起来比较方便。指针式指示器需与衰减器配合读数。

G. 倍频程滤波器：是一种频谱分析仪，可用以测量各频带声压的大小，倍频程滤波器有的与主机组装在一起，有的是与主机分离，使用时需要主机配套使用。噪声测量通常测量倍频程的中心频率，有的声级计同时具有测量 1/2 倍频程、1/3 倍频程滤波器，供频谱分析用，使用时根据需要加以选择。

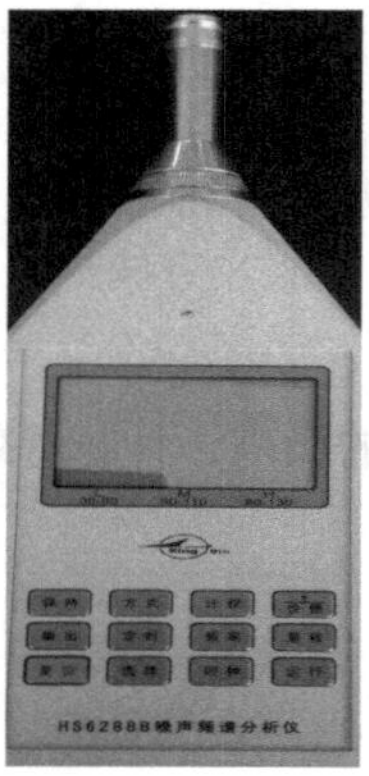

图 5-11　HS6288B 型噪声频谱分析仪

3）使用方法：目前可供使用的声级计种类很多，使用前一定详细阅读仪器使用说明书，了解使用方法和注意事项，严格按照要求对仪器进行检查和使用。以 HS6288B 型噪声频谱分析仪为例，见图 5-11。

A. 使用前准备：打开仪器背面电池盖板，按照极性标记装入 5 节 5 号干电池。开启分析仪右侧面上电源开关，显示器应显示 A 声级、F 快特性，显示模拟表针刻度（如果显示器左面出现“Batt”字符，表示电池电量不足，应及时更换电池），此时加电压，相应数据跟随变化表示正常。当外接电源时，通过一配套插头接入 9V 直流电压至右侧面的电源插孔中。

B. 校正：声级计使用前需经过校正，以保证测量数据准确可靠。用声级校准器或活塞发声器进行校正。

C. 瞬时声级测量：开启声级计电源开关或按[复位]键，工作方式即为瞬时 A 声级测量，显示数据为所测 A 声级值，如需要慢特性，按[快慢]键，显示器出现“S”即为慢特性状态，“F”为快特性状态，一般设置为“F”。按[保持]键，显示“HOLD”，此时读数保持最大有效值，测得最大声级。不需保持，再按[保持]键即可。

D. 自动测量 L_{eq}、L_{AE}、L_{10}、L_{50}、L_{90}、SD、L_{max}、L_{min} 等数据

a. 时钟设置：按面板上[时钟]键，显示“时：分”实时时钟，再按时钟进入设置，显示器出现三位数；如 1-99。时钟设定过程中不可操作[运行]键。时钟设定完退出为自动测量 L_{eq} 等数据方式。

b. 测量时间设置：按[定时]键进入设定方式，再按[定时]键，测量时间依次 10s→1m→5m→10m→15m→20m→1h→8h→24h→10s 变化，若设定在 1m 时停止按键，表示自动测量时间为 1min，其余类似。

c. 测量运行：设定好测量时间，按[运行]键进入自动测量状态。显示“RUN”标记，到预定时间测量自动结束，“RUN”标记消失，显示“PAUSE”暂停标记，而且测量数据被保存在

内存中。不作清除或关机后一定时间不会丢失数据。若继续按运行键，则自动进行第二次定时测量。

d. 读取数据：直接按[选择]键，数据依次调出显示 L_{eq}→L_{AE}→SD→L_{max}→L_{min}→L_{90}→L_{50}→L_{10}→L_{eq}。

e. 滤波器选频测量：按[复位]键使系统复位，按[计权]键，显示“Lin”线性，按[频率]键进入滤波器方式，按[定时]键设定好测量时间，再连续按[频率]键，直到 1/1 中心频率点全部选通，显示全部的“·”号，此时按[运行]键，机内 CPU 根据设定的测量时间，自动从低频 31.5Hz 开始测量，依次往高频测量，直到 8kHz，即 AP→31.5Hz→63Hz→125Hz→500Hz→1kHz→2kHz→4kHz→8kHz 依次选频测量完，并自动记录数据。若重复测量，只需在 1/1 中心频率全部选通时，直接按[运行]键即可，并以滤波器自动测量数据方式存储测量结果。

f. 输出测量数据：按[输出]键，将内存中的数据送 HS4784 打印机，微机处理。

F. 手动测量：分析仪工作在初始状态时，按[定时]键设置测量时间（man），按[运行]后开始测量，到一定时间后再按[运行]键，分析仪即暂停测量并显示数据，此时可按[选择]键查看数据，此时的数据并不保存，如果按[运行]键，则继续测量，如果按[输出]键，则显示 SAVE，分析仪存储数据并结束本次测量。

4）注意事项

A. 使用前必须先阅读本说明书，了解仪器的使用方法与注意事项。

B. 安装电池或外接电源应注意极性，切勿反接。仪器长期不使用时应取下电池，以免漏液损坏仪器。

C. 传声器是一精密元件，切勿拆卸，防止摔摔，不用时应放置妥当。

D. 仪器应避免放置于高温、潮湿、有污水、灰尘及含盐酸、碱成分高的空气或化学气体的地方，避免阳光直射。

E. 请勿擅自拆卸仪器。如果仪器工作不正常，可送修理单位或厂方检修。

（2）工作场所噪声现场测量：参照《中华人民共和国职业卫生标准》（GBZ/T189.8-2007），现场噪声测量应在生产正常的情况下进行。

1）现场调查：为正确选择测量点、测量方法和测量时间等，必须在测量前对工作场所进行现场调查。调查具体内容如下，并进行详细记录。

A. 工作场所的面积、空间、工艺区、噪声设备布局等，绘制略图。

B. 工作流程的划分、各生产程序的噪声特征、噪声变化规律等。

C. 预测量，判定噪声是否稳态、分布是否均匀。

D. 工作人员的数量、工作路线、工作方式、停留时间等。

2）测量仪器的准备

A. 测量仪器的选择：固定的工作岗位选用声级计；流动的工作岗位优先选用个体噪声剂量计，或对不同的工作地点使用声级计分别测量，并计算等效声级。

B. 测量前应根据仪器校正要求对测量仪器进行校正。

C. 积分声级计或个人噪声剂量计设置为 A 计权、“s（慢）”档，取值为声级 L_{pA} 或等效声级 L_{Aeq}；测量脉冲噪声时使用“Peak（峰值）”档。

3）量点选择：噪声测点的选择应能切实反映车间各个操作岗位的噪声水平，包括各工种的操作岗位与操作路线，尤其应注意选择典型工种的操作岗位。测量时，传声器应指向影响较大的声源；若难于判别声源方位，则应将传声器竖直向上。

A. 车间噪声测量时，测点应选在工人生产操作经常停留的地点，测点数目根据目的要求和噪声源分布情况确定：进行作业场所噪声评价，按照有关规定设置测点数目。如车间内声场分布均匀，各处 A 声级波动不大（小于 3dB），则只需在该车间内选 2～3 个测量点，取平均值；如车间内各处声级波动较大（>3dB）；则需将将现场划分若干个小区，每个小区间的声级差大于或等于 3dB，每一小区内各处声级的差别必须小于 3dB，在各小区分别选 2～3 个测量点，取平均值。劳动者工作是流动的，在流动范围内，对工作地点分别进行测量，计算等效声级。测点附近不要有物体遮挡、以免影响噪声测定结果。

B. 如为控制噪声采取措施，应在噪声发生源处测定（即测定设备噪声）。其测点选择原则为：①大型机器设备，测点通常选在距机壳 1m 处；②小型机器设备，可选在距机壳 0.1～0.5m 处，测点高度适当降低；③空气动力设备，进气口测点应选在进气管道轴线与管口平面、距离等于管口直径处，排气口测点选在与排气口轴线呈 45°上方、与管口外壳表面距离等于管口直径处，测量时应在传声器上套"鼻锥"。

4）测量

A. 传声器应放置在劳动者工作时耳部的高度，站姿为 1.50m，坐姿为 1.10m。

B. 传声器的指向为声源的方向。

C. 测量仪器固定在三脚架上，置于测点；若现场不适于放置三脚架，可手持声级计，但应保持测试者与传声器的间距>0.5m。

D. 稳态噪声的工作场所，每个测点测量 3 次，取平均值。

E. 非稳态噪声的工作场所，根据声级变化（声级波动≥3dB）确定时间段，测量各时间段的等效声级，并记录各时间段的持续时间。

F. 脉冲噪声测量时，应选用脉冲声级计，测量峰值声压级（dB）、有效声压级（dB）和脉冲持续时间（ms）。

G. 工作场所风速超过 3m/s 时，传声器应戴风罩。现场风速大于 5m/s 时，应暂停测量。当测量现场存在较强的电磁场时，可能使声级计引起嗡嗡的干扰。可利用延伸电缆使声级计远离电磁场源或改变声级计方位（但不改变传声器位置）来排除上述干扰。

H. 注意反射声的影响：在传声器和声源附近如有较大的反射物时，测量会产生误差。因此噪声测量选点时，应将传声器放在尽量远离反射物的地方。

I. 为了控制噪声还应进行倍频程频谱分析，以便找出主频带，为治理噪声提供依据。应测量中心频率为 63Hz、125Hz、250Hz、500Hz、1kHz、2kHz、4kHz、8kHz 八个倍频程的声压级。只有普通声级计者，可通过分别测 A、C 声级，大致判断频谱特性（A=C 为高频，C>A 为中、低频）。

J. 如果需要了解背景噪声情况，在条件允许的情况下，测定时将声源关闭。背景噪声的测点位置应与车间噪声的测点位置相同。当测出的车间噪声与背景噪声相差 10dB 以上时，背景噪声的影响可以忽略不计；当相差小于 3dB 时，测量结果无意义；当相差为 3～10dB 时，应按下表对所测的车间噪声值进行修正，以得到实际的车间噪声修正值（表 5-5）。

表 5-5　车间噪声修正值

车间噪声与本底噪声的差值（dB）	3	4～5	6～9
修正值（dB）	–3	–2	–1

（3）测量内容与计算

1）测量记录：测量噪声同时对现场有关情况做详细记录：包括测量日期、测量时间、气象条件、测量地点、被测仪器设备型号和参数、测量仪器型号。测量数据、测量人员及工时记录在表中（表 5-6，表 5-7）。

表 5-6　工业企业生产环境噪声测量记录表

测量地点							
测量时间				测量人			
测量及校准仪器		名称	型号	声压级标准值（dB）			备注
				测量前	测量后		
生产设备		名称	型号	功率	运转（及总）台数		备注
测点编号		1	2	3	4	5	6
测点具体位置							
声级（dB）	L_A						
	L_{eq}						
	L_C						
设备及测点分布示意图							

表 5-7　工业企业非生产环境噪声测量记录表

测量地点							
测量时间				测量人			
测量及校准仪器		名称	型号	声压级标准值（dB）			备注
				测量前	测量后		
生产设备		名称	型号	功率	运转（及总）台数		备注
测点编号		1	2	3	4	5	6
测点具体位置							
声级（dB）	L_A						
	L_{eq}						
	L_C						
所属区域							
设备及测点分布示意图							

2）等效连续 A 声级的测量与计算：使用普通声级计进行测量和评价时，如果在一个工作日内接触的噪声强度不同，应计算等效连续 A 声级。根据能量平均的原则，把一个工作日各段

时间内不同水平的噪声，经过计算用平均的 A 声级来表示，称等效连续 A 声级。

其测定和计算方法是；①按 A 声级的测量方法，测量各时间内的 A 声级，并记录其相应的持续时间；②将测量的数据按声级大小及持续时间进行整理，声级以 5dB 为一段，以中心声级表示，如 85dB（A）表示由 83dB 到 87dB（A），90dB（A）表示由 88dB 到 92dB（A），余类推。将所测声级由小到大分段排列，低于 80dB 不予考虑，然后计算出一个工作日中各段声级的总接触时间，再填表（表 5-8）和按公式进行计算。

举例：某工人每日工作 8h，其中接触 111dB（A）10min，95dB（A）30min，87dB（A）4h，其余时间接触的噪声低于 80dB（A）。求该工人接触的等效连续 A 声级。计算分两个步骤。

A. 填表：将不同接触时间分别填入表 5-8。

表 5-8　不同声级下接触时间记录表

分段序号（i）	1	2	3	4	5	6	7	8
中心声级（L_i）[dB（A）]	80	85	90	95	100	105	110	115
接触时间（T_i）(min)	0	240	0	30	0	0	10	0

B. 代入公式：

$$L_{Aeq}=80+10\lg\left(\frac{\Sigma 10^{\frac{i-1}{2}}T_i}{480}\right)$$

式中，L_{Aeq} 为等效连续 A 声级[dB（A）E]；i 为中心声级分段序号；T_i 为第 i 段中心声级（L_i）在一个工作日内的累积接触总时间（min）。本例的计算结果是

$$L_{Aep}=80+10\lg\frac{10^{\frac{2-1}{2}}\times 240+10^{\frac{4-1}{2}}\times 30+10^{\frac{7-1}{2}}\times 10}{480}$$
$$=94\text{dB}(\text{A})$$

（4）噪声作业人员听力测定：听力测定通常使用纯音电测听仪，不同型号的测听仪外形可有较大差别，但其基本构造和工作原理大致相同。

1）仪器构造

A. 主要部件：包括音频振荡器，也称纯音发生器，可发出不同频率的纯音，经多级放大达到测试要求；噪声发生器，用以测听时作掩蔽声；耳机，分为气导和骨导两种；衰减器，即声音强度调节器，用以控制耳机输出的纯音和噪声的强度。此外，还设有送话和回话装置，便于测试人员和被测试者联系。

B. 频率选择开关：频率设置多为 125Hz、250 Hz、500 Hz、1kHz、2kHz、3kHz、4kHz、6kHz、8kHz、10kHz，气导测试范围 125～10kHz，骨导测试范围 250～8kHz。

C. 纯音或语音信号功率衰减器：一般按 5 dB 分档，衰减范围为–10～100dB，0 为听力零级。

D. “纯音-语言”信号输出开关：分左、右两档，以纯音或语言信号输出给左耳或右耳的装置。

E. “掩蔽-平衡”信号输出开关：分左、右及平衡各档，用以将噪声信号输出给左耳或右耳或作两耳交替平衡实验用。

F. “断续-阻断-连续”开关：为纯音信号输出方式选择开关，置于“断续”位置时，纯音

信号周期性自动输出；置于“阻断”位置则无纯音信号输出；置于“连续”位置时，则有连续信号输出。

2）操作方法

A. 准备：听力测定应在隔声室内进行，隔声室本底噪声应低于30dB。听力计应经过校准。测试前向被试者说明测试要求及注意事项，并进行预测，待反应正确后再进行正式测听。听力测定记录表见表5-9。

表5-9　听力测试记录表

姓名			性别				年龄				单位				测试日期			
工种			工龄								预试起止时间							
测试频率	左耳（Hz）									右耳（Hz）								
	250	500	1k	2k	3k	4k	6k	8k	10k	250	500	1k	2k	3k	4k	6k	8k	10k
听阈值（dB）																		

B. 气导听阈测定：采用断续纯音测定听阈，两耳分别进行，如两耳听力接近，一般先测左耳，后测右耳；如两耳听力相差较大，则应先测听力较好的一侧。通常从1kHz纯音开始。按下1kHz纯音按键，调节听力衰减器旋钮或按键，增加分贝dB值，当被试者在某一分贝值下听到声音信号后，便将信号强度降低直至听不到为止。然后，再以5dB为一挡上下推动数次，最后确定刚刚听到声音的听阈值。以后用同样方法测1kHz以上的高频听力和1kHz的低频听力。由高频回测低频听力时仍从1kHz开始，即重测一次1kHz的听力，如前后两次一致（或相差不超过5dB），则表示测试准确，否则需要重复高频听力测试，再依次测试低频部分听力。测完一耳再测另一耳。如果两耳听力相差较大时，则测听力较差耳时应同时对较好耳进行噪声掩蔽。测试时纯音衰减器的调节时间不宜太快，声音刺激的停留时间不宜短于2s。

C. 骨导听阈测定：如气导听阈正常，则骨导测听可以免测。如气导听阈不正常，特别是低频听阈明显提高时，需进行骨导测听。测听时将骨导耳机置放于乳突处，其他操作方法同气导测听。

D. 掩蔽：因为给予被测耳的信号可以绕过头顶或能过头颅传到对侧耳，造成测试误差。所以须对好耳用一定强度的噪声进行掩蔽。例如，测左耳气导听力时将“掩蔽-平衡”开关置于“右”的位置，则右耳机即有噪声输出，掩蔽用的声级一般采用60～70dB。

E. 听阈测试记录：一般用符号“O”表示右耳，“X”表示左耳；以实线“—”表示气导，虚线：“……”表示骨导。测试时如衰减器已调到最大值而被试者仍无反应时，则以“↓”符号表示之。

F. 测试时间：每人每次测试一般不超过10min。暂时性听阈位移TTS测试时间应在停止噪声接触后2min内进行，永久性听阈位移PTS测定应在停止噪声接触12h以后进行。

3）注意事项

A. 职业性噪声聋的听力评定以纯音的气导结果为依据，纯音测听结果为感音性听力损失。纯音听阈重复性测试结果各频率阈值偏差≤10dB，听力损失应符合噪声性听力损失的特点。

B. 鉴于职业性噪声引起的听力损失有暂时性听阈位移，故应将受试者脱离噪声环境12～48h作为测定听力的筛选时间。若筛选测听所得的结果已达听力损伤及噪声聋的水平，应进行复查，复查时间定为脱离噪声环境一周。测试人员应经过专门培训并达到合格水平。

C. 纯音听力检查时若受检者在某一频率纯音气导听阈提高至100dB或听力计最大声输出受检查音仍无反应，以100dB计算。

D. 纯音气导的年龄修正值：确定职业性噪声聋时，应考虑年龄因素，按 GB7582 耳科正常人（18～70 岁）听阈偏差的中值（50%）进行修正。

E. 诊断原则中所述的排除其他致聋原因，主要包括：伪聋、药物中毒性聋（链霉素、庆大霉素、卡那霉素等）、外伤性聋、传染性聋（流脑、腮腺炎、麻疹等）、家族性聋、老年性耳聋、梅尼埃病、突发性聋、迷路炎、听神经瘤及各种中耳疾患等。

F. 分别计算左右耳语频平均听阈后，以较好耳平均听阈进行噪声聋诊断分级。若语频听力损失大于等于高频听力损失或双耳听力损失分级相差为 3 级或 3 级以上（职业性噪声聋分级），均应请耳科医生复查，以排除其他致聋原因。

G. 当一侧耳为混合聋，若骨导听阈符合职业性噪声聋的特点，并且与传导性聋不为同一病因，可按该耳骨导听阈进行诊断评定。若骨导听阈提高可能与传导性聋有关，应以对侧耳的纯音听阈进行诊断评定，同时，应结合以前定期体检的结果综合分析。若双耳为混合性聋，骨导听阈符合职业性噪声聋的特点，可按骨导听阈进行诊断评定。

4）评定听力损伤程度及噪声聋：平均听阈的计算（结果按四舍五入约至整数）如下所示。

A. 计算单耳平均听阈

右（左）耳平均听阈=（HL500Hz+HL1000Hz+HL2000Hz）/3

B. 计算双耳平均听阈

双耳平均听阈=（较好耳平均听阈 dB×4 + 较差耳平均听阈 dB×1）/5

C. 诊断证明：由卫生主管部门所指定的专业机构开具的诊断证明方为有效。

案例 5-3

患者，33 岁，男性，某矿厂凿岩工，工龄 5 年，使用工具为 7655 型凿岩机，日接振 1.5～2h，4h 等能量频率计权加速度为 $20m/s^2$。无吸烟及嗜酒史，既往健康。主诉手麻、手胀、手多汗、指尖发白，此外还有腰痛、腰部活动受限等症状。查体：双手皮肤略粗糙，痛、温、触觉轻度减退。X 线摄片检查：腰椎正侧位片示 L_1～L_4 椎体前缘唇突样骨质增生。血常规、血糖、肝功及肾功等实验室检查未见异常。

问题：若对该患者做出手臂振动病的诊断，还需补充哪些资料？做哪些进一步检查？

项目三　振动及其对人体作用的检测

1. 目的

（1）熟悉振动测量仪器的操作。

（2）掌握振动的三轴向定位和利用测量位进行振动作业的危害评价方法。

（3）掌握振动作业者体检指标与方法。

2. 原理　测振仪的测定原理是将振动的机械能经转换器（加速度计）转换成电能，通过测量电信号取得振动的主要参数加速度，再经计算或利用仪器中的计权网络，可获得频率计权振动加速度有效值，进而对作业场所的振动进行评价。

3. 仪器

（1）精密声级计测振系统。

（2）测振仪。

4. 分析步骤

（1）作业环境振动的测定及振动计的使用操作：振动的测量是研究和评价振动对人体影响的基础，主要是测量振动的强度，并对振动进行频谱分析。现在多是测量振动物体不同振动频率下的加速度，并进行频谱分析。

1）测振仪构造：振动测量仪器一般由传感器（加速度计）、放大器、滤波器（频率计权网络）和指示器和记录器等几部分构成。目前采用设有计权网络的手传振动专用测量仪，直接读取计权加速度或计权加速度级。

A. 测量仪器覆盖的频率范围至少为 5～1500Hz，其频率响应特性允许误差在 10～800Hz 范围内为±1dB；4～10Hz 及 800～2000Hz 范围内为±2dB。

B. 振动传感器必须体积小，重量轻，其横向灵敏度至少应比要测量轴向的低 20dB。

对峰值很高的加速度信号，必须正确选择传感器。传感器的测量范围应能满足这类振动测量的要求。共振频率应当在 25kHz 以上。最好是在振动表面和传感器之间插入一个经适当标定的具有线性传递函数的低通机械滤波器，以降低信号的高频分量（即 3000Hz 以上分量）产生的峰值。

C. 指示器应能读取振动加速度或加速度级的均方根值。

D. 对振动信号进行 1/1 或 1/3 倍频程频谱分析时，其滤波特性应符合 GB/T7861 的相关规定。

E. 测量仪器校准，测量前应按照仪器使用说明进行校准。

2）使用方法。

方法一，精密声级计测振系统：利用精密声级计（如国产 ND2 型精密声级计、丹麦 BK 公司 2209 型声级计）配备加速度计、积分器、倍频程滤波器组成测振系统可进行振动测量。以国产 ND2 型精密声级计为例，测量步骤如下所示。

A. 使用前的准备：推开声级计电池盖板，检查电池安置是否妥当，合上盖板，开关置“电池开关”位置，30s 后红色指示灯亮，电表指针应指在红线范围内（如低于红线表示电池电力不足，应更换电池）。将开关置于“快”或“慢”，指针回到“∝”处。

B. 仪器连接：连接加速度计、积分器、声级计和倍频程滤波器（图 5-12）。

C. 振动加速度测量：取下电容传声器，换上配合器，连接加速度计和配合器，把加速度计固定于被测振动物体上，根据声级计的读数和加速度计的灵敏度，可以计算出被测振动的加速度。配合倍频程滤波器，将声级计的“计权网络”旋钮置“滤波器”档，可测量相应中心频率的加速度值，进行频谱分析。

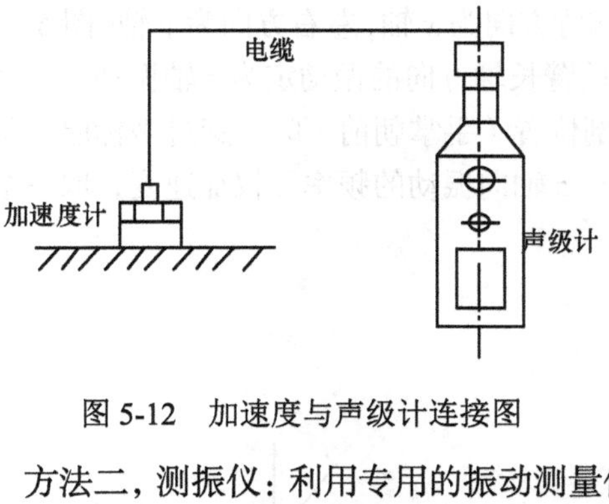

图 5-12　加速度与声级计连接图

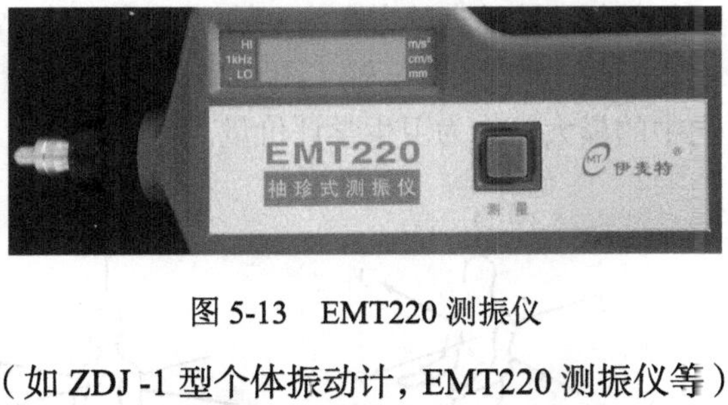

图 5-13　EMT220 测振仪

方法二，测振仪：利用专用的振动测量仪器（如 ZDJ -1 型个体振动计，EMT220 测振仪等）可进行振动测量。以 EMT220 测振仪为例（图 5-13），测量步骤如下所示。

该仪器由我国自行研制，携带方便，适于在现场应用，主要应用于一般情况下的机械振动测量，可直接读取振动加速度、速度或位移。

A. 使用期准备：认真阅读使用说明书，掌握使用方法和注意事项。安装电池和检查电池电压，按下“测量”键观察显示。如果出现“:”表示电池电压低，需要更换新电池。仪器长期不用时，应取出电池，以免电池液外漏，腐蚀电路。

B. 设置振动参量。用测量参量选择开关选择测量参量：加速度、速度、位移。如果选择加速度测量，用频率范围开关选择频率范围。HI，高频范围，1k～15kHz 用于轴承的振动测量；LO，低频范围，10（或 5）～1kHz，用于一般振动测量。

C. 测量

a. 按住"测量"键（电源上电）不动，将仪器顶住被测物体。

b. 待显示测量值稳定后，松开"测量"键，测量值将保持在显示器上。可以把传感器从被测物体上拿开，并读取记录测量值。

c. 再按"测量"键，可退出保持状态，重新测量。

d. 松开"测量"键大约 1min 后，电源自动关闭。

（2）工作场所振动现场测量：测量仪器应经国家认可的计量单位检验，并在规定的有效期内使用，使用前后均应进行检查及校准。

1）测量前准备：由于使用不同机械或者同一种机械的不同操作模式，振动作业者所接触的振动可能变化非常大。为了准确评价振动的危险性，首先必须明确哪些操作可能产生较大的振动，对每一种操作还必须确定测定的程序。具体应用方法取决于工作环境、工作方式及振动源的特征。

2）振动传感器（加速度计）的位置和固定：加速度计应按三轴方向尽可能牢固地固定在靠近手接触的工具（或工件）上。目的是既能使加速度计牢固地连接在振动体表面，又不干扰工具的操作，也不影响振动表面的振动特性。以手传振动为例，其测试点应选在接触振动工具的表面或部件表面或其邻近处，即能反映振动由此传入人体。手传振动工具的测量常用夹具安装加速度计。近来有人研制指环式振动传感器，直接套在手指上。使用压电式加速度计测量高能量连续冲击式振动时，当瞬间加速度消失后，加速度计的输出不能返回零位，出现"零漂"现象，可使低频区测量值偏大。此时可在振动体与加速度计之间加一枚低通机械式滤波器，以防止结果失真，并能保护加速度计。由加速度计、固定件和机械滤波器等组成的传感器装置的总重量应小于被测工具（或工件）重量的 1/10。

3）振动方向的确定：振动的测量必须描述振动方向。它是影响振动生物学作用的重要因素。国际标准化组织关于振动方向按生物动力学坐标系互相垂直的三个轴向对全身振动和局部振动（手传振动）做了规定。对全身振动，以直接接触振动且能传入身体的部位（如足、臀、背）为中心的正交坐标系来描述，头足方向为 z 轴，胸背方向为 x 轴，左右方向为 y 轴（图 5-14）；对手传振动，即以第三掌骨头远端为坐标原点，沿前臂长轴方向的振动定为 z 轴振动，与掌面平行但与 z 轴垂直的方向为 y 轴，当手处于正常解剖位置（手掌朝前）时，穿过坐标原点与掌面（z 轴）垂直的为 x 轴（图 5-15）。分别测量 x、y、z 轴向振动的频率计权加速度，取三个轴向中的最大值作为卫生学评价量。

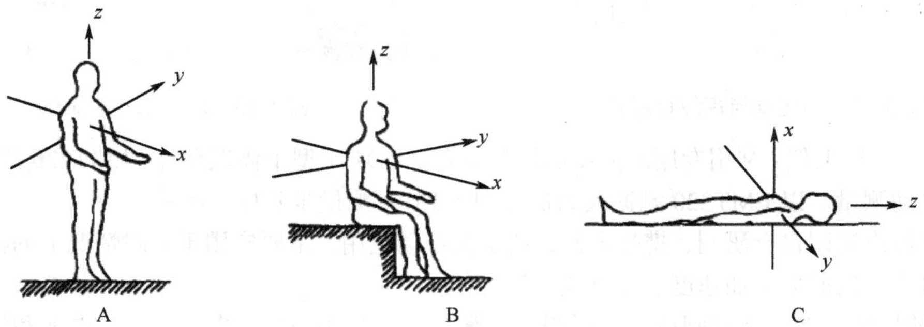

图 5-14　全身振动坐标系

A. 立体；B. 坐位；C. 仰卧位

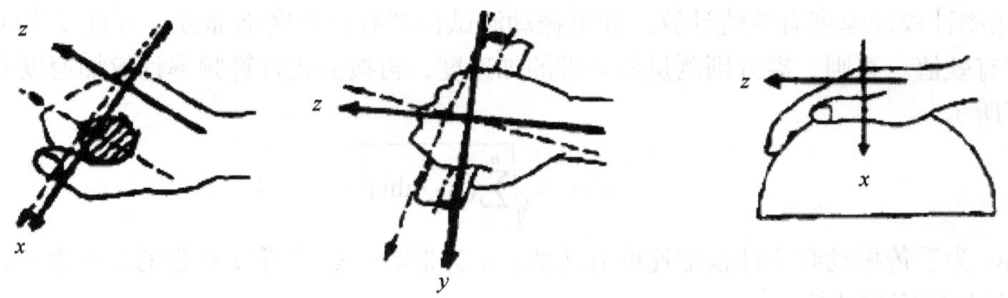

A　　　　B　　　　C

图 5-15　手传振动坐标系

A、B 为紧握状态（半径为 2cm 的圆棒标准推法）C 为伸手状态（手掌压在半径为 10cm 的球体上）

——►生物动力学直角坐标系　　┈┈►B. 基准中心直角坐标系

4）测量的量：在一个或几个轴向上测得的加速度可用计权加速度形式记录，也可用倍频程或 1/3 倍频程中分析的加速度谱的形式表示，尽可能对每个加速度分量给出 1/3 倍频程的频谱数据。计权加速度测量应建立在使用规定特性的计权网络的基础上。

如果所分析的信号持续时间很短，或者其量值实际上是随时间变化的，为获得有效值，必须使用积分器或带有线性积分装置的分析仪，可以“线性积分”作为优先采用的分析方法。只有当信号随时间相对稳定或者持续时间足够长时，才可以使用通常用于噪声分析的仪器组成的测试系统。此时选择的时间常数应当与信号的持续时间相适应。

5）现场振动测量影响因素记录：在工作状态下，振动的生物学效应的严重程度受许多因素影响，因此在对振动进行测量和评价时，应同时测量影响因素。

A. 调查项目：振动作业的性质，如作业名称、振动类型，即工作方式及操作者的技术水平；振动工具或振动体的名称、类型、规格等；被加工物件的名称及性质；人体接触振动的方式，包括接触振动的部位和面积，以及工作与间歇的频次和时间长短，间歇时工具是放下还是拿在手中空转等；每个工作日的接振时间、累计接振时间及其变动情况等。

B. 气象条件：如气温、气湿、风速等。

C. 环境条件：如有无噪声、毒物、电磁辐射、电离辐射及其强度。

D. 个人条件：如有无影响血液循环及末梢循环的因素（如吸烟、某些药物或工作环境中的某些化学剂）。

（3）测量内容与计算

1）记录内容：将上述调查和测量结果填入记录表（表 5-10）。调查和测量前作好充分准备，在正常生产条件下测量，能代表接触者平时的振动接触情况。

表 5-10　作业场所振动测量记录表

<table>
<tr><td>操作者姓名:</td><td>所在单位:</td><td colspan="2">车间:</td><td colspan="2">工种:</td><td colspan="3">作业类型:</td></tr>
<tr><td>振动工具</td><td>名称:</td><td colspan="2">类型:</td><td colspan="2">规格:</td><td colspan="3">备注</td></tr>
<tr><td>加工方式</td><td>名称:</td><td colspan="2">性质:</td><td colspan="2">备注</td><td colspan="3"></td></tr>
<tr><td>接振方式</td><td>部位:</td><td colspan="2">时间:</td><td colspan="2">频率:</td><td colspan="3">备注</td></tr>
<tr><td>测量仪器</td><td>名称:</td><td colspan="2">型号:</td><td colspan="2"></td><td colspan="3"></td></tr>
<tr><td rowspan="6">测量参数</td><td rowspan="2">振动轴向</td><td colspan="7">振动加速度（m/s^2）</td></tr>
<tr><td>8（Hz）</td><td>16Hz</td><td>31.5 Hz</td><td>63 Hz</td><td>125 Hz</td><td>500 Hz</td><td>1k（Hz）</td></tr>
<tr><td>x 轴</td><td></td><td></td><td></td><td></td><td></td><td></td><td></td></tr>
<tr><td>y 轴</td><td></td><td></td><td></td><td></td><td></td><td></td><td></td></tr>
<tr><td>z 轴</td><td></td><td></td><td></td><td></td><td></td><td></td><td></td></tr>
<tr><td>频率计权</td><td colspan="2">ahw:（m/s^2）</td><td colspan="2">接振时间（h/d）</td><td colspan="3">ahw（4）（m/s^2）</td></tr>
<tr><td>环境条件</td><td>气温:</td><td colspan="2">气湿:</td><td colspan="2">噪声:</td><td colspan="3">其他:</td></tr>
<tr><td>个人条件</td><td>病史:</td><td colspan="2">不良嗜好:</td><td colspan="5">药物及化学试剂接触史:</td></tr>
<tr><td></td><td></td><td colspan="2"></td><td colspan="5">测量者:　　　　　　　　年　月　日</td></tr>
</table>

2）频率计权加速度有效值计算：如果振动测试仪器有计权网络部分，可直接读取频率计权加速度有效值。否则，需分别测量各频带的加速度，再按公式计算频率计权加速度有效值，公式如下所示。

$$\mathrm{ahw}=\sqrt{\sum_{i=1}^{n}\left(K_i\cdot\mathrm{ahi}\right)^2}$$

式中，ahw 为手传振动频率计权加速度有效值；n 为带数；K_i 为第 i 频带的计权系数；ahi 为第 i 频带的加速度有效值。

手传振动的评价以日接振量为基础。日接振量以 4h 持续时间内的等能量计权加速度来表示。

3）评价方法：根据现场调查，特别是振动测量和接振时间调查的结果，与国家标准规定的卫生标准限值（4h 等能量频率计权加速度为 $5.0\mathrm{m/s^2}$）和接振时间限制，进行比较分析，提出改进措施。

（4）振动作业工人体检：局部振动和全身振动都可由机体直接接触振动的部位向机体其他部位传播。振动的作用不仅可以引起机械效应，更重要的是可以引起生理和心理的效应。在振动引起的多系统变化中，包括神经、心血管、骨关节及肌肉等。对振动作业工人体检的主要项目包括末梢神经功能和末梢血管功能检查。

1）末梢神经功能：检查末梢神经改变往往由局部振动引起，常以多发性末梢神经炎的形态出现，呈现“手套”型感觉障碍。主要检查项目包括痛觉检查、触觉检查和振动觉检查。

A. 痛觉阈值检查：常温下检查双手示指、中指和环指中指节背面皮肤痛觉，常用砝码法或注射针管重量法。砝码法是在 6 号注射针头上焊接一小砝码盘，制成痛觉计。将痛觉计的针尖在支架支持下放于被检查部位，按 1g 递增加砝码于盘上，直至被检者感觉疼痛时为止，砝码加针头加盘的重量为痛觉阈值；注射针管重量法即用 2ml 注射器作套管，将 6 号注射针头分别制成重量为 1g、2g、3g、4g、…15g 的痛觉刺针。检查时令受试者闭目静坐，双手平伸，置于桌上，集中注意检查时的感觉。检查者将刺针置于套管内，手持套管，让针尖垂直接触受试者的皮肤，采用上升法即由小到大的重量检查环指中间指节背面皮肤痛觉，受试者刚开始感到刺痛的重量，即为痛觉阈值（g）。正常成年人的痛觉阈值正常参考值为 6g 以下。

B. 触觉检查：包括深度觉和两点分辨觉检查，可采用改进的嵴试验仪及两点辨别阈试验仪。嵴试验仪的斜率为 0.1mm/cm，两点辨别阈试验仪的分开率为 0.4mm/cm。受检者轻闭目，集中注意于感觉，将中指贴附在“V”形槽内，使指尖皮肤接触在仪器基板上，压力正好达 100g 红线处。检查者轻轻地缓慢拉动基板，使之在弹性轨道上平稳匀速向前滑行。当受检者刚感到隆起或分开两点时，基板上的距离刻度即表示深度觉（嵴试验）和两点辨别觉的阈值。每手测定 3 次取平均值。人体不同部位对两点触觉刺激的分辨能力不同。凡是对触觉刺激敏感的部位（如指尖、唇周等），由于触觉感受器分布密集，分辨刺激的能力也就愈强。反之，如腰、背及手腕内侧等处分辨刺激的能力则较差。正常人嵴试验在 0.3mm 以下，两点辨别试验在 2.0mm 以下。

C. 振动觉阈值检查：振动觉阈值的检查在尚无统一检查仪器时，多采用正弦波音频发生器制作的振动觉测定仪，振动频率为 62.5Hz，125Hz，250Hz。测定结果以 dB 表示（0 相当于 $0.308\mathrm{m/s^2}$）。检查双手示指、中指、环指末节指腹中点的振动觉。在上述条件下，示指振动觉阈值正常参考值一般为 7.5～15.5dB，17.5dB 作为上限值参考。检查时受检者轻闭目，集中注意感觉，手指末节指腹中点轻轻接触振动觉测定仪的振动处，以刚感到振动时的振动强度作为该频率下的振动觉阈值。利用上升法重复测 3 次取平均值。

2）末梢血管功能检查：循环系统，特别是外周循环及血流动力学的改变，是局部振动对人体影响的最明显和最主要的表现之一。研究表明，在早期即可出现手指皮肤温度降低，冷水负荷试验后出现典型的雷诺现象，表明存在外周循环调节功能障碍。

A. 手部皮温测量：该项检查，要求在室温（20±2）℃的室内进行。受试者普通衣着，受试前至少 2h 内不吸烟，24h 内不服用血管活性药物，非饥饿状态，入室休息 30min 后进行检查。应用校正过的半导体温度计（或热电偶皮肤温度计），测定受试者双手示指、中指、环指和小指第二指节背面中点的皮肤温度（即基础皮温）。手指皮温低于 18℃或各手指皮温相差较大者为异常。振动病患者由于末梢循环功能受损，可表现为手指皮温降低。近年红外线热扫描技术测量皮温已用于局部振动病患者检测，该法精确、可靠，资料可储存，并可同时测得不同部位的皮温。

B. 冷水复温试验：按皮温测定方法，测得基础皮温，随即将双手以下浸入（10±0.5）℃的冷水至腕部，手指自然分开勿接触盛水容器，浸泡 10min，出水后迅速用干毛巾轻轻将水沾干，立即测定上述部位的温度，为即刻皮温。测量时两手自然放松，平心脏高度放在桌上，每隔 5min 测量和记录一次至 30min，观察指温恢复至基础皮温的时间（min）。冷试后 30min 仍未恢复者，视为异常。同时还可计算 5min 和 10min 复温率，公式如下：

冷却后 5min 和 10min 复温率=[冷却后 5min（或 10min）时皮温）－ 冷却后即刻皮温]/（冷却前基础皮温 － 冷却后即刻皮温）×100%

5min 复温率小于 30%和 10min 复温率小于 60%为不正常，其中有一项不正常即视为临界病例。

C. 甲皱毛细血管（微循环）检查：用微循环显微镜观察环指甲皱部位毛细血管的形态和功能。观察对象在检查前静坐 15min，取坐位，洗净双手，室温下在甲床上滴镜油 1～2 滴，放于微循环显微镜台上，在室温和斜上前方照明下，在总放大倍数为 80～160 下，检查甲床毛细血管的形态变化。正常毛细血管管袢为发夹形，如为点状、扭曲、鹿角状、花瓣状、瘤样、乳头状为异样。一般检查 30 根（或第一排）管袢，计算异形管袢所占百分比。还可用目镜测微尺测量毛细血管的直径，正常在 15～20μm，如≤15μm 为痉挛型管袢，＞20μm 为弛张型管袢。正常人毛细血管异型管袢在 30%以下，排列整齐，血流呈线形，无渗血。在振动影响下，可发生管袢数目减少，异形管袢增多、流态改变、血流速度减慢，痉挛型管袢多见。

D. 肢端血流图检查：常用的有电桥电阻法和光敏电阻法。前者使用血流图仪和心电图仪测定，被检查者取坐位，双手平放相当于心脏高度，用铅板或银板电极 2 只，绕手指 1 周，两极间距 1cm。标准信号选 0.1 欧，测双手环指，用心电图标准Ⅱ导联描记仪，观察波形、波幅、流入时间等。光敏电阻法是使用血管容积描记仪和心电图仪同步记录，描记双手环指的脉搏波形。波形平坦、倾斜时间明显延长，可视为血管容积的病理性改变，重搏波消失或降支凸起则为血管有器质性病变。

3）肌电图检查：是利用神经及肌肉的电生理特性，以电流刺激神经，记录其运动和感觉的反应波或用针极记录肌肉的电生理活动来辅助诊断神经肌肉疾患的检查。被检者取合适体位，使肌肉得到支持和稳定，既能自由放松，又能按要求做各种活动。接地电极放在所查肌肉同一肢体。局部皮肤用碘酒和乙醇擦洗消毒后，测定插入时、肌肉松弛时、小力收缩时及大力收缩时的肌电活动，再经由多条肌肉的检查来判定神经、肌肉病变的特性，部位、范围和严重程度。

A. 插入时的肌电活动：以同心轴针电极快速插入肌腹，扫描速度为 50～100ms/cm，灵敏度为 100μV/cm，观察针极插入时电活动的特点及有无肌强直、肌强直样放电或插入电活动延长。

B. 肌肉松弛时的肌电活动：扫描速度为 5～10ms/cm，灵敏度为 100μV/cm，观察有无自发的纤颤电位、正相电位和束颤电位。

C. 小力收缩时的肌电活动：测定条件同 2。测定 20 个动作电位的平均时限与平均电压及多相电位的百分数。为测定运动单位平均时限，可将针电极挪至皮下，按顺时针方向，分别更换方向，必要时应在同一肌肉选择不同位置进行检查。为避免误差，每个波要同时出现 2～3 次，方能计算在内。时限从基线最初的偏斜处起到偏斜回基线为止。运动单位的位相以波峰越过基线者为准。

D. 大力收缩时的肌电活动：扫描速度为 50～100ms/cm，灵敏度为 500μV/cm～1MV/cm。在被检者用最大力量收缩受检肌肉时，观察是否为干扰相、混合相或单纯相，并测其波幅峰值。

4）神经传导速度测定：是一种电刺激检查方法。是以超大电量来刺激受测神经，以使该神经所有轴突均同时兴奋，而得到一最大反应波，将其传导潜伏期、振幅、表面积及传导速度与正常值作比较。电刺激周围神经，观察肌肉有无收缩，有助于判定周围神经的功能。从电刺激伪迹到出现肌电的时间即为电脉冲由刺激点沿神经干经神经-肌肉接头到肌肉的传导时间。根据两侧对比或与正常传导速度所需时间相比，即可作出传导速度是否正常的判断。测定时，被检者皮肤保持在 30℃以上，用乙醇擦洗受检部位，除去油脂。

A. 运动神经传导速度：采用表面电极做刺激电极。主要受检神经的电极置放部位是：①尺神经，近端刺激点置于肱骨内上髁与尺骨鹰嘴窝之间，远端刺激点在腕横纹尺侧缘，记录电极放在手小指展肌；②正中神经，近端刺激点置于肱骨内上髁上方，远端刺激点在腕横纹中点，记录电极放在手拇指展肌。给予单脉冲方形波刺激，1～1.5 次秒，方形波时限为 0.1～0.2ms，刺激强度需达超强刺激后，再增加 30%强度。测量从刺激伪迹到诱发电位波形开始出现的时间（ms），称潜伏期，分别测定近端刺激点和远端刺激点的潜伏期，两者之差即为该段神经之间的传导时间（ms）。用钢尺或骨盆尺精确测量近端刺激点与远端刺激点的距离，即为该段神经两点间的长度（cm）。按下式计算该段神经两点间的传导速度：

传导速度（m/s）=距离（cm）/传导时间（ms）×10

B. 感觉神经传导速度：刺激电极采用环形电极，绕于手指，负极置于近端指节，正极置于末端指节，电极间相距至少 1cm。电极放置位置：正中神经为示指，尺神经为小指。用表面电极记录电极，无论远端点或近端点，均应放在测定运动神经传导速度时引出最大诱发电位的部位。以单脉冲方形波刺激，每秒 1～1.5 次，每次 0.1～0.2ms，增大刺激强度至被检者感觉手指明显麻木。需用累加仪，累加次数可根据图形的清晰度而定。测量诱发电位的峰-峰高度，即电位波幅（电压）。潜伏期、刺激电极与记录电极间的距离的测定方法及感觉神经传导速度的计算公式同运动神经传导速度测定。

（王洪艳）

实验六　建设项目职业危害评价

1. 目的

（1）熟悉建设项目的职业危害评价内容和方法。

（2）掌握建设项目的职业危害评价原则和程序，提高学生综合分析和实际工作能力。

2. 基本理论　职业危害评价是职业卫生工作中一项重要的内容。按《中华人民共和国职业病防治法》的规定，对建设项目的职业危害评价分为：建设项目职业危害预评价、建设项目职业危害控制效果评价和建设项目职业危害防护设施设计卫生审查。

案例 6-1

×市随着经济发展、城市化进程加快，居民日常生活所产生的垃圾越来越多，预计在2010年都市区的总人口将达到730万左右，其中城镇人口约660万，整个都市区生活垃圾的收运量将达到约5700t/d。×市目前三座大型垃圾处理场（×焚烧发电厂处理1200t/d，×垃圾填埋场处理约700t/d，×垃圾填埋场处理约1500t/d）已逐渐满足不了发展需要，垃圾处理成为×市亟待解决的一个重要问题。为缓解×市区的生活垃圾处理问题，×市都市区生活垃圾处理方式将逐步从填埋方式为主向焚烧方式为主发展。2008年7月初×市政府组织召开了关于都市区生活垃圾处理有关问题的专题会议，会议充分肯定了×市再新建一座对垃圾处理更彻底、对环境影响最小的垃圾焚烧发电厂的必要性，并决定采取BOT（build—operate—transfer，即建设—经营—转让）运作方式，由×（集团）有限责任公司为项目业主负责投资建设×市×垃圾焚烧发电厂。

问题：

（1）该项目是否要进行职业危害评价，为什么？

（2）建设项目职业危害评价包括哪些内容？

（3）为什么要实施职业危害评价？

项目一　建设项目职业危害预评价

建设项目职业危害预评价（以下简称预评价）是从源头控制和消除职业病危害，防治职业病，保护劳动者健康；识别、分析建设项目可能产生的职业病危害因素，评价危害程度，确定职业病危害类别，为职业病危害分类管理提供科学依据；其结果直接为建设工程设计、特别是职业病防护设施设计提供依据。因此，预评价是一项严肃认真且具有执法性质的科学技术工作。科学地、准确地辨识建设工程中存在的职业危害因素，并对拟采取的防护设施的预期效果做出准确评价，在此基础上对防护措施的设计提出具体建议。预评价工作的性质，要求必须有合理的工作程序，并且要严格地执行预评价工作规范。预评价工作程序主要包括收集资料、编制预评价方案、工程分析、现场调查、编制预评价报告等阶段（图 6-1）。

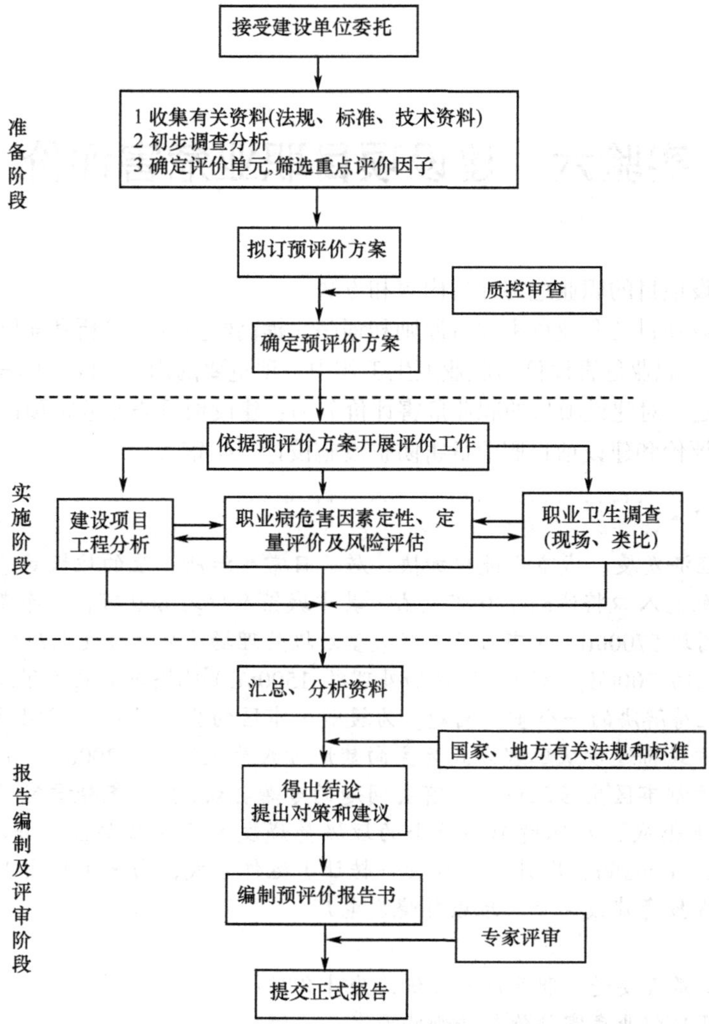

图 6-1 建设项目职业病危害预评价工作流程图

1. 准备阶段

（1）收集资料：预评价工作涉及面比较广泛，在收集资料上首先应满足评价全面、客观、准确的要求，同时，也应尽可能避免向建设单位索取不必要的资料，以免给建设单位带来不必要的负担。预评价资料主要来源于以下两方面。

1）建设单位按法规要求提供的资料

A. 建设项目的立项文件。

B. 可行性研究报告及有关资料，主要包括：①建设项目概况；②生产工艺、生产设备；③辐射源项资料；④生产过程拟使用的原料、辅料、中间品、产品及其产量等；⑤劳动组织与工种、岗位设置及其作业内容、作业方法等；⑥各种设备、化学品的有关职业病危害的中文说明书；⑦拟采取的职业病危害防护措施；⑧有关设计图纸（建设项目区域位置图、总平面布置图等）；⑨有关职业卫生现场检测资料（类比工程）；⑩有关劳动者职业性健康检查资料（类比工程）；⑪其他。

2）评价机构根据建设工程性质、可能存在的职业危害，需自行收集的资料：①有关的法律、规范、标准，包括建设单位引用的行业标准等；②相关的文献、图书、资料。

（2）选择类比企业：依据自然环境状况、生产规模、生产工艺、生产设备、生产过程中的物料与产品、职业病防护措施、管理水平等方面的相似性，选择与拟评价建设项目具有良好可比性的类比企业（对于改、扩建项目，应该优先选择原工程作为类比工程），并进行初步调查。

（3）编制预评价方案：预评价方案是预评价的总体设计，是预评价工作顺利完成的保障。方案的制订是评价机构接受建设单位委托之后，对建设单位提供的资料，初步调研并已收集部分必要的技术资料的基础上进行的。制订方案的内容包括概述、编制依据、评价方法、范围及内容、类比企业调查、检测方案、组织计划等。

1）建设项目概述：根据预评价工作的需要，简述建设项目的建设背景、性质、规模、选址、自然条件、周围环境、总平面布置、运输、主要建筑物、原料、产品、主要设备、主要经济指南等。

2）编制预评价方案的依据

A. 建设项目立项文件：建设单位立项报告、董事会立项决议、合资协议及主管部门批文。

B. 进行预评价的法律、法规的依据。

C. 建设单位提供的资料：可行性研究报告及变更设计材料，援引的同类建设项目作业环境监测数据、事故案例等。

D. 建设单位预评价委托书或技术咨询合同。

3）评价方法、范围及内容。选择评价方法时应考虑以下各种因素：建设单位提供的可行性研究报告中职业危害评价所需的资料、数据是否齐全；建设工程的性质、规模；生产过程中可能存在的职业危害因素种类及范围，接触人数及接触状态等。在综合分析的基础上选择适当的评价方法。不同的危害因素，可选择不同的评价方法，对重要的危害因素、危害作业也可选用两种或多种评价方法，以便互相补充、验证，以提高评价结果的准确性。

评价范围原则上以拟建项目可行性研究报告中提出的工程内容为准，主要针对项目投产后运行期存在的职业病危害及防治内容进行评价。

评价内容主要包括选址、总体布局、生产工艺和设备布局、建筑卫生学、职业病危害因素和危害程度及对劳动者健康的影响、职业病危害防护设施、辅助用室、应急救援、个人使用的职业病防护用品、职业卫生管理、职业卫生专项经费概算等。

4）类比企业调查、检测方案：确定类比企业职业卫生调查，以及收集职业病危害因素检测资料的内容与要求等，如果类比企业没有可收集的检测资料时，应确定类比企业职业病危害因素检测的项目、方法、检测点、检测对象和样品数等检测方案内容。

5）组织计划：主要包括评价程序、质量控制措施、工作进度、人员分工、经费概算等。

评价方案是评价工作运行的依据，方案中对评价组织、人员分工、经费预算、工作进度都应有明确的安排，做到组织落实、分工明确、责任清楚、阶段明白、内容具体、经费保证、可操作性强。必要时可绘出评价工作进度表以保障评价工作按时完成任务。

编制预评价方案是评价工作的重要阶段，是有计划地完成评价工作的保证，因此对方案的编制应十分认真。方案编制完成后，应经评价组讨论，负责人签阅，重要的项目必要时应征求建设单位和有关专家的意见。

2. 实施阶段

（1）工程分析：通过工程分析明确拟建项目工程概况、生产工艺与设备布局、辐射源项概况、生产过程中的物料与产品等的名称和用（产）量、总平面布置及竖向布置、生产工艺流程和设备布局、建筑卫生学、建设施工工艺等内容的基本情况，并初步识别各评价单元可能存在的主要职业病危害因素及其来源、理化性质与分布。对于改建、扩建建设项目和技术引进、技术改造项目还应明确工程的利旧（利用旧物）情况。

（2）类比调查：一是利用已有相同性质的类似生产过程的调查资料进行类比；二是通过对

性质相同、类似的生产过程现场调查结果进行类比。在进行类比调查时，应考虑以下几个问题。

A. 类比调查应该是在内无同类资料积累，外无有用资料可查的情况下，才需要考虑的。而且需要明确在类比调查中解决的问题确是预评价中比较重要的问题，必须通过类比调查才能解决。

B. 类比调查也要制订计划，计划中必须明确需要解决的问题是什么。通过对可行性报告的审查和拟建生产过程的调查，对建设项目中存在的职业危害问题已有了大致的了解，因此应该明确还有哪些问题必须通过类比调查来解决。本着缺什么调查什么的原则来安排调查计划，在时间上、经济上都是有利的。

C. 由于生产技术的不断发展，在实际工作中，很难找到生产条件完全一致的类比调查对象，遇到新产品、新工艺、新生产过程的建设项目，更难找到可以借鉴的类比调查对象。因此对类比调查应有个灵活开放的思路。例如，从不同类型的生产单位，是否可找到相近的加工方法作类比；从不同行业中是否可找出类似的工艺过程作类比。

1）类比企业职业卫生调查。主要内容包括：类比企业存在的职业病危害因素及其分布；类比企业各种职业病危害作业的工种（岗位）及其相关的工作地点（工序）、作业方法及作业的频度与时间；类比企业职业病危害防护设施设置；类比企业个人使用职业病危害防护用品的配备与使用；类比企业应急救援设施设置及职业健康监护等。

2）类比企业职业病危害因素检测：尽可能收集类比企业近年主要职业病危害因素的检测资料，明确所存在职业病危害因素的分布及其浓度（强度）等。没有可收集的检测资料时，应按照确定的检测方案对类比企业存在的主要职业病危害因素进行现场检测。

（3）职业病危害评价

1）职业病危害因素识别与评价：确定评价单元是一项重要的步骤，准确地确定评价单元会使评价工作内容准确，重点突出，实施有效，有利于评价工作的进行。如何确定评价单元，目前还没有统一的规范，但原则是必须从建设单位的实际情况出发，因地制宜地选定评价单元。

按照划分的评价单元，在工程分析和类比调查的基础上，识别拟建项目生产工艺过程、生产环境、劳动过程中，以及建设施工过程中可能存在的主要职业病危害因素及其来源、理化性质与分布，并分析其职业病危害作业的工种（岗位）、工作地点及其作业方法、接触时间与频度，以及可能引起的职业病及其他健康影响等。

按照划分的评价单元，根据类比检测结果并对照 GBZ 2.1-2007 及 GBZ 2.2-2007 标准等，评价各个职业病危害作业工种（岗位）及其相关工作地点的职业病危害因素的预期接触水平。对于没有类比检测数据的职业病危害因素，可根据各种定性定量分析方法，来推测其工作地点的职业病危害因素的接触水平。

当类比检测工作场所职业病危害因素的接触水平超过 GBZ 2.1-2007 或 GBZ 2.2-2007 标准限值时，应分析超标原因，并提出针对性的控制措施建议。

评价单元一般分为以下几项：①职业病防护设施分析与评价；②个人使用的职业病防护用品分析与评价；③应急救援设施分析与评价；④总体布局分析与评价；⑤生产工艺及设备布局分析与评价；⑥建筑卫生学要求评价；⑦辅助用室分析与评价；⑧职业卫生管理分析与评价；⑨职业卫生专项投资分析与评价。

2）职业病防护设施分析与评价：分析建设项目的运行与建设施工过程可能存在的职业病危害因素发生（散）源或生产过程，以及可行性研究报告中提出的相应职业病防护设施的设置状况，根据该发生（散）源或生产过程的职业病危害因素的理化性质、类比检测的接触水平及 GB/T 16758-2008 等相关标准要求，评价拟设置职业病防护设施的合理性与符合性，并提出针对性的防护设施设置建议。

3）个人使用的职业病防护用品分析与评价：分析建设项目的运行与建设施工过程可能存在的职业病危害作业工种（岗位），以及可行性研究报告中提出的相应防护用品的配备状况。根据该工种（岗位）及其相关工作地点的作业环境状况、职业病危害因素的理化性质、类比检测的接触水平，以及GB/T 11651-2008或GB/T 18664-2008等相关标准要求，评价拟配备个人使用职业病防护用品的合理性与符合性，并提出针对性的防护用品配备建议。

4）应急救援设施分析与评价：分析建设项目的运行与建设施工过程可能存在的发生急性职业损伤的工作场所，以及可行性研究报告中提出的相应应急救援设施的设置状况，根据该工作场所导致急性职业损伤职业病危害因素的理化性质和危害特点、可能发生泄漏（逸出）或聚积的状况，以及相关职业卫生法规标准要求等，评价拟设置应急救援设施的合理性与符合性。

5）总体布局分析与评价：依据工程分析及职业病危害因素识别与评价的结果，分析可行性研究报告中提出的总体布局情况，并对照GB 50187-2012、GB/T 12801-2008及GBZ 1-2010等相关职业卫生法规标准要求，评价总体布局的符合性。

6）生产工艺及设备布局分析与评价：依据工程分析及职业病危害因素识别与评价的结果，分析可行性研究报告中提出的生产工艺及设备布局情况，并对照GB 5083-1999及GB/T 12801-2008等相关职业卫生法规标准要求，评价生产工艺及设备布局的符合性。

7）建筑卫生学要求评价：依据工程分析及职业病危害因素识别与评价的结果，分析可行性研究报告中提出的建筑卫生学状况，并对照GB/T 12801-2008及GBZ 1-2010等相关职业卫生法规标准要求，评价建筑卫生学要求的符合性。

8）辅助用室分析与评价：根据职业病危害因素的识别与评价确定不同车间的车间卫生特征等级，分析可行性研究报告中提出的辅助用室建设状况，并对照GBZ 1-2010等相关职业卫生法规标准要求，评价工作场所办公室、卫生用室（浴室、存衣室、盥洗室、洗衣房）、生活用室（休息室、食堂、厕所）、妇女卫生室、应急救援站等辅助用室设置的符合性。

9）职业卫生管理分析与评价：分析拟建项目的职业卫生管理机构与人员的配置、职业卫生管理制度和操作规程、职业卫生培训、职业病危害因素检测、健康监护、警示标志设置等，根据相关职业卫生法规标准要求，评价拟采取职业卫生管理措施的符合性。

10）职业卫生专项投资分析与评价：分析拟建项目可行性研究报告提出的职业卫生专项投资概算，评价其满足职业卫生“三同时”、职业病防护设施设计与建设等预算需求的符合性。

（4）控制职业病危害的补充措施建议：在对拟建项目全面分析、评价的基础上，针对可行性研究报告中存在的不足，综合提出控制职业病危害的具体补充措施，应尽可能明确提出各类职业病防护设施的设置地点、设施种类、技术要求等具体措施建议，以便供设计单位在编写职业病防护设施设计专篇时使用。

针对建设项目施工过程的职业卫生管理，应根据职业病危害因素、防护措施等内容的分析与评价结果，从建设工程的发包、施工组织设计、防护设施与主体工程的施工过程及施工监理等方面，提出原则性的措施建议。

（5）给出评价结论：确定拟建项目的职业病危害类别；明确拟建项目在采取了可行性研究报告和评价报告所提防护措施的前提下，是否能满足国家和地方对职业病防治方面法律、法规、标准的要求。

3. 报告编制阶段　预评价报告不是一般性的专业调查报告、技术总结，它是具有法律效应的技术文件，因此报告的格式、内容、文体必须按《建设项目职业病危害评价规范》的要求书写。并符合《建设项目职业病危害分类管理办法》的要求。做到数据完整可靠、图表齐全、评价结论客观准确、对策具体。

（1）职业病危害预评价报告的内容：职业病危害预评价报告是建设项目职业病危害预评价

的技术报告，主要包括以下内容。

1）职业病危害预评价的目的、依据、范围、内容、方法。

2）建设项目概况、建设地点、性质、规模、总投资、设计能力、劳动定员等。

3）对建设项目选址、可能产生的职业病危害因素及其对作业场所、从业人员健康的影响进行分析和评价。

4）对拟采取职业病危害防护设施进行技术分析及评价，包括总平面布置、生产工艺及设备布局、建筑物卫生学要求、职业病防护设备、应急救援设施、个人防护用具、卫生设施、职业卫生管理等方面进行分析评价。

5）确定职业病危害类别。

6）提出相应的职业病危害防护措施建议。

7）评价结论：对评价内容进行归纳、指出存在问题及改进措施建议、确定职业病危害类别、建设项目是否可行。

（2）职业病危害预评价报告格式

1）封页：封页上应有（建设项目名称）职业病危害预评价报告书、评价机构全称、完成评价报告书的日期（年、月）。

2）封二：建设项目职业病危害预评价资质证书复印件。

3）封三：预评价机构法律声明及名称、法人代表、项目负责人、报告编写人、审核人、签发人。

4）封四：目录（应包括章、节的目录），按照总论、企业概况、工程分析、类比调查、拟建项目职业病危害因素的识别与分析、职业病防护措施分析、职业病危害评价、控制职业病危害的补充措施、结论与建议等内容顺序排列。

5）正文：按照目录内容编写，纸型规格 A4 纸，字体为国标仿宋体，标准 4 号，28 行/页，30 字/行。页眉：×建设项目职业病危害预评价报告、报告编号，字体为国标宋体，标准小 5 号。页脚：评价机构名称，页码（第×页，共×页），字体为国标宋体，标准小 5 号。

6）附件。

项目二　建设项目职业危害控制效果评价

《中华人民共和国职业病防治法》第十六条规定，建设项目在竣工验收前，建设单位应当进行职业病危害控制效果评价（以下简称效果评价）。效果评价是在建设项目完工后、竣工验收前，对工作场所职业病危害因素及其接触水平、职业病防护设施与措施及其效果等做出的综合评价。该过程由依法设立的取得国务院安全生产监督管理部门或者设区的市级以上地方人民政府安全生产监督管理部门，按照职责分工给予资质认可的职业卫生技术服务机构，依照国家有关职业病防治的法律、法规、标准和规范、职业病防护设施设计，以及建设项目试运行阶段的职业卫生实际状况等进行。职业卫生技术服务机构所作检测、评价应当客观、真实。职业病危害控制效果评价主要目的是明确建设项目的职业病危害程度及职业病防护设施的效果等，并为政府监管部门对建设项目职业病防护设施竣工验收及建设单位职业病防治的日常管理提供科学依据。评价工作可参照现行的《建设项目职业病危害控制效果评价技术导则》（AQ/T 8010—2013）进行。

职业病危害控制效果评价的程序与职业病危害预评价的程序相类似。

1. 职业病危害控制效果评价的内容与方法　主要包括收集资料、制订控制效果评价方案、工程分析、实施控制效果评价、编制控制效果评价报告等。

（1）收集资料与初步现场调查：建设单位应提供的资料如下所示。

1）政府监管部门审核、审查文件，建设项目职业病危害预评价报告书和职业病防护设施设计专篇。

2）建设项目的技术资料及试运行情况。

3）国家、地方、行业有关职业卫生方面的法律、法规、标准、规范。

4）项目建设施工期建设施工单位有关工作场所职业卫生检测与职业健康监护等相关资料。

（2）职业病危害控制效果评价方案的制订：在对收集的有关资料进行研读与初步现场调查的基础上，编制控制效果评价方案并对其进行技术审核。评价方案应包括以下主要内容。

1）评价任务由来、评价目的等。

2）适用于评价的法律、法规、标准和技术规范、职业病危害预评价报告书、安全生产监督管理部门对项目在可行性研究阶段及设计阶段的审查意见等。

3）选定适用的评价方法，确定评价范围、评价单元和评价内容。

4）建设项目概况及建设情况、试运行情况等。

5）确定职业卫生调查内容及职业卫生检测方案。

6）组织计划安排。

（3）实施控制效果评价：在效果评价阶段，选择评价方法时，应从工程建成后的具体情况出发。预评价时，是以可行性研究报告中拟建的生产过程作为评价对象，现场的测试工作是无法进行的；效果评价时，工程已经建成，当然要以建成的生产过程作为评价对象，现场的测试就成主要方法了。通过测试，既要反映工程建成后作业场所空气中有害因素，浓度（强度）现状，又要对防护设备的效果进行评价，同时，职业危害程度分级中的依据，也要从测试中取得。

1）效果评价的内容及方法：根据《建设项目职业病危害评价规范》的要求，对防护设施效果评价内容及方法，归纳以下几方面。

A. 生产过程卫生学现场调查：在预评价和防护设施设计卫生审查阶段，对建设项目的生产过程已经从计划上、设计上做过卫生学调查和评价。竣工后的职业危害控制效果评价，重点内容和采用的方法仍是生产过程卫生学调查。通过听取介绍、口头询问、现场调查，观察生产过程运行状态是否与设计相符，特别是职业病危害防护设施是否按设计完成，有无修改变动，并具体调查车间、工种、劳动组织及班次、危害因素及接触人数、防护设备及个人防护用具使用情况、工人反映等。通过调查，对生产过程的卫生学特征有了全面的了解，便于做出准确的评价，同时也为作业环境职业危害因素测定和防护设备效果评价打下基础。内容包括如下几项。

a. 项目概况与试运行情况调查：主要调查工程性质、规模、地点、建设施工阶段工作场所职业病危害因素检测、“三同时”执行情况及工程试运行情况、预评价报告与防护设施设计及审查意见的落实情况等。

b. 总体布局和设备布局调查。

c. 职业病危害因素调查：调查生产工艺过程中存在的职业病危害因素及其来源、理化性质与分布，以及生产环境和劳动过程中的职业病危害因素，开展工作日写实并调查劳动定员及职业病危害作业的相关情况。

d. 建筑卫生学调查。

e. 辅助用室、职业病防护设施与应急救援设施、个人使用的职业病防护用品调查。

f. 职业卫生管理情况与职业健康监护情况调查。

B. 作业环境职业卫生检测：在效果评价工作中，测试实验工作有重要意义。了解作业环境有害因素的浓度（强度）、评价防护设备效果、危害程度分级都需要测试和实验结果的支持。因此应根据生产过程卫生学调查掌握的情况，制订出完整的测试工作方案，对测定方法、采样地点、采样方式、测定次数、数据处理方法都应制订出明确的实施计划，以保证测试工作能满足评价内容的要求。主要包括如下几点。

a. 职业病危害因素检测：根据检测规范和方法，按照划分的评价单元，对化学因素、粉尘、物理因素、生物因素、不良气象条件等进行检测，整理和分析其所存在的职业病危害作业工种（岗位）及其相关工作地点的作业方法、接触时间与频度，以及接触水平检测结果等，并分析各个职业病危害因素可能引起的职业病及其他健康影响等。

b. 职业病防护设施检测：按照划分的评价单元，整理和分析其所设置的职业病防护设施及其位置、性能参数的检测结果，以及该工作场所职业病危害因素的检测结果等。

c. 建筑卫生学检测：根据检测规范和方法，对采暖、通风、空气调节、采光照明、微小气候等建筑卫生学内容进行检测。

C. 职业病危害评价：具体内容和指标有以下几点。

a. 职业病危害因素评价：按照划分的评价单元，针对其存在的各类职业病危害作业工种（岗位）及其相关工作地点，根据职业病危害因素的检测结果并对照《工作场所有害因素职业接触限值第 1 部分：化学有害因素》（GBZ 2.1-2007）或《工作场所有害因素职业接触限值第 2 部分：物理因素》（GBZ 2.2-2007）等，评价职业病危害因素接触水平的符合性。作业人员接触职业病危害因素的水平超过标准限值时，分析超标原因，并提出针对性的控制措施建议。

b. 职业病防护设施、个人使用的职业病防护用品及辅助用室的评价：按照划分的评价单元，根据职业病危害因素现场检测、现场职业卫生调查和检测、建筑卫生学调查和检测、辅助用室调查及职业健康监护调查等结果，评价职业病防护设施、个人使用的职业病防护用品及辅助用室设置的合理性与有效性，并对存在的不足提出针对性的改进建议。

c. 事故预防和应急措施是否具备针对性、可行性，是否满足要求。

d. 正常生产后建设项目职业病防治效果预期分析：根据各种工程控制、职业病防护设施及措施、管理制度设置及运行情况，结合职业病危害因素检测和监测结果，对正常生产后建设项目的职业病防治效果进行预期分析与评价。

e. 职业卫生管理和职业健康监护评价。

2）提出措施建议：在对建设项目全面分析、评价的基础上，针对试运行阶段存在的职业病防护措施的不足，从职业卫生管理、职业病防护设施、个体防护、职业健康监护、应急救援等方面，综合提出控制职业病危害的具体补充措施与建议，以便建设单位在整改过程中予以实施。对于建设单位已经按措施建议完成的整改，应进行复核。

3）给出评价结论：在全面总结评价工作的基础上，归纳建设项目的职业病危害因素及其接触水平、职业病防护设施、个人使用的职业病防护用品、建筑卫生学及辅助用室、职业卫生管理等的评价结果，指出存在的主要问题，对该建设项目职业病危害控制效果做出总体评价，并阐明是否达到建设项目职业病防护设施竣工验收的条件。

2. 编制控制效果评价报告　汇总实施阶段获取的各种资料、数据，完成建设项目职业病危害控制效果评价报告书与资料性附件的编制。建设项目职业病危害控制效果评价报告书应全面、概括地反映对建项目控制效果评价工作的结论性内容与结果，用语规范、表述简洁，并单独成册。

建设项目职业病危害控制效果评价报告书的内容应包括如下几点。

建设项目概况：包括建设项目名称、规模、建设地点、建设单位、主要工程内容、试运行情况、职业病防护设施设计执行情况及建设施工和设备安装调试过程等，并划分评价单元。

职业病危害评价：按照划分的评价单元，有针对性地给出各个主要职业病危害因素的接触水平及其评价结论、设置的职业病防护设施及其合理性与有效性的评价结论、所配备的个人使用职业病防护用品及其符合性与有效性的评价结论、所设置应急救援设施及其合理性与符合性的评价结论。给出建设项目所采取的总体布局、生产工艺及设备布局、建筑卫生学、辅助用室、应急救援措施、职业卫生管理、职业健康监护等及其法规符合性评价的结论，列出其中的不符合项。

措施及建议：针对建设项目试运行阶段存在的不足，提出控制职业病危害的具体补充措施与建议。

评价结论：明确建设项目是否能满足国家和地方对职业病防治方面法律、法规、标准的要求，明确是否具备了职业病防护设施竣工验收条件。

（1）建设项目职业病危害控制效果评价报告书的章节与内容组成。

1）建设项目概况：建设项目名称、性质、规模、拟建地点、建设单位、项目组成、辐射源项、主要工程内容、试运行情况、职业病防护设施设计专篇的建设施工落实情况，以及建设项目建设施工过程职业卫生管理情况的简介等。

2）职业病危害评价：按照划分的评价单元，针对接触职业病危害作业的工种（岗位）及其相关工作地点，给出各个主要职业病危害因素的接触水平及其评价结论；针对职业病危害因素的发生（散）源或生产过程，给出所设置的职业病防护设施及其合理性与有效性评价结论；针对接触职业病危害作业的工种（岗位），给出所配备的个人使用职业病防护用品及其符合性与有效性评价结论；针对可能发生急性职业损伤的工作场所，给出所设置应急救援设施及其合理性与符合性评价结论。给出建设项目所采取的总体布局、生产工艺及设备布局、建筑卫生学、辅助用室、应急救援措施、职业卫生管理、职业健康监护等及其法规符合性评价的结论，列出其中的不符合项。

3）措施及建议：针对建设项目试运行阶段存在的不足，提出控制职业病危害的具体补充措施与建议。

4）评价结论：明确建设项目是否能满足国家和地方对职业病防治方面法律、法规、标准的要求，明确是否具备了职业病防护设施竣工验收条件。

（2）建设项目职业病危害控制效果评价报告书的格式。

封页：　　　　　　×建设项目职业病危害控制效果评价报告书

报告书编号

评价机构名称（加盖公章）　　　年　　　月　　　日

封二：评价机构开展建设项目职业病危害控制效果评价资质证书影印件

封三：

声　明

×（评价机构名称）遵守国家有关法律、法规，在×项目职业病危害控制效果评价过程坚持客观、真实、公正的原则，并对所出具的《×项目职业病危害控制效果评价报告》承担法律责任。

评价机构名称：（加盖公章）

法人代表：（签名）

项目负责人：姓名、技术职务、资质证书号，签名

报告书编写人：姓名、技术职务、资质证书号，签名

报告书审核人：姓名、技术职务、资质证书号，签名

报告书签发人：姓名，签名

封四：目录

正文：按照目录内容编写，纸型规格 A4 纸，字体为国标仿宋体，标准 4 号，28 行/页，30

字/行。页眉：×建设项目职业病危害控制效果评价报告书、报告书编号，字体为国标宋体，标准小 5 号。页脚：评价机构名称，页码（第×页，共×页），字体为国标宋体，标准小 5 号。

职业病危害控制效果评价报告格式

1）封页：封页上应有（建设项目名称）职业病危害控制效果评价报告书、评价机构全称、完成评价报告书的日期（年、月）。

2）封二：建设项目职业病危害控制效果评价资质证书复印件。

3）封三：项目名称、预评价机构名称、法人代表、项目负责人、报告编写人、审核人。

4）封四：目录（应包括章、节的目录），按照评价目的、评价依据、评价内容、评价方法、建设项目概况、职业病危害因素分析与确定、职业病防护措施控制效果分析与评价，评价结论等内容的顺序排列。

5）正文：按照目录内容编写，纸型规格为 A4 纸。

6）附件。

项目三　防护设施设计卫生审查

1. 依据　职业病防治法第十六条规定：职业病危害严重的建设项目的防护设计应当经卫生行政部门进行卫生审查。符合国家卫生标准和卫生要求的才可施工。

国家安全生产监督管理总局令第 51 号《建设项目职业卫生“三同时”监督管理暂行办法》中：

第十八条：建设单位在职业病防护设施设计专篇编制完成后，应当组织有关职业卫生专家，对职业病防护设施设计专篇进行评审。建设单位应当会同设计单位对职业病防护设施设计专篇进行完善，并对其真实性、合法性和实用性负责。

第十九条：对职业病危害一般和职业病危害较重的建设项目，建设单位应当在完成职业病防护设施设计专篇评审后，按照有关规定组织职业病防护设施的施工。

2. 必备的资料

（1）职业病危害预评价报告及卫生审核意见。

（2）建设项目设计资料（含职业卫生专篇）。

3. 审查内容　在设计卫生审查中，主要是审查建设项目的初步设计或扩大初步设计的设计资料（含职业卫生专篇）。其中主要是审查“设计说明书”和设计图纸。依据这些资料审查如下情况。

（1）设计是否实现了“预评价报告”及“卫生审核意见”中的各项要求，如选址、总体等方面的要求；工作场所的卫生要求；辅助用室（车间办公室、生活卫生室、生活用室、卫生室）的基本卫生要求；应急救援、职业卫生管理方面的要求等。

（2）重点是对职业危害防护设施设计的审查，即对防毒、防尘、物理因素防护设施设计审查：①防护设施的技术路线；②防护设施的布局平面布置，立面布置；③防护设施的设计原理、设计参数的选择；④对发生源的控制，隔断设备的性能，通风方式的选择，管道设计，净化设备的选择。

在各个审查的基础上，对以下各方面得出结论：①原料到产品整个生产过程中有害因素的发生源是否都有防护设施，能否保证作业场所空气中有害物质浓度（强度）达到国家标准；②通风方式的选择，通风系统的设计如通风管网配置，风量、风速的计算是否合理；③净化装置的设计方案能否符合要求，净化效率、排放浓度能否达到国家标准等。

（吴传城　刘宝英）

第二部分 综合性实验项目

实验七 铅作业场所的职业卫生调查及健康监护

案例 7-1

患者，女，21 岁，于 2008 年 9 月～2009 年 10 月在某个体装饰陶瓷片厂从事涂釉工作，于 2009 年 10 月 8 号上午 9 时突然发生持续性腹部隐痛，伴阵发性腹绞痛；主诉全身乏力、头晕、恶心、食欲缺乏。经乡卫生院和县医院抗生素治疗效果不佳，转往省级职业病防治医院检查：一次尿铅 2.55mol/L，尿蛋白 0.3g/L，血蛋白 90g/L，血铅 3.23mol/L，未见点彩红细胞，24h 尿铅 19.98mol/L，经省职业病鉴定委员会中毒诊断组诊断为慢性中度铅中毒。

问题：

（1）从案例提供的资料看，如果患者要诊断为慢性职业性铅中毒，还缺乏什么资料？

（2）如何评价该工厂中作业工人铅的外暴露水平？

（3）铅作业工人的健康体检时，实验室检测指标有哪些？如何进行检测？

项目一 铅作业人群健康监护的档案建立

1. 目的 劳动者的职业健康监护档案是劳动者健康变化与职业病危害因素关系的客观记录，是职业病诊断鉴定的重要依据之一，也是区分健康损害责任的重要依据。同时，也是评价用人单位治理职业危害的依据，是职业健康监护工作严格规范化、制度化管理的体现。因此，规范职业健康监护档案的内容、保存期限、保存责任人等意义十分重大。

2. 健康监护档案的内容

（1）劳动者的职业史：是劳动者的工作经历，包括既往工作单位的名称、工作起始时间、工种和工作岗位。

（2）职业危害接触史：是从事职业危害作业的工种、岗位及其变动情况、接触工龄、接触职业病危害因素的种类、浓度或强度等。

（3）健康体检：一般包括上岗前、在岗期间、离岗时的体检、应急职业健康检查和离岗后医学随访检查。

1）上岗前职业健康检查：为强制性职业健康检查，应在开始从事有害作业前完成。用人单位应安排即将从事涉铅作业的人员，包括新招工进厂，准备安排从事有害作业的人员，从无害岗位准备调到有害作业岗位的作业人员进行上岗前职业健康检查。上岗前职业健康检查目的在于排除职业禁忌证者，如哺乳期及妊娠期妇女、肝肾功能不全者等。对新录用、变更工作岗位或工作内容的劳动者上岗前进行健康检查，特别是该岗位接触职业病危害因素作业，可能影响人体健康的相关项目的检查。

2）在岗期间定期职业健康检查：有害作业岗位在岗人员进行定期职业健康检查，其目的在于早期发现疑似职业病患者或职业病患者，及时进行医疗观察、诊断、治疗、调换作业岗位、疗养等，防止职业危害的发展。早期发现职业禁忌证的工人，以便及时调离或安排其他合适的工作；检查出高危人群、作业重要监护对象并采取措施防止其健康受损。根据劳动者所在工作岗位职业病危害因素及其对劳动者健康的影响规律，选定重点检查项目，定期进行健康检查。动态观察劳动者的健康变化，结合工作场所环境职业病危害因素监测和生物监测结果，评价劳动者的健康变化是否与职业病危害因素有关，判断劳动者是否适合继续从事该工种或需进一步观察治疗。

3）离岗职业健康检查：从事接触职业危害作业的工人在离岗时的健康检查，包括从事有害作业的离休、退休、调离时的人员。离岗职业健康检查的目的在于了解劳动者的健康状况，评价劳动者的健康变化是否与职业病危害因素有关，明确诊断，对职业病患者依照国家有关规定给予待遇或赔偿。根据工作岗位的职业病危害因素及其对劳动者健康的影响规律，选定重点检查项目进行检查。根据检查结果，评价劳动者的健康是否与职业病危害因素有关，或是否患有职业病，以明确法律责任。

4）应急职业健康检查：应在事故发生后立即开始。当发生急性职业病危害事故时，对遭受或者可能遭受急性职业病危害的劳动者，应及时组织健康检查；依据检查结果和现场劳动卫生学调查，确定危害因素，为急救和治疗提供依据，控制职业病危害的继续蔓延和发展；从事可能产生职业性传染病作业的劳动者，在疫情流行期或近期密切接触传染源者，应及时开展应急健康检查，随时监测疫情动态。

5）离岗后医学随访检查：如接触的职业有害因素具有慢性健康影响，或发病有较长的潜伏期，在脱离接触后仍有可能发生职业病，需进行医学随访检查；尘肺病患者在离岗后需进行医学随访检查；随访时间的长短应根据有害因素致病的流行病学及临床特点、劳动者从事该作业的时间长短、工作场所有害因素的浓度等因素综合考虑确定。

（4）职业健康检查结果和职业病诊疗等有关个人健康资料：有效进行档案管理，确保劳动者有权查阅、复印其本人的职业健康档案。即用人单位职业健康监护档案质量的高低直接反映了该用人单位职业病防治工作的好坏。应由专人严格管理，永久保存。劳动者离开用人单位时，有权索取本人职业健康监护档案复印件，用人单位应如实、无偿提供并签章。

3. 职业健康监护档案设计实践

（1）请为职业性铅接触工人设计一份《职业健康监护档案》。

（2）职业健康监护档案参考表见附录表附-3。

4. 讨论与思考

（1）如何优化和完善《职业健康监护档案》？

（2）职业健康监护档案的建立和管理应该注意哪些细节？

项目二　空气中铅浓度测定（GBZ/T 160.10-2004）

方法一　火焰原子吸收光谱法

1. 原理　空气中铅尘、铅烟和硫化铅用微孔滤膜采集，消解后，在283.3nm波长下，用乙炔-空气火焰原子吸收光谱法测定铅含量。

2. 仪器

（1）微孔滤膜，孔径0.8μm。

（2）采样夹，滤料直径40mm。

（3）小型塑料采样夹，滤料直径25mm。

（4）空气采样器，流量 0～3L/min 和 0～10L/min。

（5）烧杯，50ml。

（6）表面皿，直径约 50mm。

（7）电热板或电砂浴。

（8）具塞刻度试管，5ml。

（9）容量瓶，50ml。

（10）原子吸收分光光度计，配备乙炔-空气火焰燃烧器和铅空心阴极灯。

3. 试剂

（1）高氯酸，$\rho_{20}=1.67$g/ml。

（2）硝酸，$\rho_{20}=1.42$g/ml。

（3）消化液：100ml 高氯酸加入到 900ml 硝酸中。

（4）硝酸溶液：10ml 硝酸加入到 990ml 水中。

（5）标准溶液：称取 0.1598g 硝酸铅（优级纯，在 105℃干燥 2h），用少量硝酸溶液溶解，定量转移入 100ml 容量瓶中，并定容至刻度。此溶液为 1.0mg/ml 标准储备液。临用前，用硝酸溶液稀释成 100μg/ml 铅标准溶液；或用国家认可的标准溶液配制。

（6）实验用水为去离子水，用酸为优级纯或高纯。

4. 样品的采集、运输和保存　现场采样按照 GBZ 159 执行。

（1）短时间采样：在采样点，将装好微孔滤膜的采样夹，以 5L/min 流量采集 15min 空气样品。

（2）长时间采样：在采样点，将装好微孔滤膜的小型塑料采样夹，以 1L/min 流量采集 2～8h 空气样品。

（3）个体采样：将装好微孔滤膜的小型塑料采样夹佩戴在监测对象的前胸上部，进气口尽量接近呼吸带，以 1L/min 流量采集 2～8h 空气样品。采样后，将滤膜的接尘面朝里对折 2 次，放入清洁容器中运输和保存。在室温下样品可长期保存。

5. 分析步骤

（1）对照试验：将装好微孔滤膜的采样夹带至采样点，除不连接空气采样器采集空气样品外，其余操作同样品，作为样品的空白对照。

（2）样品处理：将采过样的滤膜放入烧杯中，加入 5ml 消化液，盖上表面皿，在电热板或电砂浴上缓缓加热消解，保持温度在 200℃左右，至溶液无色透明近干为止。用硝酸溶液将残液定量转移入具塞刻度试管中，并稀释至 5.0ml，摇匀，供测定。若样品液中铅浓度超过测定范围，用硝酸溶液稀释后测定，计算时乘以稀释倍数。

（3）标准曲线的绘制：取 6 只 50ml 容量瓶，分别加入 0.00、1.25ml、2.50ml、5.00ml、7.50ml 和 10.0ml 铅标准溶液，各加硝酸溶液至 50.0ml，配成 0.00、2.50mg/ml、5.00mg/ml、10.0mg/ml、15.0mg/ml 和 20.0mg/ml 铅浓度标准系列（表 7-1）。将原子吸收分光光度计调节至最佳测定状态，在 283.3nm 波长下，用贫燃气火焰分别测定标准系列，每个浓度重复测定 3 次，以吸光度均值对铅浓度（μg/ml）绘制标准曲线。

表 7-1　铅标准系列

瓶号	0	1	2	3	4	5
铅标准使用液（ml）	0.00	1.25	2.50	5.00	7.50	10.0
铅浓度（mg/ml）	0.00	2.50	5.00	10.0	15.0	20.0

（4）样品测定：用测定标准系列的操作条件测定样品溶液和空白对照溶液；由测得的样品吸光度值减去空白对照吸光度值后，由标准曲线得铅浓度（μg/ml）。

6. 计算

（1）按式（7-1）将采样体积换算成标准采样体积：

$$V_O = V \times \frac{293}{273+t} \times \frac{P}{101.3} \tag{7-1}$$

式中，V_O为标准采样体积（L）；V为采样体积（L）；t为采样点的温度（℃）；P为采样点的大气压（kPa）。

（2）按式（7-2）计算空气中铅的浓度：

$$C = \frac{5c}{V_o} \tag{7-2}$$

式中，C为空气中铅的浓度（mg/ m^3）；5 为消解后样品溶液的体积（ml）；c为测得样品溶液中铅的浓度（μg/ml）；V_O为标准采样体积（L）。

（3）时间加权平均容许浓度按 GBZ 159 规定计算。

7. 说明

（1）本法的检出限为 0.06μg/ml；最低检出浓度为 0.004mg/ m^3（以采集 75L 空气样品计）；测定范围为 0.5～20μg/ml；平均相对标准偏差为 4.0%。

（2）本法的平均采样效率 98.5%。铅尘、铅烟不能分别采集测定。

（3）样品也可采用微波消解方法。

（4）样品中含有 100μg/ml 的 Sn^{4+}或 Zn^{2+}会产生一定的正干扰；在微酸性溶液中，W^{6+}也有干扰，加入酒石酸可消除。

方法二　双硫腙分光光度法

1. 原理　空气中铅尘、铅烟用微孔滤膜采集，硝酸溶液溶解后，铅离子在 pH 8.5～11.0 溶液中与双硫腙反应生成的双硫腙铅红色络合物，可被氯仿提取，在 520nm 波长下测量提取液的吸光度，进行定量。根据分析步骤不同，可分为如下 2 种方法。

（1）混色法：用双硫腙氯仿溶液提取后，在绿色双硫腙与红色双硫腙铅共存下比色定量。

（2）单色法：在双硫腙氯仿溶液提取后，用洗除液洗去剩余的双硫腙后，比色定量。

2. 仪器

（1）微孔滤膜，孔径 0.8mm。

（2）采样夹，滤料直径 40mm。

（3）小型塑料采样夹，滤料直径 25mm。

（4）空气采样器，流量 0～3L/min 和 0～10L/min。

（5）烧杯，50ml。

（6）电热板。

（7）具塞比色管，25ml。

（8）分光光度计。

3. 试剂

（1）实验用水为去离子水，试剂和酸用优级纯或高纯。

（2）硝酸，ρ_{20}=1.42g/ml。

（3）硝酸溶液，30ml 硝酸加入到 970ml 水中。

（4）氨水，$\rho_{25}=0.9g/ml$。

（5）氯仿。

（6）双硫腙氯仿溶液，透光度为 60%：用氯仿溶解双硫腙，配成于 500nm 波长下测量透光度为 60%的溶液，溶液应为翠绿色。储存在棕色瓶中，置于冰箱内保存。

（7）酚红溶液，0.4g/L：称取 0.1g 酚红，放在小乳钵中，加少量水研磨溶解后，转移入 250ml 容量瓶中，加水至刻度。

（8）柠檬酸铵溶液，500g/L：称取 50g 柠檬酸铵，溶于适量水中，倒入 250ml 分液漏斗中，加几滴酚红溶液，用氨水调节溶液为红色，再多加几滴氨水，使 pH 为 8.5～11.0；用适量双硫腙氯仿溶液提取铅，直至双硫腙氯仿溶液绿色不变为止；再用氯仿提取溶液中残留的双硫腙，直至氯仿层无色为止；水层用水稀释至 100ml。

（9）盐酸羟胺溶液，200g/L。

（10）氰化钾溶液，100g/L。

（11）洗除液：取 5ml 氰化钾溶液和 15ml 氨水混合后，用水稀释至 500ml。

（12）标准溶液：称取 0.1598g 硝酸铅（优级纯，在 105℃下干燥 2h），用少量水溶解，并定量转移入 100ml 容量瓶中，加入 1ml 硝酸，加水至刻度。此溶液为 1.0mg/ml 铅标准储备液。临用前，用 1＋99 硝酸溶液稀释成 10.0μg/ml 铅标准溶液；或用国家认可的标准溶液配制。

4. 样品的采集、运输和保存　现场采样按照 GBZ 159 执行。

（1）短时间采样：在采样点，将装好微孔滤膜的采样夹，以 5L/min 流量采集 15min 空气样品。

（2）长时间采样：在采样点，将装好微孔滤膜的小型塑料采样夹，以 1L/min 流量采集 2～8h 空气样品。

（3）个体采样：将装好微孔滤膜的小型塑料采样夹佩戴在监测对象的前胸上部，进气口尽量接近呼吸带，以 1L/min 流量采集 2～8h 空气样品。

采样后，将滤膜的接尘面朝里对折 2 次，放入清洁的容器内运输和保存。室温下，样品可长期保存。

5. 分析步骤

（1）对照试验：将装好微孔滤膜的采样夹带至采样点，除不连接空气采样器采集空气样品外，其余操作同样品，作为样品的空白对照。

（2）样品处理：将采过样的滤膜放入烧杯中，加入 20ml 硝酸溶液，在电炉上缓缓煮沸约 30min。将溶液定量转移入具塞比色管中；滤膜留在烧杯内。待溶液冷却后，再用硝酸溶液稀释至 25.0ml。摇匀后，取 10.0ml 样品溶液于另一具塞比色管中，供测定。若样品液中铅浓度超过测定范围，用硝酸溶液稀释后测定，计算时乘以稀释倍数。

（3）标准曲线的绘制：在 7 只具塞比色管中，分别加入 0.00、0.050、0.10、0.20、0.40、0.60、0.80ml 铅标准溶液，各加硝酸溶液至 10.0ml，配成 0.0、0.50、1.0、2.0、4.0、6.0、8.0mg 铅含量标准系列。

1）混色法：向各标准管中加入 0.5ml 柠檬酸铵溶液、2 滴盐酸羟胺溶液和 1 滴酚红溶液，摇匀；用氨水调溶液呈红色，再多加 2～3 滴，使溶液 pH 为 9～10；加入 0.5ml 氰化钾溶液，摇匀；准确加入 5.0ml 双硫腙氯仿溶液，塞紧具塞比色管，振摇 100 次；放置 10min，弃去水层，取氯仿层，于 520nm 波长下测量吸光度，每个浓度重复测定 3 次，以吸光度均值对铅含量（μg）绘制标准曲线。

2）单色法：向混色法所得的氯仿层中加入 15ml 洗除液，塞紧具塞比色管，振摇 50 次；放置 10min，弃去水层，必要时可再洗一次；取氯仿层，以下操作同混色法。

（4）样品测定：用测定标准系列的操作条件测定样品和空白对照溶液。测得的样品吸光度值减去空白对照吸光度值后，由标准曲线得铅的含量（μg）。若浓度超过测定范围，用氯仿稀释后测定，计算时乘以稀释倍数。

6. 计算

（1）按式（7-1）将采样体积换算成标准采样体积[见火焰原子吸收光谱法 6（1）]。

（2）按式（7-3）计算空气中铅的浓度：

$$C=\frac{2.5m}{V_O} \tag{7-3}$$

式中，C 为空气中铅的浓度（mg/ m^3）；m 为测得 10ml 样品溶液中铅的含量（μg）；V_O 为标准采样体积（L）。

（3）时间加权平均容许浓度按 GBZ 159 规定计算。

7. 说明

（1）本法的检出限为 0.05μg/ml；最低检出浓度为 0.02mg/m^3（以采集 75L 空气样品计）。测定范围为 0.05～0.80μg/ml，相对标准偏差为 0.9%～6.7%。

（2）本法的平均采样效率 98.5%。铅尘、铅烟不能分别采集测定。

（3）本法最适宜的 pH 为 8.5～11.0，必须调节溶液 pH 在此范围内。否则影响测定结果的准确性。

（4）本法所用的试剂空白应低，否则必须提纯。特别是双硫腙，易被氧化。若不纯，按下法提纯：称取 0.1g 双硫腙，溶于 50ml 氯仿中，置于 250ml 分液漏斗中，每次用 30ml 1+100 氨水溶液提取 2～3 次，合并氨水溶液；经过滤，用盐酸酸化，析出双硫腙；用氯仿提取，得双硫腙氯仿溶液，储存在棕色瓶中，置于冰箱内保存。使用时用氯仿稀释成所需溶液。

（5）在本法的 pH 条件下，加入氰化钾后，除 Bi、Sn、Tl 外，大多数金属离子不干扰测定；在 pH 2～3 时，用双硫腙溶液预提取，可消除 Bi 和 Sn 的干扰；用强碱性溶液对双硫腙溶液进行反提取，可使 Pb 进入水层而与 Tl 分离。

方法三　氢化物-原子吸收光谱法

1. 原理　空气中铅尘、铅烟用微孔滤膜采集，消解后，在酸性溶液中，与硼氢化钠反应生成铅化氢，由载气带入石英原子化器中，在 283.3nm 波长下，测定铅含量。

2. 仪器

（1）微孔滤膜，孔径 0.8μm。

（2）采样夹，滤料直径 40mm。

（3）小型塑料采样夹，滤料直径 25mm。

（4）空气采样器，流量 0～3L/min 和 0～10L/min。

（5）烧杯，50ml。

（6）表面皿，直径约 50mm。

（7）电热板或电砂浴。

（8）具塞刻度试管，25ml。

（9）微量进样器，25μl。

（10）原子吸收分光光度计，配备氢化物发生器、石英原子化器和铅空心阴极灯。

3. 试剂　实验用水为去离子水，用酸为优级纯或高纯。

（1）硝酸，ρ_{20}＝1.42g/ml。

（2）盐酸，ρ_{20}=1.18g/ml。

（3）高氯酸，ρ_{20}=1.67g/ml。

（4）过氧化氢，33%。

（5）硝酸溶液，10ml 硝酸加 990ml 水中。

（6）消化液：100ml 高氯酸加入到 900ml 硝酸中。

（7）盐酸溶液：2ml 盐酸加入到 98ml 水中。

（8）重铬酸钾溶液，6g/L。

（9）硼氢化钠溶液：称取 3g 硼氢化钠和 0.5g 氢氧化钠，溶于水并稀释至 100ml。

（10）标准溶液：称取 0.1598g 硝酸铅（优级纯，在 105℃干燥 2h），用硝酸溶液溶解，定量转移入 100ml 容量瓶中，并定容至刻度。此溶液为 1.0mg/ml 铅标准储备液。临用前，用硝酸溶液稀释成 1.0μg/ml 铅标准溶液；或用国家认可的标准溶液配制。

4. 样品的采集、运输和保存　现场采样按照 GBZ 159 执行。

（1）短时间采样：在采样点，将装好微孔滤膜的采样夹，以 5L/min 流量采集 15min 空气样品。

（2）长时间采样：在采样点，将装好微孔滤膜的小型塑料采样夹，以 1L/min 流量采集 2～8h 空气样品。

（3）个体采样：将装好微孔滤膜的小型塑料采样夹佩戴在监测对象的前胸上部，进气口尽量接近呼吸带，以 1L/min 流量采集 2～8h 空气样品。

采样后，将滤膜的接尘面朝里对折 2 次，放入清洁的容器内运输和保存。室温下，样品可长期保存。

5. 分析步骤

（1）对照试验：将装好微孔滤膜的采样夹带至采样点，除不连接空气采样器采集空气样品外，其余操作同样品，作为样品的空白对照。

（2）样品处理：将采过样的滤膜放入烧杯中，加入 5ml 消化液，盖上表面皿，置于电热板上 200℃左右缓缓消解，至溶液基本挥发干时为止。加盐酸溶液溶解样品，并定量转移入具塞刻度试管中，加 0.5ml 过氧化氢，再加盐酸溶液至 25ml，摇匀，取 3.0ml 溶液于反应瓶中，供测定。若样品液中铅浓度超过测定范围，用盐酸溶液稀释后测定，计算时乘以稀释倍数。

（3）工作曲线的绘制：取 6 只烧杯，各加入 1 张微孔滤膜，分别加入 0.00、0.25、0.50、1.00、1.50 和 2.00ml 标准溶液。然后，同样品消解处理。稀释成 25.0ml 后，铅的浓度分别为 0.00、0.01、0.02、0.04、0.06 和 0.08mg/ml 标准系列。按仪器说明书安装好氢化物发生器；将原子吸收分光光度计调节至最佳测定状态，分别取 3.0ml 标准系列溶液于反应瓶中，加 1ml 重铬酸钾溶液，盖好瓶塞，加入 1ml 硼氢化钠溶液，以 0.8L/min 流量的载气（氮或氩气）将发生的铅化氢带至用乙炔-空气火焰加热的石英原子化器中，在 283.3nm 波长下，分别测定标准系列，每个浓度重复测定 3 次，以吸光度均值对铅浓度（μg/ml）绘制标准曲线。

（4）样品测定：用测定标准系列的操作条件测定样品和空白对照溶液。由测得的样品吸光度值减去空白对照吸光度值后，由标准曲线得铅浓度（μg/ml）。

6. 计算

（1）按式（7-1）将采样体积换算成标准采样体积[见火焰原子吸收光谱法 6（1）]。

（2）按式（7-4）计算空气中铅的浓度：

$$C = \frac{25c}{V_O} \tag{7-4}$$

式中，C 为空气中铅的浓度（mg/m^3）；25 为样品溶液的体积（ml）；c 为测得样品溶液中铅的浓度（μg/ml）；V_O 为标准采样体积（L）。

（3）时间加权平均容许浓度按 GBZ 159 规定计算。

7. 说明

（1）本法的检出限为 0.001μg /ml；最低检出浓度为 0.0003mg/m^3（以采集 75L 空气样品计）；测定范围为 0.001～0.08μg/ml；相对标准偏差为 2.3%～4.6%。

（2）本法的平均采样效率 98.5%。铅尘、铅烟不能分别采集测定。

（3）样品中 25μg/ml 以下的 Fe^{3+} 和 Zn^{2+}，10μg/ml Mn^{2+}、0.01μg/ml Sn^{2+}不干扰测定。

（4）样品消化时一定要将酸挥发干，否则影响测定结果。硼氢化钠溶液加入量要准确，操作要一致，否则会影响结果的精密度。

（5）样品也可采用微波消解方法。

方法四　微分电位溶出法

1. 原理　空气中铅尘、铅烟用微孔滤膜采集，洗脱后，铅离子用微分电位溶出法测定。

2. 仪器

（1）微孔滤膜，孔径 0.8μm。

（2）采样夹，滤料直径 40mm。

（3）小型塑料采样夹，滤料直径 25mm。

（4）空气采样器，流量 0～3L/min 和 0～10L/min。

（5）高型烧杯，50ml。

（6）电热板或电砂浴。

（7）容量瓶，50ml。

（8）微分电位溶出仪，配旋转玻碳电极、饱和甘汞电极、铂电极和 50ml 烧杯（作电解池）。玻碳电极预镀汞膜：将乙醇溶液滴在滤纸上，在旋转下抛擦电极，用水冲净，参照表 7-2 设定仪器镀汞条件；取 20ml 镀汞液加入电解池内，插入三只电极，进行镀汞和溶出操作，重复 4 次。镀汞结束后，经检查汞膜完整均匀，即可应用于测定。

表 7-2　仪器操作条件

顺序	操作条件	镀汞	测定
1	清洗时间	T= OOs	T=20s
2	搅拌富集时间	T=40s	T=40s
3	灵敏度	N=20	N：取值在 1～225 之间，一般为 10～80 之间，数值越大，峰越小
4	恒电流	I=000.0μA	I=002.0μA
5	上限电位	E_1=0.90V	E_1=0.90V
6	下限电位	E_2= −0.10V	E_2=−0.10V
7	富集电位	E= −1.10V	E=−1.10V
8	清洗电位	E_3= −0.00V	E_3=+0.05v
9	电极转速	2000	2000

3. 试剂　实验用水为去离子水，用酸为优级纯或高纯。

（1）硝酸，ρ_{20}＝1.42g/ml。

（2）硝酸溶液 A，3ml 硝酸加入 97ml 水中。

（3）硝酸溶液 B，1ml 硝酸加入 99ml 水中。

（4）硝酸钾溶液，101g/L。

（5）乙醇溶液，1ml 乙醇加入 1ml 水中。

（6）镀汞液：称取 0.0685g 硝酸汞和 25.3g 硝酸钾，溶于水中，加入 0.63ml 硝酸，用水稀释至 1000ml。

（7）标准溶液：称取 0.1598g 硝酸铅（优级纯，在 105℃下干燥 2h），用硝酸溶液 B 溶解，定量转移入 100ml 量瓶中，并稀释至刻度。此溶液为 1.0mg/ml 铅标准储备液。临用前，用硝酸溶液 B 稀释成 100.0μg/ml 铅标准溶液；或用国家认可的标准溶液配制。

4. 样品的采集、运输和保存 现场采样按照 GBZ 159 执行。

（1）短时间采样：在采样点，将装好微孔滤膜的采样夹，以 5L/min 流量采集 15min 空气样品。

（2）长时间采样：在采样点，将装好微孔滤膜的小型塑料采样夹，以 1L/min 流量采集 2～8h 空气样品。

（3）个体采样：将装好微孔滤膜的小型塑料采样夹佩戴在监测对象的前胸上部，进气口尽量接近呼吸带，以 1L/min 流量采集 2～8h 空气样品。

采样后，将滤膜的接尘面朝里对折 2 次，放入清洁的容器内运输和保存。室温下，样品可长期保存。

5. 分析步骤

（1）对照试验：将装好微孔滤膜的采样夹带至采样点，除不连接空气采样器采集空气样品外，其余操作同样品，作为样品的空白对照。

（2）样品处理：将采过样的滤膜放入高型烧杯中，加入 10ml 硝酸溶液 B，在电热板上缓缓煮沸 5min，放置 30min 后，将洗脱液转移入 50ml 容量瓶中，用 6ml 热的硝酸溶液 A 洗涤滤膜和烧杯，再用水洗涤，洗涤液都倒入容量瓶中，然后，用水稀释至刻度，混匀，供测定。若浓度超过测定范围，用硝酸溶液稀释后测定，计算时乘以稀释倍数。

（3）工作曲线的绘制：在 6 只高型烧杯中，各加一张微孔滤膜，依次加入 0.0、5.0、10.0、20.0、40.0 和 60.0ml 铅标准溶液；按照样品处理进行洗脱和转移入容量瓶中，混匀，所得标准系列的铅浓度为 0.00、0.010、0.020、0.040、0.080 和 0.120mg/ml。分别取 25.0ml 标准系列洗脱液于电解池中，参照仪器操作条件，将仪器调节至最佳测定状态，进行测定。先测定标准系列的 0 管几次，直至读数不变后，依次测定标准系列其他各管。每个浓度重复测定 3 次，以峰值均值对铅浓度（μg/ml）绘制标准曲线。

（4）样品测定：用测定标准系列的操作条件测定样品和空白对照溶液。测得的样品峰值减去空白对照的峰值后，由标准曲线得铅的浓度（μg/ml）。

6. 计算

（1）按式（7-1）将采样体积换算成标准采样体积[见火焰原子吸收光谱法 6（1）]。

（2）按式（7-5）计算空气中铅的浓度：

$$C = \frac{50c}{V_O} \tag{7-5}$$

式中，C 为空气中铅的浓度（mg/m^3）；c 为测得样品溶液中铅的浓度（μg/ml）；50 为样品溶液的体积（ml）；V_O 为标准采样体积（L）。

（3）时间加权平均容许浓度按 GBZ 159 规定计算。

7. 说明

（1）本法的检出限为 0.0038μg/ml；最低检出浓度为 0.0025mg/m^3（以采集 75L 空气样品计）；测定范围为 0.0038～0.12μg/ml，相对标准偏差为 0.6%～2.3%。

（2）本法的平均采样效率为 98.5%。铅尘、铅烟不能分别采集测定。

（3）电解液的酸度应在 pH 0.8 左右，既能保证体系的氧化剂正常有效，又能保证不产生氢气溢出。酸度太高，汞膜容易溶蚀脱落。清洗电位不能超过＋0.20V，否则，汞膜开始氧化溶解。

（4）在硝酸介质中，Zn^{2+}、Cd^{2+}、Pb^{2+}不干扰测定；Sn^{2+}可产生正干扰，加入 Cu^{2+}可抑制其干扰，0.4μg/ml Pb^{2+}可消除 1μg/ml Sn^{2+}的干扰。

方法五　四乙基铅的石墨炉原子吸收光谱法

1. 原理　空气中四乙基铅用活性炭管采集，酸洗脱后，在 283.3nm 波长下，用石墨炉原子吸收光谱法测定四乙基铅含量。

2. 仪器

（1）活性炭管，热解吸型，内装 100mg 活性炭。

（2）空气采样器，流量为 0～500ml/min。

（3）具塞刻度试管，5ml。

（4）烧杯，50ml。

（5）电热板或电砂浴。

（6）原子吸收分光光度计，配备石墨炉原子化器和铅空心阴极灯。

3. 试剂　实验用水为去离子水，用酸为优级纯或高纯。

（1）硝酸，ρ_{20}＝1.42g/ml。

（2）硝酸溶液：10ml 硝酸加入到 990ml 水中。

（3）标准溶液：称取 0.1598g 硝酸铅（优级纯，在 105℃干燥 2h），用少量硝酸溶液溶解，定量转移入 100ml 容量瓶中，并稀释至刻度。此溶液为 1.0mg/ml 铅标准储备液。临用前，用硝酸溶液稀释成 0.10μg/ml 铅标准溶液；或用国家认可的标准溶液配制。

4. 样品的采集、运输和保存　现场采样按照 GBZ 159 执行。

（1）短时间采样：在采样点，打开活性炭管两端，以 300ml/min 流量采集 15min 空气样品。

（2）长时间采样：在采样点，打开活性炭管两端，以 50ml/min 流量采集 2～8h 空气样品。

（3）个体采样：打开活性炭管两端，佩戴在监测对象的前胸上部，进气口尽量接近呼吸带，以 50ml/min 流量采集 2～8h 空气样品。

采样后，立即封闭活性炭管两端，置清洁的容器内运输和保存，应尽快测定。

5. 分析步骤

（1）对照试验：将活性炭管带至采样点，除不连接空气采集器采集空气样品外，其余操作同样品，作为样品的空白对照。

（2）样品处理：将采过样的活性炭管直立于具塞刻度试管中，加入 2～3ml 硝酸浸泡消解 100min。将浸泡液移入烧杯中，用硝酸洗涤活性炭管和试管 4 次，每次 1ml；洗涤液合并入烧杯中。置电热板上加热至近干；加 5ml 水，再蒸发至约 0.5ml。用硝酸溶液定量转移入具塞刻度试管中，并定容至 2.0ml。摇匀后，供测定。若浓度超过测定范围，用硝酸溶液稀释后测定，计算时乘以稀释倍数。

（3）标准曲线的绘制：取 6 只具塞刻度试管，分别加入 0.0、0.10、0.30、0.50、0.75、1.0ml 铅标准溶液，各加硝酸溶液至 1.0ml，配成 0.0、0.01、0.03、0.05、0.075、0.10mg/ml 铅浓度标准系列。将原子吸收分光光度计调节至最佳操作条件，在 283.3nm 波长下，进样 20ml，分别测定标准系列，每个浓度重复测定 3 次，以吸光度均值对铅浓度（μg/ml）绘制标准曲线。

（4）样品测定：用测定标准系列的操作条件测定样品和空白对照溶液；测得的样品吸光度值减去空白对照吸光度值后，由标准曲线得铅浓度（μg/ml）。

6. 计算

（1）按式（7-1）将采样体积换算成标准采样体积[见火焰原子吸收光谱法 6（1）]。

（2）按式（7-6）计算空气中四乙基铅的浓度：

$$C = \frac{2c}{V_O} \times 1.56 \qquad (7\text{-}6)$$

式中，C 为空气中四乙基铅的浓度（mg/m^3）；2 为样品溶液的体积（ml）；c 为测得样品溶液中铅的浓度（μg/ml）；1.56 为换算成四乙基铅的系数；V_O 为标准采样体积（L）。

（3）时间加权平均容许浓度按 GBZ 159 规定计算。

7. 说明

（1）本法的检出限为 0.004μg/ml；最低检出浓度为 0.002mg/m^3（以采集 4.5L 空气样品计）；测定范围为 0.004～0.10μg/ml；平均相对标准偏差为 8.2%。

（2）100mg 活性炭的穿透容量为 0.063mg（对汽油中的四乙基铅）。本法的采样效率为 97.1%～100%。平均回收率为 96.4%。

项目三　血铅的测定

方法一　石墨炉原子吸收光谱测定法（WS/T 20-1996）

1. 原理　血样用 Triton X-100 作基体改进剂，溶血后用硝酸处理，在 283.3nm 波长下用石墨炉原子吸收光谱法测定血铅的含量。

2. 仪器

（1）原子吸收分光光度计。

（2）铅空心阴极灯。

（3）自动进样装置。

（4）石墨杯。

（5）聚乙烯加盖离心管。

（6）容量瓶 25ml。

（7）微量取样器。

3. 试剂

（1）实验用水：为亚沸蒸馏水或去离子水。

（2）硝酸，优级纯 ρ（HNO_3）=1.42 g/ml。

（3）硝酸铅，优级纯或金属铅，光谱纯。

（4）硝酸溶液 1%（V/V）。

（5）硝酸溶液 0.1%（V/V）。

（6）肝素钠溶液，5g/L。

（7）Triton X-100 溶液，0.1%（V/V）。

（8）铅标准储备液：c（Pb）=1.00mg/ml。

称取 1.599g Pb（NO_3）$_2$（110℃烘干 2h）溶于水中，用（1+9）硝酸溶液[3.（4）]定容至 1000ml。

（9）铅标准使用液：c（Pb）=0.5μg/ml。将铅标准储备液[3.（8）]用 1%HNO_3[3.（5）]逐级稀释后，配制成含铅 0.5μg /ml 的标准使用溶液。

4. 采样、运输和保存 可选用下列两种方式：常规采集耳垂或手指血（严格控制污染和组织液稀释，去掉第一滴）。

（1）用微量取液器抽取血样 40μl，置于盛有 0.32ml Triton X-100 溶液[3.（7）]的带离心管中，充分振摇，然后加入 40μl 硝酸溶液，混匀。冰瓶运输，4℃下至少可保存 5 日。

（2）早晨空腹采集静脉血，置于事先加好肝素钠溶液（用量为每毫升 20～40μl）的管中混匀，冰瓶运输，于 4℃下可保存三周。

5. 分析步骤

（1）仪器操作条件：参照下列仪器操作条件，将原子吸收分光光度计调到最佳测定状态。

波长 283.3nm；狭缝 1.3nm；灯电流 7.5mA；载气 Ar 150mL/min；干燥 70～110℃；灰化 400～500℃ 30s 保持 10s；原子化 2400℃ 7s；清洗 2500℃ 3s；背景校正。

（2）空白试验：取 0.36ml Triton X-100 溶液[3（7）]，加入 0.04ml 硝酸溶液[3（4）]混匀，与样品同时进行测定。

（3）标准曲线的绘制

1）取 7 个带盖离心管，按表 7-3 配置标准管。

表 7-3 血铅标准管的配置

管 号	0	1	2	3	4	5	6
铅标准应用液（Ⅰ）（ml）	0	0.02	0.04	0.08	0.16	0.32	0
铅标准应用液（Ⅱ）（ml）	0	0	0	0	0	0	0.20
Triton X-100（ml）	0.32	0.30	0.28	0.24	0.16	0	0.12
正常人血（ml）	0.04	0.04	0.04	0.04	0.04	0.04	0.04
铅含量（μg/L）	0	5	10	20	40	80	100

2）各管中加 0.04ml 硝酸溶液[3.（4）]，混匀。按[5.（1）]的条件测定吸光度值。

3）以 1～6 号管的吸光度值减去 0 号管的吸光度值为纵坐标，加入铅标准溶液为横坐标，绘制标准曲线。

（4）样品测定

1）将盛有稀释血样[4.（1）]的带离心管和试剂空白按[5.（1）]条的条件测定吸光度值。

2）将盛抗凝的静脉血[4.（2）]由冰瓶中取出，放至室温，振荡均匀，取 40μl，按操作步骤[4.（1）]稀释后，进样 10μl，按[5.（1）]的条件测定吸光度值。

3）样品的吸光度值减去试剂空白的吸光度值，由标准曲线查得的浓度即为稀释血样中铅的浓度。

4）在测定前后及每测定 10 个样品后测定一次质控样。

6. 计算 按式（7-7）计算血铅浓度。

$$X=10c \tag{7-7}$$

式中，X 为血中铅的浓度（μg/L）；c 为由标准曲线查得的铅浓度（μg/L）；10 为稀释倍数。

7. 说明

（1）降低分析空白的控制措施：使用的所有试剂均应采用最高的纯度级别，并对其进行空白检验，包括抗凝剂、清洁和消毒采血部位的药剂等；所有器皿、用品（注射器、真空采血管或聚乙烯管、消毒棉签等）必须是一次性使用，并需抽样进行空白检验，每个批号抽样量不得小于 10 支；必要时对所有器皿、用品应先行无铅化处理。

（2）分析者必须避免自身因素（化妆品、外敷药物、乳胶手套等）对样品的污染。

（3）储血容器采用经抽样空白检测合格的真空采血管（预置抗凝剂）或实验室用的优质聚

乙烯离心管（1.5ml）。使用后者，应预先加入已经过空白检测的抗凝剂，如 7%的依地酸钙钠或 0.2%肝素钠溶液 5～10μl，阴干（并经抽样空白检验合格）。

（4）本法的最低检测浓度 3μg/L，精密度 CV=3.7%～5.0%（血铅浓度 109～800μg/L，n=6）；血样加标回收率 95.1%～103.2%（加标浓度 10～40μg/L）；血铅标准样品测定符合率 99.1%。

（5）血样采集时间不限，采血时必须离开作业现场，局部采血前顺次用肥皂、稀硝酸擦洗，用乙醇消毒。

（6）在测定过程中，干燥、灰化温度和时间的选择很重要，要防止样品的飞溅。每只石墨管的限值不同，更换石墨管后需重新做标准曲线。

（7）共存物的干扰及去除，血中三倍于正常值的 NaCl、K^+、Ca^{2+}、Mg^{2+}和三倍治疗量的 EDTA 对测量无影响。用标准加入法分析可以消除基体的干扰。

（8）如血样含铅超出测定范围，可增加稀释倍数。

（9）质控样品用标准血样时可考察准确度和精密度，用接触者血或正常人血时可考虑精密度。

方法二 微分电位溶出测定法

（WS/T 21-1996）

1. 原理 在酸性介质中，在选定的电位上，将 Hg^{2+}和 Pb^{2+}电沉积在顶镀膜玻碳工作电极上，断开恒电位电路，利用溶液中溶解氧使沉积在汞齐中的铅氧化溶出，并记录溶出的（dt/dE）-E 曲线，以溶出峰高进行定量测定。

2. 仪器

（1）微分电位溶出仪，配备旋转玻碳电极、饱和甘贡电极、铂电极。

（2）烧杯，10ml。

（3）聚乙烯塑料管，10mm×90mm。

（4）玻璃仪器和塑料器皿均用 1+1 硝酸浸泡过夜，用水冲洗干净，晾干后备用。

3. 试剂

（1）实验用水：为去离子水，比电阻大于 500kΩ·cm，或用全玻璃蒸馏器重蒸所得到的水。

（2）硝酸：ρ（HNO_3）=1.42 g/ml，优级纯。

（3）盐酸：ρ（HCl）=1.19g/ml，优级纯。

（4）氨水：ρ（NH_3H_2O）=0.90g/ml，优级纯。

（5）无水乙醇。

（6）肝素钠，生化试剂。

（7）升汞溶液，0.01mol/L，取 2.7g 升汞溶于 2ml 1+1 硝酸中，用水稀释成 1000ml。

（8）镀汞液，取 2ml 升汞溶液，用水稀释成 100ml。

（9）铅标准溶液，称取 0.1598g 硝酸铅，优级纯，105℃下干燥 2h，加水溶解，定量转移到 1000ml 容量瓶中，用水稀释至刻度。此溶液 1ml=0.1mg Pb。临用前，用 1+99 硝酸稀释成 10μg/ml、1μg/ml Pb 的标准应用液。

4. 采样、运输和保存

（1）取耳垂血 50μl，置于盛有 4ml 水的小烧杯中，混匀，使溶血待测。

（2）采静脉血 50μl，置于预先加入肝素钠（按 150μg/ml）的试管中，充分混匀，血样放冰瓶中运输，4℃下可保存一周。

5. 分析步骤

（1）仪器操作条件：见表 7-4。

表 7-4 石墨炉原子吸收分光光度计条件

参数	镀汞	测定
电解电位（V）	−1.2	−1.2
点解时间（s）	−0.8	−0.8
搅拌时间（s）	−0.2	−0.2
溶出上限电位（V）	90	90
溶出下限电位（V）	60	60
电极转速（r/min）	2000	2000

（2）电极处理及预镀汞膜：将玻璃电极表面在氧化铈粉水浆液中旋转抛光，冲洗干净。依次用氨水、无水乙醇及水冲洗、擦干。插入镀汞液中，使用三电极系统，按表 7-4 的条件镀汞，重复三次，洗净后备用。

（3）空白试验：取 4ml 水按照 5（4）样品处理进行。

（4）样品的处理：取已经加水溶血的末梢血样[4（1）]或静脉血样 50μl[4（2）]，置于盛有 4ml 水的 10ml 烧杯中，加入升汞溶液 50μg[3（7）]，1+9 盐酸 1.0ml 供测定。

（5）标准曲线的绘制：于 10ml 烧杯中，加升汞溶液 50μl（试剂 7），水 4ml[3（1）]，1+9 盐酸 1.0ml，插入三电极后，按 6.1 仪器富集、溶出。记录溶出峰后，再连续加 1μg/ml 的铅标准应用液，每次 10μl（每次增加 2.0μg/L，共加 5 次），每加一次标准液后，进行富集，溶出，分别记录溶出峰高。以峰高为纵坐标，加入铅量为横坐标，绘制标准曲线。铅浓度 2.0～1.2μg/L 与峰高呈线性关系。

（6）测定（标准加入法）

1）按仪器操作条件[5（1）]测定处理后的样品[5（4）]，记录溶出峰值。然后连续加入与血样铅含量相近铅标准溶液 2 次，每加一次进行富集、溶出、分别记录溶出峰（图 7-1）。

2）测定试剂空白[5（3）]的峰高。

3）采用标准加入外推作图法计算铅含量。即在溶出峰前脚与后脚之间作切线，再以溶出峰顶为中心，向下作垂线与切线相交，以峰顶与交点的高度为纵坐标，加入铅量为横坐标，绘制标准添加曲线，使曲线外延与横坐标相交，对应于原点与交点的距离，即为血样中铅的含量。

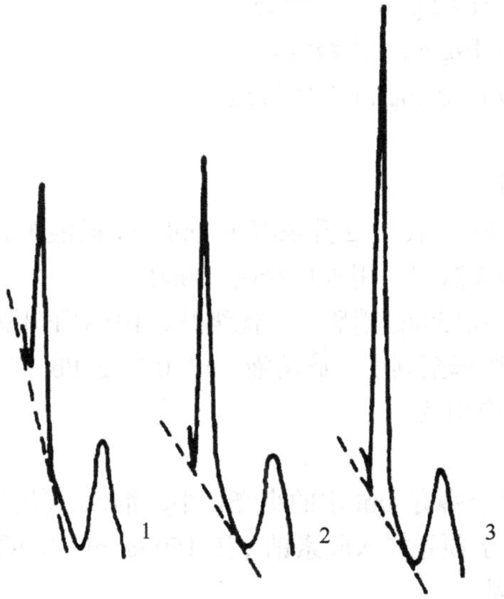

图 7-1 铅的微分电位溶出谱

1.正常人血样 0.026μg Pb；2.在 1 中加入 0.01μg Pb；3.在 1 中加入 0.02μg Pb

4）在测定前后和每测定 10 个样品后测一次质控样，每批样品至少测定 3 次质控样，血铅的微分电位溶出谱见上图，微分电位溶出峰在–0.4V（对 SCE）。

6. 计算　按下式计算血铅的含量：

$$X=[(a-b)\times d/c]\times 1000$$

式中，X 为血中铅的含量（μg/L）；a 为从标准添加曲线上查出的样品和试剂空白中铅浓吏（μg/ml）；b 为从标准添加曲线上查出的试剂空白中铅浓度（μg/ml）；c 为分析时取血体积（ml）；d 为将 c 稀释后，总体积为 5ml。

7. 说明

（1）本法的检测限：本法线性范围为 2.0～1.2μg/L。检测限为 0.9μg/L（试剂空白峰高值约 3 倍标注差）。精密度为 4.3%～7.8%（血铅浓度为 250.0～620.0μg/L，n=6）准确度为 97.3%～107.3%（血样加标回收率）。

（2）采样时，接触者要脱离现场环境，换下工作服，洗手后，在干净无铅尘的室内采血，以防污染。

（3）本法的特点是允许试样中含有大量有机物及电活性物质存在，血样酸化后即可直接测定，络合态铅在酸性条件下能完全解离。由于预镀汞膜为厚膜，解决了其他方法汞膜电极重现性差的问题。

（4）电镀汞一次一般可用 4h。如溶出峰不正常及时重新镀汞。电极玷污时，可用氧化铈粉浆重新抛过。

（5）质控样用标准血样时，可考察准确及精密度。用人血时只能考察精密度，人血不易久存。

项目四　尿铅的测定

方法一　双硫腙分光光度测定法

（WS/T 17-1996）

1. 原理　尿样经混合消化液-钼的催化氧化，有机质被迅速破坏，使铅呈离子态，然后在 pH 8.5～11.0 与双硫腙反应，生成可溶于三氯甲烷的红色络合物，于波长 510nm 处比色定量。

2. 仪器

（1）分光光度计，10mm 比色杯。

（2）锥形瓶，250ml。

（3）锥形瓶分液漏斗，10ml。

（4）定量加液器，10ml。

（5）电热板（或其他热源）。

（6）抽液装置。

（7）聚乙烯瓶，200ml。

（8）尿比重计。

3. 试剂

（1）实验用水：为去离子水，或用全玻璃蒸馏器重蒸所得到的水，或薄膜超滤水。

（2）硝酸：$\rho(HNO_3)$=1.42g/ml，优级纯。

（3）高氯酸：$\rho(HClO_4)$=1.67g/ml，优级纯。

（4）硫酸：$\rho(H_2SO_4)$=1.84g/ml，优级纯。

（5）氨水：ρ（NH_3H_2O）=0.90g/ml，优级纯。

（6）钼酸铵[（NH_4）$_6Mo_7O_{24}\cdot 4H_2O$]溶液，5g/L。

（7）无水亚硫酸钠。

（8）柠檬酸三铵。

（9）氰化钾溶液，100g/L。

（10）三氯甲烷。

（11）混合消化液，将硝酸、高氯酸、硫酸和钼酸铵按 10∶2∶1∶1 比例混合。

（12）硝酸溶液，1%（V/V）。

（13）酚红指示剂，0.4g/L。

（14）缓冲液，在 1000ml 水溶液中含有 10g 无水亚硫酸钠（或用 50ml 浓度为 200g/L 的溶液），250g 柠檬酸三铵，300ml 氨水和 100ml 氰化钾溶液（如若长时间放置，氰化钾可不必配入，在分析样品时另加 1ml 氰化钾溶液）。

（15）双硫腙三氯甲烷溶液：储备液，0.160g/L；应用液，0.0160g/L。

（16）洗除液：1000ml 水溶液中含有 20g 无水亚硫酸钠（或用 100ml 浓度为 200g/L 的溶液），60ml 氰化钾溶液，150ml 氨水。

（17）铅标准液，此溶液 1ml=1.0mg Pb，使用时，以 1%硝酸溶液逐级稀释成 1ml=2.0μg Pb。

4. 采样、运输和储存

（1）收集一次尿样至少 50ml 于聚乙烯瓶中，常温下带回实验室，测定比重。如不立即分析，置冰箱（4℃）中可存放两周（亦可按尿体积 1%加入 1.42 g/ml 的硝酸防腐）。

（2）分析尿样前须充分混匀。

5. 分析步骤

（1）样品处理取尿样 25ml 置于 250ml 锥形瓶中。同时取 25ml 水作试剂空白，各加 7ml 混合消化液。混匀，在电热板（或其他热源）上消化至无色透明（或有黄白色沉淀物）。取下稍冷，趁温热时，加入 20ml 硝酸溶液（1%）。摇匀后，移入 60ml 锥形分液漏斗中。

（2）标准曲线的绘制

1）取 7 只 60ml 分液漏斗，按表 7-5 配置标准管。

表 7-5 铅标准管的配置

管号	0	1	2	3	4	5	6
铅标准溶液（2.0μg/ml）（ml）	0	1.0	2.0	3.0	4.0	5.0	7.5
硝酸溶液（1%，v/v）（ml）	0	5.0	5.0	5.0	5.0	5.0	5.0
铅含量（μg）	0	2.0	4.0	6.0	8.0	10.0	15.0

2）各漏斗中加入一滴酚红指示剂，滴加氨水至溶液呈红色。然后加入 10ml 缓冲液。摇匀，冷却后加 5ml 双硫腙三氯甲烷应用液（0.0160g/L）。摇 100 次，分层，抽弃水相。再加入 10ml 洗除液。摇 50 次，分层后抽弃水相，重新洗涤一次。将三氯甲烷层经脱脂棉过滤到 10mm 比色杯中。于 510nm 下以三氯甲烷作参比，测定吸光度。

3）以铅含量为横坐标，吸光度值（扣除试剂空白）为纵坐标，绘制标准曲线。

（3）样品测定：取预处理后的样品溶液，由测得的吸光度值，在标准曲线上查出样品溶液中的铅含量。在测定后及每测 10 个样品后，测定一次质控样。

6. 计算

（1）计算尿样换算成标准比重（1.020）下的浓度校正系数（k）：

$$k=（1.020-1.000）/（实际比重-1.000）$$

（2）计算尿中铅的浓度

$$X=（m/V）\cdot k$$

式中，X 为尿中铅的浓度（mg/L）；m 为由标准曲线上查出的铅含量（μg）；V 为分析时所取尿样体积（ml）。

7. 说明

（1）本法的检测下限，取 25ml 尿样时为 0.012mg/L。线性范围为 0～0.600mg/L；精密度，当尿铅浓度为 0.080～0.600mg/L 时，CV=1.4%～4.1%（n=6）；准确度，当加标量 1.4～5.0μg Pb 时，当加标回收率为 93.4%～101.7%（本底铅浓度范围 1.60～3.93mg/L，n=6），并对国家一级尿标样（定值为 0.112±0.009mg/L Pb）而言为 104%。

（2）尿样的采集时间不限，但采样时，须避免现场环境，工作服和接触部位等可能产生的铅尘污染。

（3）玻璃仪器与塑料容器均用 10%（V/V）硝酸浸泡过夜，最后用水冲洗后使用，新的或久置不用的器皿需用 50%（V/V）硝酸浸泡一周，冲洗干净后再用。

（4）加入 10mL 缓冲液至消化后的样品液中，能保证 pH 在 8.5～11.0 之间。

（5）共存物 Zn、Al、As、Cr、Sn、Se、Cu、Cd、Ni、V、Mn、Hg、Mg、Tl、Fe 含量过高时会干扰测定。

（6）标准系列经消化或不经消化操作，所绘制的标准曲线，结果是一致的，所以绘制标准曲线可不经消化操作直接进行。

（7）质控样用标准尿样或加标的模拟尿时，可考察准确度及精密度。用接触者尿或加标的正常人尿时可考察精密度。但人尿不易久存。模拟尿只含人尿中大量成分。

方法二　石墨炉原子吸收光谱测定法
（WS/T 18-1996）

1. 原理　尿样加基体改进剂后，在 283.3nm 波长下，直接用石墨炉原子吸收光谱法测定铅的含量。

2. 仪器

（1）原子吸收分光光度计，具石墨炉装置和背景校正装置。

（2）铅空心阴极灯。

（3）普通石墨管。

（4）微量移液管，20μl、50μl 和 100μl。

（5）具塞塑料离心管，1.5ml。

（6）聚乙烯塑料瓶，250ml（广口）、100ml（细口）。

（7）具塞聚乙烯塑料平底管，5ml。

（8）尿比重计。

3. 试剂

（1）实验用水：通过离子交换树脂除去离子比电阻大于 600kΩ·cm 的水或用石英亚沸腾蒸馏器重蒸所得到的水。

（2）硝酸：ρ（HNO_3）=1.42g/ml，优级纯。

（3）维生素 C。

（4）氨水：ρ（NH_3H_2O）=0.90g/ml，优级纯。

（5）磷酸二氢铵（NH_4HPO_4），光谱纯。

（6）钼酸铵$[(NH_4)_6Mo_7O_{24}·4H_2O]$溶液，5g/L。

（7）金属铅，光谱纯。

（8）基体改进剂，称取 4.0g 磷酸二氢铵溶于约 20ml 水中，加入 6.0g 维生素 C 溶解后，用水稀释至 100ml，摇匀，储存于细口聚乙烯塑料瓶中。

（9）钼溶液，100g/L。称取 18.4g 钼酸铵溶于约 50ml 水中，加入 8ml 氨水，用水稀释至 100ml，摇匀。储存于细口聚乙烯塑料瓶中。

（10）铅标准液，此溶液 1ml=1.0mg Pb，使用时，以 1%硝酸溶液逐级稀释成 1ml=2.0μg Pb。

4. 采样、运输和保存

（1）用广口聚乙烯塑料瓶收集一次尿样约 100ml，尽快测量比重后，取 5ml 尿放置于 5ml 聚乙烯塑料平底管中，加 0.05ml 硝酸（1.42g/ml），摇匀。

（2）可在室温下尽快运输，夏季运输时最好冷藏。于普通冰箱中可保存两周。

（3）分析前要将尿样彻底摇匀。

5. 分析步骤

（1）仪器操作条件：参照下列仪器操作条件，将原子吸收分光光度计调到最佳测定状态。波长，283nm；狭缝，1.3nm；灯电流，7.5mA；进样量，10μl；载气（Ar），150ml/mim（原子化停气）；干燥，45～70℃/40s；灰化，450℃/30s；原子化，1950℃/7s；清洗，2050℃/3s；背景校正，塞曼效应或自吸效应或氚灯。

（2）石墨管处理：在普通石墨管中加入 20μl 钼溶液（100g/L），在载气流量为 100ml/min，温度为 45～70℃下干燥 50s，在 450℃灰化 30s。在 1959℃原子化 7s。重复此操作共 10 次。经涂钼处理后的石墨管内壁底部呈灰白色。

（3）对照试验、空白试验和质量控制：取正常人混合尿、水和质控样。按 5（4）步骤进行处理，按仪器操作条件 5（1）与样品同时进行测定。测得值分别为对照组、空白和质控样的吸光度（峰高）。

（4）样品处理：采集的尿样放置室温后，充分混匀，吸取 0.20ml 置于塑料离心管中，加入 0.20ml 基体改进剂，混匀后可直接测定。

（5）标准曲线的绘制：取 6 个塑料离心管中，按表 7-6 配置标准管。

表 7-6 尿铅标准管的配置

管 号	0	1	2	3	4	5
铅标准溶液（2.0μg/ml）（ml）	0.00	0.03	0.06	0.09	0.12	0.15
基体改进剂（ml）	0.20	0.17	0.14	0.11	0.08	0.05
正常人混合尿（ml）	0.20	0.20	0.20	0.20	0.20	0.20
铅浓度（μg/L）	0	15	30	45	60	75

按仪器操作条件 5（1）各取 10μl 标准溶液进样。以标准管的铅浓度为横坐标，测得的吸光度（峰高）减去对照管的吸光度（峰高）后作为纵坐标，绘制标准曲线。

（6）样品测定：按仪器操作条件 5（1）测定样品管，将测得的吸光度（峰高）减去空白管的吸光度（峰高）后，由标准曲线查得稀释尿液中铅的浓度。在测定前后及测定每 10 个样品后，测定一次质控样。

6. 计算

（1）计算尿样换算成标准比重（1.020）下的浓度校正系数（k）。

$$k=（1.020-1.000）/（实际比重-1.000）$$

（2）计算尿中铅的浓度

$$X=c\cdot k\cdot d$$

式中：X 为尿中铅的浓度（mg/L）；c 为由标准曲线上查得的稀释尿液中铅含量（μg/L）；d 为尿液稀释倍数。

7. 说明

（1）本法的最低检测浓度为1μg/L，特征浓度为1.3μg/L。线性范围0～75μg/L稀释尿样。本法的批内精密度 CV=5.6%～2.8%（尿铅浓度为 28.3～128.7μg/L，n=6），批间精密度 CV=8.2%～2.0%（尿铅浓度为 17.4～120.7μg/L，n=6），加标回收率为 92%～105.3%（尿铅浓度为29～93μg/L），用本法测定NBS标样SRM2670中的铅，相对误差为1.2%。

（2）尿样采集时间不限，采尿样时要脱离现场环境，换工作服，搞好个人卫生后，在洁净的房间内留尿，以防止环境中铅的污染。

（3）所用的仪器和石墨管的性能及使用次数都对测定有影响，应将仪器操作条件调整到最佳测定状态。背景校正器为塞曼效应或自吸效应的原子吸收光谱仪，未经涂钼处理的普通石墨管亦适用。原子化温度为2000℃，7s。

（4）当 Na^+ 和 Cl^- 浓度为8000μg/ml，Ca^{2+} 和 Mg^{2+} 为2500μg/ml，K^+ 和 SO_4^{2-} 为8000μg/ml，AL^{3+} 为250μg/ml时，对本法无干扰。

（5）尿样含铅量超出测定范围，可将尿样以模拟尿稀释后测定。

（6）所用试剂应采用优级纯以上规格，以降低空白值，提高分析灵敏度。

（7）基体改进剂中含有容易被氧化的维生素C，需要避光保存。基体改进剂在4℃可保存一个月以上。

（8）铅标准应用液在4℃可保存一个月以上。亦可用硝酸铅配置铅标准溶液。

（9）质量控制使用标准尿液和加标的模拟尿时，可考察准确度和精密度。使用接触者尿时可考虑精密度。

项目五　尿中δ-氨基-γ-酮戊酸（δ-ALA）的测定

1. 原理　在pH=4.6及温度为100℃的条件下，尿中δ-ALA与乙酰乙酸乙酯缩合形成吡咯化合物。此化合物用乙酸乙酯提取，并与显色剂（对-二甲氨基苯甲醛）作用生成红色化合物，根据颜色深浅进行比色定量。

2. 仪器

（1）分光光度计。

（2）水浴锅。

（3）电炉。

（4）离心机（1500～2000r/min）。

（5）具塞比色管10ml 20支。

（6）移液管2ml 1支。

（7）吸管10ml 4支。

（8）吸管5ml 1支。

（9）吸管2ml 2支。

（10）离心管10ml 10支。

3. 试剂

（1）冰乙酸 ρ_{20}=1.05g/ml。

（2）高氯酸 ρ_{20}=1.67g/ml。

（3）无水乙酸钠。

（4）对-二甲氨基苯甲醛。

（5）乙酰乙酸乙酯。

（6）乙酸乙酯。

（7）乙酸盐缓冲溶液（pH=4.6）：于 700ml 水中加入 57ml 冰乙酸、82g 无水乙酸钠，溶解后加水至 1000ml。

（8）显色剂：于 50ml 量筒中依次加入 30ml 冰乙酸，1g 对-二甲氨基苯甲醛，5ml 高氯酸和 5ml 水，溶解后用冰乙酸稀释至 50ml，混匀。于冰箱中保存。

（9）δ-ALA 标准溶液：称取 0.01280g δ-ALA·HCL，用水溶解后，定量移入 100ml 容量瓶中，稀释至刻度。此溶液 1ml=10μg δ-ALA。再用水稀释成 1ml=10μg δ-ALA 的标准应用液。

4. 分析步骤

（1）标准曲线的绘制：取具塞 6 支比色管 10ml，按表 7-7 配制标准色列。

表 7-7　δ-ALA 标准管的配制

管号	0	1	2	3	4	5
δ-ALA 标准应用液（ml）	0	0.1	0.3	0.5	0.7	1.0
水（ml）	2.0	1.9	1.7	1.5	1.3	1.0
δ-ALA 含量（μg）	0	1.0	3.0	5.0	7.0	10.0

1）向各管中加入 2ml 乙酸盐缓冲溶液、0.4ml 乙酰乙酸乙酯，混匀。

2）于沸水浴中加热 12min，取出冷却至室温。

3）各管中加入 4ml 乙酸乙酯，加塞振摇 100 次，离心 5min，静置分层。

4）分别取出 2ml 乙酸乙酯提取液于另 6 支具塞比色管中，各加入 2ml 显色剂混匀，静置 10min。在 554nm 处，用 10mm 比色杯，以零管为参比，测定吸光度。

5）以吸光度为纵坐标，δ-ALA 的含量为横坐标，绘制标准曲线。

（2）尿样测定

1）于 2 支具塞比色管中，各加入 1ml 尿样、1ml 水和 2ml 乙酸盐缓冲溶液，混匀。其中一支为样品管，另一支为空白管。

2）向样品管中加入 0.4ml 乙酰乙酸乙酯，空白管中加入 0.4ml 乙酸盐缓冲溶液，充分摇匀。

以下操作条件与标准管相同。从样品管的吸光度值减去尿空白管的吸光度值，由标准曲线上查出样品中 δ-ALA 的含量。

5. 结果

（1）计算尿样换算成标准比重（1.020）下的浓度校正系数（k）。

$$k=(1.020-1.000)/(\text{实际比重}-1.000)$$

（2）计算尿中 δ-ALA 的浓度

$$X=k\,m/V$$

式中，X 为尿中 δ-ALA 的浓度（mg/ml）；m 为由标准曲线查出的 δ-ALA 的含量（μg）；V 为分析时所取尿样的体积（ml）；k 为尿样换算成标准比重下的浓度校正系数。

6. 说明

（1）当尿中 δ-ALA 浓度高，颜色深时，可减少取样量。

（2）尿中无机盐太多，发生沉淀时，可离心，取上清液测定。

（3）显色反应后，应在 1h 内进行比色。

（4）乙酰乙酸乙酯如变黄，即不能再用，显色剂需新鲜配制。

项目六　血中游离原卟啉与锌原卟啉的测定

方法一　血中游离原卟啉的荧光光度测定方法（WS/T 22-1996）

1. 原理　血红蛋白的合成过程中，幼红细胞中的原卟啉在血红素合成酶的作用下与铁结合，当铁供应不足时，红细胞内的原卟啉乃以游离形式累积起来超过正常水平。因此，检测红细胞内游离原卟啉（Free erythrocyte protoporphyrin，FEP）的含量是检查缺铁性红细胞生成的有效方法。用乙酸乙酯-乙酸混合液破坏血液样品中红细胞，使原卟啉溶出，再用盐酸萃取此溶液中的游离原卟啉，在激发光 403nm，发射光 605nm 处显示其荧光谱峰，根据荧光强度进行定量。

2. 仪器

（1）930 型荧光光度计。

（2）10mm 荧光比色杯。

（3）旋涡混合器。

（4）离心机。

（5）1/10 万天平。

（6）刻度吸量管，1ml、2ml、5ml、10ml。

（7）血红蛋白吸管。

（8）试管，10ml，具塞。

（9）微型称量瓶。

（10）容量瓶，25ml，50ml。

（11）水泵。

3. 试剂

（1）实验用水：蒸馏水，且具有同等纯度的去离子水。

（2）盐酸，ρ_{20}=1.19g/ml。

（3）乙酸乙酯-乙酸混合液（4+1）。

（4）盐酸溶液，0.5mol/L。

（5）生理盐水，氯化钠 8.5 g/L。

（6）硅藻土生理盐水悬浮液，25 g/L。

（7）原卟啉标准溶液：储备液，用十万分之一的天平精确称取 1.25mg 原卟啉，加浓盐酸约 2.5ml，待原卟啉溶解后，转入 25ml 容量瓶中，用重蒸水淋洗称量瓶，并入容量瓶中，并稀释至刻度。此溶液 1ml=50μg 原卟啉（如为原卟啉钠盐或原卟啉二甲基酯则分别应称取 1.35mg 和 1.28mg）。应用液，取储备液 0.1ml 置 50ml 容量瓶中，用乙酸乙酯-乙酸混合液稀释至刻度。此溶液 1ml= 0.1μg 原卟啉。

（8）质控样：用标准血样、接触者混合血样或加标血样作质控样。

4. 分析步骤

（1）按表 7-8 依次加入各种试剂，在加入乙酸乙酯与乙酸混合液前，用混旋器混合已加入的混合液，然后边混合边加入乙酸乙酯与乙酸混合液。

表 7-8 实验操作步骤

试剂	样品管	空白管	标准管
肝素（ml）	0.10	0.10	0.10
全血（ml）	0.02	–	–
水（ml）	–	0.02	0.02
5%硅藻土悬浊液（ml）	0.15	0.15	0.15
原卟啉标准应用液（ml）	–	–	0.50
乙酸乙酯与乙酸（4：1）混合液（ml）	4.00	4.00	3.50

（2）离心 15min，将各管上清液分别倒入 10ml 比色管中，每管加 4ml 0.5mol/L 盐酸，振摇 5min 静止使之分层，将上层溶剂抽出弃去，测定盐酸液的荧光强度（30min 内比色）。

（3）荧光测量

1）若使用日立 MPF-4 型荧光分光光度计测定条件为激发波长为 403nm，狭缝 10nm；发射波长为 605nm，狭缝为 5nm，液槽为 1cm 厚石英槽。

2）若使用国产 930 型荧光光度计测试，条件为激发滤光片 420，荧光滤片 550，灵敏度 1×500，满度开关开至最大，液槽为 1cm 厚石英槽，检出灵敏度为 0.01μg/4ml。与不同量原卟啉（0μg，0.01μg，0.03μg，0.05μg，0.07μg，0.10μg）成线性关系。

5. 计算 血中游离原卟啉含量（μg/L 全血）的公式如下：

$$X=\frac{\text{样品荧光强度}-\text{空白荧光强度}}{\text{标准荧光强度}-\text{空白荧光强度}}\times\text{标准管原卟啉}(\mu g)\times\frac{100}{\text{样品取样量(ml)}}\times 10$$

6. 说明

（1）荧光强度随时间延长而逐渐衰退，但 30min 内基本稳定。

（2）加乙酸乙酯-乙酸混合液时，一定要边混合边加入，否则影响测定结果。

方法二 血中锌原卟啉的血液荧光计测定方法（WS/T 92-1996）

1. 原理 锌原卟啉（ZPP）具有特征性荧光光谱。血中 ZPP 在 425nm 入射光的激发下，发射光波长为 594nm 时，用校准过的 ZPP 血液荧光计，表面荧光法测量其荧光强度，直接读出 ZPP 含量的 μg/g Hb 值进行定量。

2. 仪器

（1）直读式血液荧光计。

（2）盖玻片，空白值相当于 1.2～3.5μgZPP/gHb，或更佳者。

3. 试剂

（1）肝素稀释液，1ml 含 125 单位。

（2）血中锌原卟啉标准物质。

（3）采血针头。

（4）血红蛋白吸管，20μl 刻度。

4. 采样、运输和保存

（1）用血红蛋白吸管取末梢血 20μl，置于盖玻片上，立即测定。

（2）采血后如不能立即测定，可取 60μl，将血样注入聚乙烯小试管中（预先加入 40μl 肝素稀释液）混匀、加塞，于保温瓶中加冰运送，置于 4℃冰箱中，可保存 3 天。

5. 分析步骤

（1）插上电源，打开血液荧光计，预热 15min。

（2）将清洁的盖玻片置于进样台上，测定空白读数。

（3）将血中 ZPP 标准物质点在盖玻片上，用大头针或细玻棒使血液铺满测量区，其面积要大于进样台透孔，读数。每次读数重复 2 次，取平均值。如果标准物质的测得值与空白值之差落在标准物质的给定值范围之内，则说明仪器处于正常工作状态。

（4）换上清洁盖玻片，取末梢血 1 滴加在盖玻片上，使血液铺满测量区，读取显示器的数字。

6. 计算　如仪器测定值用 μg/gHb 表示，则需同时测定血红蛋白，并用下列公式计算。

ZPP（μg/gHb）=样品数–空白读数

ZPP（μg/L）= ZPP（μg/gHb）×Hb（g/L）

式中，Hb 为用氰化高铁血红蛋白法测定的 1000ml 血中血红蛋白的克数（g/L）。

7. 说明

（1）本法使用直读式血液荧光计的灵敏度 0.1μg ZPP/gHb；测量范围 0～200μg/gHb；相对湿度≤80%时能稳定工作。

（2）所用盖玻片必须清洁，如手触及测量区即能使结果偏高。

（3）血样如未铺满测量区，或内有气泡，都能影响测定结果。

（4）缺铁性贫血患者锌原卟啉也可能增高。

项目七　综合分析与评价

1. 目的和意义

（1）培养学生综合获取和处理信息的能力，通过分析现有资料，提出职业性铅中毒的诊断意见。

（2）综合分析比较不同指标的临床意义及比较同一指标不同测定方法间差异，探索测定方法间优缺点，对自己测定的结果进行统计学分析，并做出正确的判断。

2. 评价步骤

（1）从事职业性铅暴露的行业和职业分布，查阅工厂的环境监测资料，了解工人职业性铅暴露的情况。

（2）通过查阅工人健康监护档案，综合工人接触铅的外暴露和内暴露水平，判断职业性铅接触史。

（3）现场职业卫生学调查，包括职业性铅暴露的工种、人群分布、职业环境中铅的暴露水平及职业性铅中毒的发病情况等。

（4）临床表现主要包括神经系统、血液系统和造血系统等。

（5）实验室检查包括血铅、尿铅、尿中 δ-ALA、血中游离原卟啉与锌原卟啉的测定。

（6）结合职业性慢性铅中毒诊断标准进行诊断。

（7）综合以上资料，对工厂职业性慢性铅中毒的预防和控制提出建议。

3. 慢性铅中毒诊断

（1）《职业性慢性铅中毒诊断标准》现行标准为 GBZ 37-2015。职业性慢性铅中毒诊断的基本原则为：根据确切的铅职业接触史，以神经、消化、造血系统损害为主的临床表现和以关实验室检查结果为主要依据，结合现场职业卫生学调查资料，进行综合分析，排除其他原因引起的类似疾病后，方可诊断。

（2）诊断分级

1）轻度中毒

A. 血铅≥2.9μmol/L（600μg/L），或尿铅≥0.58μmol/L（120μg/L），且具有下列一项表现者：①红细胞锌原卟啉（ZPP）≥2.91μmol/L（13.0μg/gHb）；②尿 *δ*-氨基-*γ*-酮戊酸≥61.0μmol/L（8000μg/L）；③有腹部隐痛、腹胀、便秘等症状。

B. 络合剂驱排后尿铅≥3.86μmol/L（800μg/L）或 4.82μmol/24h（1000μg/24h）者，可诊断为轻度铅中毒。

2）中度中毒：在轻度中毒的基础上，具有下列一项表现者。①腹绞痛；②贫血；③轻度中毒性周围神经病。

3）重度中毒：在中度中毒的基础上，具有下列一项表现者。①铅麻痹；②中毒性脑病。

（3）处理原则

1）治疗原则：中毒患者宜根据具体情况，使用金属络合剂驱铅治疗，如依地酸钙钠、二巯丁二酸钠等注射或二巯丁二酸口服，辅以对症治疗。

2）其他处理：如需劳动能力鉴定，按 GB/T 16180 处理。

（4）其他

1）络合剂驱排试验主要用于一些长期在铅浓度超标环境下工作的铅作业工人，有临床症状而铅实验室检测指标仍低于职业接触限值者（表 7-9）。药物可用依地酸钙钠 1.0g。收集 24h 尿进行铅测定，对络合剂驱排尿铅值，应参考本标准并结合具体情况而定。

2）驱铅治疗常用依地酸钙钠、二巯丁二酸钠注射及二巯丁二酸胶囊（DMSA）口服。一般 3～4 日为一疗程，两疗程间隔停药 3～4 日。剂量及疗程应根据患者具体情况结合药物的品种、剂量而定。轻度铅中毒治疗建议一般不超过 3～5 个疗程。

表 7-9 铅实验室检测指标值

指标	职业接触限值	诊断值
血锌原卟啉（ZPP）/[μmol/L（μg/gHb）]		2.91（13.0）
血铅（PbB）/[μmol/L（μg/L）]	1.9（400）	2.9（600）
尿铅（PbB）/[μmol/L（μg/L）]	0.34（70）	0.58（120）
尿 *δ*-氨基-*γ*-酮戊酸（ALA）/[μmol/L（μg/L）]		61.0（8000）

4. 注意事项

（1）实验室检测：检验人员具备相应的专业技术任职资格，经培训能够熟练掌握相关生物材料样品采集、储存、运输、预处理及检测分析技术；实验室应干净、整洁，无铅污染源。具备独立的样品处理间。样品处理最好在 10 万级洁净实验室或 B2 级生物安全柜中操作；检测所用仪器、耗材、试剂符合国家有关规定，并有措施保证检测系统的完整性和有效性，使之满足检测方法的要求。

（2）生物样本采集：样品采集应遵循杜绝铅污染的原则；用于血、尿样品采集的器具、容器和试剂等，应随机抽取进行空白检验，所用每种采样器材每个批号抽样量不得小于总量的

10%～50%（最少 2 个）；血液和尿液样品应当密闭、冷冻储存和运输，2 周内检测完毕，门诊样品不得超过 48h。

（3）每样品应进行平行双样检测，使用适合的标准物质进行质控。

（4）铅中毒实验室检测指标应合理应用，血铅为接触铅的首选检测指标。但仅凭某一单项检测指标诊断铅中毒，往往有漏诊或误诊的可能，应该几项指标联合应用。

（5）综合评价职业性铅中毒防护措施时，要从法律措施、组织措施、技术工程措施及个人卫生保健措施等方面全面分析，运用基础医学、临床医学和预防医学专业知识来综合考虑。

（牛丕业　朱钟慧）

实验八　粉尘作业场所的职业卫生调查及健康监护

案例 8-1

B 市某金矿开采公司，采用深井凿岩放炮开采工艺进行矿石开采，开采后矿石经过选矿和球磨机粉碎后，采用活性炭直接从氰化矿浆中吸附回收金，具体工艺包括浸出矿浆的准备，氰化浸出，活性炭吸附，载金炭解吸，经电击得到金泥，脱金炭再循环，浸出矿浆的处理等七个作业阶段。其中采矿工人为了加快工作进度，常常采用干式作业进行岩石钻孔，在狭窄的巷道中造成大量的矿石粉尘弥漫，工人配备海绵或口罩防护措施。退休工人王某为该公司岩工，主要从事岩石钻孔工作，在岗 15 年，每日工作 8～10h。既往身体健康，无吸烟史，无呼吸系统传染病史。2010 年 5 月体检，经 X 线胸片分析诊断为肺结核，根据接触粉尘作业史，不排除尘肺，建议半年后复查。2010 年 8 月体检，痰检未发现抗酸杆菌，PPD（-），结核抗体（-）。2011 年 3 月对王某的高千伏 X 线后前位胸片发现，双肺纹理增多增粗，双肺野见少量散在分布 2～3mm 大小结节阴影，密度高且均匀，边缘清晰，肺门结构清晰，心膈正常；2011 年 9 月复查，肺部病变无变化。2010 年 12 月，B 市疾病预防控制中心对该公司工作场所职业病危害因素进行检测，得出结果为：岩工工作岗位总尘的时间加权平均浓度（TWA）为 6.4mg/m^3，游离二氧化硅含量为 18.3%。王某在上岗前、在岗期间和离岗前都未进行职业健康检查。与患者同一车间的 15 名工人经胸片检查，2 人确诊为壹期尘肺病。

问题：

（1）以该金矿为例，谈谈进行职业卫生基本情况调查的基本步骤。

（2）金矿开采作业基本情况调查应包括哪些基本内容？请根据调查内容涉及基本情况询问记录表，以便现场调查时使用。

（3）请分析采金作业主要的职业性有害因素，如何监测这些职业性有害因素？

（4）主要有害因素导致最常见的职业病是什么？如何进行诊断及健康监护？

项目一　粉尘作业人员健康监护的档案建立

根据《中华人民共和国职业病防治法》、《职业卫生健康监督技术规范》（GBZ 188-2014）和《用人单位职业病防治指南》（GBZ/T 225-2010）中的规定，用人单位对于接触职业性有害因素的员工，都要进行职业健康监护（occupational health surveillance），并且建立职业健康监护档案，对接触职业性有害因素的员工进行上岗前、在岗期间、离岗时的职业健康检查，避免带有职业禁忌证的劳动者从事特定的职业或接触特定的职业性有害因素，和劳动者因接触粉尘、放射性物质和其他有毒、有害因素而引起职业病。在接触粉尘作业的工种，用人单位要建立粉尘作业人员的健康监护档案。

1. 目的

（1）掌握职业卫生调查形式和步骤。

（2）掌握粉尘作业人员健康监护的内容。

（3）熟悉健康监护档案的建立和管理。

2. 材料和器材 粉尘作业人员健康档案表。

3. 实验内容 根据相应企业提供的生产工艺制订职业卫生调查方案，制作调查表并进行模拟现场调查；根据员工从事的职业类型和岗位，以及上岗前、在岗期间和离岗时的职业健康检查报告正确填写员工健康监护档案；正确使用和保管员工职业监护档案。

4. 职业卫生调查 根据调查目的的不同，职业卫生调查可以分为职业卫生基本情况调查、专题调查和事故调查三类。职业卫生基本情况调查是对企业的职业卫生基础资料的全面详细调查，目的是评估企业的职业卫生安全措施采取情况和辅助企业建立职业卫生档案。这里我们将介绍职业卫生基本情况调查的内容和步骤。

（1）职业卫生基本情况调查内容

1）基本情况：包括单位名称、注册类型、行业分类、投产时间、地址、通讯方式、法人、分管负责人、在岗职工数、产品种类、不同工种的人数、职业有害因素分布、职业卫生管理状况等。

2）主要工作场所的劳动条件：单位的平面图、车间、工段设计布局情况、采光照明、车间小气候状况等。

3）主要产品和工艺流程：包括原料、中间产品、副产品、技术工艺清单等。

4）防护设备及其使用情况。

5）职业性有害因素及其接触人数：包括岗位分工清单、岗位人员名册等。

6）作业环境、接触者健康状况：职业性有害因素环境监测点的分布和检测数据的记录情况、员工的健康检查记录，特别是接触职业性有害因素的员工的健康检查记录，以及职业病的发病情况。

7）劳动组织和班次：劳动者的工作时间，含日、周工作时间，轮班情况。

8）医疗卫生服务情况。

9）职业卫生培训和管理情况：培训的时间、对象、内容和组织部门等，以及企业的职业卫生管理制度、职业病防治工作的计划和总结。

（2）职业卫生基本情况调查步骤

1）准备：了解被调查的企业或项目的基本情况，包括行业类型、产品种类、生产工艺等；成立调查小组，明确调查目的后，设计调查方案，制定必要的调查表格。

2）现场调查：联系调查部门负责人员，提前做好安排，在不影响正常生产的前提下，按照调查方案中的各个项目和要求对企业或项目进行现场调查。

3）总结：根据调查情况和实验室检测数据，进行资料整理，汇总调查结果，撰写总结报告，提出可能的整改意见。

5. 粉尘作业人员职业健康监护

（1）上岗前职业健康检查：粉尘作业人员主要接触的为无机粉尘和有机粉尘，其中以矽尘、煤尘、石棉尘危害较为严重。劳动者长期从事粉尘很有可能会造成尘肺病的发生，而带有肺部、呼吸系统疾病的人员要避免从事粉尘相关作业。在上岗前要对劳动者进行严格的体检，避免患有粉尘作业职业禁忌证人员从事粉尘作业。粉尘作业的职业禁忌证有：①活动性肺结核；②慢性阻塞性肺病；③慢性间质性肺病；④伴肺功能损害的疾病；⑤致喘物过敏和支气管哮喘（有机粉尘禁忌证）。

上岗前健康检查内容如下所示。

1）症状询问：重点询问呼吸系统、心血管系统疾病史、吸烟史及咳嗽、咳痰、喘息、胸痛、呼吸困难、气短等症状；对于有机粉尘，需要询问花粉、药物过敏史、哮喘病史。

2）体格检查：内科常规检查，重点检查呼吸系统、心血管系统。

3）实验室和其他检查如下所示。

必检项目：血常规、尿常规、心电图、血清 ALT、后前位 X 线高千伏胸片或数字化摄影胸片（DR 胸片）、肺功能。

选检项目：对于有机粉尘，有过敏史或可疑有过敏体质的受检者可以做非特异性气管激发试验（气道高反应性激发试验）。

（2）在岗期间职业健康检查：在岗期间要对粉尘作业员工进行定期的体格检查，在询问和检查职业禁忌证的基础上，进一步对呼吸系统和心血管系统进行检查。

检查内容如下所示。

1）症状询问：重点询问咳嗽、咳痰、胸痛、呼吸困难，也可能有喘息、咯血等症状。

2）体格检查：内科常规检查，重点检查呼吸系统、心血管系统。

3）实验室和其他检查。

必检项目：后前位 X 线高千伏胸片、心电图、肺功能；

选检项目：血常规、尿常规、血清 ALT；对于接触石棉尘需要选检侧位 X 线高千伏胸片、CT 检查、胸腔穿刺和病理检查、肺弥散功能、肝功能。

4）健康检查周期：对于不同的粉尘作业类型工种，检查周期略有差异，表 8-1 对检查周期做出了详细的阐述。

表 8-1　不同粉尘接触工种健康检查周期

	矽尘	煤尘	石棉尘	其他无机尘	棉尘	有机粉尘
粉尘作业Ⅰ级	2 年 1 次	3 年 1 次	2 年 1 次	4 年 1 次	4 年 1 次	4 年 1 次
粉尘作业Ⅱ级及以上	1 年 1 次	2 年 1 次	1 年 1 次	2 年 1 次	2 年 1 次	2 年 1 次
观察对象	1 年 1 次	1 年 1 次	1 年 1 次	1 年 1 次	半年 1 次	–
尘肺病患者	1 年 1 次或随时	1 年 1 次或随时	1 年 1 次或随时	1 年 1 次或随时	–	–

一旦确定为观察对象或尘肺病患者，要第一时间调离粉尘作业岗位，并安排进行治疗。

（3）离岗时健康检查和离岗后医学随访：离岗时职业健康检查与在岗检查相同，对于一些从事 5 年及以上的矽尘、煤尘等粉尘作业人员可以进行离岗后健康检查，接触粉尘工龄 10 年以下者，随访 10 年；超过 10 年粉尘工龄者，随访 21 年，原则为每 3 年 1 次。若接触粉尘工龄在 5 年（含 5 年）以下者，且粉尘浓度达到国家卫生标准，可以不随访。

6. 粉尘作业人员的职业健康档案建立和管理

个人职业健康档案内容包括以下四个方面：①上岗前职业健康监护档案；②在岗期间职业健康监护档案；③离岗时职业健康监护档案；④应急职业健康监护档案。

表 8-2 给出了在岗期间个人职业健康档案的示例，具体地，劳动者个人职业健康档案包括以下内容：①劳动者职业史、既往史和职业病危害接触史；②职业健康检查结果及处理情况；③职业病诊疗等健康资料。

粉尘作业人员健康监护档案中，职业健康检查结果要提供必要检查项目前位 X 线高千伏胸片、肺功能检查结果和心电图结果，可选检查项目的相关结果，以及检查医师询问结果和最后的诊断结论。

用人单位在建立接触粉尘作业的员工的个人档案的同时，也要建立用人单位职业健康监护档案，明确用人单位职业卫生管理组织组成和职责，制订监护制度和年度监护计划，并且包括工作场所职业病危害因素的检测结果和历次检测程序文件，以及对职业病患者、职业病禁忌证患者和出现职业相关健康损害劳动者的处理和安置记录。

在对职业健康监护档案的管理中，用人单位要依法建立和保存职业健康档案，专人管理并保证档案的完整性、保密性，并且不得拒绝和提供虚假档案材料给劳动者或劳动者委托代理人，劳动者离开用人单位时，有权索取本人职业健康监护档案复印件并在复印件上签章。

表 8-2　员工职业健康档案样表

<table>
<tr><td>姓名</td><td></td><td>性别</td><td></td><td>出生年月</td><td></td></tr>
<tr><td>民族</td><td></td><td>婚姻状况</td><td></td><td>联系电话</td><td></td></tr>
<tr><td>家庭住址</td><td colspan="5"></td></tr>
<tr><td colspan="6">职业史和职业危害接触史</td></tr>
<tr><td>起止年月</td><td colspan="2">工作单位</td><td>工种</td><td>职业有害因素</td><td>防护措施</td></tr>
<tr><td></td><td colspan="2"></td><td></td><td></td><td></td></tr>
<tr><td colspan="6">个人生活史</td></tr>
<tr><td>吸烟</td><td colspan="2"></td><td>饮酒</td><td colspan="2"></td></tr>
<tr><td colspan="2">女工月经与生育史</td><td colspan="4"></td></tr>
<tr><td colspan="6">既往史</td></tr>
<tr><td colspan="6">（过去的健康状况、患病史、手术、职业病史、外伤等）</td></tr>
<tr><td colspan="6">体检情况</td></tr>
<tr><td>时间</td><td colspan="2">体检结果</td><td colspan="2">处理措施</td><td>备注</td></tr>
<tr><td></td><td colspan="2"></td><td colspan="2"></td><td></td></tr>
<tr><td></td><td colspan="2"></td><td colspan="2"></td><td></td></tr>
<tr><td></td><td colspan="2"></td><td colspan="2"></td><td></td></tr>
<tr><td colspan="6">职业病诊疗和相关资料</td></tr>
<tr><td colspan="6"></td></tr>
</table>

（王素华　赵宇航）

项目二　粉尘总浓度、呼吸性粉尘浓度测定

一、粉尘总浓度的测定

1. 目的

（1）熟悉粉尘采样器的使用。

（2）掌握滤膜质量法测粉尘浓度的原理和方法。

2. 原理　用已知质量的滤膜采集空气中的总粉尘，根据滤膜的增量和采气量，计算出空气中总粉尘的浓度。

3. 仪器

（1）滤膜：过氯乙烯滤膜或其他测尘滤膜。空气中粉尘浓度≤50mg/m^{3}时，用直径为 37mm 或 40mm 的滤膜；粉尘浓度＞50mg/m^{3}时，用直径为 75mm 的滤膜。

（2）粉尘采样器：包括采样夹和采样器两部分，性能和技术指标应符合 GB/T 17061 的规定。

1）粉尘采样夹：可安装直径为 40mm 和 75mm 的滤膜，用于定点采样。

2）小型塑料采样夹：可安装直径≤37mm 的滤膜，用于个体采样。

3）采样器：需要防爆的工作场所应使用防爆型采样器。用于个体采样时，流量范围为 1～5L/min；用于定点采样时，流量范围为 5～80L/min。用于长时间采样时，连续运转时间应≥8h。

（3）分析天平：感量 0.1mg 或 0.01mg。

（4）秒表或其他计时器。

（5）干燥器：内装变色硅胶。

（6）镊子。

（7）除静电器。

4. 样品的采集

（1）滤膜的准备

1）干燥：称量前，将滤膜置于干燥器内 2h 以上。

2）称量：用镊子取下滤膜的衬纸，将滤膜通过除静电器，除去滤膜的静电，在分析天平上准确称量，在衬纸上和记录表上记录滤膜的质量和编号。将滤膜和衬纸放入相应容器中备用，或将滤膜直接安装在采样夹上。

3）安装：滤膜毛面应朝进气方向，滤膜放置应平整，不能有裂隙或褶皱。用直径 75mm 的滤膜时，做成漏斗状装入采样夹。

（2）采样

1）定点采样：根据粉尘检测的目的和要求，可以采用短时间采样或长时间采样。

A. 短时间采样：在采样点，将装好滤膜的粉尘采样夹，在呼吸带高度以 15～40L/min 流量采集 15min 空气样品。

B. 长时间采样：在采样点，将装好滤膜的粉尘采样夹，在呼吸带高度以 1～5L/min 流量采集 1～8h 空气样品（由采样现场的粉尘浓度和采样器的性能等确定）。

2）个体采样：将装好滤膜的小型塑料采样夹，佩戴在采样对象的前胸上部，进气口尽量接近呼吸带，以 1～5L/min 流量采集 1～8h 空气样品（由采样现场的粉尘浓度和采样器的性能等确定）。

3）滤膜上总粉尘的增量（Δm）要求：无论定点采样或个体采样，要根据现场空气中粉尘的浓度、使用采样夹的大小、采样流量及采样时间，估算滤膜上总粉尘的Δm。滤膜粉尘Δm 的要求与称量使用的分析天平感量和采样使用的测尘滤膜直径有关。采样时要通过调节采样流量和采样时间，控制滤膜粉尘Δm 在表 8-3 要求的范围内。否则，有可能因过载造成粉尘脱落。采样过程中，若有过载可能，应及时更换采样夹。

表 8-3　滤膜总粉尘的Δm 要求

分析天平感量	滤膜直径（mm）	Δm 要求（mg）
0.1mg	≤37	$1\leq\Delta m\leq5$
	40	$1\leq\Delta m\leq10$
	75	$\Delta m\geq1$，最大量不限
0.01mg	≤37	$0.1\leq\Delta m\leq5$
	40	$0.1\leq\Delta m\leq10$
	75	$\Delta m\geq0.1$，最大量不限

5. 样品的运输和保存　采样后，取出滤膜，将滤膜的接尘面朝里对折两次，置于清洁容器内运输和保存。运输和保存过程中应防止粉尘脱落或污染。

6. 样品的称量　称量前，将采样后的滤膜置于干燥器内 2h 以上，除静电后，在分析天平上准确称量，记录滤膜和粉尘的质量。

7. 空气中总粉尘浓度的计算　如下所示：

$$C=(m_2-m_1)/Qt\times1000$$

式中，C 为粉尘浓度（mg/m^3）；m_1 为采样前滤膜质量（mg）；m_2 为采样后滤膜质量（mg）；t 为采样时间（min）；Q 为采气流量（L/min）。

8. 注意事项

（1）本法的最低检出浓度为 0.2mg/m^3（以感量 0.01mg 天平，采集 500L 空气样品计）。

（2）适用的空气中粉尘浓度范围与使用的分析天平感量和采样流量及采样时间有关，表 8-4 为本法在个体采样条件下适用的空气中粉尘浓度的参考范围。

表 8-4　空气中的粉尘浓度的参考范围

分析天平感量	采样流量（L/min）	采样时间（min）	空气中粉尘浓度的范围（mg/m^3）
0.01mg	2	480	0.1～5.2
	3.5	480	0.06～3
0.1mg	2	480	1.0～5.2
	3.5	480	0.6～3

（3）当过氯乙烯滤膜不适用时（如在高温情况下采样），可用超细玻璃纤维滤纸。

（4）采样前后，滤膜称量应使用同一台分析天平。

（5）测尘滤膜通常带有静电，影响称量的准确性，因此，应在每次称量前除去静电。

二、呼吸性粉尘浓度测定方法

1. 目的　呼吸性粉尘浓度的测定原理和方法。

2. 原理　空气中粉尘通过采样器上的预分离器，分离出的呼吸性粉尘颗粒，由采样后的滤膜增量和采气量，计算出空气中呼吸性粉尘的浓度。

3. 仪器

（1）滤膜：过氯乙烯滤膜或其他测尘滤膜。

（2）呼吸性粉尘采样器：主要包括预分离器和采样器。

1）预分离器：对粉尘粒子的分离性能应符合呼吸性粉尘采样器的要求，即采集的粉尘的空气动力学直径应在 7.07μm 以下，且直径为 5μm 的粉尘粒子的采集率应为 50%。

2）采样器：性能和技术指标应符合 GB/T 17061 的规定。需要防爆的工作场所应使用防爆型采样器。

（3）分析天平：感量 0.01mg。

（4）秒表或其他计时器。

（5）干燥器：内盛变色硅胶。

（6）镊子。

（7）除静电器。

4. 样品的采集

（1）滤膜的准备

1）干燥：称量前，将滤膜置于干燥器内 2h 以上。

2）称量：用镊子取下滤膜的衬纸，除去滤膜的静电；在分析天平上准确称量。在衬纸上和记录表上记录滤膜的质量 m_1 和编号；将滤膜和衬纸放入相应容器中备用，或将滤膜直接安装在预分离器内。

3）安装：安装时，滤膜毛面应朝进气方向，滤膜放置应平整，不能有裂隙或褶皱。

（2）预分离器的准备：按照所使用的预分离器的要求，做好准备和安装。

（3）采样

1）定点采样：根据粉尘检测的目的和要求，可以采用短时间采样或长时间采样。

A. 短时间采样：在采样点，将连接好的呼吸性粉尘采样器，在呼吸带高度以预分离器要求的流量采集 15min 空气样品。

B. 长时间采样：在采样点，将连接好的呼吸性粉尘采样器，在呼吸带高度以预分离器要求的流量采集 1～8h 空气样品（由采样现场的粉尘浓度和采样器的性能等确定）。

2）个体采样：将连接好的呼吸性粉尘采样器，佩戴在采样对象的前胸上部，进气口尽量接近呼吸带，以预分离器要求的流量采集 1～8h 空气样品（由采样现场的粉尘浓度和采样器的性能等确定）。

3）滤膜上粉尘增量（Δm）要求：无论定点采样或个体采样，要根据现场空气中粉尘的浓度、使用采样夹的大小和采样流量及采样时间，估算滤膜上Δm。采样时要通过调节采样时间，控制滤膜粉尘Δm 数值为 0.1～5mg 的要求。否则，有可能因滤膜过载造成粉尘脱落。采样过程中，若有过载可能，应及时更换呼吸性粉尘采样器。

5. 样品的运输和保存 采样后，从预分离器中取出滤膜，将滤膜的接尘面朝里对折两次，置于清洁容器内运输和保存。运输和保存过程中应防止粉尘脱落或污染。

6. 样品的称量 称量前，将采样后的滤膜置于干燥器内 2h 以上，除静电后，在分析天平上准确称量。记录滤膜和粉尘的质量（m_2）。

7. 空气中呼吸性粉尘的浓度计算 如下所示：

$$C=(m_2-m_1)/Qt\times1000$$

式中，C 为空气中呼吸性粉尘的浓度数值（mg/m^3）；m_1 为采样前滤膜质量（mg）；m_2 为采样后滤膜质量（mg）；t 为采样时间（min）；Q 为采气流量（L/min）。

8. 注意事项

（1）本法的最低检出浓度为 $0.2mg/m^3$（以感量 0.01mg 天平，采集 500L 空气样品计）。

（2）采样前后，滤膜称量应使用同一台分析天平。

（3）测尘滤膜通常带有静电，影响称量的准确性，因此，应在每次称量前除去静电。

（4）要按照所使用的呼吸性粉尘采样器的要求，正确应用滤膜和采样流量及粉尘增量，不能任意改变采样流量。

（汤 艳）

项目三 粉尘中游离二氧化硅含量的测定（焦磷酸质量法）

1. 目的

（1）熟悉焦磷酸质量法测定二氧化硅的实验原理，熟悉操作方法。

（2）掌握二氧化硅测定的卫生学意义。

2. 原理 粉尘中的硅酸盐及金属氧化物能溶于加热到 245～250℃的焦磷酸中，游离二氧化硅几乎不溶，而实现分离。然后称量分离出的游离二氧化硅，计算其在粉尘中的百分含量。

3. 仪器

（1）锥形瓶或烧杯（50ml）。

（2）带盖瓷坩埚（25ml）。

（3）坩埚钳或铂尖坩埚钳。
（4）量筒（25ml）。
（5）烧杯（250ml）。
（6）玻璃漏斗和漏斗架。
（7）0～360℃温度计。
（8）可调电炉。
（9）可控温高温电炉。
（10）慢速定量滤纸。
（11）pH 试纸。
（12）干燥器（内盛变色硅胶）。
（13）分析天平：感量为 0.1mg。
（14）玛瑙乳钵。
（15）粉尘采样器。
（16）测尘滤膜（75mm）。

4. 试剂

（1）焦磷酸：将 85%（*W*/*W*）的磷酸加热至 250℃不冒泡为止，放冷，储于试剂瓶中。
（2）硝酸铵（结晶）。
（3）0.1mol/L 盐酸溶液：取浓盐酸 0.9ml，加水稀释至 100ml。
（4）氢氟酸（40%）。
以上试剂均为分析纯。

5. 实验步骤

（1）采样
1）空气中悬浮粉尘：用直径 75mm 滤膜的采样方法，采集 0.2g 左右的粉尘。
2）沉积尘：在采样地点，生产设备或其他物体上相当于呼吸带高处采集沉降积尘约 1g。

（2）将已采集的粉尘样品放在 105℃±3℃烘箱中干燥 2h，稍冷，储于干燥器中备用。如粉尘粒子较大，需用玛瑙乳钵研磨至手捻有滑感为止。

（3）准确称取 0.1～0.2g 粉尘样品于 25ml 锥形瓶中，加入焦磷酸 15ml 摇动，使样品全部湿润，置可调电炉上，插好带有玻璃棒的 300℃温度计，迅速加热到 245～250℃，并不断搅拌，保持 15min。

（4）样品中如果含有煤、其他碳素及有机物时，应在瓷坩埚中称量，置高温炉中，800～900℃灼烧 30min 以上，使碳及有机物完全灰化，冷却后用 15ml 焦磷酸分次将残渣洗入 25ml 锥形瓶或小烧杯中。再按照 5（3）加焦磷酸加热处理。

（5）加热 15min 后，由电炉上取下锥形瓶，在室温下冷却至 40～50℃，将内容物缓慢倾倒入盛有 40～50ml 热蒸馏水（50～80℃）的 250ml 烧杯中，一面倾倒一面搅拌，充分混均，用热蒸馏水冲洗温度计、玻璃棒及锥形瓶或小烧杯数次，洗液一并到入烧杯中，使最后体积为 150～200ml。

（6）取慢速定量滤纸折叠成漏斗状，放于漏斗中用蒸馏水湿润。取上液于电炉上煮沸，稍静置，待混悬物略沉降，趁热过滤，倾入漏斗中的滤液应倒至不超过滤纸 2/3 处。过滤后，用 0.1mol/L 盐酸洗涤烧杯移入漏斗中，并将滤纸上沉渣冲洗 3～5 次，在再用热蒸馏水洗至滤出液无酸性反应为止（用 pH 试纸检验）。如用铂坩埚时，要洗至无磷酸根反应后再洗 3 次。上述过程应在当日完成。

（7）将带有沉渣的滤纸折叠数次，放于已恒重的瓷坩埚中，在 80℃烘箱中烘干，再放在电炉上炭化，炭化时加盖，稍留一条小缝隙，然后放入高温炉（800～900℃）中灼烧 30min；取出，室温下稍冷后，放入干燥器中冷却 1h，称至恒重并记录。

（8）粉尘中游离二氧化硅含量计算按式（8-1）进行计算：

$$W=(m_2-m_1)/G\times100 \tag{8-1}$$

式中，W 为游离二氧化硅含量（%）；m_1 为坩埚质量（g）；m_2 为坩埚加游离二氧化硅质量（g）；G 为粉尘样品质量（g）。

（9）焦磷酸难溶物质的处理：若粉尘中含有焦磷酸难溶的物质时，如碳化硅、绿柱石、电气石、黄玉等，需用氢氟酸在铂坩埚中处理。方法如下：将带有沉渣的滤纸放入铂坩埚内，如步骤 5（7）灼烧至恒量（m_2），然后加入数滴 9mol/L 硫酸溶液，使沉渣全部湿润。在通风柜内加入 5～10ml 40%氢氟酸，稍加热，使沉渣中游离二氧化硅溶解，继续加热至不冒白烟为止（要防止沸腾）。再于 900℃下灼烧，称至恒量（m_3）。氢氟酸处理后粉尘中游离二氧化硅含量按式（8-2）进行计算：

$$w=(m_2-m_3)/G\times100 \tag{8-2}$$

式中，w 为粉尘中游离二氧化硅含量（%）；m_2 为氢氟酸处理前坩埚加游离二氧化硅和焦磷酸难溶物质的质量数值，单位为克（g）；m_3 为氢氟酸处理后坩埚加焦磷酸难溶物质的质量数值，单位为克（g）；G 为粉尘样品质量数值，单位为克（g）。

6. 注意事项

（1）焦磷酸溶解硅酸盐时温度不得超过 250℃，否则易形成胶状物。

（2）酸与水混合时应缓慢并充分搅拌，避免形成胶状物。

（3）样品中含有碳酸盐时，遇酸产生气泡，宜缓慢加热，以免样品溅失。

（4）用氢氟酸处理时必须在通风柜中操作，密切注意防止污染皮肤和吸入氢氟酸蒸汽造成中毒。

（5）用铂坩埚处理样品时，过滤沉渣必须洗至无磷酸根反应，否则损坏铂坩埚。磷酸根检验方法如下。

原理：磷酸根于钼酸铵在 pH 4.1 时，用维生素 C 还原生成蓝色。

试剂：①乙酸盐缓冲溶液（pH=4.1），0.025mol/L 乙酸钠溶液与 0.1mol/L 乙酸溶液等体积混合；②1%维生素 C 溶液（保存于冰箱）；③钼酸铵溶液，取钼酸铵 2.5g 溶于 100ml 的 0.025mol/L 硫酸中（临用时配置）。

检验方法：分别将试剂②和③用①稀释 10 倍，取滤过液 1ml 加上述稀释试剂各 4.5ml 混匀，放置 20min，如有磷酸根离子则显蓝色。

（汤　艳）

项目四　粉尘分散度测定（滤膜溶解涂片法）

1. 目的

（1）熟悉滤膜溶解涂片法测定粉尘分散度的基本操作方法及原理。

（2）掌握粉尘分散度卫生学意义。

2. 原理　将采集有粉尘的过氯乙烯滤膜溶于有机溶剂中，形成粉尘颗粒的混悬液，制成标本，在显微镜下测量和计数粉尘的大小及数量，计算不同大小粉尘颗粒的百分比。

3. 仪器

（1）瓷坩埚或烧杯（25ml）。

（2）玻璃棒。

（3）吸管。

（4）载玻片（75 mm×25 mm×1mm）。

（5）显微镜。

（6）目镜侧微尺。

（7）物镜测微尺：标准尺度，其总长为 1mm，分为 100 等分刻度，每一分度值为 0.01mm，即 10μm（图 8-1）。

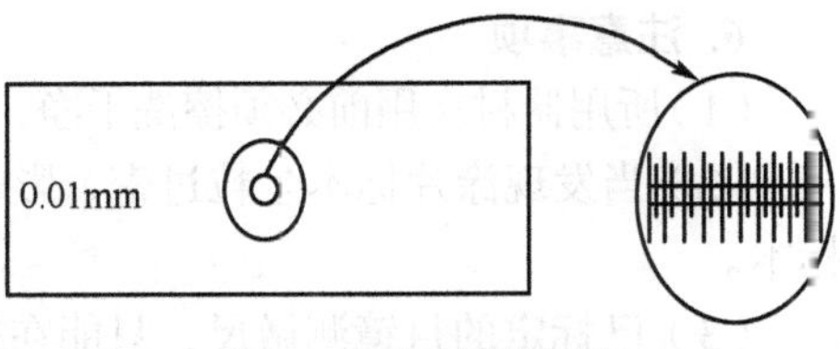

图 8-1　物镜测微尺

4. 试剂　乙酸丁酯（化学纯）

5. 实验步骤

（1）将采有粉尘的过氯乙烯纤维滤膜放入瓷坩埚或烧杯中，用吸管或滴管加入乙酸丁酯 1～2ml，用玻璃充分搅拌，制成均匀的粉尘悬液。立即用滴管吸取 1 滴，滴于载物玻片上；用另一载物玻片成 45°角推片，待乙酸丁酯自然挥发，制成粉尘（透明）标本，贴上标签，注明样品标志。

（2）目镜测微尺的标定：将待定的目镜测微尺放入目镜镜筒内，物镜测微尺置于载物台上，先在低倍镜下找到物镜测微尺的刻度线，移至视野中央，然后换成 400～600 倍放大倍率，调至刻度线清晰，移动载物台，使物镜测微尺的任一刻度线与目镜测微尺的任一刻度线相重合（图 8-2）。然后找出两种测微尺另外一条重合的刻度线，分别数出两种测微尺重合部分的刻度数，按照式（8-3）计算出目镜测微尺刻度的间距。

$$D=a/b\times 10 \tag{8-3}$$

式中，D 为目镜测微尺刻度的间距数值，单位为微米（μm）；a 为物镜测微尺刻度数；b 为目镜测微尺刻度数；10 为物镜测微尺每刻度间距数值，单位为微米（μm）。

如图 8-2 中，目镜测微尺 41 个刻度相当于物镜测微尺 10 个刻度，则目镜测微尺寸 1 个刻度相当于：10/41×10μm=2.44μm

（3）分散度测定：取下物镜测微尺，将粉尘标本片放在载物台上，先用低倍镜找到粉尘粒子，然后在标定目镜测微尺时所用的放大倍率下，用目镜测微尺测量每个粉尘粒子的大小（图 8-3），移动标本，使粉尘粒子依次进入目镜测微尺范围，遇长径量长径，遇短径量短径，测量每个尘粒。每个标本至少测量 200 个尘粒，按表 8-5 分组记录，算出百分数。

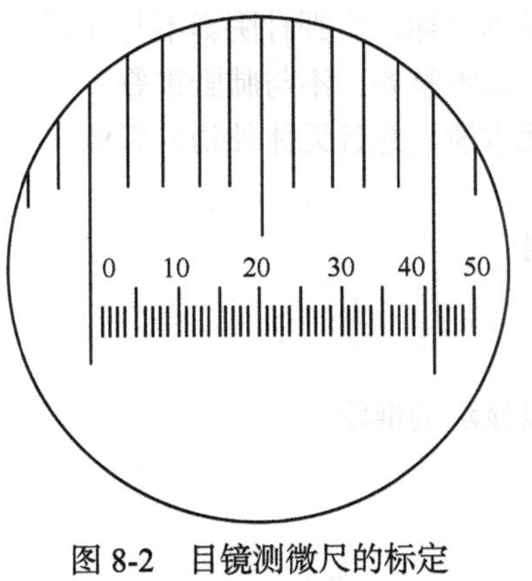

图 8-2　目镜测微尺的标定

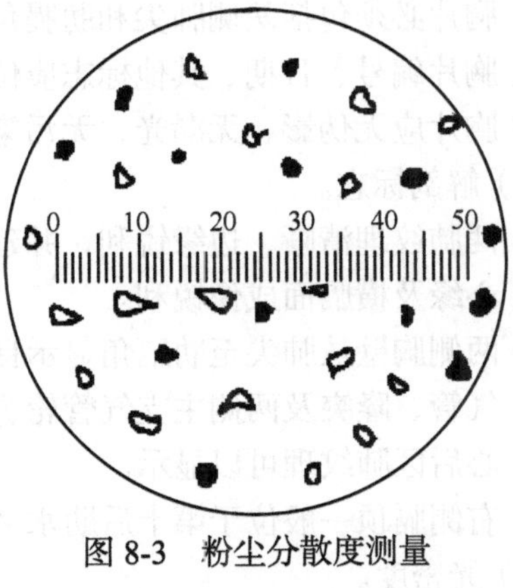

图 8-3　粉尘分散度测量

表 8-5　粉尘数量分散度测量记录表

直径（μm）	<2	2～	5～	≥10
尘粒数个				
百分数（%）				

6. 注意事项

（1）所用器材在用前必须擦洗干净，避免粉尘污染。已制好的涂片标本应置玻璃平皿内保存。

（2）当发现涂片标本尘粒过密，影响测量时，可再加入适量乙酸乙酯稀释，重新制作涂片标本。

（3）已标定的目镜测微尺，只能在标定时所用的目镜和物镜放大倍率下应用。

（4）应选择涂片标本中粉尘分布较均匀的部位进行测量，以减少误差。

（5）本法不适用于可溶于有机溶剂中的粉尘和纤维状粉尘，应改用自然沉降法。

（汤　艳）

项目五　尘肺病 X 线胸片读片

1. 目的

（1）掌握尘肺病 X 线后前位胸片的判读方法。

（2）熟悉尘肺病的诊断标准。

2. 材料和器材

（1）尘肺病诊断标准片。

（2）尘肺病例高千伏 X 线后前位胸片。

（3）尘肺病 X 线胸片记录表。

（4）观片灯箱。

3. 实验内容　尘肺病 X 线胸片读片，并填写尘肺病 X 线胸片读片记录表。

4. 尘肺病 X 线胸片的质量要求

（1）胸片基本要求：GBZ 70-2015《尘肺病诊断标准》中对尘肺病 X 线胸片质量具有详细要求，对于患者提供的 X 线胸片必须进行质量判定，确定其是否达到诊断要求。

1）尘肺病 X 线胸片须使用高千伏或 DR（数字化 X 射线，digital radiography）摄影技术进行拍摄。

2）胸片必须包括两侧肺尖和肋膈角，胸锁关节基本对称，肩胛骨阴影不与肺野重叠。

3）胸片编号、日期、其他标志应位于两肩上方，清晰整齐，不与肺野重叠。

4）胸片应无伪影、无漏光、无污染、无划痕、无水渍，并且无体外物品影像。

（2）解剖标志。

1）两肺纹理清晰、边缘锐利，并延伸到肺野外带。

2）心缘及横膈面成像锐利。

3）两侧胸壁从肺尖至肋膈角显示良好。

4）气管、隆突及两侧主支气管轮廓可见，并可以显示胸椎轮廓。

5）心后区肺纹理可以显示。

6）右侧膈顶一般位于第十后肋水平。

（3）光密度。

1）上中肺野最高光密度应为 1.45～1.75。

2）高千伏胸片膈下光密度小于 0.28，如果使用的是 DR 胸片，其膈下光密度小于 0.30。

3）直接曝光区光密度大于 2.50。

（4）胸片的质量分级。

1）一级片（优片）：完全符合胸片的质量要求。

2）二级片（良片）：不完全符合胸片质量要求，但是不满足三级片的特点。

3）三级片（差片）：有下列情况之一的胸片为三级片，不能用于尘肺病的初诊。①不完全符合胸片质量基本要求，影响诊断的缺陷区域面积之和在半个肺区至一个肺区之间；②两侧肺纹理不够清晰锐利，或局部肺纹理模糊，影响诊断的缺陷区域面积之和在半个肺区至一个肺区之间；③两侧肺尖至肋膈角的侧胸壁显示不佳，气管轮廓模糊，心后区肺纹理难以辨认；④吸气不足，右侧膈顶位于第八后肋及以上水平；⑤照片偏黑，上中肺区最高光密度为1.85～1.90，或照片偏白，上中肺区最高光密度为1.30～1.40，或者灰雾度偏高，膈下光密度为0.40～0.50，或者直接曝光区域光密度为2.20～2.30。

4）四级片（废片）：胸片质量达不到三级片者为四级片，不能用于尘肺病诊断。

5. 尘肺病X线胸片的读片 对于尘肺X线胸片的诊断主要涉及三个方面问题，分别是X线胸片上显示的阴影形态、小阴影的密集度和小阴影的分布范围，明确了这三个问题，就可以做出尘肺病的诊断。

（1）阴影形态的确定：对于患者X线胸片观察时，首先确定是否在肺野内存在直径或宽度大于10mm的大阴影，如果存在大阴影，可以直接根据尘肺病诊断标准分期诊断为尘肺病三期，若无大阴影，只有小阴影，则需要判断小阴影的形态和密集度。

小阴影可以划分为类圆形小阴影（p、q、r）和不规则形小阴影（s、t、u）。小阴影的记录方法如下所示。

1）胸片上小阴影几乎全部为同一形态和大小时，则应将小阴影字母分别写在斜线的上面和下面，如p/p，s/s。

2）胸片上出现两种以上的形态和大小的小阴影时，将主要形态和大小的小阴影字母符号写在斜线的上面，次要的且有相当数量的另一种写在斜线的下面，如p/q，s/p，q/t等。

（2）密集度：对于尘肺病X线胸片，将肺尖至膈顶的垂直距离等分为三份，用等分点的水平线把两侧肺野划分为上中下三个肺区。密集度则是指一定范围的肺区内小阴影的数量。密集度划分为4大级，每大级再划分为3小级，即4大级12小级分类法。

1）四大级分级

A. 0级：无小阴影或甚少，不足1级的下限。

B. 1级：有一定量的小阴影。

C. 2级：有多量的小阴影。

D. 3级：有很多量的小阴影。

2）十二小级分级

4大级	0级			1级			2级			3级		
12小级	0/–	0/0	0/1	1/0	1/1	1/2	2/1	2/2	2/3	3/2	3/3	3/+

3）肺区密集度的判定和记录：在小阴影的形态判定基础上，对照相应形态的密集度组合标准片判定各个肺区小阴影的密集度，以12小级分级表示。如果小阴影密集度与标准片基本相同，可分别记录为1/1、2/2、3/3。如果小阴影密集度和标准片比较，认为较高一级或者较低一级也应认真考虑，则同时记录下来。例如2/1或2/3，前者含有是密集度2级，但1级也要考虑；后者为密集度2级，但是3级也要考虑。判定肺区密集度的原则是小阴影分布范围至少占该区面积的2/3，同时文字部分只是起到说明作用，密集度的判定要以相应的标准片为依据。

4）总体密集度和分布范围的判定：总体密集度是指全肺内密集度最高肺区的密集度，是在小阴影密集度分肺区判定的基础上对全肺小阴影密集度的一个总体判定，以4大级分级表示。小阴影分布范围是指出现有密集度1级及以上的小阴影肺区数。

例如，某患者X线胸片每个肺区小阴影密集度判定结果如下：

1/0	1/1
2/2	0/1
0/0	1/0

那么根据该记录可以判断，该患者的小阴影总体密集度为2级，分布范围为4个肺区。

5）小阴影聚集：是指在X线胸片上，肺野内出现局部小阴影明显增多聚集成簇的状态，但尚未形成大阴影。

（3）胸膜斑：在X线胸片上，肺野内除肺尖部和肋膈角区以外出现的厚度大于5mm的局限性胸膜增厚，或局限性钙化胸膜斑块。一般由长期接触石棉尘而引起。

（4）其他符号

1）bu：肺大泡。

2）ca：肺癌和胸膜间皮瘤。

3）cn：小阴影钙化。

4）cp：肺心病。

5）cv：空洞。

6）ef：胸腔积液。

7）em：肺气肿。

8）es：淋巴结蛋壳样钙化。

9）ho：蜂窝肺。

10）pc：胸膜钙化。

11）pt：胸膜增厚。

12）px：气胸。

13）rp：类风湿性尘肺病。

14）tb：活动性肺结核。

6. 尘肺病诊断标准 尘肺病诊断中，生产性矿物性粉尘接触史是诊断尘肺病的基本条件，包括工作单位、工种、不同时间段接触生产性粉尘的起止时间、粉尘的名称等。其主要诊断依据是X线前后位胸片表现。在进行尘肺病X线胸片诊断时，需要进行动态观察胸片。动态系列胸片能够系统地观察病变演变过程，更能准确地判定小阴影的性质，为诊断提供可靠依据。原则上两张以上间隔半年的动态胸片方可作出确诊，特殊情况下，有可靠的粉尘接触史和卫生学调查资料支持，有典型的尘肺病X线胸片表现，并且可以根据临床资料排除其他疾病，也可以考虑做出诊断。最终诊断的结论表述为“职业性+具体尘肺病名称+期别”，如职业性硅肺病壹期等，未能诊断为尘肺病者，应表述为“无尘肺”。具体的诊断分期如下所示。

（1）尘肺病壹期：有下列表现之一者。

1）有总体密集度1级的小阴影，分布范围达到2个及以上肺区。

2）接触石棉尘，有总体密集度1级的小阴影，分别范围只有1个肺区，同时出现胸膜斑。

3）接触石棉尘，小阴影总体密集度为0，但至少有两个肺区小阴影密集度为0/1，同时出现胸膜斑。

（2）尘肺贰期：有下列表现之一者。

1）有总体密集度2级的小阴影，分布范围超过4个肺区。

2）有总体密集度3级的小阴影，分布范围达到4个肺区。

3）接触石棉尘，有总体密集度1级的小阴影，分布范围超过4个肺区，同时出现胸膜斑并且已经累及至部分心缘或膈面。

4）接触石棉尘，有总体密集度 2 级的小阴影，分布范围达到 4 个肺区，同时出现胸膜斑并且已经累及至部分心缘或膈面。

（3）尘肺叁期：有下列表现之一者。

1）有大阴影出现，其长径不小于 20mm，短径大于 10mm。

2）有总体密集度 3 级的小阴影，分布范围超过 4 个肺区，并且有小阴影聚集。

3）有总体密集度 3 级的小阴影，分布范围超过 4 个肺区，并且有大阴影。

4）接触石棉尘，有总体密集度 3 级的小阴影，分布范围超过 4 个肺区，同时单个或两侧多个胸膜斑长度之和超过单侧胸壁长度的 1/2 或累及至心缘使其部分显示蓬乱。

7. 记录　根据尘肺病例 X 线胸片填写尘肺病 X 线胸片读片记录表（表 8-6）。

表 8-6　尘肺病 X 线胸片读片记录表

胸片编号：

姓名		性别		出生日期	
工作单位		工种		工龄	

临床表现：

尘肺病 X 线表现：

年　月　日

小阴影				小阴影聚集	大阴影			胸膜病变				附加符号
形态	总体密集度	病变范围			小于 2cm×1cm	大于 2cm×1cm	部位	局部增厚	弥漫增厚	胸膜钙化	心缘蓬乱	
		右	左									

诊断名称与期别：

读片人签字：　　　　年　月　日

（王素华　赵宇航）

项目六　肺功能的检测

肺功能检查是呼吸系统疾病的必要检查之一，对早期检出肺、气道病变，鉴别呼吸困难的原因，诊断病变部位，评估肺功能对手术的耐受力或劳动强度耐受力及对危重患者的监护等方面有重要的指导意义。

1. 目的

（1）掌握肺活量的测定方法。

（2）熟悉最大通气量、用力肺活量、第一秒时间肺活量、“最大呼气流量-容积曲线”的测定方法和意义。

（3）熟悉不同的肺活量计的使用方法，对实验结果能够做出正确的分析。

2. 材料和器材

（1）浮筒式肺活量计。

（2）便携式电子肺功能仪（可检测 FVC/ FEV/ MVV/ $FEV_{1.0}$/ FEF25-75）。

3. 实验原理

（1）浮筒式肺活量计：将呼出气吹入一个密封具刻度的容器中，直接读取浮筒刻度就是测定的肺活量。

（2）电子肺功能仪：使用电子传感器检测通过气嘴的气流，并记录相应时间，通过信号放大和微电脑处理，最终给出检测数值。一般可以直接检测出肺活量、第一秒时间肺活量、最大随意通气量、潮气量等指标。

4. 实验内容

（1）常规肺功能测定：主要是对潮气量（tidal volume，TV）、肺活量（vital capacity，VC）、残气量（residual volume，RV）和肺总量（total lung capacity，TLC）检测。潮气量和肺活量可以通过简单的仪器进行测量，但是残气量需要使用“肺泡氮清洗法”、“重复呼吸氦稀释法”或“全身体积描记法”进行检测。这里我们使用浮筒式肺活量计对肺活量进行测定。具体步骤如下所示。

1）洗消毒呼吸口嘴，将浮筒内气体排出，归零刻度。

2）尽力吸气后，再尽全力将气通过呼吸嘴吹进浮筒内，不要从呼吸口或鼻孔漏气，必要时使用鼻夹。

3）呼气末浮筒的刻度便是肺活量值，归零浮筒后，连测三次取最大值。

4）正常成年人参考值：男性为 4217ml±690ml、女性为 3105ml±452ml。实际测量值占预计值得百分比＜80%为减低。

（2）肺通气功能测定：有助于了解肺部疾患对呼吸功能损害的严重程度，正常时进入气道内的气量有 1/3 存留于气道内不进行气体交换，成人肺泡通气量约为 5.5L/min。肺通气功能主要测定指标有最大通气量（maximum minute ventilation，MMV）、用力肺活量（forced vital capacity，FVC）、第一秒时间肺活量（forced expiratory volume in one second，$FEV_{1.0}$）。

$FEV_{1.0}$ 常以 $FEV_{1.0}$%和 $FEV_{1.0}$/FVC%表示，是反应较大气道呼吸阻力程度及阻塞情况的重要和常用指标。正常人 $FEV_{1.0}$%通常为 80%以上。MVV 是一项剧烈的呼吸运动负荷试验，用以衡量肺组织弹性、气管阻力、胸廓运动和呼吸肌力量。MVV 实测值占预计值的 80%以上属于正常，尘肺病晚期、严重心肺功能不全及咯血患者不宜进行此项测定。

这里我们使用便携式肺功能仪，对 MVV、FVC、FEV 进行测定。

1）接通仪器电源，检测气嘴传感器的连接，调节仪器至待测状态。

2）测定时，按照不同仪器的规定，受试者坐位或立位，先做几次深呼吸，然后对准气嘴以最大呼吸幅度、最大呼吸速度做快速深呼吸，重复呼吸 12s 或 15s，记录仪器计算并给出 MVV、FVC 和 $FEV_{1.0}$ 值。

3）受试者休息 5～10min 后，重复测定，重复测定值的差异应<10%，取 3 次测定的最大值，记录测定结果。

4）正常人参考值：MVV 正常男性为 104L±2.71L，女性为 82.5L±2.17L；FVC 正常男性为 3179ml±117ml，女性为 2314ml±48ml；$FEV_{1.0}$/FVC%均大于 80%。

（3）小气道功能测定：小气道是指内径≤2mm 的细支气管，由于管腔狭窄，分支较多，流速缓慢，其阻力在气道总阻力中仅占 20%，通常检测小气道功能的方法有“最大呼气流量-容积曲线”（maximum expiratory flow-volume curve，MEFV）法和“等流速容量曲线”（visov）法。前者需要记录呼气阶段肺容量变化和相应气体流速，通过两者的关系绘制出 MEFV 曲线，以肺活量的 75%（$V_{max}75$）、50%（$V_{max}50$）和 25%（$V_{max}25$）时的流量来表示，其中 $V_{max}50$ 和 $V_{max}25$ 为小气道功能的指标，吸烟、大气污染、尘肺病早期就可以发现小气道功能的异常，表现为 $V_{max}50$ 和 FEF25 降低；后者需要使用 80%氦气和 20%氧气混合气体进行检测，更为准确但是需要的器械要更复杂。

这里我们使用便携式肺功能仪，对 $V_{max}75$、$V_{max}50$、$V_{max}25$ 进行测定。测定方法如下所示。

1）接通仪器电源，检测气嘴传感器的连接，调节仪器至待测状态。

2）测定时，按照不同仪器的规定，受试者坐位或立位，先做几次深呼吸，然后对准气嘴以最大呼吸幅度、最大呼吸速度做单次快速呼气，呼气至残气量位，总呼气时间达到 4s 以上。

3）受试者休息 5～10min 后，重复测定，至少测定 3 次，两次 FVC 差值应小于 5%或 100ml。

4）分别记录 $V_{max}75$、$V_{max}50$、$V_{max}25$、$V_{max}50/V_{max}25$ 值，并绘制 MEFV 曲线。

（王素华　赵宇航）

项目七　综合分析与评价

粉尘作业工作人员接触粉尘的量除了使用直接的粉尘测定结果反应外，对粉尘作业的危害程度进行分级，是评价粉尘作业安全程度的重要措施，方便卫生监督人员、执法人员和企业管理者评价粉尘作业的危害程度和防尘措施效果。我国 GBZ2.1-2007《工作场所有害因素职业接触限值》中对工作场所空气中粉尘接触限值做出了具体规定，并且在《工作场所职业病危害作业分级第 1 部分：生产性粉尘》（GBZ/T229.1-2010）中对粉尘作业的分级及其管理做出了解释。

1. 目的　掌握粉尘作业分级方法。

2. 实验内容

（1）粉尘作业的分级指数：粉尘作业的分级应该在综合评估生产性粉尘的健康危害、劳动者接触程度等方面的基础上进行。其中，劳动者的接触粉尘程度需根据劳动者工作场所中空气中粉尘浓度、劳动者接触粉尘作业的时间、劳动者的劳动强度综合判定。可以将粉尘作业按危害程度分为四级：相对无害作业（0 级）、轻度危害作业（Ⅰ级）、中级危害作业（Ⅱ级）和高度危害作业（Ⅲ级）。通过分级指数 G 判断粉尘作业的危害等级。分级指数 G 通过下式计算：

分级指数（G）的计算：$G=W_M \times W_B \times W_L$

式中，G 为分级指数；W_M 为粉尘中游离二氧化硅含量的权重数；W_B 为工作场所空气中粉尘职业接触比值的权重数；W_L 为劳动者体力劳动强度的权重数。

根据分级指数 G，将生产性粉尘作业分为如表 8-7 所示四级。

表 8-7　生产性粉尘作业分级

分级指数（G）	作业级别
0	0 级（相对无害作业）
$0<G\leqslant 6$	Ⅰ级（轻度危害作业）
$6<G\leqslant 16$	Ⅱ级（中度危害作业）
>16	Ⅲ级（高度危害作业）

表 8-8 中列出了分级指数计算中的游离二氧化硅含量（M）的分级和权重数（W_M）取值。

表 8-8　游离二氧化硅含量的分级和取值

游离二氧化硅含量（M），%	权重数（W_M）
$M<10$	1
$10\leqslant M\leqslant 50$	2
$50<M\leqslant 80$	4
$M>80$	6

表 8-9 中给出了审查性粉尘职业接触比值（B）的分级和权重数（W_B）取值。这里的 B 按下述公式进行计算：

$$B = \frac{C_{\text{TWA}}}{\text{PC - TWA}} \times 100\%$$

式中，B 为生产性粉尘接触比值；C_{TWA} 为工作场空气中生产性粉尘 8h 时间加权平均浓度实测值，单位为毫克每立方米（mg/m^3）；多次检测得到的 C_{TWA} 不一致时，以最大值进行计算；PC-TWA 为工作场所空气中该种粉尘的时间加权平均容许浓度，单位为毫克每立方米（mg/m^3）。

表 8-9　生产性粉尘职业接触比值的分级和取值

接触比值（B）	权重数（W_B）
$B<1$	0
$1\leqslant B\leqslant 2$	1
$B>2$	B

表 8-10 中给出劳动者体力强度的分级和权重数（W_L）取值。

表 8-10　体力劳动强度的分级和取值

体力劳动强度级别	权重数（W_L）
Ⅰ（轻）	1.0
Ⅱ（中）	1.5
Ⅲ（重）	2.0
Ⅳ（极重）	2.5

通过计算 G 值，可以对工作场所粉尘的危害程度进行分级，根据分级结果对生产性粉尘作业采取适当的控制措施，一旦作业方式或防护效果发生变化，需要重新分级。

（2）粉尘危害的分级监督管理：对于不同危害程度的粉尘作业，在评价后要给出适当的整改意见。

0 级（相对无害作业）：在目前的作业条件下，对劳动者健康不会产生明显影响，应继续保持目前的作业和防护措施。

Ⅰ级（轻度危害作业）：可能对劳动者的健康存在不良影响，应该改善工作环境，降低劳动者时间粉尘接触水平，并设置粉尘危害及防护标志，对劳动者进行职业卫生培训，采取职业健康监护、定期作业场所监测等措施。

Ⅱ级（中度危害作业）：可能引起劳动者的健康危害，应在采取Ⅰ级措施的同时，及时采取纠正和管理行动，降低劳动者实际粉尘接触水平。

Ⅲ级（重度危害作业）：这种作业条件下，极有可能造成劳动者严重的健康损害，应立即采取整改措施，在作业地点设置粉尘危害和防护的明确标志，劳动者应正确使用个人防护用品，使劳动者实际接触水平达到职业卫生标准的要求，同时要对参与粉尘作业的劳动者进行体检，及时发现潜在的职业病危害，并将观察对象或患者调离原工作岗位。整改完成后，重新进行职业卫生评价，达到符合要求后，方可继续进行生产。

（王素华　赵宇航）

第三部分　设计性实验项目

实验九　制鞋业有害因素的识别及其对人体健康的影响

案例 9-1

某鞋业发展集团坐落于某市工业园区，是台湾某集团下属的一个企业，目前共有 8 栋厂房，设置有 8 条成型生产线，44 条针车生产线，总投资 2312 万元人民币，注册资本金 1618.4 万元人民币，可安置 3000 名员工就业，可年产 400 万双 UGG 羊毛靴、板鞋、高档旅游鞋等，产品全部出口，年产值 1 亿美元。

主要原料、辅料及产品

原料：牛皮、人造皮。

辅料：车缝线，胶水。

产品：UGG 羊毛靴、板鞋、高档旅游鞋、运动鞋。

生产工艺

某鞋业发展集团生产工艺流程（图 9-1）

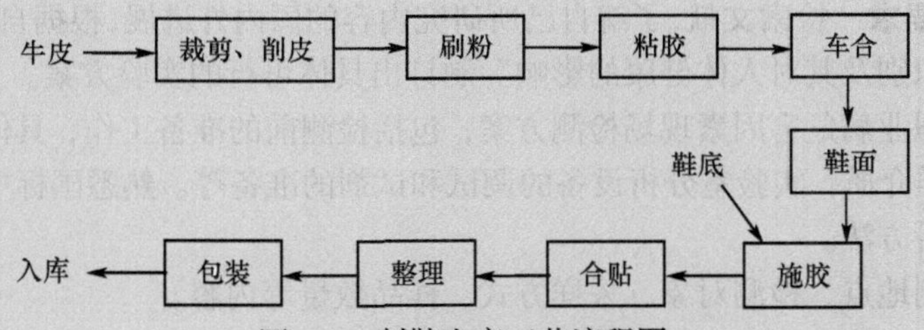

图 9-1　制鞋生产工艺流程图

问题：

（1）制鞋作业生产包括哪些岗位或工种？

（2）制鞋业生产过程中存在哪些危害健康的因素？

（3）如何开展制鞋业生产对人体健康影响的调查研究？

一、实验设计思路

1. 作业环境的检测　首先收集该企业的生产工艺和生产所使用的原料、辅料和生产设备，以及生产的产品和副产品、中间产品等材料，查阅各种化学品的安全技术说明书（material safety data sheet，MSDS）、职业病危害因素分类目录和职业接触限值等法律、法规和标准，初步识别职业病危害因素。

其次对该企业进行现场调查，核实生产工艺和所使用的物料种类和用量。对各工种的劳动者进行工时调查，即工作日写实。调查劳动者在各岗位工作停留的时间，以及对各种有害因素的接触情况。进一步识别和确认职业病危害因素。

然后依据职业病危害因素识别的结果和国家相关的标准和规定，制订职业病危害因素的检测方案。

依据制订的检测方案，对该企业生产过程中、生产环境和劳动过程中产生的职业病危害因素进行检测。

2. 人群调查研究 调查该企业的职业卫生管理人员、生产技术人员和各岗位的劳动者，查阅职业卫生和职业健康监护档案资料，了解该企业劳动者的健康状况，对于有必要的，可以开展专题调查。

3. 数据整理分析 根据上述调查研究可以获得的数据，分析某种症状或疾病在研究人群与对照人群中发生率的差异，从而进行判断，并发现影响损害的危险因素，包括有害因素的性质、浓度或强度、劳动者接触时间、卫生工程技术措施、个体防护、职业卫生管理、职业健康监护、年龄、性别、工龄等。

二、实验设计及实施要求

1. 查阅相关资料、现场调查 调查该企业的基本资料、职业卫生档案、职业健康监护档案、各种物料清单及其 MSDS、生产工艺、生产设备、卫生工程技术措施、个体防护、职业卫生管理、职业健康监护；职业卫生相关法律、法规和标准。

调查该企业的职业卫生管理人员、生产技术人员和各岗位的劳动者，核实生产工艺和所使用的物料种类和用量。对各工种的劳动者进行工时调查，即工作日写实。调查劳动者在各岗位工作停留的时间，以及对各种有害因素的接触情况。进一步识别和确认职业病危害因素。

2. 实验设计要求 检索文献，了解自己所研究内容的国内外进展，根据自己的实验目的“制鞋业有害因素的识别及其对人体健康的影响” 制订出具体可行的实验方案。

制订详细的职业病危害因素现场检测方案，包括检测前的准备工作，具体的采样用的仪器设备和试剂、采样介质，实验室分析设备的调试和试剂的准备等。熟悉国标中的采样方法和各种有害因素的分析方法。

拟定现场检测地点、检测对象、采样方式、样品数量等内容。

拟定数据的整理分析方法和步骤，熟悉职业病危害评价的标准和规范。

查阅职业卫生和职业健康监护档案资料。

3. 实验实施要求 按照实验设计实施现场职业病危害因素检测和实验室分析，查阅被调查企业的相关资料，收集该企业劳动者的健康体检资料。做好职业病危害因素检测方案、现场调查记录、现场检测记录、实验室分析记录。及时处理实验实施过程中出现的各种问题。

4. 撰写实验设计报告 按照国家职业卫生标准与规范，撰写职业病危害因素检测与评价报告，分析职业病危害因素与劳动者健康损害之间的因果关系。

5. 职业病危害因素检测与评价报告书见附录表附-4。

（沈福海）

附　　录

表附-1　标准状态空气体积换算系数

温度（℃）	压力（*B-f*）（kPa）								
	97.325	97.592	97.858	98.125	98.392	98.658	98.925	99.192	99.458
5	0.9432	0.9458	0.9484	0.9510	0.9536	0.9561	0.9587	0.9613	0.9639
6	0.9398	0.9424	0.9450	0.9476	0.9501	0.9527	0.9553	0.9579	0.9604
7	0.9365	0.9390	0.9416	0.9442	0.9467	0.9493	0.9518	0.9544	0.9570
8	0.9331	0.9357	0.9383	0.9408	0.9434	0.9459	0.9485	0.9510	0.9536
9	0.9298	0.9324	0.9349	0.9375	0.9430	0.9426	0.9451	0.9477	0.9502
10	0.9265	0.9291	0.9316	0.9341	0.9367	0.9392	0.9418	0.9443	0.9468
11	0.9233	0.9258	0.9283	0.9308	0.9334	0.9359	0.9384	0.9410	0.9435
12	0.9200	0.9225	0.9251	0.9276	0.9301	0.9326	0.9351	0.9376	0.9402
13	0.9168	0.9193	0.9218	0.9243	0.9269	0.9294	0.9319	0.9344	0.9369
14	0.9136	0.9161	0.9186	0.9211	0.9236	0.9261	0.9286	0.9311	0.9336
15	0.9104	0.9129	0.9154	0.9179	0.9204	0.9229	0.9254	0.9279	0.9304
16	0.9073	0.9097	0.9122	0.9147	0.9172	0.9197	0.9222	0.9247	0.9271
17	0.9041	0.9066	0.9092	0.9116	0.9140	0.9165	0.9190	0.9215	0.9239
18	0.9010	0.9035	0.9059	0.9084	0.9109	0.9134	0.9158	0.9183	0.9207
19	0.8979	0.9004	0.9028	0.9053	0.9078	0.9102	0.9127	0.9151	0.9176
20	0.8948	0.8973	0.8997	0.9022	0.9046	0.9071	0.9096	0.9120	0.9145
21	0.8918	0.8942	0.8967	0.8991	0.9016	0.9040	0.9065	0.9089	0.9113
22	0.8888	0.8912	0.8936	0.8961	0.8985	0.9010	0.9034	0.9058	0.9083
23	0.8858	0.8882	0.8906	0.8930	0.8955	0.8979	0.9003	0.9028	0.9052
24	0.8828	0.8852	0.8876	0.8900	0.8924	0.8949	0.8973	0.8997	0.9021
25	0.8798	0.8822	0.8846	0.8870	0.8894	0.8919	0.8943	0.8967	0.8991
26	0.8769	0.8793	0.8817	0.8841	0.8865	0.8889	0.8913	0.8937	0.8951
27	0.8739	0.8763	0.8787	0.8811	0.8835	0.8859	0.8883	0.8907	0.8931
28	0.8710	0.8734	0.8758	0.8782	0.8806	0.8830	0.8853	0.8877	0.8901
29	0.8681	0.8705	0.8729	0.8753	0.8776	0.8800	0.8824	0.8848	0.8872
30	0.8653	0.8676	0.8700	0.8724	0.8748	0.8771	0.8795	0.8819	0.8842
31	0.8624	0.8648	0.8672	0.8695	0.8719	0.8742	0.8766	0.8790	0.8813
32	0.8596	0.8619	0.8643	0.8667	0.8691	0.8714	0.8736	0.8761	0.8784
33	0.8568	0.8591	0.8615	0.8638	0.8662	0.8685	0.8709	0.8732	0.8756
34	0.8540	0.8563	0.8587	0.8610	0.8634	0.8658	0.8680	0.8704	0.8727
35	0.8512	0.8535	0.8559	0.8582	0.8605	0.8629	0.8652	0.8675	0.8699
36	0.8484	0.8508	0.8531	0.8554	0.8577	0.8601	0.8624	0.8647	0.8670
37	0.8457	0.8480	0.8503	0.8526	0.8549	0.8573	0.8596	0.8619	0.8642
38	0.8430	0.8453	0.8476	0.8499	0.8522	0.8545	0.8568	0.8591	0.8615
39	0.8403	0.8426	0.8449	0.8472	0.8495	0.8518	0.8541	0.8564	0.8587
40	0.8376	0.8399	0.8422	0.8444	0.8467	0.8490	0.8513	0.8536	0.8559

温度(℃)	压力(*B-f*)(kPa)							
	99.725	99.992	100.258	100.525	100.791	101.058	101.325	101.591
5	0.9665	0.9691	0.9717	0.9742	0.9768	0.9794	0.9820	0.9846
6	0.9630	0.9656	0.9682	0.9707	0.9733	0.9759	0.9785	0.9810
7	0.9596	0.9621	0.9647	0.9673	0.9698	0.9724	0.9750	0.9775
8	0.9561	0.9587	0.9613	0.9638	0.9664	0.9689	0.9715	0.9741
9	0.9528	0.9553	0.9578	0.9604	0.9629	0.9655	0.9680	0.9706
10	0.9494	0.9519	0.9544	0.9570	0.9595	0.9621	0.9646	0.9671
11	0.9460	0.9486	0.9511	0.9536	0.9562	0.9587	0.9612	0.9637
12	0.9427	0.9452	0.9477	0.9503	0.9528	0.9553	0.9578	0.9603
13	0.9394	0.9419	0.9444	0.9469	0.9495	0.9520	0.9545	0.9570
14	0.9363	0.9386	0.9411	0.9436	0.9461	0.9486	0.9511	0.9536
15	0.9329	0.9354	0.9378	0.9404	0.9428	0.9453	0.9478	0.9503
16	0.9296	0.9321	0.9346	0.9371	0.9396	0.9420	0.9445	0.9470
17	0.9264	0.9289	0.9314	0.9339	0.9363	0.9388	0.9413	0.9438
18	0.9232	0.9257	0.9282	0.9306	0.9331	0.9356	0.9380	0.9405
19	0.9200	0.9225	0.9250	0.9275	0.9299	0.9324	0.9348	0.9373
20	0.9169	0.9194	0.9218	0.9243	0.9267	0.9292	0.9316	0.9341
21	0.9138	0.9162	0.9187	0.9211	0.9236	0.9260	0.9285	0.9309
22	0.9107	0.9131	0.9155	0.9180	0.9204	0.9229	0.9253	0.9277
23	0.9076	0.9100	0.9125	0.9149	0.9173	0.9197	0.9222	0.9246
24	0.9045	0.9070	0.9094	0.9118	0.9142	0.9165	0.9191	0.9215
25	0.9015	0.9039	0.9063	0.9087	0.9112	0.9135	0.9160	0.9184
26	0.8985	0.9009	0.9033	0.9057	0.9081	0.9105	0.9120	0.9153
27	0.8955	0.8979	0.9003	0.9027	0.9051	0.9074	0.9099	0.9122
28	0.8925	0.8949	0.8973	0.8997	0.9021	0.9044	0.9068	0.9092
29	0.8895	0.8919	0.8943	0.8967	0.8990	0.9014	0.9038	0.9062
30	0.8866	0.8890	0.8914	0.8937	0.8961	0.8985	0.9008	0.9032
31	0.8837	0.8861	0.8884	0.8908	0.8931	0.8955	0.8979	0.9002
32	0.8808	0.8831	0.8855	0.8878	0.8902	0.8926	0.8949	0.8973
33	0.8779	0.8803	0.8826	0.8850	0.8873	0.8897	0.8920	0.8943
34	0.50	0.8774	0.8797	0.8821	0.8844	0.8867	0.8891	0.8914
35	0.8722	0.8745	0.8768	0.8792	0.8815	0.8839	0.8862	0.8885
36	0.8694	0.8717	0.8740	0.8763	0.8787	0.8810	0.8833	0.8856
37	0.8665	0.8689	0.8712	0.8735	0.8758	0.8781	0.8804	0.8828
38	0.8638	0.8661	0.8684	0.8707	0.8730	0.8753	0.8776	0.8799
39	0.8610	0.8633	0.8656	0.8679	0.8702	0.8725	0.8748	0.8771
40	0.8582	0.8605	0.8628	0.8651	0.8674	0.8697	0.8720	0.8743

温度(℃)	压力(B-f)(kPa)								
	101.858	102.125	102.391	102.658	102.925	103.191	103.458	103.725	103.991
5	0.9871	0.9897	0.9923	0.9949	0.9975	1.0001	1.0026	1.0051	1.0078
6	0.9836	0.9862	0.9883	0.9913	0.9939	0.9965	0.9990	1.0016	1.0042
7	0.9801	0.9827	0.9852	0.9878	0.9904	0.9925	0.9955	0.9980	1.0006
8	0.9766	0.9792	0.9817	0.9843	0.9868	0.9894	0.9919	0.9945	0.9970
9	0.9731	0.9757	0.9782	0.9807	0.9833	0.9859	0.9884	0.9910	0.9935
10	0.9697	0.9722	0.9747	0.9773	0.9798	0.9824	0.9849	0.9874	0.9900
11	0.9663	0.9688	0.9713	0.9739	0.9764	0.9789	0.9814	0.9839	0.9865
12	0.9629	0.9654	0.9679	0.9704	0.9730	0.9754	0.9780	0.9805	0.9830
13	0.9595	0.9620	0.9645	0.9670	0.9695	0.9720	0.9745	0.9771	0.9796
14	0.9561	0.9586	0.9612	0.9637	0.9661	0.9686	0.9711	0.9736	0.9762
15	0.9528	0.9553	0.9578	0.9603	0.9628	0.9653	0.9678	0.9703	0.9728
16	0.9495	0.9520	0.9545	0.9570	0.9595	0.9619	0.9644	0.9669	0.9694
17	0.9462	0.9487	0.9512	0.9537	0.9561	0.9586	0.9611	0.9636	0.9661
18	0.9430	0.9454	0.9479	0.9504	0.9528	0.9553	0.9578	0.9602	0.9627
19	0.9397	0.9422	0.9447	0.9471	0.9496	0.9520	0.9545	0.9569	0.9594
20	0.9365	0.9390	0.9414	0.9439	0.9463	0.9488	0.9512	0.9537	0.9561
21	0.9333	0.9359	0.9382	0.9407	0.9431	0.9455	0.9480	0.9504	0.9529
22	0.9302	0.9326	0.9350	0.9375	0.9399	0.9423	0.9448	0.9472	0.9496
23	0.9270	0.9294	0.9319	0.9343	0.9367	0.9391	0.9416	0.9440	0.9464
24	0.9239	0.9263	0.9287	0.9311	0.9336	0.9360	0.9384	0.9408	0.9432
25	0.9208	0.9232	0.9256	0.9080	0.9304	0.9328	0.9352	0.9377	0.9401
26	0.9177	0.9201	0.9225	0.9249	0.9273	0.9297	0.9321	0.9345	0.9369
27	0.9146	0.9170	0.9194	0.9218	0.9242	0.9266	0.9290	0.9314	0.9338
28	0.9116	0.9140	0.9164	0.9187	0.9211	0.9235	0.9259	0.9283	0.9307
29	0.9086	0.9109	0.9133	0.9157	0.9181	0.9205	0.9228	0.9252	0.9276
30	0.9056	0.9079	0.9109	0.9127	0.9151	0.9174	0.9198	0.9222	0.9245
31	0.9026	0.9050	0.9073	0.9097	0.9121	0.9144	0.9168	0.9191	0.9215
32	0.8996	0.9020	0.9043	0.9067	0.9091	0.9114	0.9138	0.9161	0.9185
33	0.8967	0.8990	0.9014	0.9037	0.9061	0.9084	0.9108	0.9131	0.9154
34	0.8938	0.8961	0.8984	0.9008	0.9031	0.9055	0.9078	0.9101	0.9125
35	0.8908	0.8932	0.8955	0.8978	0.9002	0.9025	0.9048	0.9072	0.9092
36	0.8880	0.8903	0.8926	0.8949	0.8972	0.8996	0.9019	0.9042	0.9065
37	0.8851	0.8874	0.8897	0.8920	0.8943	0.8967	0.8990	0.9013	0.9036
38	0.8822	0.8845	0.8869	0.8892	0.8915	0.8938	0.8961	0.8984	0.9007
39	0.8794	0.8817	0.8840	0.8863	0.8886	0.8909	0.8932	0.8955	0.8978
40	0.8766	0.8789	0.8812	0.8835	0.8857	0.8881	0.8903	0.8926	0.8949

表附-2 饱和水蒸气张力表

气温(℃)	水蒸气张力(kPa)	气温(℃)	水蒸气张力(kPa)	气温(℃)	水蒸气张力(kPa)	气温(℃)	水蒸气张力(kPa)
-20	0.1253	2	0.7058	24	2.9833	50	12.3336
-19	0.1373	3	0.7579	25	3.1672	55	15.7373
-18	0.1493	4	0.8134	26	3.3609	60	19.9156
-17	0.1627	5	0.8723	27	3.5649	65	25.0032
-16	0.1760	6	0.9470	28	3.7789	70	31.1574
-15	0.1920	7	1.0016	29	4.0054	75	38.5434
-14	0.2080	8	1.0726	30	4.2452	80	47.3426
-13	0.2253	9	1.1478	31	4.4923	85	57.8084
-12	0.2453	10	1.2278	32	4.7547	90	70.0954
-11	0.2653	11	1.3124	33	5.0301	95	84.5128
-10	0.2866	12	1.4023	34	5.3193	100	101.3247
-9	0.3106	13	1.4973	35	5.6229	105	120.8031
-8	0.3346	14	1.5981	36	5.9412	110	143.2678
-7	0.3626	15	1.7049	37	6.2751	115	169.0656
-6	0.3906	16	1.8177	38	6.6250	120	198.5431
-5	0.4213	17	1.9372	39	6.9917	125	232.1136
-4	0.4546	18	2.0634	40	7.3759	130	270.1504
-3	0.4893	19	2.1967	41	7.7780	140	361.3959
-2	0.5269	20	2.3645	42	8.1993	150	476.0529
-1	0.5674	21	2.4865	43	8.6393	175	892.5908
0	0.6105	22	2.6434	44	9.1006	200	1554.6678
1	0.6567	23	2.8088	45	9.5832		

表附-3 职业健康监护档案

编号________

________________（单位名称）

职业健康监护档案

姓　　名：________

性　　别：男 □　女 □

出生年月：____年___月

所在车间：________

岗位工种：________

接触职业病危害因素名称：________

员工健康体检记录表

<table>
<tr><td>姓 名</td><td></td><td>性 别</td><td></td><td>出生日期</td><td></td></tr>
<tr><td>出生地</td><td></td><td>民 族</td><td></td><td>婚 否</td><td></td></tr>
<tr><td>既往病史</td><td colspan="5"></td></tr>
</table>

<table>
<tr><td rowspan="4">眼</td><td>裸眼视力</td><td rowspan="3">左</td><td></td><td rowspan="3">右</td><td></td><td rowspan="4">医师意见：</td></tr>
<tr><td>矫正视力</td><td></td><td></td></tr>
<tr><td>眼 疾</td><td></td><td></td></tr>
<tr><td>色 觉</td><td colspan="4"></td></tr>
<tr><td rowspan="3">耳
鼻
喉</td><td>听 力</td><td rowspan="3">左</td><td></td><td rowspan="3">右</td><td></td><td rowspan="3">医师意见：</td></tr>
<tr><td>耳 疾</td><td></td><td></td></tr>
<tr><td>鼻及鼻窦</td><td></td><td></td></tr>
<tr><td rowspan="4">内
科</td><td>呼吸 次/分</td><td colspan="2">脉搏 次/分</td><td colspan="2">血压 / mmHg</td><td rowspan="4">医师意见：</td></tr>
<tr><td>心肺功能</td><td colspan="4"></td></tr>
<tr><td>肝、脾、双肾</td><td colspan="4"></td></tr>
<tr><td>腹部查体</td><td colspan="4"></td></tr>
<tr><td rowspan="4">辅助
检查
结果</td><td>胸 片</td><td colspan="4"></td><td rowspan="4">医师意见：</td></tr>
<tr><td>心电图</td><td colspan="4"></td></tr>
<tr><td>肝肾功能</td><td colspan="4"></td></tr>
<tr><td>乙肝两对半</td><td colspan="4"></td></tr>
<tr><td></td><td>血常规</td><td colspan="3"></td><td>血型</td><td></td></tr>
<tr><td>体
检
结
果</td><td colspan="6">结果：（请在以下项目序号前打“√”表示选定该项体检结果）
①健康或正常 ②一般或较弱 ③有慢性病
④传染病传染期 ⑤精神病发病期 ⑥身体残疾
说明：一、如选择上述结果③，请继续在下列符合的项目上用“√”表示：
1、心血管病 2、脑血管病 3、慢性呼吸系统病
4、慢性消化系统病 5、慢性肾炎 6、结核病
7、神经或精神疾病 8、糖尿病 9、其他：
体检日期： 年 月 日</td></tr>
</table>

职业健康监护档案表

一、工作人员基本情况

<table>
<tr><td>姓名：</td><td colspan="2"></td><td>单位：</td><td colspan="2"></td></tr>
<tr><td>性别：</td><td colspan="2"></td><td>民族：</td><td colspan="2"></td></tr>
<tr><td>出生日期：</td><td colspan="2"></td><td>家庭地址：</td><td colspan="2"></td></tr>
<tr><td>工种：</td><td></td><td>学历：</td><td></td><td>技术职称：</td><td></td></tr>
<tr><td colspan="6">职业健康检查表编号：</td></tr>
<tr><td colspan="6">所在作业场所名称：</td></tr>
<tr><td>职业史</td><td colspan="5"></td></tr>
<tr><td>既往史</td><td colspan="5"></td></tr>
<tr><td>职业病危害接触史</td><td colspan="5">包括起止时间，工作单位，工种，职业病危害因素，防护措施等</td></tr>
</table>

二、职业健康检查情况表

上岗前检查情况

检查日期	结论	检查机构

在岗期间检查情况

检查日期	结论	检查机构

离岗时检查情况

检查日期	结论	检查机构

应急时检查情况

检查日期	结论	检查机构

三、作业场所职业病危害因素监测与评价情况

监测时间	危害因素	检测结果	评价情况	处理结果	监测单位

四、个人剂量监测结果

监测时间	监测结果	监测机构	备注

五、职业病诊疗情况表

诊断情况

诊断日期	职业病种类	诊断机构

治疗情况

治疗日期	病情	处方	治疗机构	主治医师

表附-4 职业病危害因素检测与评价报告书

封一:

编号：______________

职业病危害因素检测与评价报告书

委托单位：______________________________

检测与评价场所：________________________

职业卫生技术服务机构资质证书号：__________

检测评价机构名称（盖章）_________________

年　　月　　日

封二：

职业病危害因素检测与评价报告书说明

（一）检测与评价工作依据有关法规、协议和技术文件进行。

（二）报告中有涂改、增删或复印件检验印章不符者无效。

（三）本报告的检测结果及本单位名称，未经同意不得用于广告、评优及商品宣传。

（四）对本检测与评价报告有异议者，请于收到报告书之日起十五日内向我单位提出，逾期不予受理。

（五）本报告正文共____页，报告一式三份（用人单位、用人单位所在地卫生监督机构、职业卫生技术服务机构各一份）。

检测与评价单位：

技术档案存放处：

联系地址：

邮政编码：

联系电话：

传　　真：

联 系 人：

正文

职业病危害因素检测与评价报告书

一、一般情况

受检单位：	地　址：
委托单位：	联 系 人：
联系地址：	电　话：
邮　编：	检测项目：
采样时间：　年　月　日	样品数量：
检测时间：　年　月　日	检测仪器：

二、检测与评价依据：

（一）采样依据：______________________________

____

____

（二）评价依据：______________________________

____

____

三、现场情况：

四、测试条件与样品采集

五、检测结果与评价（详细检验结果见附录2）

车间名称：

序号	岗位	主要职业病危害因素	检测结果*			评价结论	不合格指标	补救措施	补救措施有效性评价
			C_{TWA}	C_{STEL}	C_{MAX}				
1									
2									
3									
4									
5									
6									
7									
8									
9									
10									

*CTWA：时间加权平均浓度，CSTEL：短时间接触浓度，CMAX：最高浓度

检测结果表明：

六、改进措施和建议：

七、附录

附录 1. 作业场所职业病危害因素测定点分布示意图

附录 2. 检测检验报告

附录 3. 职业病危害评价委托书

项目负责人（签名）：

检测人（签名）：　　校对人（签名）：　　审核人（签名）：

报告签发人：　　检测评价机构（盖章）

年　月　日

附表

作业场所职业病危害因素测定点分布示意图

企业名称：

车间名称：	序号	地点或岗位	工种	职业病危害因素名称

图示说明：▲毒物　☆粉尘　●噪声

制图单位：　　制图人：　　制图日期：　年　月　日

参 考 文 献

郭伟，赵凤玲. 2013. 用氯化汞制备氧化铝工艺致10例急性汞中毒的临床观察. 工业卫生与职业病，39（4）：237～238.
蒋林艳，黄民继，孙爱民，等. 2014. NIOSH手工提举方程在缸盖搬运中的应用. 中国安全生产科学技术，10（2）：151-154.
金泰廙. 2006. 职业卫生与职业医学.第5版. 北京：人民卫生出版社.
孙贵范，邬堂春，牛侨，等. 2012. 职业卫生与职业医学. 第7版，北京：人民卫生出版社.
唐焕文. 2011. 环境卫生与职业卫生学实习指导. 北京：科学出版社.
邬堂春. 2013. 职业卫生与职业医学实习指导. 北京：人民卫生出版社.
曾繁华，邹碧海. 2015. 职业卫生.北京：中国质检出版社.
张爱华，张华. 2012. 公共卫生与预防医学实验教程. 北京：科学出版社.
张文昌. 2008. 职业卫生与职业医学（案例版）. 北京：科学出版社.
朱武寿，卢伟华. 2007. 关于国内外劳动强度研究的综述. 北京体育大学学报，30：691-692.
GBZ 2.2—2007，体力劳动强度分级.

精要速览系列
Instant Notes

Immunology

Second Edition

免 疫 学

（第二版，导读版）

Peter M Lydyard

Department of Immunology and Molecular Pathology,
Royal Free and University College Medical School,
University College London, London, UK

Alex Whelan

Department of Immunology, Trinity College and
St James' Hospital, Dublin, Ireland

and

Michael W Fanger

Department of Microbiology and Immunology,
Dartmouth Medical School,
Lebanon, New Hampshire, USA

科学出版社
北 京

图字:01-2009-2764

内 容 简 介

本书是目前国外畅销的优秀教材 *Instant Notes in Immunology* 的导读版。全书包括免疫系统组成、免疫发展机制、免疫系统功能和免疫技术等内容,以简洁的形式提供核心的免疫学知识,既全面地概括了基本理论,又突出介绍了学科发展的前沿动态。

本书的编写形式与国内大多数教科书不同,风格独特、取材新颖;文字通俗易懂、简明扼要;插图简练、便于记忆;每个部分列出要点,重点和主线明确。本书为免疫学及有关生命科学专业的大学生设计,对初学的学生和高年级的学生都非常有用,是指导学生快速掌握免疫学基础知识的优秀教材。此外,本书对于相关专业的科研人员也具有较大的参考价值。

Peter M Lydyard, Alex Whelan and Michael W Fanger
Instant Notes in Immunology, 2e

ISBN1-8599-6039-1

图书在版编目(CIP)数据

免疫学=Immunology:导读版:英文/(英)利迪亚德(Lydyard, P.M.)等主编. —2版. —北京:科学出版社,2009
(精要速览系列)
ISBN 978-7-03-025225-8

Ⅰ.免… Ⅱ.利… Ⅲ.免疫学-双语教学-高等学校-教材-英文 Ⅳ.Q939.91

中国版本图书馆 CIP 数据核字(2009)第 141413 号

责任编辑:单冉东 / 责任校对:李奕萱
责任印制:张 伟 / 封面设计:耕者设计工作室

科学出版社 出版
北京东黄城根北街 16 号
邮政编码:100717
http://www.sciencep.com
北京凌奇印刷有限责任公司 印刷
科学出版社发行 各地新华书店经销
*
2000 年 3 月第 一 版 开本:787×1092 1/16
2009 年 8 月第 二 版 印张:24 3/4
2023 年 5 月第二次印刷 字数:633 000
定价:98.00 元
(如有印装质量问题,我社负责调换)

导读编译者

魏雪涛(北京大学医学部副教授)
林慰慈(北京大学医学部教授)
薛　彬(北京大学医学部教授)
康春杰(中国劳动关系学院讲师)

审　　校　龙振洲(北京大学医学部教授)

目　　录

CONTENTS

前　言

免疫学成为一门科学大约始于 1882 年，当时 Metchnikoff 观察到海星被异种物质（玫瑰花刺）刺入后，用细胞（以后证实这些细胞为吞噬细胞）包被来应答这种刺激。免疫学——研究机体防御入侵生物或内源侵害物（肿瘤）的方法——在过去 40 年中，尤其是近 10 年期间，随着分子相关技术的进展已得到迅速发展。目前进展较快的领域是为研究与诊断提供重要的工具，以及为普遍存在的人类疾病提供治疗方法。因此，免疫学是高校生命科学教学和医学研究的一个组成部分。

在第二版中我们作了如下改变：①引用最新资料，包括更多的图和表；②改进了资料的描述，以增强其连续性；③增加了关于老化和性别的章节，这些主题对免疫防御的全面理解是必要的。特别值得注意的是，这些改变显著地增强了资料描述的连续性，对免疫学起源介绍和教学提供了大量的信息。这样，不但强化而且增加了本书修订的价值。

为了便于理解，我们将本书分为六个部分：

1. 免疫系统的细胞和分子组分（A—D 章）。
2. 免疫发生涉及的机制（E—G 章）——抗体和细胞应答及其调节。
3. 免疫系统的作用（H—I 章）——感染免疫和疫苗接种。
4. 免疫系统的疾病和缺陷（J—L 章）——变态反应，自身免疫，先天性和获得性免疫缺陷。
5. 对肿瘤和移植的免疫应答（M，N 章）。
6. 性别和老化对免疫应答的影响（O，P 章）。

最后，我们加进了关于 CD 分子和细胞因子的附录，并包括一份专业术语的词条。这些素材将为快速认知免疫学中重要的分子和概念提供了资源。

为了测试读者对本学科的理解，我们在书后列出 125 道附有答案的多选题。这些测试题针对美国医师执照考试（National Boards，USMLE）第一阶段（Step1）以及英国学位课程中使用。

感谢 Michael Cole 博士和 Peter delves 博士的帮助，他们检查了原稿各章节。特别是 Paul Guyre 教授对整部原稿的建议和支持极大地帮助了我们。还要感谢 Randy Noelle 教授允许我们用他目前在教学中所用的图和表，感谢 Eamon Sweeney 教授给予的有益建议。最后要感谢我们的夫人们：Meriel、Annette 及 Sharon 在本书写作期间的支持和理解。

PREFACE

Immunology as a science probably began with the observations by Metchnikoff in 1882 that starfish when pierced by a foreign object (a rose thorn) responded by coating it with cells (later identified as phagocytes). Immunology – the study of the way in which the body defends itself against invading organisms or internal invaders (tumors) – has developed rapidly over the last 40 years, and particularly during the last 10 years with the advent of molecular techniques. It is now a rapidly moving field that is contributing critical tools for research and diagnosis, and therapeutics for treatment of a wide range of human diseases. Thus, it is an integral part of college life science courses and medical studies.

In this second edition, we have: (i) updated all of the material presented, including more figures and tables; (ii) modified the presentation of the material to enhance its continuity; and (iii) added additional sections on Aging and Gender, topics that are essential to a comprehensive understanding of immune defense. Of particular note, these changes have significantly enhanced the continuity of presentation of the material, creating a flow of information optimal for original presentation and teaching of Immunology. In so doing, we have not only maintained but increased the value of this book in revision.

For ease of understanding, we have divided the subject matter in this book into six main areas:

1. Cellular and molecular components of the Immune System (Sections A–D).
2. Mechanisms involved in the development of Immunity (Sections E–G) – antibody and cellular responses and their regulation.
3. The Immune System in action (Section H–I) – immunity to infection and vaccination.
4. Diseases and deficiencies of the Immune System (Sections J–L) – allergy, autoimmunity and congenital and acquired immune deficiency.
5. The Immune Response to tumors and transplants (Sections M, N).
6. The influence of Gender and Aging on the Immune Response (Sections O, P).

Finally, we have added Appendices for **CD molecules** and for **Cytokines** and have included a **Glossary**. These should provide resources for rapidly identifying important molecules and concepts in Immunology.

In order to test your understanding of the subject, we have included 125 multiple choice questions with answers at the back of the book. These questions are in the format used in the US National Boards (USMLE) Step 1, and in degree courses in the UK.

We would like to acknowledge the help of Dr Michael Cole and Dr Peter Delves for looking at sections of the manuscript, and in particular, Professor Paul Guyre who helped enormously with advice and support on the whole manuscript. We also thank Professor Randy Noelle who allowed us to use diagrams and tables he currently uses in teaching and Professor Eamon Sweeney for his helpful suggestions. Finally, we would like to thank our wives, Meriel, Annette and Sharon for support and understanding during preparation of the book.

缩 略 词

5HT	5′hydroxytryptamine	5-羟色胺
ADA	adenosine deaminase	腺苷脱氨酶
ADCC	antibody-dependent cell/cellular cytotoxicity	依赖抗体(细胞介导)的细胞毒性
AFP	alpha-fetoprotein	甲胎蛋白
AICD	activation-induced cell death	活化诱导的细胞死亡
AIDS	acquired immune deficiency syndrome	获得性免疫缺陷综合征
AIHA	autoimmune hemolytic anemia	自身免疫性溶血性贫血
BALT	bronchus-associated lymphoid tissue	支气管相关淋巴样组织
BCR	B cell receptor	B 细胞受体
CEA	carcinoembryonic antigen	癌胚抗原
CGD	chronic granulomatous disease	慢性肉芽肿
CMV	cytomegalovirus	巨细胞病毒
CRD	carbohydrate recognition domain	糖类识别域
CRH	corticotrophin-releasing hormone	促肾上腺皮质素释放素
CRP	C-reactive protein	C-反应蛋白
CTL	cytolytic/cytotoxic T lymphocyte	细胞毒性 T 淋巴细胞
CVID	common variable immunodeficiency	普通变异型免疫缺陷病
DAF	decay-accelerating factor	衰变加速因子
DAG	diacyl glycerol	二酰甘油
DC	dendritic cell	树突细胞
DHEA	dehydroepiandrosterone	脱氢表雄酮
DHEAS	dehydroepiandrosterone sulfate	脱氢表雄酮硫酸盐
DTH	delayed-type hypersensitivity	迟发型超敏反应
EAE	experimental allergic encephalomyelitis	实验性变态反应性脑脊髓炎
EBV	Epstein-Barr virus	EB 病毒(非洲淋巴瘤病毒)
ELISA	enzyme-linked immunosorbent assay	酶联免疫吸附试验
ER	endoplasmic reticulum	内质网
FDC	follicular dendritic cell	滤泡树突细胞
FRT	female reproductive tract	女性生殖道
GALT	gut-associated lymphoid tissue	肠道相关淋巴样组织
GC	germinal center	生发中心
G-CSF	granulocyte colony-stimulating factor	粒细胞集落刺激因子
GI	gastrointestinal	胃肠道
GOD	generation of diversity	多样性的产生
HAMA	human anti-mouse antibody	人抗鼠抗体
HBV	hepatitis B virus	乙型肝炎病毒
HEV	high endothelial venules	毛细血管后微静脉
HHV8	human herpes virus 8	人类疱疹病毒 8

HIV	human immunodeficiency virus	人免疫缺陷病毒
HLA	human leukocyte antigen	人类白细胞抗原
HPA	hypothalamus/pituitary/adrenal	下丘脑/垂体/肾上腺
HPV	human papilloma virus	人乳头病病毒
HSC	hemopoietic stem cell	造血干细胞
HTLV	human T cell leukemia virus	人 T 细胞白血病病毒
IDC	interdigitating cell	交错突细胞
IEL	intraepithelial lymphocyte	上皮内淋巴细胞
IF	immunofluorescence	免疫荧光
IFN	interferon	干扰素
IL	interleukin	白细胞介素
ITAM	immunoreceptor tyrosine-based activation motif	免疫受体酪氨酸活化模体
ITIM	immunoreceptor tyrosine-based inhibitory motif	免疫受体酪氨酸抑制模体
ITP	immune thrombocytopenic purpura	免疫血小板减少性紫癜
KAR	killer activation receptor	杀伤活化受体
KIR	killer inhibitory receptor	杀伤抑制受体
LAK	lymphokine-activated killer	淋巴因子激活的杀伤细胞
LCMV	lymphocytic choriomeningitis virus	淋巴细胞性脉络丛脑膜炎病毒
LFA	leukocyte function antigen	白细胞功能相关抗原
LGL	large granular lymphocyte	大颗粒淋巴细胞
LH	Langerhans cell	朗格汉斯细胞
LP	late proliferative	增生期后期
LPS	lipopolysaccharide	脂多糖
LRR	leucine-rich repeat	富亮氨酸重复序列
LS	late secretory	分泌期后期
LSC	lymphoid stem cells	淋巴样干细胞
MAC	membrane attack complex	膜攻击复合体
MALT	mucosa-associated lymphoid tissue	黏膜相关淋巴样组织
MBP	mannose-binding protein	甘露糖结合蛋白
MCP	membrane co-factor protein	膜辅助因子蛋白
M-CSF	monocyte/macrophage colonystimulating factor	单核细胞集落刺激因子
MDP	muramyl dipeptide	胞壁酰二肽
MHC	major histocompatibility complex	主要组织相容性复合体
MØ	macrophage	巨噬细胞
MS	multiple sclerosis	多发性硬化症
MZ	marginal zone	边缘带
NALT	nasal-associated lymphoid tissue	鼻相关淋巴样组织
NBT	nitroblue tetrazolium test	氮蓝四唑测定
NK	natural killer	自然杀伤细胞
NO	nitric oxide	一氧化氮
NSAID	nonsteroidal anti-inflammatory drugs	非甾体类抗炎药物
PAF	platelet-activating factor	血小板活化因子
PALS	periarteriolar lymphoid sheath	小动脉周围淋巴鞘
PCR	polymerase chain reaction	聚合酶链反应

PMN	polymorphonuclear cell	多形核细胞
PRR	pattern recognition receptor	模式识别受体
PS	phosphatidyl serine	磷脂酰丝氨酸
PSA	prostate-specific antigen	前列腺特异抗原
RAST	radioallergosorbent test	放射变应原吸附测定
RFLP	restriction fragment length polymorphism	限制性片段长度多态性
RIA	radioimmunoassay	放射免疫测定
RP	red pulp	红髓
SAA	serum amyloid protein A	血清淀粉样蛋白 A
SCF	stem cell factor	干细胞生长因子
SCID	severe combined immunodeficiency	重症联合免疫缺陷
SDS-PAGE	sodium dodecyl sulfatepolyacrylamide gel electrophoresis	十二烷基硫酸钠-聚丙烯酰胺凝胶电泳
SE	staphylococcal enterotoxins	葡萄球菌肠毒素
SLE	systemic lupus erythematosus	系统性红斑狼疮
SR	scavenger receptor	清除受体
SV	splenic vein	脾静脉
TAA	tumor-associated antigens	肿瘤相关抗原
TBII	thyrotropin-binding inhibitory immunoglobulin	促甲状腺素结合抑制免疫球蛋白
TCR	T cell antigen receptor	T 细胞抗原受体
TGF	transforming growth factor	转化生长因子
TGSI	thyroid growth-stimulating immunoglobulin	甲状腺生长刺激免疫球蛋白性
TIL	tumor-infiltrating lymphocyte	肿瘤浸润淋巴细胞
TLR	Toll-like receptor	ToII 样受体
TNF	tumor necrosis factor	肿瘤坏死因子
TSA	tumor-specific antigen	肿瘤特异抗原
TSH	thyroid-stimulating hormone	促甲状腺激素
TSST	toxic shock syndrome toxin	中毒性休克综合征毒素
VIP	vasoactive intestinal peptide	血管活性肠肽

KEY TO CELL SYMBOLS

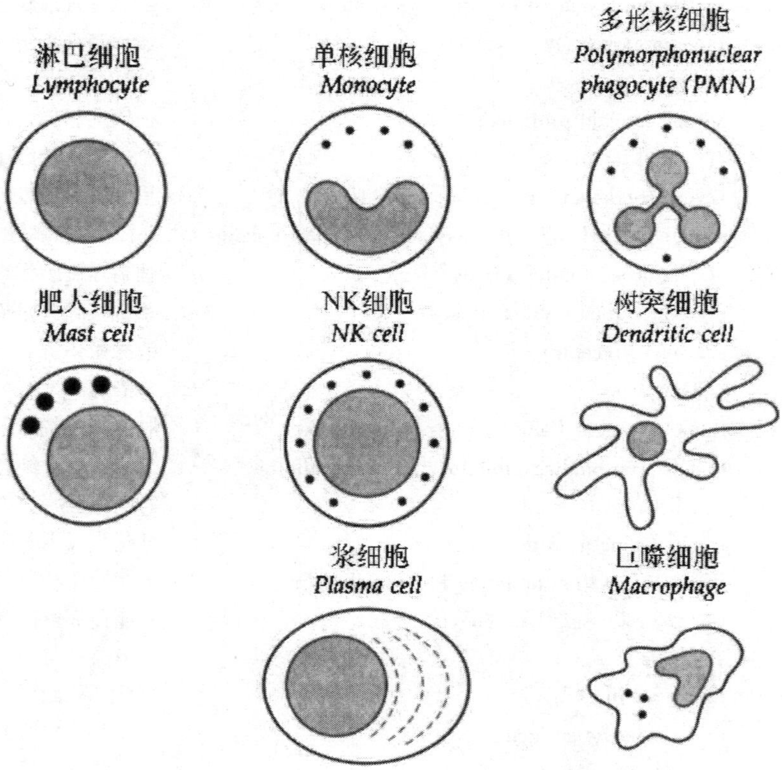

A 免疫系统概论

A1 须知

要 点

无处不在的危害物 传染性的微生物和较大的生物如蠕虫存在于我们的环境中。它们的范围包括从有益的微生物(如大肠杆菌)到能致命的主要病原体(如免疫缺陷病毒,HIV)。

相关主题 微生物世界(H1)

A2 外部防御

要 点

微生物进入机体的物理屏障 微生物能主动地(侵入皮肤)或被动地(随进食和吸气)进入体内。它们必须穿越身体的屏障,如皮肤或分布在呼吸道、胃肠道和泌尿生殖道黏膜表面的上皮细胞。

分泌物 来自体表上皮表面[①]的分泌物,对保护机体以防微生物进入是重要的。汗、泪、唾液和胃液全都含有对抗微生物的物质,如酶、小肽(防卫素)、脂肪酸和分泌的抗体。

微生物的产物和竞争 非致病性细菌(共生的)移居于上皮表面,并通过释放毒性物质,利用必需的营养物质和占据微环境等方式,防止病原性细菌侵入。

相关主题 黏膜相关淋巴样组织(C3)　　微生物世界(H1)

注①:体表上皮表面主要是指人体能够与外界相接触的体表,如皮肤、眼结膜,以及各种腔道表面(呼吸道、消化道、泌尿生殖道等)。

A3 免疫防御

要 点

免疫系统 免疫系统保护机体免受微生物和蠕虫的攻击。它通过特化器官将进入机体组织的微生物滤出并与之发生反应[②],和运用血流中流动的分子和细胞“部队”对攻击快速应答。免疫系统可能衰退引起免疫缺陷,或对外来微生物“过度反应”引起组织损伤(免疫病理)。免疫系统有复杂和精密的机制进行调节。

固有和适应性免疫 固有免疫系统是防御感染的第一道防线。它迅速地起作用,引起急性炎症反应,并对微生物有一定特异性,但无记忆。相反,适应性免疫系统需要较长时间才得以发展,是高度特异的,并且能记住以前曾遇到的微生物(即表现记忆)[③]。

固有和适应性免疫之间的相互作用 固有和适应性免疫系统通过直接的细胞接触和通过包括化学介质、细胞因子和趋化因子的相互作用一起工作。此外,固有免疫系统的许多细胞因子和分子也被适应性免疫系统所利用[④]。

适应性免疫和克隆选择 具有免疫潜能的个体都有许多不同的淋巴细胞,每个细胞对不同的异种物质(抗原)都是特异的。当抗原被引入个体时,带有该抗原受体的淋巴细胞搜寻并结合抗原,激发增殖和分化,产生抗原特异的细胞克隆。这些细胞及其产物与该抗原特异地反应,以中和或清除抗原。在免疫应答后期,大量的抗原特异细胞负责与适应性免疫有关的记忆应答[⑤]。

T 细胞和 B 细胞及细胞合作 淋巴细胞有两种主要类型，T 细胞和 B 细胞。T 细胞在胸腺的影响下成熟、受抗原刺激时引起细胞免疫。B 细胞主要在骨髓的影响下成熟，并引起体液免疫，包括产生可溶性分子——免疫球蛋白的免疫。T 细胞和 B 细胞之间，以及 T 细胞与抗原呈递细胞之间的相互作用，对特异性免疫的发展是关键性的。

相关主题

适应性免疫系统(C)
T 细胞应答——细胞介导免疫(F)
抗体(D)
免疫应答的调节(G)
抗体应答的细胞基础(E3)
感染免疫(H)

注②：对进入微生物的滤出并与之反应是指机体能够识别进入的微生物，产生进行免疫防御的信号，激活相应的免疫组分，进行防御攻击，最后清除微生物。但是目前有些微生物具有抵抗人体免疫系统攻击的策略，因此可以躲避免疫系统的攻击而存活下来。

注③：固有性免疫系统对外源性感染的攻击往往是非特异性的，而且不需要特定抗原的介导，即任何一种微生物都可能受到攻击；而适应性免疫系统是针对微生物表面的抗原产生的应答，因此，初次接触抗原产生应答后，会保留一部分记忆细胞，当再次接触相同的抗原时，会迅速产生较强的免疫应答，清除具有该抗原的物质。因此这种应答是特异性的。

注④：固有免疫系统和适应性免疫系统主要是通过两个系统的免疫应答机理来区分的，二者不能截然分开，同时在产生应答的过程中，一些细胞和分子在两个系统中都发挥作用。

注⑤：当适应性免疫应答完成后，大量的抗原特异性细胞通过机体特殊机制清除，存留一部分记忆细胞。

A4 抗原

要 点

抗原的范围 抗原的定义是诱导免疫应答的物质。它们包括蛋白质、碳水化合物、脂质和核酸。微生物有许多不同的能被免疫系统识别的抗原。

抗原的结构 抗原分子可含有若干个不同的抗原决定簇，针对这些抗原决定簇能产生独特的抗体或 T 细胞应答。能产生的抗体的最小单位（抗原决定簇）是大约 3～6 个氨基酸或大约 5～6 个糖残基。所有大分子均为多决定簇。抗体与构象性抗原决定簇结合（依赖于分子的折叠），而 T 细胞受体识别线性氨基酸序列[⑥]。应将能刺激免疫应答的分子（“免疫原”）与那些同抗体反应但不能起动免疫应答的分子（半抗原或单独的抗原决定簇）区别开。

相关主题

B 细胞受体复合物，辅助受体和信号发送(E1)
抗原的 T 细胞识别(F2)
移植抗原(M2)

注⑥：抗体与抗原决定簇的识别与结合是具有空间结构特异性的，也就是能够在立体结构上完全匹配，而 T 细胞的识别不需要这种空间结构，也就是即便是蛋白抗原的空间结构破坏，或者发生蛋白水解，但是 T 细胞依然可以根据特有的氨基酸序列给予识别，当然 T 细胞抗原识别时需要 MHC 分子的辅助。

A5 血细胞生成——血细胞的发育

要 点

共同干细胞 免疫系统中包括的大多数细胞类型是由共同的造血干细胞(hemopoietic stem cell，HSC)产生的。HSC 在胎肝、胎脾、新生儿与成人的骨髓中被发现。它们分化成所有血液谱系功能上成熟的细胞。

基质细胞 直接与基质细胞(包括上皮细胞、成纤维细胞和巨噬细胞)接触,对特殊谱系的分化是必需的。黏附分子和细胞因子参与此过程。

细胞因子的作用 基质细胞产生许多细胞因子,包括干细胞因子(stem cell factor, SCF)、单核细胞集落刺激因子(monocyte colony stimulating factor, M-CSF)和粒细胞集落刺激因子(granulocyte colony stimulating factor, G-CSF)。干细胞与基质细胞和M-CSF或G-CSF相互作用,分别导致单核细胞与粒细胞的发育[7]。

相关主题 固有免疫系统的分子(B2)

注⑦:虽然干细胞来源相同,但在不同的发育环境中,与不同类别的基质细胞接触,会分化形成不同类型的免疫细胞。当然在这个过程中,细胞因子是必不可少的促进发育的物质。

A1 THE NEED

Key Note

The ubiquitous enemy	Infectious microbes and larger organisms such as worms are present in our environment. They range from being helpful (e.g. *E. coli*) to being major pathogens which can be fatal (e.g. HIV).
Related topic	The microbial cosmos (H1)

The ubiquitous enemy

Microbes are able to survive on animal and plant products by releasing digestive enzymes directly and absorbing the nutrients, and/or by growth on living tissues (extracellular), in which case they are simply bathed in nutrients. Other microbes infect (invade and live within) animal/human cells (intracellular), where they not only survive, but also replicate utilizing host-cell energy sources. Both extracellular and intracellular microbes can grow, reproduce and infect other individuals. There are many different species of microbes and larger organisms (such as worms) that invade humans, some of which are relatively harmless and some even helpful (e.g. *E. coli* in the intestines). Many others cause disease (human pathogens). There is a constant battle between invading microbes and the immune system (Topic H2). Some microbes can even cause the death of their hosts, although most successful microbes do not have this property. Table 1 shows the range of organisms that can infect humans.

Table 1. Range of infectious organisms

Worms (helminths)	e.g. tapeworms, filaria
Protozoans	e.g. trypanosomes, leishmania, malaria
Fungi	e.g. Candida, aspergillus
Bacteria	e.g. *Bacteroides*, *Staphylococcus*, *Streptococcus*, mycobacteria
Viruses	e.g. polio, pox viruses, influenza, hepatitis B, HIV

A2 EXTERNAL DEFENSES

Key Notes

Physical barriers to entry of microbes	Microbes gain entrance into the body actively (penetration of the skin), or passively (ingestion of food and inhalation). They have to pass across physical barriers such as the skin or epithelial cells which line the mucosal surfaces of the respiratory, gastrointestinal and genitourinary tracts.
Secretions	Secretions from epithelial surfaces at external sites of the body are important for protection against entry of microbes. Sweat, tears, saliva and gastric juices; all contain antimicrobial substances such as enzymes, small peptides (defensins), fatty acids and secreted antibodies.
Microbial products and competition	Nonpathogenic bacteria (commensals) colonize epithelial surfaces and by releasing substances toxic to other microbes, utilizing essential nutrients, and occupying the microenvironment, they prevent invasion by pathogenic bacteria.

Related topics Mucosa-associated lymphoid tissues (C3) The microbial cosmos (H1)

Physical barriers to entry of microbes

Before a microbe or parasite can invade the host and cause infection, it must first attach to and penetrate the surface epithelial layers of the body. Organisms gain entrance into the body by active or passive means. For example, they might burrow through the skin, or be ingested in food, inhaled into the respiratory tract or penetrate through an open wound. In practice, most microbes take advantage of the fact that we have to breathe and eat, and therefore enter the body through the respiratory and gastrointestinal tracts. Whatever their point of entry, they have to pass across physical barriers such as the dead layers of the skin or living epithelial cell layers which line the cavities in contact with the exterior such as the respiratory, genitourinary or gastrointestinal tracts. In fact, the main entry of microbes into the body is via these tracts.

Many of the cells at the interface with the outside world are mucosal epithelial cells which secrete mucus. In addition to providing a physical barrier, these cells have other properties useful in minimizing infection. For example, epithelial cells of the nasal passages and bronchi of the respiratory system have **cilia** (small hair-like structures) that beat in an upward direction to help remove microorganisms that enter during breathing. This is the **mucociliary escalator** (*Fig. 1*).

Secretions

A variety of secretions at epithelial surfaces are important in defense (*Table 1*), as they help to create a hostile environment for microbial habitation. Some substances are known to directly kill microbes, e.g. lysozyme digests proteoglycans in bacterial cell walls; others compete for nutrients (e.g. transferrin, Fe), and others interfere with ion transport (e.g. NaCl). Mucus (containing mucin)

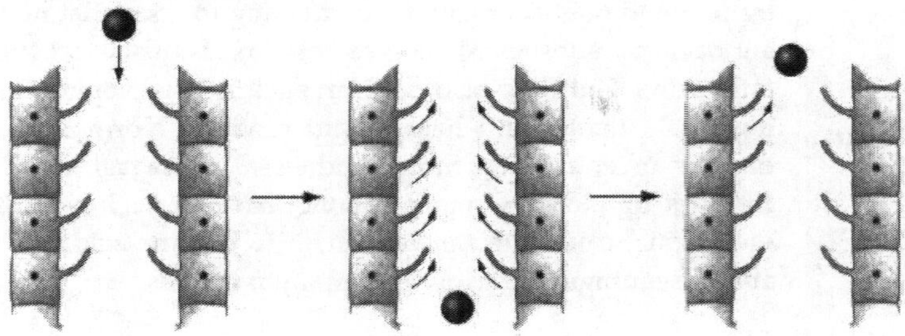

Fig. 1. The mucociliary escalator. When a particle is inhaled, it comes into contact with cilia of the bronchial or nasal epithelia which beat in an upwards direction to a position where the particle can be coughed up or sneezed out.

Table 1. Secretions at epithelial surfaces

Site	Source	Specific substances secreted
Eyes	Lacrimal glands (tears)	Lysozyme, IgA and IgG
Ears	Sebaceous glands	Oily, waxy secretion, fatty acids
Mouth	Salivary glands (saliva)	Digestive enzymes, lysozyme, IgA, IgG, lactoferrin
Skin	Sweat glands (sweat) Sebaceous glands	Lysozyme, high NaCl, short chain fatty acids Oily secretion and fatty acids (sebum)
Stomach	Gastric juices	Digestive enzymes (pepsin, rennin), acid (low pH, 1–2)

secreted by the mucosal epithelial cells coats their surfaces and makes it difficult for microbes to contact and bind to these cells – a prerequisite for entry into the body.

The washing action of tears, saliva and urine also helps to prevent attachment of microbes to the epithelial surfaces. In addition, IgA **antibodies** in tears and saliva prevent the attachment of microbes. These antibodies are also secreted across epithelial cells in the respiratory, gastrointestinal and genitourinary tracts.

Gastrointestinal, respiratory epithelia and phagocytes throughout the body are also known to produce a number of small peptides which have potent antibacterial properties (**peptide antibiotics**). These peptides have molecular weights of 3–5 kDa and include cecropins, magainins and defensins. They are part of the body's innate defense mechanisms and are highly conserved throughout species, probably representing one of the most primitive defense mechanisms against microbes. Although their mechanisms of action are different, these peptides are effective against both Gram-positive and Gram-negative bacteria. Whereas **cecropins** and **magainins** cause lysis, others interfere with ion transport. Secretion of these peptides is upregulated as a result of bacterial infection.

Microbial products and competition

Normal commensals (**nonpathogenic bacteria**) are also important in protection from infection. These nonpathogenic microorganisms are found on the skin, in the mouth and in the reproductive and gastrointestinal tract. The gastrointestinal tract contains many billions of bacteria that have a symbiotic relationship with the host. These bacteria help to prevent pathogens from colonizing the site, by preventing attachment, by competing for essential nutrients and by releasing antibacterial substances such as **colicins** (antibacterial proteins) and short-chain fatty acids. Gut flora also perform such house-keeping duties as further degrading waste matter and helping gut motility. Normal microbial flora occupying the site of entry (e.g. throat and nasal passages) of other microbes probably function in a similar manner. Some bacteria such as lactobacilli, which inhabit the vagina, cause their environment to become acidic (pH 4.0–4.5) which probably discourages the growth of many microbes.

A3 IMMUNE DEFENSE

Key Notes

The immune system

The immune system protects us from attack by microbes and worms. It uses specialized organs designed to filter out and respond to microbes entering the body's tissues and a mobile force of molecules and cells in the bloodstream to respond rapidly to attack. The system can fail, giving rise to immunodeficiency, or 'over-react' against foreign microbes giving rise to tissue damage (immunopathology). It has complex and sophisticated mechanisms to regulate it.

Innate versus adaptive immunity

The innate immune system is the first line of defense against infection. It works rapidly, gives rise to the acute inflammatory response, and has some specificity for microbes, but no memory. In contrast, the adaptive immune system takes longer to develop, is very highly specific, and remembers that it has encountered a microbe previously (i.e. shows memory).

Interaction between innate and adaptive immunity

The innate and adaptive immune systems work together through direct cell contact and through interactions involving chemical mediators, cytokines and chemokines. Moreover, many of the cells and molecules of the innate immune system are also used by the adaptive immune system.

Adaptive immunity and clonal selection

All immunocompetent individuals have many distinct lymphocytes, each of which is specific for a different foreign substance (antigen). When an antigen is introduced into an individual, lymphocytes with receptors for this antigen seek out and bind it and are triggered to proliferate and differentiate, giving rise to clones of cells specific for the antigen. These cells or their products specifically react with the antigen to neutralize or eliminate it. The much larger number of antigen-specific cells late in the immune response is responsible for the 'memory' involved in adaptive immunity.

T and B cells and cell cooperation

There are two major types of lymphocytes, B cells and T cells. T cells mature under the influence of the thymus and, on stimulation by antigen, give rise to cellular immunity. B cells mature mainly under the influence of bone marrow and give rise to humoral immunity, immunity that involves production of soluble molecules – immunoglobulins. Interactions between T and B cells, as well as between T cells and antigen-presenting cells, are critical to the development of specific immunity.

Related topics

The adaptive immune system (C)
Antibodies (D)
The cellular basis of the antibody response (E3)
The T cell response – cell-mediated immunity (F)
Regulation of the immune response (G)
Immunity to infection (H)

The immune system

The immune system is composed of a number of different cell types, tissues and organs. Many of these cells are organized into separate lymphoid organs or glands (Topic C2). Since attack from microbes can come at many different sites of the body, the immune system has a mobile force of cells in the bloodstream that are ready to attack the invading microbe wherever it enters the body. Although many of the cells of the immune system are separate from each other, they maintain communication through cell contact and molecules secreted by them. For this reason the immune system has been likened to the nervous system. Again like the other body systems, the immune system is only apparent when it goes wrong. This can lead to severe, sometimes overwhelming infections and even death. One form of dysfunction is **immunodeficiency** which can result from infection with the human immunodeficiency virus (HIV) causing AIDS. On the other hand, the immune system can be 'hypersensitive' to a microbe (or even to a substance such as pollen) and this itself can cause severe tissue damage sometimes leading to death. Thus, the immune system must strike a balance between producing a life-saving response and a response that causes severe tissue damage. This regulation is maintained by cells and molecules of the immune system and from without by nonimmune cells, tissues and their products (Section G).

Innate versus adaptive immunity

Having penetrated the external defenses, microbes come into contact with cells and products of the immune system and the battle commences. A number of cell types and defense molecules are usually present at the site of invasion or migrate (**home**) to the site. This 'first line of defense' is the '**innate immune system**'. It is present at birth and changes little throughout the life of the individual. The cells and molecules of this innate system are mainly responsible for the first stages of expulsion of the microbe and may give rise to inflammation (Topic B4). Some of the most important cells in the innate immune system are phagocytes, since they are able to ingest and kill microbes.

The second line of defense is the '**adaptive immune system**', which is brought into action even as the innate immune system is dealing with the microbe, and especially if it is unable to remove the invading microbe. The key difference between the two systems is that the adaptive system shows far more specificity and remembers that a particular microbe has previously invaded the body. This leads to a more rapid expulsion of the microbe on its second and third time of entry. The cells, molecules and characteristics of innate and adaptive immune systems are shown in *Table 1*.

Table 1. The innate and adaptive immune systems

Characteristics	Cells	Molecules
Innate immunity		
Responds rapidly	Phagocytes (PMNs and macrophages)	Cytokines
Has some specificity	Natural killer cells	Complement
No memory	Mast cells	Acute phase proteins
	Dendritic cells	
Adaptive immunity		
Slow to start		
Highly specific	T and B cells	Antibodies
Memory		Cytokines

Interaction between innate and adaptive immunity

Although innate and adaptive immunity are often considered separately for convenience and to facilitate their understanding, it is important to recognize that they frequently work together. For example, macrophages are phagocytic but produce important **cytokines** (Topic B2) that help to induce the adaptive immune response. Complement components of the innate immune system can be activated directly by microbes, but can also be activated by antibodies, molecules of the adaptive system. The various cells of both systems work together through direct contact with each other, and through interactions with chemical mediators, the cytokines and chemokines (Topic B2). These chemical mediators can either be cell bound or released as localized **hormones**, acting over short distances. Cells of both systems have a large number of surface receptors: some are involved in adhesion of the cells to blood endothelial walls (e.g. leukocyte function antigen – LFA-1), some recognize chemicals released by cells (e.g. complement, cytokine and chemokine receptors) and others trigger the function of the cell such as activation of the phagocytic process.

Adaptive immunity and clonal selection

All immunocompetent individuals have many distinct lymphocytes. Each of these cells is specific for a different foreign substance (**antigen**). This specificity results from the fact that each lymphocyte possesses cell surface receptors all of which are specific for a particular antigen. When this antigen is introduced into an individual, lymphocytes with appropriate receptors seek out and bind the antigen and are triggered to proliferate and differentiate into the effector cells of immunity (i.e., they give rise through division to large numbers of cells). All members of this **clone** of cells are specific for the antigen initially triggering the response and they, or their products, are capable of specifically reacting with the antigen or the cells that produce it and to mediate its elimination. In addition, there are a much larger number of cells specific for the immunizing antigen late in the immune response. These cells are able to respond faster to antigen challenge giving rise to the '**memory**' involved in immunity. That is, individuals do not usually get infected by the same organism twice, as their immune system remembers the first encounter and protects against a second infection by the same organism. Of particular importance, all immunocompetent individuals have developed enough different specific lymphocytes to react with virtually every antigen with which an individual may potentially come in contact. How this diversity is developed is considered in Topic D3.

Clonal selection as it applies to the B cell system is shown in *Fig. 1* and is presented in more detail in Topic E3. In particular, when antigen is introduced into an individual, B cells with receptors for that antigen bind and internalize it and receive help from T cells (Topic F5). These B cells are triggered to proliferate, giving rise to clones of daughter cells. Some of these cells serve as memory cells, others differentiate and become **plasma cells** (Topic C1) which make and secrete large quantities of specific antibody.

T and B cells and cell cooperation

The lymphocytes selected for clonal expansion are of two major types, B cells and T cells, each giving rise to a different form of immunity. T lymphocytes mature under the influence of the thymus and, on stimulation by antigen, give rise to cellular immunity. B lymphocytes mature mainly under the influence of bone marrow and give rise to lymphoid populations which, on contact with antigen, proliferate and differentiate into **plasma cells**. These plasma cells make a humoral factor (**antibody = immunoglobulin**) which is specific for the antigen and able to neutralize and/or eliminate it.

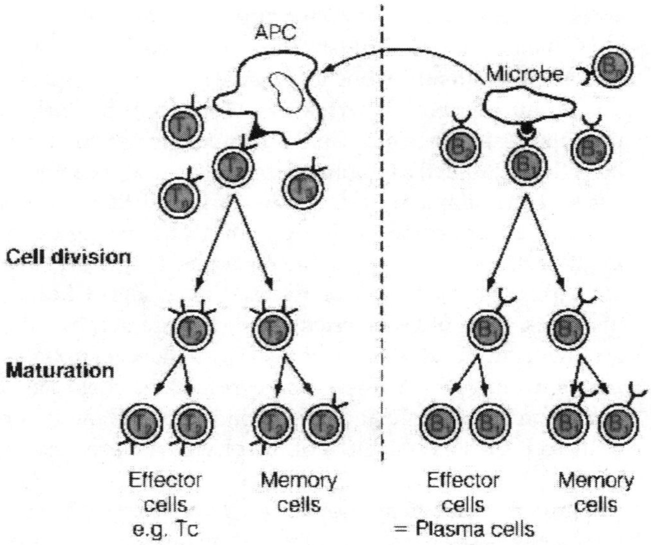

Fig. 1. Clonal selection. From a large pool of B and T cells, antigen selects those which have receptors for it (e.g. T2 and B1) and stimulates their expansion and differentiation into memory and effector cells. Although B cells can recognize and bind native antigen, T cells only see antigen associated with MHC molecules on antigen presenting cells (APC).

The development of the immune response to an antigen also requires cell co-operation. T and B cell populations, as well as antigen-presenting cells, interact in the development of specific immunity. In particular, subpopulations of T cells regulate (e.g. help) humoral and cellular immune responses. Although immune responses to most antigens (especially proteins) require cell cooperation, some antigens (**T-independent**) are able to initiate an immune response in the absence of T lymphocytes.

A4 ANTIGENS

Key Notes

Range of antigens

Antigens are defined as substances which induce an immune response. They include proteins, carbohydrates, lipids and nucleic acids. Microbes have many different antigens which can be recognized by the immune system.

Antigen structure

Antigens may contain a number of different antigenic determinants to which individual antibodies or T cell responses are made. The smallest unit (antigenic determinant) to which an antibody can be made is about three to six amino acids or about five to six sugar residues. All large molecules are multideterminant. Antibodies bind to conformational antigenic determinants (dependent on folding of the molecule) while T cell receptors recognize linear amino acid sequences. Molecules which can stimulate an immune response ('immunogens') can be distinguished from those that react with antibodies but cannot initiate an immune response (haptens or individual antigenic determinants).

Related topics

The B cell receptor complex, co-receptors and signaling (E1)
T cell recognition of antigen (F2)
Transplantation antigens (M2)

Range of antigens

The first stage of removing an invading organism is to recognize it as being foreign, i.e. not 'self' (Sections E and F). The immune system sees the invader as having a number of antigens. An antigen is any substance which induces an immune response resulting in proliferation of lymphocytes and production of antibodies specific for the antigen introduced. This usually includes proteins, carbohydrates, lipids and nucleic acids. Responses can be made to virtually anything. Even self molecules or cells can act as antigens under appropriate conditions, although this is quite well regulated in normal healthy individuals (Section G).

Antigen structure

On the structural level, an antigen must be sufficiently unique for the immune system to make an immune response to it. It is usual that an antigen, a molecule which is antigenic, possesses several unique molecular structures, each of which can elicit an immune response. Thus, antibodies or cells produced against an antigen are not directed against the whole molecule but against different parts of the molecule. These 'antigenic determinants' or 'epitopes' (*Fig. 1*) are the smallest unit of an antigen to which an antibody or cell can bind. For a protein, an antibody binds to a unit which is about three to six amino acids whilst for a carbohydrate it is about five to six sugar residues. Therefore, most large molecules possess many antigenic determinants per molecule, i.e. they are 'multideterminant'. However, these determinants may be identical or different from each other on the same molecule. For example, a carbohydrate with repeating sugar units will have several identical determinants, while a large

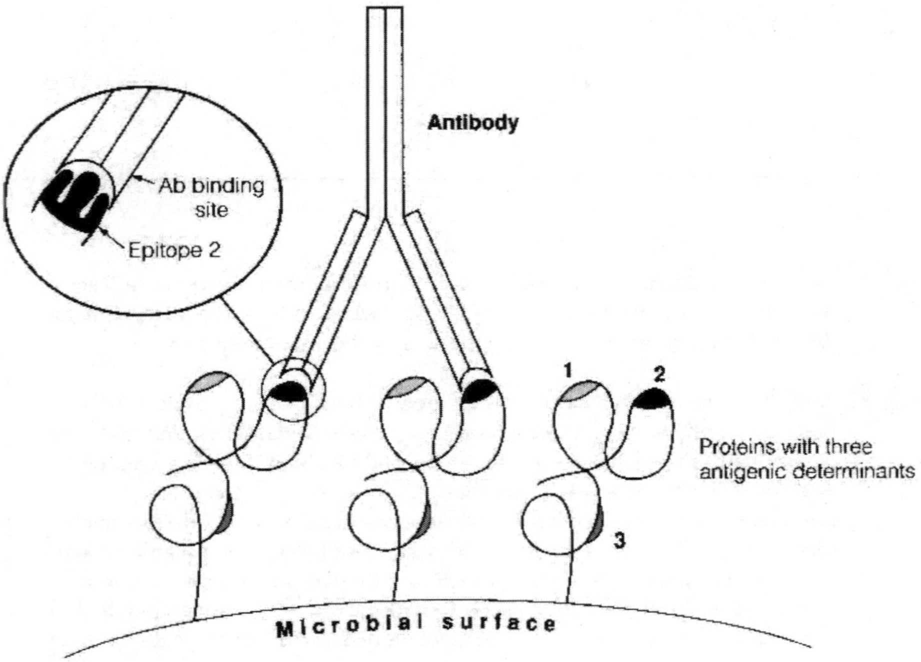

Fig. 1. Antigenic determinants (epitopes) required by antibodies.

single chain protein will usually not have repeating 3–5 amino acid sequences, and will thus have many different antigenic determinants.

Although the linear sequence of the residues in a molecule has been equated with an antigenic determinant, the physical structures to which antibodies bind are primarily the result of the conformation of the molecule. As a result of folding, residues at different parts of the molecule may be close together and may be recognized by a B cell receptor or an antibody as part of the same determinant (*Fig. 1*). Thus, antibodies made against the native (natural) conformation of a molecule will not, in most instances, react with the denatured molecule even though the primary sequence has not changed. This is in contrast to the way in which T cell receptors recognize antigenic determinants – in the form of linear amino acid sequences (Topic F2) which have to be presented by MHC molecules (*Fig. 2*).

In practical terms, microbes have a large number of different molecules and therefore potentially many different antigenic determinants all of which could stimulate an immune response. However, all antigenic determinants are not

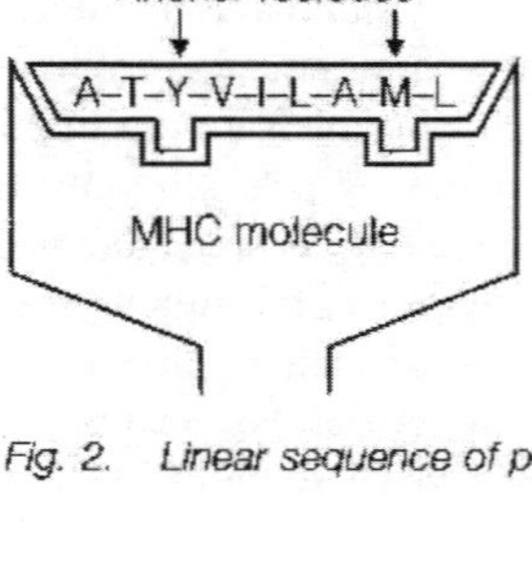

Fig. 2. Linear sequence of peptides recognized by T cells.

equal, some may elicit strong and others weak responses. This is determined by the health, age and genetics of the individual (Topics G4 and G5).

Very small molecules which can be viewed as single antigenic determinants are incapable of eliciting an antibody response. These **haptens**, as they are called, can be attached covalently to larger molecules (**carriers**) and in this physical form can, with the help of T cells, induce the formation of antibodies. Therefore, one can distinguish between molecules which can stimulate an immune response (**immunogens**) and those which react with antibodies but cannot initiate an immune response (haptens or individual antigenic determinants).

A5 HEMOPOIESIS – DEVELOPMENT OF BLOOD CELLS

Key Notes

A common stem cell	The majority of the cell types involved in the immune system are produced from a common hemopoietic stem cell (HSC). HSC are found in the fetal liver, fetal spleen and neonate and adult bone marrow. They differentiate into functionally mature cells of all blood lineages.
Stromal cells	Direct contact with stromal cells (including epithelial cells, fibroblasts and macrophages) is required for the differentiation of a particular lineage. Adhesion molecules and cytokines are involved in this process.
Role of cytokines	Stromal cells produce many cytokines, including stem cell factor (SCF), monocyte colony-stimulating factor (M-CSF) and granulocyte-colony stimulating factor (G-CSF). Interaction of stem cells with stromal cells and M-CSF or G-CSF results in the development of monocytes and granulocytes, respectively.
Related topic	Molecules of the innate immune system (B2)

A common stem cell

The majority of the cell types involved in the immune system are produced from a common hemopoietic stem cell (HSC) and develop through the process of differentiation into functionally mature blood cells of different lineages, e.g. monocytes, platelets, lymphocytes, etc. (hemopoiesis: *Fig. 1*). These stem cells are replicating self-renewing cells, which in early embryonic life are found in the yolk sac and then in the fetal liver, spleen and bone marrow. After birth the bone marrow contains the HSCs.

The lineage of cells differentiating from the HSC is determined by the microenvironment of the HSC and requires contact with stromal cells and interaction with particular cytokines. These interactions are responsible for switching on specific genes coding for molecules required for the function of the different cell types, e.g. those used for phagocytosis in macrophages and neutrophils, and the receptors on lymphocytes which determine specificity for antigens. This is, broadly speaking, the process of differentiation.

Stromal cells

Stromal cells, including epithelial cells and macrophages, are necessary for the differentiation of stem cells to cells of a particular lineage, e.g. lymphocytes. Direct contact of the stromal cell with the stem cell is required. Within the fetal liver, and in the thymus and bone marrow, different stromal cells (including macrophages, endothelial cells, epithelial cells, fibroblasts and adipocytes) create discrete foci where different cell types develop. Thus, different foci will

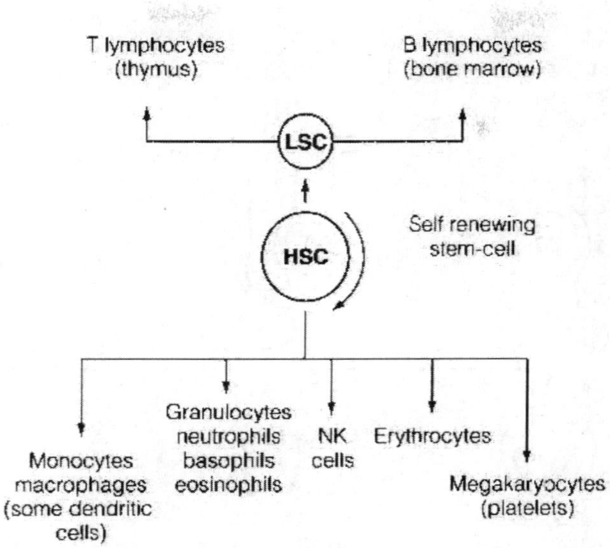

Fig. 1. Origin of blood cells (hemopoiesis); LSC, lymphoid stem cell; HSC, hemopoietic stem cell.

contain developing granulocytes, monocytes or B cells. Cytokines are essential for this process, and it is thought that adhesion molecules also play an important role (*Fig. 2*).

Role of cytokines

Different cytokines are important for renewal of HSC and their differentiation into the different functionally mature blood cell types. Although an oversimplification, the processes related to HSC regeneration depend largely on SCF, IL-1 and IL-3. The development of granulocytes and monocytes require, among other cytokines, monocyte colony-stimulating factor (M-CSF) and granulocyte colony-stimulating factor (G-CSF), both of which are produced by stromal cells. Thus, interaction of stem cells with stromal cells and with M-CSF or G-CSF results in the development of monocytes and granulocytes, respectively (*Fig. 3*). Other cytokines are important for the early differentiation of T cells in the thymus and B cells in particular locations within the bone marrow.

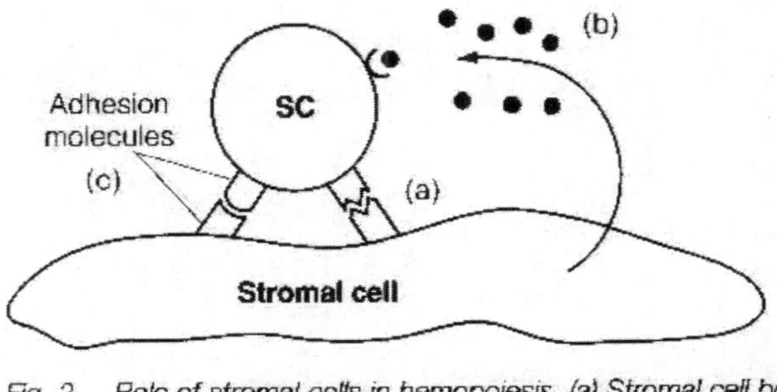

Fig. 2. Role of stromal cells in hemopoiesis. (a) Stromal cell bound cytokine (e.g. stem cell factor) and (b) released cytokines (e.g. IL-7) determine the differentiation pathway of the stem cell (SC) attached through (c) specific adhesion molecules (e.g. CD44) on the SC attached to hyaluronic acid molecules on the stromal cell.

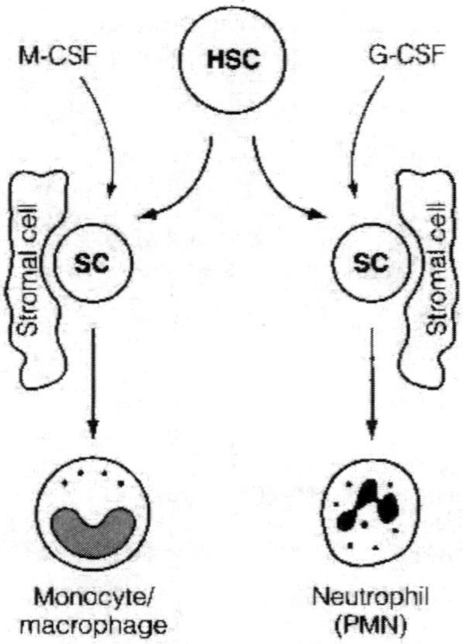

Fig. 3. Different cytokines and stromal cells induce different pathways of differentiation.

B 固有免疫系统的细胞和分子

B1 固有免疫系统的细胞

要 点

吞噬细胞

大多数白细胞是被称为嗜中性粒细胞或多形核细胞(PMNs)的游走吞噬细胞(或食细胞),它们巡查血流,以寻找侵入的微生物。其他主要的吞噬细胞是单核吞噬细胞系统的组成部分,包括单核细胞和巨噬细胞。单核细胞存在于血流中,而巨噬细胞(MO)停留在组织中。这些吞噬细胞被吸引到感染的部位(趋化性),与微生物结合(黏附)、摄食(吞噬)并杀伤微生物。包被微生物的分子(如补体或抗体)增强对微生物的接触和摄食(调理作用)。

自然杀伤(NK)细胞

自然杀伤(NK)细胞遍及全身组织,但主要在循环中,并且对保护机体不受病毒和某些肿瘤的侵害是重要的。病毒感染的结果引起细胞表面分子改变,致使NK细胞得以与受感染的细胞结合,并通过释放穿孔素和诱导细胞凋亡来杀伤受感染的细胞。另外,在与受病毒感染的细胞结合时,NK细胞分泌γ干扰素(IFNγ),可保护邻近的细胞免受病毒感染,并有助于激活T细胞介导的免疫。

肥大细胞和嗜碱性粒细胞

肥大细胞(在结缔组织中)和嗜碱性粒细胞(在循环中)均在骨髓中产生,并有类似的形态学和功能。这些细胞被激活时脱粒,释放出引起血管舒张、增加血管通透性和白细胞迁移的药理介质。

树突细胞

有三种主要的树突细胞(朗格汉斯细胞、交错突细胞、滤泡树突细胞)。它们代表固有和适应性免疫系统之间的临界界面。它们的作用是通过先天受体识别微生物抗原,并将它们加工的肽呈递给适应性免疫系统的T细胞。在淋巴样组织的特化区域,滤泡树突细胞保持未修饰的抗原,以便B细胞识别①。

固有免疫系统的其他细胞

形形色色的其他细胞,包括嗜酸性粒细胞,血小板和红细胞,在免疫防御中起作用。嗜酸性粒细胞是颗粒白细胞,它们通过释放毒素(主要是碱性蛋白)攻击和杀伤寄生虫。血小板活化时,释放活化补体的介质,导致吸引白细胞。红细胞可结合并去除小的免疫复合物②。

相关主题

抗体类别(D2)
抗体的功能(D8)
抗原的T细胞识别(F2)
细胞介导的免疫的前后关系(F6)
微生物世界(H1)
IgE-介导的(Ⅰ型)超敏反应:变态反应(K2)

注①:滤泡树突细胞主要是保存抗原的原始空间结构,并不对其加工和分解,然后提供给B细胞识别。
注②:血小板活化所释放的介质主要是引导白细胞向血小板活化部位迁移,实施机体的防御措施。

B2 固有免疫系统的分子

要 点

固有分子的免疫防御

在适应性免疫发生之前,有多种分子介导防御微生物。这些分子同各种微生物所共有的特殊结构起反应,因此它们与许多不同的表达这些结构的微生物起反应。固有免疫系统的分子包括补体、急性期蛋白和细胞因子,尤其是干扰素和抗微生物的肽。其中,特别是补体系统的分子,对适应性免疫系统是极其重要的。

补体系统

补体系统由 20 多种互相依赖的蛋白质组成，它们在依次活化时，可介导防御微生物感染。由肝细胞和单核细胞合成的这些蛋白质，能通过旁路途径被微生物直接活化，并因此在固有免疫中起关键性的作用。这一系统也可以通过经典途径被与微生物结合的抗体（适应性免疫）活化。活化的补体系统能①引发（急性）炎症；②将嗜中性粒细胞吸引到微生物攻击部位（趋化性）；③增强微生物对吞噬细胞的附着（调理作用）；④杀伤微生物。

急性期蛋白

急性期蛋白是一组异质性的血浆蛋白，它们在对抗微生物（主要是细菌）的固有防御中和在减少由于感染、创伤、恶性肿瘤和其他疾病引起的组织损伤方面起重要作用。急性期蛋白包括 C-反应蛋白（C-reactive protein，CRP）、血清淀粉样蛋白 A（serum amyloid protein A，SAA）和甘露糖结合蛋白（mannose-binding protein，MBP）。急性期蛋白主要在肝脏中产生，通常是微生物刺激的结果，或者对由活化的巨噬细胞和 NK 细胞释放的细胞因子 IL-1、IL-6、TNFα 和 IFNγ 应答时产生。这些蛋白最大限度地活化补体系统和调理侵入微生物[3]。

细胞因子

细胞因子是在细胞间发送信号、诱导生长、趋化、活化、增强细胞毒性和/或调节免疫的小分子物质。如果它们主要由白细胞产生，则被称为白细胞介素，如果由骨髓细胞产生，则被称为单核因子，如果由淋巴细胞产生，则被称为淋巴因子，而如果它们引导细胞迁移，则被称为趋化因子。干扰素保护机体不受病毒感染、活化细胞和调节免疫。

干扰素(IFNs)

干扰素在应答病毒感染时产生并能抑制蛋白质合成。Ⅰ型 IFNs（IFNα 和 IFNβ）由许多不同的细胞产生。Ⅱ型干扰素（IFNγ）主要由 Th1 细胞和 NK 细胞产生，诱导 Th1 应答，增加抗原呈递，活化吞噬细胞和 NK 细胞以增强杀伤作用。

淋巴因子

淋巴因子是淋巴细胞的生长因子，并影响免疫应答的性质。IL-2 是由 T 细胞产生的 T 细胞生长因子。IL-3 对血细胞生成是重要的。IL-4 由 Th2 细胞和肥大细胞产生，并且是 Th2 细胞和 B 细胞的生长与分化因子。IL-5 也由 Th2 细胞和肥大细胞产生，并且对 B 细胞的活化和 IgA 的产生是重要的。IL-10 由 Th2 细胞和巨噬细胞（MØ）产生，诱导 Th2 应答。

单核因子

单核因子对免疫防御和炎症有重要活性。IL-1、肿瘤坏死因子 α（TNFα）和 IL-6 活化淋巴细胞，升高体温，激活和转移吞噬细胞和激活血管内皮细胞。TNFα 也活化巨噬细胞（MØ）。IL-8 是趋化 PMN 的。IL-12 激活 NK 细胞产生 IENγ。

趋化因子

趋化因子是许多类型的细胞在对感染或身体损伤应答时产生的小分子细胞因子。它们活化并引导表达相应趋化因子受体的效应细胞到组织损伤部位，并调节白细胞迁移到组织中。CC 趋化因子是趋化单核细胞的，而 CXC 趋化因子是趋化 PMN 的。

其他细胞因子

其他细胞因子包括集落刺激因子（colony-stimulating factor，CSF）可驱动髓系细胞发育、分化和扩增，粒细胞-巨噬细胞集落刺激因子（granulocyte-macrophage colony stimulating factor，GM-CSF）诱导祖代细胞定型成单核细胞/粒细胞谱系，粒细胞集落刺激因子（granulocyte colony stimulating factor，G-CSF）和单核细胞/巨噬细胞集落刺激因子（monocyte/macrophage colony stimulating factor，M-CSF）分别诱导祖代细胞定型为粒细胞系和单核细胞系。转化生长因子 β（transforming growth factor β，TGFβ）抑制巨噬细胞（MØ）活化和 B 细胞与 T 细胞的生长。肿瘤坏死因子（tumor necrosis factor β，TNFβ）具有细胞毒性。

其他分子

Collectin 是一组糖结合蛋白，起促进微生物的清除和消灭的调理素作用。由各种细胞产生的肽抗生素能根除细菌感染。

相关主题

外部防御（A2）
血细胞生长——血细胞的发育（A5）
固有免疫系统的细胞（B1）
固有免疫与炎症（B4）
淋巴细胞（C1）
基因、T 辅助细胞、细胞因子和神经内分泌系统（G5）
抗原 T 细胞识别（F2）
T 细胞活化（E4）
克隆扩增和效应功能的发展（F5）
B 细胞活化（E2）
对不同生物的免疫（H2）

注③：诱导急性期蛋白的产生一般是经两条途径，一条是微生物的直接刺激，另一条是体内的其他过程（如肿瘤）激活了巨噬细胞和 NK 细胞，然后这些细胞释放 IL-1、IL-6、TNFα 和 IFNγ 等细胞因子，细胞因子进一步诱导急性期蛋白的产生。

B3 固有免疫系统识别微生物

要 点

模式识别受体 固有免疫系统的受体与具有相似结构的生物种群相互作用，易于清除它们。这些模式识别受体（pattern recognition receptor，PRR）识别与某些微生物种群有关的分子模式，不仅作为防御微生物的第一道防线起作用，而且也起动适应性免疫系统。

甘露糖受体 甘露糖受体在巨噬细胞、树突细胞和内皮细胞上表达，并且识别 Ca^{2+} 依赖的、甘露糖/岩藻糖模式。它介导微生物的吞噬作用并加工和呈递在 MHC Ⅱ类分子上的微生物肽，因此得以诱导特异的抗微生物的 T 细胞和 B 细胞应答。

Toll 受体 Toll 蛋白或 Toll 样受体（toll-like receptors，TLR）是一种种系编码的细胞表面蛋白家族，它们识别和区别不同病原体种群的分子模式。它们不仅发送病原体存在的信号，而且激发对适应性免疫应答发展中重要的共同刺激分子和效应细胞因子的表达。

CD14 这种分子在巨噬细胞上表达，与革兰氏阴性菌的 LPS 结合，并促进消灭微生物和诱导分泌参与引发适应性免疫应答的细胞因子。

清除受体 巨噬细胞上的清除受体识别细菌和酵母胞壁上的糖类或脂类，以及损伤的，修饰的或凋亡的自身细胞，并介导它们的去除。

相关主题 固有免疫系统的细胞（B1） 微生物世界（H1）

B4 固有免疫和炎症

要 点

炎 症 炎症是机体处理来自物理或化学动因和微生物侵入造成损害的过程。根据应答的持续时间和占优势的炎症细胞类型，可将炎症分为两种类型。急性炎症通常是短期的，和主要由 PMN 对感染因素起动应答的结果。慢性炎症可能持续几个月或几年，并且通常是由于微生物以生存或惰性状态[④]的持续存留。免疫细胞包括淋巴细胞、巨噬细胞和浆细胞。修复过程是所有炎症应答的重要部分。

急性炎症应答的引发 急性炎症最初是由组织，微生物自身或由其他细胞（包括肥大细胞和巨噬细胞）释放的炎症介质引起的。补体裂解产物 C3a，C4a 和 C5a 也诱发炎症。肥大细胞由于释放引起血管改变的组胺、其他的血管活性胺和促炎细胞因子，而成为急性炎症过程的主要部分。组织巨噬细胞通过它们的模式识别受体识别微生物，而在产生促炎细胞因子（包括 IL-1 和 TNFα）方面发挥作用。

血管改变	炎症介质引起内皮细胞紧密连接的改变，导致液体（抗菌蛋白，抗体等）和吞噬细胞（PMN）由血管转移到感染的部位。PMN 因识别在内皮细胞上显示的黏附分子，所以离开血液。这些黏附分子的表达是由巨噬细胞释放的促炎细胞因子诱导的。这一过程包括 PMN 活化后的捕获和滚动，伸展和外渗。
应答的终止和修复	一旦除去或控制侵入的损害（如微生物），促炎细胞因子的抑制物（可溶性受体和抗炎细胞因子如 IL-4，IL-10 和 TGFβ）即可抑制炎症，并激活组织修复机制。巨噬细胞也产生在修复过程中很重要的胶原蛋白和生长因子。

相关主题

固有免疫系统的细胞（B1）
抗体的功能（D8）
固有免疫系统的分子（B2）
IgE-介导的（Ⅰ型）超敏反应：变态反应（K2）

注④：微生物的惰性状态主要是指微生物在机体内处于蛰伏的状态，没有微生物的大量增殖。

B1 CELLS OF THE INNATE IMMUNE SYSTEM

Key Notes

Phagocytes

Most white blood cells are mobile phagocytes (or eating cells), called neutrophils or polymorphonuclear cells (PMNs), that patrol the blood in search of invading microbes. Other primary phagocytic cells are part of the mononuclear phagocyte system, and include monocytes and macrophages. Monocytes are present in the blood and settle in the tissues as macrophages (MØ). These phagocytes are attracted to sites of infection (chemotaxis), bind to the microbe (adhere), ingest (phagocytose) and kill the microbe. Molecules coating a microbe, such as complement or antibody, enhance contact and ingestion (opsonization) of the microbe.

Natural killer (NK) cells

Natural killer (NK) cells are found throughout the tissues of the body but mainly in the circulation, and are important for protection against viruses and some tumors. Changes in the surface molecules of cells as the result of virus infection allow NK cells to bind to and kill infected cells by releasing perforins and inducing apoptosis. In addition, on binding to virus-infected cells, NK cells secrete interferon gamma (IFNγ) which protects adjacent cells from infection by viruses and helps to activate T-cell-mediated immunity.

Mast cells and basophils

Mast cells (in connective tissues) and basophils (in the circulation) are produced in the bone marrow and have similar morphology and functions. When activated, these cells degranulate releasing pharmacological mediators which cause vasodilation, increased vascular permeability and leukocyte migration.

Dendritic cells

There are three main kinds of dendritic cells (Langerhans cells, interdigitating cells, follicular dendritic cells). They represent a critical interface between innate and adaptive immunity. Their role is to recognize microbial antigens through innate receptors and process and present their peptides to T cells of the adaptive immune system. Follicular dendritic cells in specialized areas of lymphoid tissues hold unmodified antigens for recognition by B cells.

Other cells of innate immunity

A variety of other cells, including eosinophils, platelets and erythrocytes play a role in immune defense. Eosinophils are granular leukocytes that attack and kill parasites by releasing the toxin, major basic protein. Platelets, on activation, release mediators that activate complement leading to attraction of leukocytes. Erythrocytes bind and remove small immune complexes.

Related topics

Antibody classes (D2)
Antibody functions (D8)
T cell recognition of antigen (F2)
Cell-mediated immunity in context (F6)
The microbial cosmos (H1)
IgE-mediated (type I) hypersensitivity: allergy (K2)

Phagocytes

Phagocytes are specialized 'eating' cells (phagein – to eat, *Greek*) of which there are two main types, neutrophils and macrophages. Neutrophils, often called polymorphonuclear cells (PMNs) because of the multilobed nature of their nuclei (*Fig. 1*), are mobile phagocytes that comprise the majority of blood leukocytes (about 8×10^6/ml of blood). They have a very short half-life (days) and die in the bloodstream by apoptosis (programmed cell death). They have granules that contain peroxidase, alkaline and acid phosphatases, and defensins (small antibiotic peptides) which are involved in microbial killing. These granulocytes stain with neutral dyes and have a different function from granulocytes that stain with eosin (eosinophils), or basic dyes (basophils). PMNs have receptors for chemotactic factors released from microbes, e.g. muramyl dipeptide (MDP), and for complement components activated by microbes (*Table 1*). Their

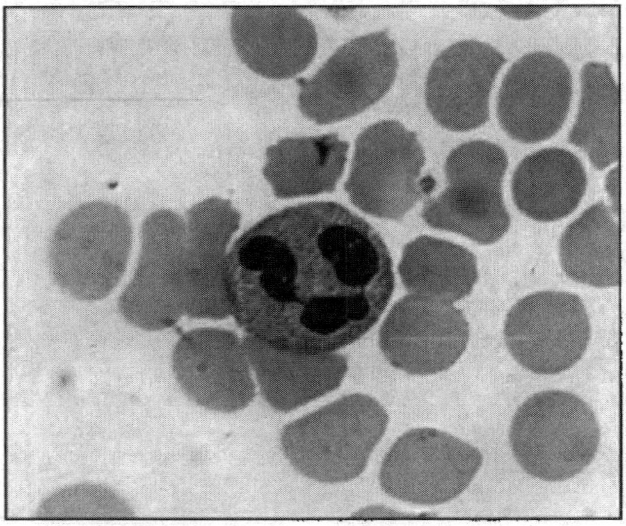

Fig. 1. A polymorphonuclear cell (neutrophil) in the blood. Reproduced from Immunology 5th edn., 1998, Roitt, Brostoff and Male, with permission from Mosby.

Table 1. Surface receptors on polymorphonuclear cells (PMNs)

Surface molecules	Function
Fc Receptors	
CD16 (FcγRIII), Fc receptor for IgG	Binds to IgG-antigen complexes (opsonization)
CD32 (FcγRII), Fc receptor for IgG	Binds to IgG-antigen complexes (opsonization)
Complement receptors	
C5aR	Binds to C5a for attraction towards microbe having activated C
CR1 (CD35)	Binds to C3b, iC3b, C4b and mannose binding ligand (opsonization)
CR3 (CDIIb/CD18)	Binds to C3b, iC3b; permits removal of complement coated antigens and microbes (opsonization)
Adhesion molecules	
LFA-1	Binds to ICAM-1 on endothelium for extravasation
VLA4	Binds to VCAM-1 on endothelium for extravasation

main function is to patrol the body via the bloodstream in search of invading microbes. As such they are pivotal cells in acute inflammation. Like the majority of cells involved in the immune system, these phagocytes are produced in the bone marrow (Topic A5).

The mononuclear phagocyte system (previously called the reticuloendothelial system) is a widely distributed tissue-bound phagocytic system whose major function is to dispose of microbes and dead body cells through the process of phagocytosis. Monocytes (*Fig.* 2) are bloodborne precursors of the major tissue phagocytes, macrophages. Different organs/tissues each have their versions of monocyte-derived phagocytic cells (*Table 2*).

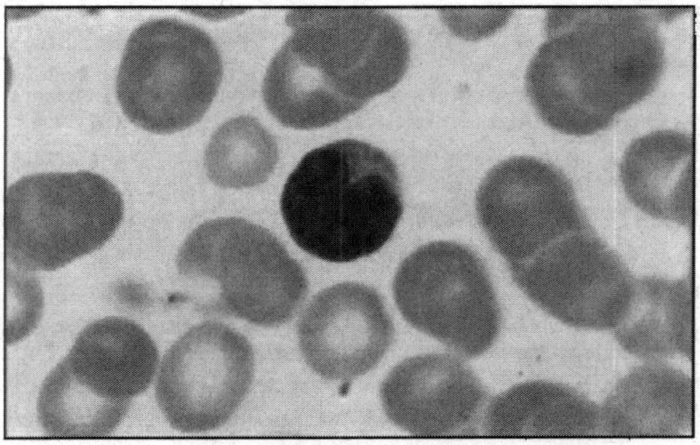

Fig. 2. A monocyte in the blood. Reproduced from Immunology 5th edn., 1998, Roitt, Brostoff and Male, with permission from Mosby.

Table 2. Cells of the mononuclear phagocyte system

Cells	Location
Monocytes	Bloodstream
Kupffer cells	Liver
Mesangial cells	Kidney
Alveolar macrophages	Lungs
Microglial cells	Brain
Sinus macrophages	Spleen, lymph nodes
Serosal macrophages	Peritoneal cavity

Phagocytosis is a multistep process (*Table* 3) and the major mechanism by which microbes are removed from the body. It is especially important for defense against extracellular microbes (Topic H2).

Opsonization is the process of making a microbe easier to phagocytose. A number of molecules called 'opsonins' ('to make more tasty' – *Greek*) do this by coating the microbe. They aid attachment of the microbe to the phagocyte and also trigger activation of phagocytosis. Opsonins include the complement component C3b and antibody itself, the latter acting as a bridge between the innate and adaptive immune systems (Topics B2 and D8). Phagocytes use their surface receptors (*Table* 4) which bind to C3b, or to the Fc region of IgG

Table 3. Stages in phagocytosis

Stage	Mechanism
1 Movement of phagocyte towards the microbe	Chemotactic signals, e.g. MDP, complement (C5a)
2 Attachment of microbe to the phagocyte surface	Binding to mannose, complement and/or Fc receptors
3 Endocytosis of microbe leads to formation of a phagosome	Invagination of surface membrane
4 Fusion of phagosome with lysosome	Microtubules involved
5 Killing of microbe	Oxygen-dependent killing, e.g. O_2-radicals; oxygen independent, e.g. myeloperoxidase, nitric oxide

Table 4. Surface receptors on monocytes/macrophages

Molecules	Function
Microbial recognition receptors	
Mannose receptors	Mediate both phagocytosis of microbes and induction of adaptive immune responses
Toll-like receptors	Mediate cytokine production and induce adaptive immune responses
Scavenger receptors	Bind bacterial and yeast cell wall carbohydrates or lipids
CD14	Receptor for lipopolysacchardide (LPS) binding protein (associated with toll-like receptor 4)
Fc Receptors	
CD16 (FcγRIII)	Binds to IgG–antigen complexes and IgG-coated target cells, mediating phagocytosis and cytokine production
CD32 (FcγRII)	Binds to IgG–antigen complexes and IgG-coated target cells, mediating phagocytosis and cytokine production
CD64 (FcγRI)	Binds to IgG–antigen complexes and IgG-coated target cells, mediating phagocytosis and cytokine production
CD89 (FcαR)	Binds to IgA–antigen complexes, mediating phagocytosis and cytokine production
Complement receptors	
CD35 (CR1)	Complement receptor involved in enhancing phagocytosis of IgM/IgG-coated microbes on which complement has been activated
Adhesion receptors	
CD18/11a,b,c (LFA-1, CR3, CR4)	Adhesion molecules facilitating interactions with other cells
MHC molecules (HLA)	
MHC Class I (HLA A,B,C)	Presentation of peptides to Tc cells
MHC Class II (HLA D)	Presentation of peptides to Th cells

antibody (Fc receptors, FcR) to attach to C3b or IgG coating the microbes, respectively.

Killing by mononuclear phagocytes is generally very efficient, as there are many cytotoxic mechanisms available to these cells. In particular, these cells contain many different enzymes, cationic proteins and polypeptides (defensins) that in concert can mediate killing and digestion of the microbe. In addition, on activation, these mononuclear phagocytes produce oxygen metabolites, including superoxide, and nitric oxide, both of which are important in killing intracellular pathogens.

Natural killer (NK) cells

Natural killer (NK) cells, also termed 'large granular lymphocytes' (or LGLs), differ from classical lymphocytes in that they are larger, contain more cytoplasm, and have (electron) dense granules (*Fig. 3*). They are produced in the

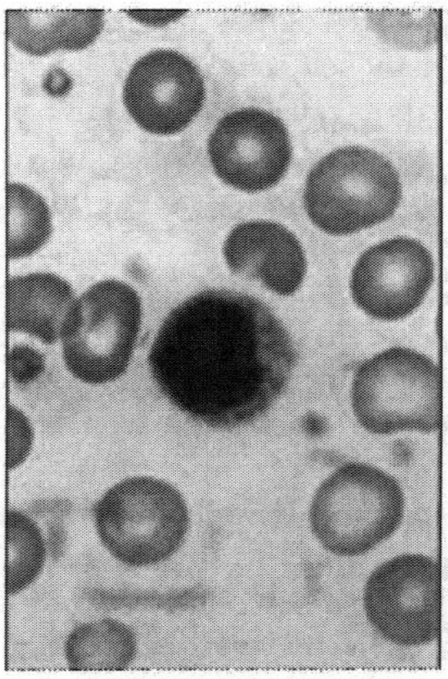

Fig. 3. An NK cell in the blood. Reproduced from Immunology 4th edn, Roitt, Brostoff and Male, with permission from Mosby.

bone marrow and are found throughout the tissues of the body, but mainly in the circulation where they comprise 5–15% of the total lymphocyte fraction (Topic C1). They have a variety of cell surface receptors (*Table 5*), including Fc receptors for IgG (FcRγRIII) and receptors for certain cell surface molecules called killer activation receptors (KARs) and killer inhibitory receptors (KIRs)

The main function of NK cells is to kill virus-infected self cells, as well as some tumor cells. When NK cells bind to uninfected self cells, their KIRs provide a negative signal to the NK cell, preventing it from killing the self cell. This is because KIRs recognize MHC class I (Topic F2) leader peptides presented in an MHC-like molecule, HLA-E. However, infection of cells by some viruses reduces the expression of MHC molecules, and therefore decreases the loading of class I peptides in HLA-E, thus allowing the activation through KARs to induce NK cell killing of the infected cell. This is an important

Table 5. Surface receptors on natural killer cells

Molecules	Function
Fc receptors	
CD16 (FcγRIII)	Binds to IgG-coated target cells and mediates ADCC*
Adhesion/accessory molecules	
CD2	Binds to LFA-3
CD56 (NCAM, neural adhesion molecule)	
LFA-1	Binds to ICAM-1
Activation/inhibitory receptors	
KIR (Killer inhibitory receptors)	Contain ITIMs and bind to MHC class I-like molecules associated with self peptide and prevent NK cells from killing
KAR (Killer activation receptors)	Bind to self antigens (e.g. carbohydrate on self cells) and are associated with other molecules which contain ITAMs. On activation by KAR binding (in the absence of simultaneous engagement of KIRs) they initiate release of cytotoxic molecules from the NK cells

*ADCC, antibody-dependent cell cytotoxicity; ITIMs, immunoreceptor tyrosine-based inhibitory motifs; ITAMs, immunoreceptor tyrosine-based activation motifs.

mechanism, allowing NK cells to recognize normal self cells and ignore them, while killing infected or malignant self cells.

The mechanisms by which NK cells mediate killing are identical to those used by cytotoxic T cells (Topic F5) and involve release of granule contents (perforins and granzymes) onto the surface of the infected cell. Perforin has a structure similar to that of C9, a component of complement which can create pores in the cell membrane (Topics B2 and D8), allowing the passage of the granzymes (proteolytic enzymes) into the cell to induce apoptosis. NK cells, like cytotoxic T cells, are also able to induce target cell apoptosis through binding of their surface FasL molecules to Fas molecules on the surface of the virus-infected cell (Topic F5).

IL-2 induces NK cells to become lymphokine-activated killer (LAK) cells which have been used in clinical trials to treat tumors (Topic N5). When NK cells are 'activated' by recognizing a virus-infected cell they secrete IFNγ. This helps to protect surrounding cells from virus infection, although IFNα and IFNβ are probably more important in this role (Topic B2). In addition, IFNγ can also enhance the development of specific T cell responses directed to virus-infected cells (Topics F4 and F5).

Mast cells and basophils

Mast cells (*Fig. 4*) are found throughout the body in connective tissues close to blood vessels and particularly in the subepithelial areas of the respiratory, genitourinary and gastrointestinal tracts. Basophils are granulocytes which stain with basic dyes and are present in very low numbers in the circulation (<0.2% of the granular leukocytes). Basophils and mast cells are very similar in morphology. Both have large characteristic electron-dense granules in their cytoplasm which are very important for their function. Like all the granulocytes, basophils, and probably mast cells as well, are produced from stem cells in the bone marrow.

Mast cells/basophils can be stimulated to release their granules as a result of:

- their binding to C3a and C5a (anaphylatoxins);
- binding of allergens to anti-allergen IgE bound to their cell surface FcεR, and the resulting crosslinking of FcεR; and
- binding to lectins (molecules that bind carbohydrates).

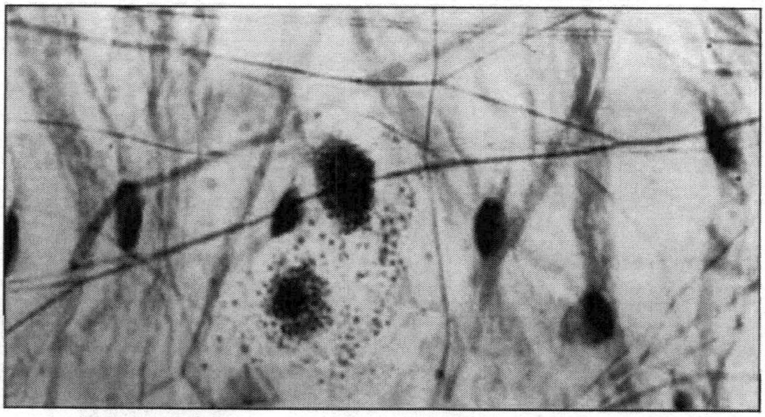

Fig. 4. Mast cells. Note the large granules in the cytoplasm which contain pharmacological mediators. Reproduced from A Photographic Atlas for the Microbiology Laboratory, 1996, Leboffe and Pierce, with permission from Morton Publishing.

This stimulation results in the fusion of the intracellular granules with the surface membrane and the release of their contents to the exterior by the process of exocytosis. This release is almost instantaneous and is essential in the development of the acute inflammatory response (Topic B4). Granule contents include a variety of pre-formed pharmacological mediators, whereas other pharmacological mediators are produced *de novo* when the cells are stimulated (*Table 6*). When large numbers of mast cells/basophils are stimulated to degranulate, severe anaphylactic responses can occur, which in their mildest form give rise to the allergic symptoms seen in Type I hypersensitivity.

Table 6. Main mediators released and their effects

Mediators	Effect
Histamine	Vasodilation, vascular permeability
Cytokines	
*TNFα, IL-8, IL-5	Attracts neutrophils and eosinophils
PAF	Attracts basophils

*TNFα, tumor necrosis factor; PAF, platelet-activating factor.

Dendritic cells

Dendritic cells (DCs) are so called because of their many surface membrane folds that are similar in appearance to dendrites of the nervous system (*Fig. 5*). These folds allow maximum interaction with other cells of the immune system. There are three main kinds of dendritic cells (*Table 7*): Langerhans cells (LH); interdigitating cells (IDC); follicular dendritic cells (FDC).

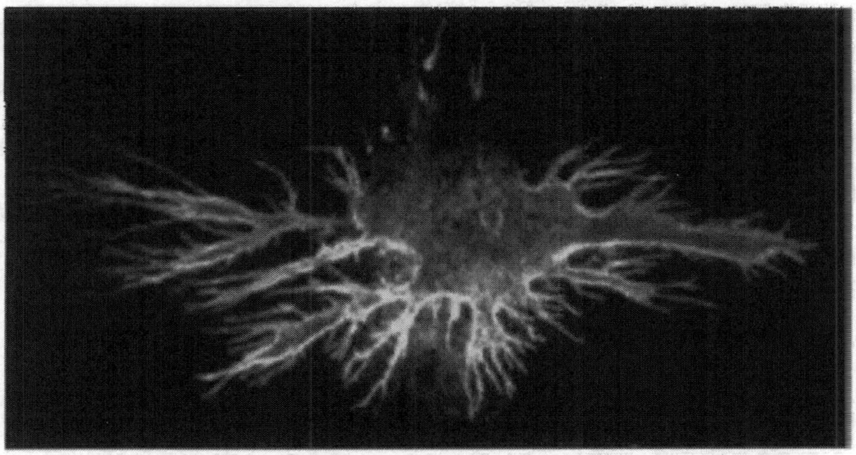

Fig. 5. Dendritic cell. Note the many membrane processes to allow interactions with lymphocytes. Surface stained with anti CD44 (shown white, see Topic V3). CD44 is an adhesion molecule which allows the dendritic cell to attach to connective tissue and other cells. (Figure courtesy of Dr M. Binks.)

DCs represent a primary interface between the innate and adaptive immune systems in that they recognize microbial antigens through innate receptors and, through the endogenous processing pathway, are able to initiate adaptive immune responses by presenting peptide antigens to T helper (CD4) cells.

Table 7. Dendritic cells

Dendritic cell type	Localization
Langerhans cells (LH)	Skin
Interdigitating cells (IDC)	Lymph node T cell areas
Follicular dendritic cells (FDC)	B cell follicles of the lymphoid tissues

Since the **T** cell antigen receptor can only recognize 'pieces' of proteins in association with MHC molecules, proteins first need to be 'processed' (cut up into short peptides). These peptides are then attached to MHC molecules (Topic F2) for display on the surface of the DC. LH and IDC have large amounts of surface MHC class II to present foreign peptides to T cells. Although macrophages can process and present antigen to T cells, the LH and IDC are much more efficient in carrying out this function.

FDC do not express MHC class II molecules, are present within the B cell follicles of lymphoid tissues and function to hold intact antigens on their surface for recognition by B cells. It is thought that this interaction is important not only in B cell stimulation, but also in B cell survival within the primary follicles.

Other cells of innate immunity

Eosinophils are granular leukocytes which stain with eosin. They are present at low levels in the circulation (2–5% of blood leukocytes), have some phagocytic activity, but are primarily responsible for extracellular killing of large parasites (e.g. schistosome worms) which cannot be phagocytosed (Topic H2). They usually bind to an antibody-coated parasite through surface Fc receptors and release the contents of their granules (degranulate) onto the parasite surface. The granules contain peroxides and a toxin, major basic protein, which kill the parasite. Histaminase is also present in the granules. This anti-inflammatory substance dampens the effects of histamine released by mast cells earlier in the response.

As well as having a major role in blood clotting, **platelets** contain important mediators which are released when they are activated at the site of a damaged blood vessel. Parasites coated with IgG and/or IgE antibodies are also thought to activate platelets through surface Fc receptors for these antibody classes. Released mediators activate complement, which in turn attracts leukocytes to the site of tissue damage caused by trauma or infection by a parasite (Section B4).

Erythrocytes have surface complement receptors which bind to complement attached to small circulating immune complexes. They carry these complexes to the liver where they are released to Kupffer cells which phagocytose them. Thus, erythrocytes play an important immunological role in clearing immune complexes from the circulation in persistent infections and in some autoimmune diseases.

B2 MOLECULES OF THE INNATE IMMUNE SYSTEM

Key Notes

Innate molecular immune defense

A variety of molecules mediate protection against microbes during the period before adaptive immunity develops. These molecules react with particular structures common to a variety of microbes, and thus with many different microbes that express these structures. Molecules of the innate immune system include complement, acute phase proteins, and cytokines, particularly interferons and anti-microbial peptides. Some, especially those of the complement system, are vital for adaptive immunity.

The complement system

The complement system consists of over 20 interdependent proteins, which on sequential activation may mediate protection against microbial infection. Synthesized by hepatocytes and monocytes, these proteins can be activated directly by microbes through the **alternative pathway** and thus have a pivotal role in innate immunity. This system can also be activated through the **classical pathway** by antibodies (adaptive immunity) bound to a microbe. On activation, the complement system can: (a) initiate (acute) inflammation; (b) attract neutrophils to the site of microbial attack (chemotaxis); (c) enhance attachment of the microbe to the phagocyte (opsonization); (d) kill the microbe.

Acute phase proteins

Acute phase proteins are a heterogeneous group of plasma proteins important in innate defense against microbes (mostly bacteria) and in limiting tissue damage caused by infection, trauma, malignancy and other diseases. They include C-reactive protein (CRP), serum amyloid protein A (SAA), and mannose-binding protein (MBP). Acute phase proteins are mainly produced in the liver, usually as the result of a microbial stimulus, or in response to the cytokines IL-1, IL-6, TNFα and IFNγ that are released by activated macrophages and NK cells. These proteins maximize activation of the complement system and opsonization of invading microbes.

Cytokines

Cytokines are small molecules that signal between cells, inducing growth, chemotaxis, activation, enhanced cytotoxicity and/or regulation of immunity. They are referred to as interleukins if produced primarily by leukocytes, monokines if produced by myeloid cells, lymphokines if produced by lymphocytes, and chemokines if they direct cell migration. Interferons protect against viral infection, activate cells and modulate immunity.

Interferons (IFNs) are produced in response to viral infection and inhibit protein synthesis. Type I IFNs, IFN-alpha (IFNα) and -beta (IFNβ), are produced by many different cells. Type II interferon (IFNγ), mainly produced by Th1 cells and NK cells, induces Th1 responses, increases antigen presentation, and activates phagocytic and NK cells for enhanced killing.

Lymphokines are growth factors for lymphocytes and influence the nature of the immune response. IL-2 is made by T cells as a T cell growth factor. IL-3 is important in hematopoiesis. IL-4 is produced by Th2 cells and mast cells and is a growth and differentiation factor for Th2 cells and B cells. IL-5, also produced by Th2 cells and mast cells, is important to B cell activation and production of IgA. IL-10, which is produced by Th2 cells and MØ, induces Th2 responses.

Monokines have activities critical to immune defense and inflammation. IL-1, tumor necrosis factor α (TNFα), and IL-6 activate lymphocytes, increase body temperature, activate and mobilize phagocytes and activate vascular endothelium. TNFα also activates MØ. IL-8 is chemotactic for PMNs. IL-12 activates NK cells to produce IFNγ.

Chemokines are small cytokines produced by many cell types in response to infection or physical damage. They activate and direct effector cells expressing appropriate chemokine receptors to sites of tissue damage and regulate leukocyte migration into tissues. CC chemokines are chemotactic for monocytes, CXC chemokines are chemotactic for PMNs.

Other cytokines include colony-stimulating factors (CSFs) that drive development, differentiation and expansion of cells of the myeloid series. GM-CSF induces commitment of progenitor cells to the monocyte/granulocyte lineage, G-CSF and M-CSF commitment to the granulocyte or monocyte lineage, respectively. Transforming growth factor β (TGFβ) inhibits activation of MØ and growth of B and T cells. Tumor necrosis factor β (TNFβ) is cytotoxic.

Other molecules

Collectins, a group of carbohydrate-binding proteins, act as opsonins to facilitate the removal and destruction of microbes. Peptide antibiotics, produced by a variety of cells, are able to eradicate bacterial infections.

Related topics

External defenses (A2)
Hemopoiesis – development of blood cells (A5)
Cells of the innate immune system (B1)
Innate immunity and inflammation (B4)
Lymphocytes (C1)
B cell activation (E2)
T cell recognition of antigen (F2)
T cell activation (F4)
Clonal expansion and development of effector function (F5)
Genes, T helper cells, cytokines and the neuroendocrine system (G5)
Immunity to different organisms (H2)

Innate molecular immune defense

There are many molecules of the innate immune system which are important in mediating protection against microbes during the period before the development of adaptive immunity. Although these molecules react with particular structures associated with microbes, they are nonspecific in that they can react with many different microbes that express these structures. The major molecules are those of the complement system, acute phase proteins and cytokines, especially the interferons. Most of the molecules which play a role in the innate immune system are also associated with adaptive immunity. Thus, the complement system can be activated by antibodies, and cytokines are involved in activation of antigen-presenting cells critical to triggering T lymphocyte responses. Cytokines released by macrophages also play a role in acute inflammation. Thus, the immune response to microbes is continuous with both systems being intimately involved and synergistic. A variety of other molecules are also important to the innate immune system, including the antibiotic peptides.

The complement system

The complement system is a protective system common to all vertebrates (Topic D8). In man it consists of 20 soluble glycoproteins (usually designated as C1, C2, etc., or as factors, e.g. factor B), many of which are produced by hepatocytes and monocytes. They are constitutively present in blood and other body fluids. On appropriate triggering, these components interact sequentially with each other (i.e. in a domino-like fashion). This 'cascade' of molecular events involves cleavage of some complement components into active fragments (e.g. C3 is cleaved to C3a and C3b) which contribute to activation of the next component, ultimately leading to lysis of, and/or protection against, a variety of microbes. This system can be 'activated' (*Fig. 1*) directly through the **alternative pathway** by certain molecules associated with microbes, or through the **classical pathway** by antibodies bound to a microbe or other antigen (Topic D8).

The alternative pathway is activated by interaction of C3 with certain types of molecules on microbes or by self-molecules (e.g. CRP, see below) which react with these microbes. Complement component C3 is critical to this interaction and its cleavage into C3a and C3b is the single most important event in the activation of the complement system. More specifically, the alternative pathway depends on the normal continuous low-level breakdown of C3 (*Table 1*). One of the fragments of C3, C3b, is very reactive and can covalently bind to virtually any molecule or cell. If C3b binds to a self cell, regulatory molecules associated with this cell (Topic D8) inactivate it, protecting the cell from complement-mediated damage. However, if C3b binds to a microbe, Factor B is activated and its cleavage product Bb binds to C3b on the microbe. This C3bBb complex (C3 convertase) is enzymatically active and amplifies the breakdown of addi-

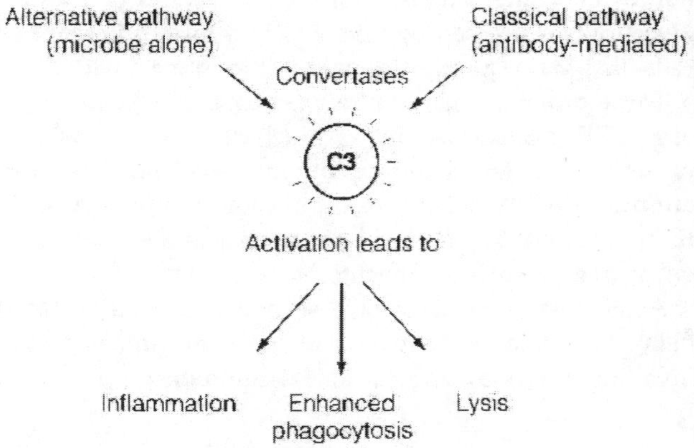

Fig. 1. The complement system.

Table 1. Sequence of complement activation by the alternative pathway leading to cell lysis

Microbe (M) + C3b	M-C3b
MC3b + factor B	M-C3b-Bb
M-C3b-Bb + C3b	M-C3b-Bb-C3b
M-C3b-Bb-C3b + C5	M-C3b-Bb-C3b-C5b + C5a
M-C3b-Bb-C3b-C5b + C6 + C7	M-C3b-Bb-C3b-C5b-C6-C7
M-C3b-Bb-C3b-C5b-C6-C7 + C8	M-C3b-Bb-C3b-C5b-C6-C7-C8
M-C3b-Bb-C3b-C5b-C6-C7-C8 + C9	M-C3b-Bb-C3b-C5b-C6-C7-C8-C9 Lysis of M

tional C3 to C3b. Equally important, the resulting enzyme cleaves C5 into C5a and C5b, both of which have critical protective functions. C5b is crucial to formation of the 'membrane attack complex' (MAC), C5b-C6-C7-C8-C9 which mediates lysis of the microbe. This alternative pathway is important for control of infection in the absence of specific immunity. Thus, many different organisms are handled and eliminated as a result of their activation of the alternative pathway.

The major functions of the complement system are:

- Initiation of (acute) inflammation by direct activation of mast cells (C3a, C5a).
- Attraction of neutrophils (chemotaxis) to the site of microbial attack (C5a).
- Enhancement of the attachment of the microbe to the phagocyte (opsonization) (C3b).
- Killing of the microbe activating the membrane attack complex (lysis) (C9).

Acute phase proteins

Acute phase proteins are important in innate defense against microbes (mostly bacteria and protozoa) and in limiting tissue damage caused by microbial infection, trauma, malignancy and other diseases, e.g. rheumatoid arthritis. They are also important in tissue repair. These molecules include C-reactive protein (CRP), complement components, opsonic proteins such as mannose-binding protein (MBP), metal-binding proteins and protease inhibitors. The major acute phase proteins, CRP and serum amyloid protein A (SAA), have similar structures and are termed pentraxins, based on the pentagonal association of their subunits. CRP, which was named based on its ability to react with the C-protein of pneumococcus, is composed of five identical polypeptides associated by noncovalent interactions. MBP binds residues of mannose on glycoproteins or glycolipids expressed by microbes in a form different from that on mammalian cells. Its binding properties permit it to interact with a variety of pathogens.

These proteins, mainly produced by the liver, can either be produced *de novo* (e.g. CRP is increased by as much as 1000-fold within a few hours), or are present at low levels and rapidly increase following infection (fibrinogen). They are produced by hepatocytes in response to the cytokines IL-1, IL-6, TNFα and IFNγ released by activated macrophages and NK cells. IL-6 is important in enhancing production of acute phase proteins.

Acute phase proteins have several functions (*Table 2*), the most important being to maximize activation of the complement system and opsonization of invading microbes, and to limit tissue damage caused by these microbes. CRP

Table 2. Acute phase proteins and their functions

Protein	Function
C-reactive protein (CRP)	Binds to bacterial phosphoryl choline, activates complement through C1q, acts as an opsonin
Serum amyloid A (SAA)	Activates complement (through C1q), acts as an opsonin
Mannose binding protein (MBP)	Binds to mannose on bacteria, attaches to phagocyte MBP receptors (opsonization), activates complement via classical pathway (Topic D8)
Complement components	Chemotaxis, opsonization and lysis (Topic D8)
Metal binding proteins	Removal of essential metal ions required for bacterial growth
Fibrinogen	Coagulation factor
α1 anti trypsin, α1 anti chymotrypsin	Protease inhibitors

binds to a wide variety of microbes and on binding activates complement through the alternative pathway, causing C3b deposition on the microbe (opsonization) and thus ultimately its phagocytosis by phagocytes expressing receptors for C3b. MBP binding to microbes also initiates complement activation and subsequent opsonization mediated by C3b, but in addition it directly opsonizes these organisms for phagocytosis. In addition, metal-binding proteins inhibit microbial growth, and protease inhibitors limit tissue damage by neutralizing lysosomal enzymes released from phagocytes.

Both CRP and SAA, as well as having complement activation properties, bind to DNA and other nuclear material from cells, helping in their clearance from the host. Quantitation of CRP in the serum of patients with inflammatory diseases (e.g. rheumatoid arthritis) is used as a way to assess the inflammatory activity of the disease. High levels of CRP signify a high level of disease activity.

Cytokines

Cytokines are small molecules, secreted by cells in response to a stimulus. They may have an effect on the cell that produces them and are critical to signaling between cells, with each cytokine often inducing several different biological effects. Many different cells release cytokines, but each cell type releases only certain of these molecules. Cytokines may induce growth, differentiation, chemotaxis, activation, and/or enhanced cytotoxicity. Moreover, it is not uncommon for different cytokines to have similar activities and for many cytokines, some with opposing activities, to be released by a particular stimulus. Thus, the resulting biological effect is a factor of the sum of all of these activities.

To some extent cytokines can be grouped by the cell populations that secrete them. **Monokines** are cytokines secreted by cells of the myeloid series (monocytes, macrophages) and **lymphokines** are cytokines secreted primarily by lymphocytes, although some cytokines are produced by both lymphocytes and myeloid cells. The term **interleukin** (IL) is often used to describe cytokines produced by leukocytes, although some interleukins are also produced by other cell populations. A group of small heparin-binding cytokines, **chemokines**, direct cell migration, and may also activate cells in response to infectious agents or tissue damage. **Interferons** are produced by a variety of cells in response to viral infection.

It is important to note that the same cytokine can be made by several different cell populations. For example, IFNα is made by most if not all nucleated cells in response to viral infection. IFNγ is produced both by Th1 cells and by NK cells. IL-1 is produced by macrophages, B cells and nonimmune keratinocytes. Many different cell types make IL-6, several make IL-4, etc. Moreover, the same cytokine can induce different functions in different cell types. For example, TNFα can promote the proliferation of B cells but activate killing mechanisms in other cell populations. IFNγ activates macrophages to kill intracellular microbes, induces B cells to switch their antibody class to IgG and induces endothelial cells to increase expression of MHC class II molecules.

Interferons

Interferons are pro-inflammatory molecules which can mediate protection against virus infection, and are thus particularly important in limiting infection during the period when specific humoral and cellular immunity is developing. They can be divided into two groups, type I IFN (IFNα and IFNβ) and type II IFN (IFNγ) also called immune IFN (*Table 3*).

Table 3. The interferons

	Type I (IFN-α/β)	Type II (IFNγ)
Chromosomal location	9	12
Origin	All nucleated cells, especially fibroblasts, macrophages and dendritic cells	NK cells and Th1, $\gamma\delta$ and CD8 T cells
Induced by	Viruses, other cytokines, some intracellular bacteria and protozoans	Antigen-stimulated T cells
Functions	Antiviral, increases MHC class I expression, inhibits cell proliferation	Antiviral, increases MHC I and II expression, activates macrophages

IFNα and IFNβ are produced by many different cells in response to viral or bacterial infections, especially by intracellular microbes. At least 12 different, highly homologous species of IFNα are produced, primarily by infected leukocytes as well as by epithelial cells and fibroblasts. In contrast, a single species of IFNβ is produced, normally by fibroblasts and epithelial cells. The proinflammatory cytokines IL-1 and TNFα are potent inducers of IFN-α/β secretion, as are endotoxins derived from the cell wall of Gram-negative bacteria.

The receptor for both IFNα and IFNβ is the same and found on most nucleated cells. Binding of IFNα and IFNβ to this receptor inhibits protein synthesis and thus viral replication as a result of the induction of the synthesis of inhibitory proteins and of preventing mRNA translation and DNA replication. In addition, these interferons inhibit cell proliferation, increase the lytic activity of NK cells and induce increased expression of MHC class I and other components of the class I processing and presentation pathway leading to induction of antigen-specific cytolytic T lymphocyte (CTL) responses against virally infected cells. Induction of MHC class I is also important for protection of uninfected cells from killing by NK cells (Topic B1). The importance of IFN-α/β in innate defense against viral infections is indicated by animal studies in which treatment of virus-infected mice with antibodies to IFN-α/β resulted in death.

In contrast to the broad and rather nonspecific antiviral activity of IFN-α/β, IFNγ is primarily a cytokine of the adaptive immune system, as it is important not only for antiviral activity but also plays a major role in regulation of the development of specific immunity and in activation of cells of the immune system. Produced primarily by Th1 cells and NK cells, IFNγ plays a critical role in induction of Th1 immune responses. That is, early in the development of a specific immune response, IFNγ is involved in inducing Th0 cells to differentiate to Th1 cells which make more IFNγ and provide help for development of CTL responses and for IgG antibody production. In addition, Th1 cells or CTLs responding to peptides presented in MHC molecules produce IFNγ which acts both locally and systemically to activate monocytes, MØ, and PMNs which are then better able to kill intracellular pathogens. In particular, IFNγ increases the expression of Fc receptors for IgG on macrophages and PMNs (Topic D8) as well as MHC Class II expression on a wide variety of cells. This enhances the phagocytic function of these cells as well as the antigen-presenting capabilities of professional antigen-presenting cells. IFNγ, which is crucial for macrophage function, enhances macrophage killing of intracellular bacteria and parasites probably as a result of its stimulation of their production of reactive oxygen and reactive nitrogen intermediates.

Lymphokines

A variety of cytokines are produced by lymphocytes and lymphocyte subsets (*Table 4*), many of which are growth factors for lymphocytes and/or influence the nature of the immune response. As an example, IL-2 is made by T cells as a critical autocrine growth factor that is required for proliferation of T cells, especially Th0 and Th1 cells and CTL. On activation (as a result of the interaction of their antigen receptor complexes with antigenic peptide in MHC molecules on APCs) these T cells make IL-2 for secretion and at the same time IL-2 receptors with which to bind and be stimulated by the secreted IL-2. In the absence of IL-2 and/or its receptor, many antigen-specific T cells do not expand, severely compromising immune responses.

IL-3 is involved in the growth and differentiation of a variety of cell types as a result of its synergistic activity with other cytokines in hematopoiesis. IL-4 is produced by Th2 cells and mast cells and is a growth and differentiation factor for Th2 cells and B cells, and can induce B cell class switch to IgE antibodies. IL-4 is important in influencing the nature of the immune response, as it can induce the development of Th2 cells from Th0 cells and can inhibit the development of Th1 responses (*Table 4*). Thus, IL-4 is not only involved in B cell growth, but it can also influence the B cell and its subsequent plasma cells to produce IgE antibody (Topic D3). IL-5 is also produced by Th2 cells and mast cells and is important to B cell activation and in induction of B cell class switch to IgA antibody. It also has a role in eosinophil growth and differentiation. IL-10, which is produced by Th2 cells and MØ, induces B cell activation and Th2 responses and inhibits Th1 responses, perhaps by enhancing IL-4 production and/or by suppressing MØ activity and production of IL-12, a Th1-stimulatory cytokine.

Monokines

This group of cytokines (*Table 4*) has many different local and systemic activities that are critical to immune defense. In addition, these pro-inflammatory

Table 4. Representative lymphokines and monokines

Cytokine	Produced by	Activity
IL-1	MØ, epithelial cells	Activates vascular endothelium; tissue destruction; increased effector cell access; fever; lymphocyte activation; mobilization of PMNs; induction of acute phase proteins (CRP, MBP)
IL-2	T cells	Proliferation of T and NK cells
IL-3	T cells, thymic cells	Proliferation and differentiation of hematopoietic cells
IL-4	Th2 cells, mast cells	B cell activation and proliferation; induces Th2 IgE responses and inhibits Th1 responses
IL-5	Th2 cells, mast cells	Eosinophil growth, differentiation; B cell activation, induces IgA responses
IL-6	T cells, MØ	Lymphocyte activation; fever; induction of acute phase proteins
IL-8	Mo, MØ, Fb, Kr	Increases tissue access for, and chemotaxis of PMNs
IL-10	Th2 cells, MØ	B cell activation; suppression of MØ activity; induces Th2 and inhibits Th1 responses
IL-12	B cells, MØ	Induces Th1 and inhibits Th2 responses; activates NK cells
IFNγ	T cells, NK cells	MØ and PMN activation; induces Th1 and inhibits Th2 responses
TNFα	MØ, T cells	Activates vascular endothelium; fever; shock; increases vascular permeability; induces mobilization of metabolites

Monocytes (Mo), macrophages (MØ), endothelial cells (En), fibroblasts (Fb), keratinocytes (Kr), neutrophils (PMNs), chondrocytes (Co).

cytokines are important mediators of inflammation. In particular, as a result of an appropriate stimulus, including ingestion of Gram-negative bacteria and subsequent activation by LPS, MØ secrete IL-1, IL-6, IL-8, IL-12 and TNFα. IL-1, TNFα and IL-6 have activities which include: (a) increasing body temperature and lymphocyte activation, which decrease pathogen replication and increase specific immune responses; (b) mobilization of neutrophils for phagocytosis; (c) induction of release of acute phase proteins (CRP, MBP) and thus complement activation and opsonization.

IL-1 also activates vascular endothelium (in preparation for neutrophil chemotaxis) and induces systemic production of IL-6. IL-8 increases access for, and chemotaxis of, neutrophils. It also activates binding by integrins, which facilitates neutrophil binding to endothelial cells and migration into tissues. Like IL-1, TNFα also activates vascular endothelium and is able to increase vascular permeability. It activates MØ and induces their production of nitric oxide (NO). Although produced by monocytes and MØ, TNFα is also produced by some T cells. Finally, IL-12, which is also produced by B cells, activates NK cells which then produce IFNγ, a cytokine important to inducing differentiation of Th0 cells to Th1 cells (*Table 4*).

Chemokines

This group of more than 50 small, closely related cytokines (MW 8–10 kDa) are primarily involved in chemoattraction of lymphocytes, monocytes and neutrophils (*Table 5*). They are made by monocytes/macrophages, but also by other cells including endothelial cells, platelets, neutrophils, T cells, keratinocytes and fibroblasts. Chemokines can be divided into four different groups based on unique aspects of their amino acid sequence, and in particular the position of conserved cysteine residues. One group has two adjacent cysteines (CC), a second has two cysteines separated by another amino acid (CXC), another has one cysteine, and the last has two cysteines separated by three other amino acids. For the most part, CC chemokines such as monocyte chemotactic protein (MCP-1) are chemotactic for monocytes, inducing them to migrate into tissues and become macrophages, whereas CXC chemokines such as IL-8 are chemotactic for neutrophils inducing them to leave the blood and migrate into tissues. Some of these chemokines are also chemotactic for T cells. Chemokines are produced in response to an infectious process or to physical damage and not only direct cells to the source of infection/damage, but may also enhance their ability to deal with tissue damage.

Receptors for chemokines are all integral membrane proteins with the characteristic feature that they span the membrane seven times. These molecules are coupled to G (guanine nucleoside binding) proteins which act as the signaling moiety of the receptor. Although most of these receptors can bind more than one type of chemokine, they are usually distributed only on particular cell populations, permitting different chemokines to have selective activity.

Some chemokines, for example IL-8 and MCP-1, have been shown to work by first binding to proteoglycan molecules on endothelial cells or on the extracellular matrix. On this solid surface they then bind blood neutrophils or monocytes, slowing their passage and directing them to migrate down a chemokine concentration gradient toward the source of the chemokine. Although the role that each plays in immune defense and pathology is still being clarified, it is evident

*Table 5. Representative chemokines**

Class	Name	Source	Chemoattractant for activation of
CXC (α)	IL-8	Mo, MØ, Fb, Kr	Naive T cells, PMNs
	NAP-2	Platelets	Neutrophils
	MIP-1b	Mo, MØ, En, PMNs	CD8 T cells
CC (β)	MCP-1	Mo, MØ, Fb, Kr	Memory T cells, Mo
	Rantes	T cells	Memory Th cells
C (γ)	Lymphotactin		Lymphocytes
CX_3C (δ)	Fractalkine		Lymphocytes, monocytes, NK cells

*See footnote *Table 4*.

that these molecules are potent agents for activating and directing effector cell populations to the site of infection and/or tissue damage as well as for controlling leukocyte migration in tissues.

Other cytokines

Of the many other cytokines which are important to immune defense, several are particularly noteworthy (*Table 6)*. A group of CSFs, including granulocyte-monocyte CSF (GM-CSF), granulocyte CSF (G-CSF) and monocyte CSF (M-CSF) drive the development, differentiation and expansion of cells of the myeloid series (Topic A5). GM-CSF induces expansion of myeloid progenitor cells and their commitment to the monocyte/MØ and granulocyte lineage, after which G-CSF and M-CSF induce specific commitment to the granulocyte or monocyte lineage, respectively, and then their subsequent expansion. These factors, and especially G-CSF, are important clinical tools in a number of disease situations as they can be used to expand myeloid effector cell populations critical to defense against pathogens.

TGFβ is produced by a variety of cells including monocytes, MØ, T cells and chondrocytes, and plays an important role in suppressing immune responses, as it can inhibit activation of MØ and growth of B and T cells. TNFβ (lymphotoxin) is a molecule which is cytotoxic to a variety of cell types, including ineffectual chronically infected MØ.

Other molecules

Collectins are a group of carbohydrate-binding proteins structurally related to the complement component C1q. These molecules act as opsonins and are important in the innate immune response to infections. They include mannose-

*Table 6. Other cytokines**

Cytokine	Produced by	Activity
GM-CSF	MØ, T cells	Stimulates growth, differentiation and activation of granulocytes, Mo, MØ
G-CSF	Mo, Fb, En	Stimulates PMN development
M-CSF	Fb	Stimulates Mo, MØ development
TGFβ	Mo, T cells, Co	Inhibits cell growth and inflammation
TNFβ (lymphotoxin)	T cells	Cytotoxic to T, B and other cells

*See footnote *Table 4*.

binding protein, an acute phase protein, and conglutinin. Receptors for collectins are present on macrophages, thus facilitating the removal and destruction of the microbe, and on epithelial cells in the lung and gastrointestinal tract. Mannose-binding protein is also able to activate complement via the classical pathway (Topic D8) and therefore to engage host inflammatory, lytic and phagocytic responses.

Peptide antibiotics, including cecropins, magainins and defensins are part of the body's innate defense mechanisms against microbial infection and have potent antibacterial activities (Topic A2).

B3 RECOGNITION OF MICROBES BY THE INNATE IMMUNE SYSTEM

Key Notes

Pattern recognition receptors	Receptors of the innate immune system interact with, and facilitate removal of, groups of organisms with similar structures. These pattern recognition receptors (PRR) recognize molecular patterns associated with certain groups of microbes, and act not only as a first line of defense against microbes, but also to prime the adaptive immune system.
Mannose receptor	This receptor is expressed on macrophages, dendritic cells and endothelial cells and recognizes a Ca^{2+}-dependent, mannosyl/fucosyl pattern. It mediates phagocytosis of microbes and processing and presentation of microbial peptides on MHC Class II molecules, thus permitting induction of specific anti-microbial T and B cell responses.
Toll-like receptors	Toll proteins or toll-like receptors (TLRs) are a family of germline encoded cell surface proteins that recognize and distinguish between molecular patterns of different groups of pathogens. They not only signal the presence of a pathogen, but trigger the expression of co-stimulatory molecules and effector cytokines important in the development of adaptive immune responses.
CD14	This molecule is expressed on macrophages, binds LPS on Gram-negative bacteria, and facilitates destruction of the microbe and induction of secretion of cytokines involved in triggering adaptive immune responses.
Scavenger receptors	Scavenger receptors on macrophages recognize carbohydrates or lipids in bacterial and yeast cell walls, as well as damaged, modified or apoptotic self cells, and mediate their removal.

Related topics Cells of the innate immune system (B1) The microbial cosmos (H1)

Pattern recognition receptors

In addition to the soluble molecules of the innate immune system, an increasing number of cell surface receptors have been identified that not only act as a first line of defense against many infectious organisms, but also are important to the development of an adaptive immune response. These pattern recognition receptors (PRR) do not have the remarkable specificity of the T and B cell systems, but have developed over evolutionary time to recognize molecular patterns associated with certain kinds of microbes and to facilitate removal of groups of organisms with similar structures. Moreover, the receptors involved are expressed on a variety of cells some of which are critical to adaptive immunity. These molecules include mannose receptors, CD14 and scavenger receptors, all expressed on macrophages (*Fig. 1*), as well as a recently identified family of

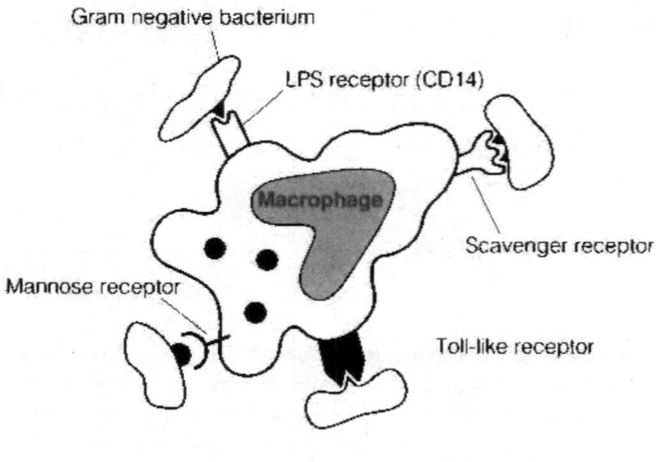

Fig. 1. Macrophage expression of receptors involved in nonself recognition.

molecules, the Toll-like receptors (*Table 1*). It seems very likely that additional cell surface receptors important to innate immunity will also be found.

Mannose receptor

The mannose receptor is a 180 kDa transmembrane receptor expressed on macrophages, dendritic cells and subsets of endothelial cells. This receptor has eight carbohydrate recognition domains (CRDs), at least some of which have different pattern recognition motifs, making this one receptor fairly broad in the number and range of ligands it can recognize. Its Ca^{2+}-dependent, mannosyl/fucosyl recognition pattern permits it to interact with a variety of pathogens that enter through mucosal surfaces (*Table 2*). Because the mannose receptor is expressed on macrophages throughout the body, it is likely to be one of the first of the innate receptors to interact with microbes (*Fig. 1*). Furthermore, this receptor mediates phagocytosis and destruction of microbes even before the adaptive immune response is induced.

Table 1. Cell surface receptors recognizing nonself

Name	Specificity	Cellular location
Mannose receptors	Mannosyl/fucosyl structures	Macrophages, endothelial cells, dendritic cells
Toll-like receptors	LPS, peptidoglycan, glucans, teichoic acids, arabinomannans	APCs, B cells, macrophages, other
CD14	LPS	Macrophages
Scavenger receptors	Carbohydrates or lipids	Macrophages, dendritic cells, endothelial cells

Table 2. Microorganisms that express ligands to which the mannose receptor binds

Pseudomonas aeruginosa	*Mycobacterium tuberculosis*
Candida albicans	*Pneumocystis carinii*
Klebsiella pneumoniae	*Leishmania donovani*

In addition to its role as a front-line receptor mediating destruction of a wide range of organisms, the mannose receptor represents an important direct link to the adaptive immune system. Thus, microbes bound by mannose receptor are internalized and degraded in endosomes. Peptides from the microbe are loaded on MHC class II molecules for display on the surface of these APCs so that T cells of the adaptive immune system can now recognize microbe determinants, thus permitting induction of microbe-specific T and B cell responses.

Toll-like receptors

Toll proteins or Toll-like receptors (TLRs) are a family of closely related proteins that all have an extracellular leucine-rich repeat (LRR) domain and a cytoplasmic domain that mediates signal transduction of a variety of effector genes. One of these TLRs (TLR4) has been found to induce cytokine and co-stimulatory molecule expression on APCs. This also binds LPS and induces intracellular signaling. Furthermore, a molecule very similar to the TLRs, RP105, has been found on human B cells and dendritic cells. Cross-linking of this molecule on B cells induces expression of co-stimulatory molecules and proliferation.

Thus, different Toll proteins are able to recognize molecular patterns of different pathogens and to distinguish between different groups of pathogens. In fact, it is now thought that different TLRs discriminate between the major molecular signatures of pathogens, including: peptidoglycan, teichoic acids (Gram-positive bacteria), LPS (Gram-negative bacteria), arabinomannans, and glucans. Of particular importance, these germline-encoded molecules of the innate immune system are not only able to signal the presence of a pathogen, but trigger expression of co-stimulatory molecules and effector cytokines, and in so doing prepare the cell for its involvement in the development of the adaptive immune response.

CD14

CD14 is a phosphoinositolglycan-linked cell surface receptor on macrophages (*Table 1*) that binds to lipopolysaccharide (LPS), a unique bacterial surface structure found only in the cell walls of Gram-negative bacteria, e.g. *E. coli*, *Neisseria*, *Salmonella*. The core carbohydrate and lipid A of LPS are virtually the same for these microbes and are the target for binding by CD14. Binding of LPS on a Gram-negative bacteria to macrophage CD14 and TLR4 facilitates destruction of the microbe as well as induction of secretion of various cytokines involved in triggering a wide array of immune responses.

Scavenger receptors (SR)

SR are a group of transmembrane cell surface molecules that mediate binding and internalization (endocytosis) of microbes (both Gram-negative and Gram-positive) as well as certain modified, damaged or apoptotic self cells. These molecules are expressed on macrophages and dendritic cells as well as on some endothelial cells and have specificity for polyanionic molecules and the cells with which they are associated. At least seven different SR that may interact with microbes have been identified, including SR-A I and II, MARCO, SR-CL I and II, dSR-C1 and LOX-1. Of note, SR-A has apparent specificity for the lipid A component of lipopolysaccharide and of lipoteichoic acid which are associated with bacteria. Another SR, LOX-1 not only binds oxidized LDL and therefore appears to play a role in atherogenesis, but can also recognize certain microbes (e.g. *S. aureus* and *E. coli*) and may be important in innate immunity.

B4 INNATE IMMUNITY AND INFLAMMATION

Key Notes

Inflammation

Inflammation is the process by which the body deals with an insult from physical or chemical agents and invasion by microbes. There are two types of inflammation based on the duration of the response and prominent inflammatory cell type. Acute inflammation is generally of short duration and is the result of an initial response, predominantly by PMNs to an infectious agent. Chronic inflammation may last for months or years, and is usually due to the persistence of a microbe, in a viable or inert state. The immune cells involved are lymphocytes, macrophages and plasma cells. The repair process is an important part of the overall inflammatory response.

Initiation of acute inflammatory responses

Acute inflammation is caused initially by the release of inflammatory mediators from tissues, microbes themselves or from other cells, including mast cells and macrophages. The complement cleavage products 3a, C4a and C5a also induce inflammation. Mast cells are central to the acute inflammatory process through release of histamine, other vaso-active amines and proinflammatory cytokines that result in vascular changes. Tissue macrophages play a role in generation of pro-inflammatory cytokines (including IL-1 and TNFα) via recognition of microbes through their pattern recognition receptors.

Vascular changes

Inflammatory mediators cause changes in tight junctions in endothelial cells resulting in the passage of fluid (antibacterial proteins, antibodies, etc.) and phagocytic cells (PMNs) from the blood to the site of infection. PMNs leave the blood as a result of their recognition of adhesion molecules displayed on the endothelial cells. The expression of these adhesion molecules is induced by proinflammatory cytokines released from macrophages. This process involves the capture and rolling of PMNs, followed by their activation, flattening, and extravasation.

Termination of the response and repair

Once the offending insult, e.g. microbe, has been removed or controlled, inhibitors of the pro-inflammatory cytokines (soluble receptors and anti-inflammatory cytokines such as IL-4, IL-10 and TGFβ) dampen inflammation and tissue repair mechanisms become activated. Also, macrophages produce collagen and growth factors that are important in the repair process.

Related topics

Cells of the innate immune system (B1)
Molecules of the innate immune system (B2)
Antibody functions (D8)
IgE-mediated (type I) hypersensitivity: allergy (K2)

Inflammation

Inflammation is the process by which the body deals with an insult from physical or chemical agents and invasion by microbes. It is recognized by its cardinal signs, including redness, heat, swelling and pain. The cells of the immune system contribute to the inflammatory response.

There are two types of inflammation based on the duration of the response and the prominent inflammatory cell type. **Acute inflammation** is generally of short duration, lasting from minutes to a few days, and is the result of an initial response by immune cells (primarily PMNs) to an infectious agent (mainly bacteria). **Chronic inflammation** may last months to years, usually results from the persistence of a microbe in a viable or inert state, and involves lymphocytes, macrophages and plasma cells of the immune system.

An inflammatory response always results in some tissue damage. Moreover, cells of the immune system are important in the repair process that follows successful elimination of a microbe.

Apart from physical and chemical agents and microbes, immune mechanisms themselves can lead to inflammatory responses (hypersensitivity reactions), e.g. allergies and granulomatous lesions (Section K). A summary of the main causes of acute inflammation is shown in *Fig 1*.

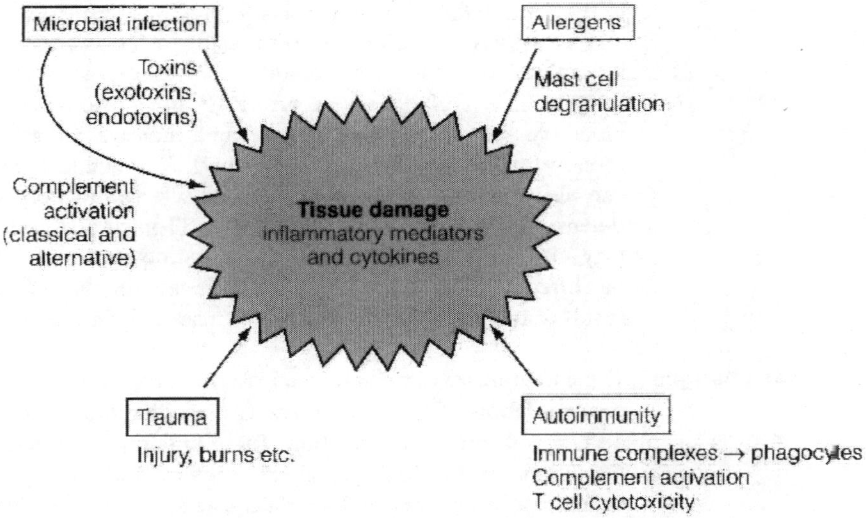

Fig. 1. Causes of acute inflammation. The activation phase of the acute inflammatory response may be initiated by trauma, infection, allergy and autoimmune reactions, although the latter is more often associated with the chronic form of inflammation. While the initiating events may be different, the overall inflammatory response is similar, with the exception of inflammation caused by IgE/mast cell interactions where the response may be immediate and more systemic.

Initiation of acute inflammatory responses

Acute inflammation is caused initially by the release of inflammatory mediators from microbes, damaged tissues, or other cells including mast cells and macrophages (*Table 1*). Complement cleavage products C3a, C4a and C5a may also be involved, as they trigger release of histamine from mast cells, which induces vascular changes leading to edema. Moreover, C5a is chemotactic for PMNs, and C3a, C4a and C5a increase neutrophil and monocyte adherence to endothelial cells. Tissue macrophages also play a role in generation of

Table 1. Source of inflammatory mediators resulting from microbial infection

Source of initiating factors	Mechanism of induction
Exotoxins	**Via damage to tissues:** Prostaglandins and leukotrienes have a direct effect on vascular endothelium
	Via pattern recognition receptors:
Endotoxins (from Gram-positive bacteria)	Direct effects on macrophages to release proinflammatory cytokines (via toll receptors) eg. IL-1, IL-6, IL-12, IL-18, TNFα and IFNγ
Lipopeptides, etc. (from Gram-positive bacteria)	Direct effects of macrophages to release proinflammatory cytokines (via toll receptors).
C3a derived by alternative or classical pathways	Causes mast cell degranulation

pro-inflammatory cytokines (including IL-1 and TNFα) via recognition, through their pattern recognition receptors (Topic B3), of structures associated with microbes.

Mast cells, which are distributed throughout the body (Topic B1), are central to the acute inflammatory process in that, on stimulation, they release histamine and other vasoactive amines that result in the vascular changes seen in acute inflammation. Other pro-inflammatory substances released by mast cells include IL-1, TNFα, leukotrienes, PAF and nitric oxide, some of which cause blood vessel dilation and edema and increase adhesion of neutrophils and monocytes to endothelium (see below). Vasoactive amines such as histamine can also have an effect on smooth muscle contraction, which is important in defense against worms in the intestine (Topic H2). Thus, while the inflammatory mediators associated with the initiating events of acute inflammation may be different, they share common pathways in the inflammatory process as a result of the intimate involvement of mast cells in this process.

Vascular changes

The inflammatory mediators released by tissues, mast cells and macrophages cause dilation of the blood vessels (vasodilation), which increases blood flow and smooth muscle contraction. These inflammatory mediators also cause rapid alterations in the blood vessel endothelium and induce increased expression of cellular adhesion molecules, which assist in the transfer of blood leukocytes. Overall, changes in tight junctions in endothelial cells occur that permit the passage of fluid (containing antibacterial proteins, clotting factors, and antibodies, etc.) and PMNs from the bloodstream to the site of release of these inflammatory mediators (*Fig. 2*), so as to combat the microbe and/or repair the damage. Vasodilation and increased blood flow result in the redness and heat, and the edema (fluid accumulation) results in swelling. Fluid accumulation together with tissue damage gives rise to the pain through specialized receptors. Overall, the mast cell plays a major role in acute inflammation initiated by injury or infection by microbes (*Fig.* 2).

PMNs leave the bloodstream as a result of their recognition of adhesion molecules displayed on the endothelial cells. The expression of these adhesion molecules is induced by pro-inflammatory cytokines released from macrophages. In particular, IL-1 and TNFα cause increased expression of ICAM-1 and VCAM-1, adhesion molecules central to the progression of acute

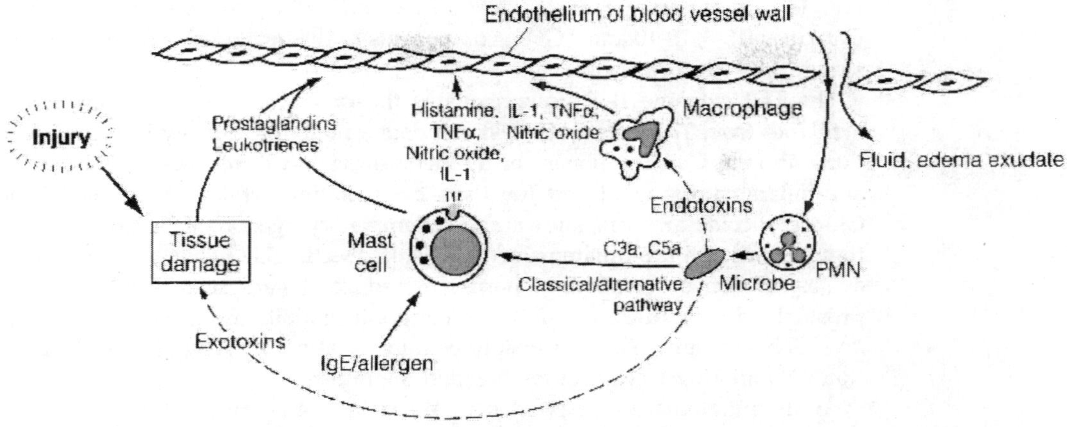

Fig. 2. The mast cell in acute inflammation. Microbial products or direct physical damage to blood vessels and tissues leads to release of mediators, e.g. prostaglandins and leukotrienes, which like mast cell mediators (e.g. histamine) increase vascular permeability and vasodilation. Mast cells release their mediators following microbial activation of complement (classical and alternative pathways) and via IgE/allergen complexes. Microbial endotoxins also activate macrophages to release TNFα and IL-1, which have vasodilatory properties. The outcome of this barrage of mediators is the loosening of the endothelial tight junctions, increased adhesion of intravascular neutrophils (and monocytes) and their passage from blood vessels into the surrounding tissues where they can phagocytose the microbes. Serum proteins (fibrinogen, antibodies, etc.) also pass into the tissues and the accumulating fluid (edema) protects the damaged area during repair.

inflammation. Adhesion molecules expressed on the surface of endothelial cells interact with their counter-receptor (ligand) on PMNs (e.g. ICAM-1 binds to LFA-1, VCAM-1 binds to VLA-4). This process involves the capture and rolling of PMNs, followed by their activation, flattening and extravasation (*Fig. 3*).

Termination of the response and repair

Once the offending insult, e.g. microbe, has been removed or controlled, inhibitors dampen inflammation and tissue repair mechanisms become activated. Inhibitors of the pro-inflammatory cytokines include their soluble recep-

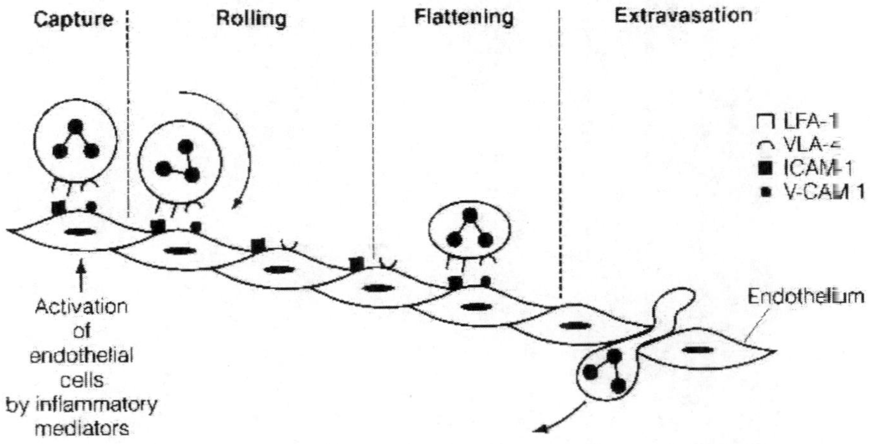

Fig. 3. Adhesion to endothelium and extravasation of neutrophils. Inflammatory mediators activate endothelial cells resulting in expression of adhesion molecules (e.g. ICAM-1 and VCAM-1). These capture leukocytes expressing LFA-1 and VLA-4 (e.g. PMNs) respectively causing them to roll, flatten and squeeze through tight junctions between the endothelial cells (extravasation) and into the tissues where inflammatory mediators are being released.

tors (e.g. receptors for IL-1, TNFα, IL-6 and IL-12), the anti-inflammatory cytokines (IL-4, IL-10 and TGFβ), components of the hemostasis and thrombosis system, and glucocorticoids.

The Th2 cytokine IL-4 downregulates the production of pro-inflammatory cytokines from Th1 cells and TGFβ is a potent inhibitor of many immune functions. Protein C, a component of the hemostasis and thrombosis system, is an anti-inflammatory agent and functions by inhibiting cytokines such as TNFα. Glucocorticoids are well known anti-inflammatory agents and inhibit production of nearly all pro-inflammatory mediators (Section G). Other hormones such as α-melanocyte-stimulating hormone reduce fever, IL-2 synthesis and prostaglandin production, while corticotrophin inhibits macrophage activation and IFNγ synthesis. The neuropeptides somatostatin and VIP reduce inflammation by inhibiting T cell proliferation and migration.

As the inflammatory phase is neutralized by these anti-inflammatory molecules, repair of the damage begins. Various cells including myofibroblasts and macrophages, both of which make collagen, mend tissues. Macrophage products including epidermal growth factor, platelet-derived growth factor, fibroblast growth factor and transforming growth factor are important in the repair process.

C 适应性免疫系统

C1 淋巴细胞

要 点

特异性和记忆

淋巴细胞可形成适应性免疫应答特征的特异性免疫和免疫记忆。两种涉及适应性免疫应答的淋巴细胞类型是T细胞和B细胞，两者有类似的形态学。它们有特异的但又不同的抗原受体和与其他细胞相互作用所需的另外的表面分子[①]。

T淋巴细胞

大量的抗原特异的T细胞在胸腺内由循环中源出于干细胞的T细胞前体产生。每个T细胞都有仅对一种抗原特异的受体，并且是由多种遗传的种系基因经基因重排产生的。然后T细胞经选择，以去除那些自身高反应的细胞[②]。在这个过程中发育两种不同的T细胞。T辅助(Th)细胞又有两种类型(Th1和Th2)，表达CD4，并对B细胞生长与分化提供帮助。T细胞毒性(Tc)细胞表达CD8，并识别和杀伤病毒感染的细胞。然后，功能上成熟的T细胞迁移到次级淋巴组织以介导保护作用。

B细胞和浆细胞

分化成B细胞的造血干细胞(hemopoietic stem cell，HSC)存在于胎肝内，出生后则在骨髓中。在骨髓中B细胞前体经历编码B细胞抗原受体(抗体)的多种遗传的种系基因重排，因此产生许多不同的B细胞，每个都有对抗原独特的特异性。许多带有与自身反应的抗原受体的B细胞被消除。另外，两种有不同特性的B细胞(B1和B2)发育[③]。IgM是随IgD共表达后，在B细胞上表达的首个抗体。成熟的B细胞迁移到次级淋巴组织，它们在该处对外源抗原应答。在大多数有T细胞辅助的情况下，当受抗原激活时，它们在生发中心内增生并且成熟为记忆细胞或产生和分泌大量抗体的浆细胞。

相关主题

血细胞生成——血细胞的发育(A5)
T细胞在免疫应答中的作用(F1)
B细胞受体复合物，辅助受体和信号发送(E1)
抗原的T细胞识别(F2)

注①：与其他细胞相互作用主要是指T、B细胞在接收抗原时与抗原递呈细胞相互作用，B细胞可以直接通过B细胞受体与抗原呈递细胞提供的抗原结合，而T细胞则需要T细胞受体与抗原呈递细胞的MHC分子及抗原相结合。

注②：T细胞表面受体的重排发生在胸腺内，表面受体的不同区域重排具有一定的顺序。T细胞选择过程中去除那些自身高反应的细胞，主要是防止这些T细胞对机体自身组织和细胞产生免疫应答，诱发免疫病理损伤。

注③：B细胞亚类中的B2细胞就是常规B细胞，而B1细胞的发育早于常规B细胞，表面的标志也有别于B2细胞。

C2 淋巴器官和淋巴组织

要 点

初级和次级淋巴器官

胸腺和骨髓是初级淋巴器官，因为T细胞和B细胞在迁移到次级淋巴组织，如脾、淋巴结和黏膜相关淋巴样组织(MALT)之前，必须首先在这些器官/组织中成熟。

骨 髓

骨髓是产生所有造血细胞(包括淋巴细胞)的多能干细胞的主要来源。它是B细胞成熟的主要器官，并能产生胸腺淋巴细胞的前体细胞。

胸　腺　T细胞在胸腺中成熟和发育。未成熟的T细胞前体从骨髓移动到胸腺(以变成胸腺细胞)。在胸腺,它们形成抗原特异性,经受胸腺训育,然后成为成熟的T细胞迁移到外周淋巴组织。

脾　脾含有T淋巴细胞和B淋巴细胞以及许多吞噬细胞,并且是单核吞噬细胞系统的主要组成部分。其主要功能是保护机体不受血源性感染的侵害,并且对B细胞对多糖抗原应答是特别重要的。

淋巴结　淋巴结位于淋巴管线上,并过滤淋巴。像脾一样,它们含有T淋巴细胞和B淋巴细胞以及辅佐细胞,并且主要负责封固免疫应答,以防备外源抗原进入组织。

相关主题　抗体应答的细胞基础(E3)　中枢耐受和外周耐受(G2)　不同组织中的抗体应答(E4)

C3　黏膜相关淋巴样组织

要　点

MALT　人体内的大多数淋巴组织(>50%)位于呼吸道、消化道和泌尿生殖道的内壁。因为这些地方是微生物进入机体内的主要部位。它们又再被分为NALT,GALT和BALT。

NALT　鼻相关淋巴样组织(nasal-associated lymphoid tissue, NALT)包括位于咽喉、鼻通道,特别是扁桃体下面的免疫细胞。这些淋巴组织的结构虽无被囊但与淋巴结的结构类似,并且由主要是B细胞组成的滤泡构成④。

GALT　肠道相关淋巴样组织(gut-associated lymphoid tissue, GALT)由特化的上皮、抗原呈递细胞和上皮内的淋巴细胞组成的淋巴复合体(在回肠中亦称为派尔集合淋巴结)构成。这些结构策略地出现在消化道的特殊区域。

BALT　支气管相关淋巴样组织(bronchus-associate tissue, BALT)结构上与派尔集合淋巴结和肠道的其他淋巴组织类似。它是由淋巴样聚合体和滤泡组成,并沿肺叶的主要支气管分布。

相关主题　淋巴细胞运输和再循环(C4)　微生物世界(H1)　中枢耐受和外周耐受(G2)　生殖道相关的免疫细胞和分子(O2)

注④:咽喉和鼻通道黏膜下的淋巴组织是散在的,而扁桃体中的淋巴组织是在器官内部。

C4　淋巴细胞运输和再循环

要　点

淋巴细胞运输和再循环　分别由胸腺和骨髓中产生的T细胞和B细胞,经血流迁移到它们执行其功能的次级淋巴器官/组织中。它们不在一处停留,而是不停地在机体中再循环,搜寻着抗原。

在MALT中的运输　在一种黏膜器官(例如GALT)中受刺激的淋巴细胞能迁移到黏膜免疫系统其他部位(如哺乳的乳腺和唾液腺)的固有层,并保护这些表面不受同种微生物的侵袭。

淋巴细胞运输的机制　淋巴细胞表面有"归巢分子(homing molecule)"(黏附分子),它们用以附着到血管内皮细胞,以在不同的解剖位置离开血流。

相关主题　淋巴器官和淋巴组织(C2)　黏膜相关淋巴样组织(C3)

C5 出生时的适应性免疫

要 点

新生儿体内的淋巴细胞 在新生儿的血液中，T 淋巴细胞和 B 淋巴细胞以略高于成人的数量存在，并且许多是有完全功能的。然而，它们对某些抗原（如多糖类）进行免疫应答的能力可能有缺陷，这或许是由于某些细胞尚未成熟，或由于编码抗原受体的基因的顺序表达，或由于母体抗体所致⑤。

新生儿体内的抗体 母体 IgG 穿过胎盘（由 Fc 受体介导），并在新生儿体内以高水平存在。IgG 直到出生时才由胎儿从头合成，IgA 在出生后 1～2 个月都未合成，而 IgM 在胎儿发育的后期产生。在哺乳期间，来自初乳和乳汁的母体 IgA 包被婴儿的胃肠道，并提供被动的黏膜免疫。

相关主题 抗体类别（D2） 原发性/先天性（遗传性）免疫缺陷（J2）

注⑤：新生儿 B 细胞功能的缺陷可能是由于：ⓘB 细胞、辅助 T 细胞或者抗原呈递细胞尚未成熟，功能不全所致；ⓘⓘ针对不同抗原的抗原受体的编码基因表达是有时间顺序的，如针对多糖类抗原的抗原受体表达比较晚；ⓘⓘⓘ新生儿体内的母亲的抗体与抗原结合并将其清除，从而阻断了抗原诱发新生儿免疫系统的主动免疫。

C1 LYMPHOCYTES

Key Notes

Specificity and memory

Lymphocytes provide both the specificity and memory which are characteristic of the adaptive immune response. The two types of lymphocytes involved in the adaptive response are T cells and B cells, both of which have similar morphology. They have specific but different antigen receptors and additional surface molecules necessary for interaction with other cells.

T lymphocytes

Large numbers of antigen-specific T cells are produced in the thymus from circulating T cell precursors derived from stem cells in the bone marrow. Each T cell has receptors specific for only one antigen that are generated by gene rearrangement from multiple, inherited germline genes. T cells then undergo selection to remove those that are highly self-reactive. In the process, two different kinds of T cells develop. T helper (Th) cells, of which there are two types (Th1 and Th2), express CD4 and provide help for B cell growth and differentiation. T cytotoxic (Tc) cells express CD8 and recognize and kill virally infected cells. Functionally mature T cells then migrate to secondary lymphoid tissues to mediate protection.

B lymphocytes and plasma cells

HSC differentiation into B cells occurs within the fetal liver and, after birth, the bone marrow. In the bone marrow, B cell precursors rearrange multiple, inherited, germline genes that encode B cell antigen receptors (antibodies), thus creating many different B cells, each with a unique specificity for antigen. Many B cells with antigen receptors that react with self are eliminated. In addition, two kinds of B cells (B1 and B2) with different properties develop. IgM is the first antibody expressed on B cells followed by co-expression of IgD. Mature B cells migrate into the secondary lymphoid tissues where they respond to foreign antigens. When activated by antigen, in most cases with T cell help, they proliferate in germinal centers and mature into memory cells or into plasma cells that produce and secrete large amounts of antibody.

Related topics

Hemopoiesis – development of blood cells (A5)
The B cell receptor complex, co-receptors and signaling (E1)
The role of T cells in immune responses (F1)
T cell recognition of antigen (F2)

Specificity and memory

Lymphocytes are responsible for the specificity and memory in adaptive immune responses. They are produced in the primary lymphoid organs (Topic C2) and function in the secondary lymphoid organs/tissues where they recognize and respond to foreign antigens. There are three types of lymphocytes – NK cells, T cells and B cells, although only T and B cells have true antigen specificity and memory. NK cells were considered earlier (Topic B1) and function in innate protection against viruses and some tumors.

T cells and B cells mature in the thymus and bone marrow, respectively. In the resting state both T and B lymphocytes have a similar morphology with a small amount of cytoplasm (*Fig. 1*). They have specific but different antigen receptors and a variety of other surface molecules necessary for interaction with other cells (*Table 1*). These include molecules required for their activation and for movement into and out of the tissues of the body. This ability to migrate into the tissues and return via the lymphatic vessels to the bloodstream (recirculation) is a unique feature of lymphocytes.

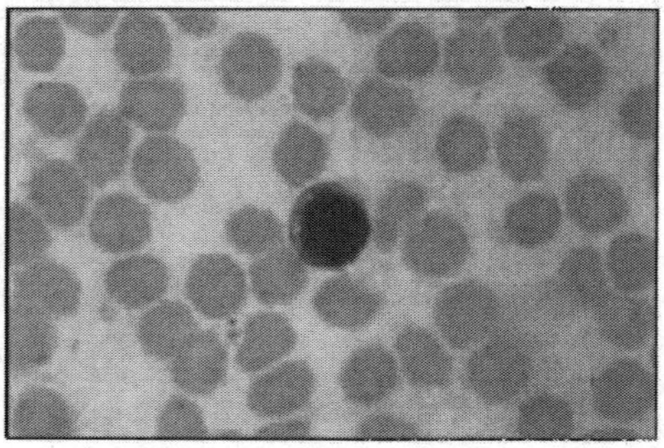

Fig. 1. A blood lymphocyte. Reproduced from Immunology 4th edn, Roitt, Brostoff and Male, with permission from Mosby.

Table 1. Characteristics of human B and T cells

	T cells	B cells
Site of maturation	Thymus	Bone marrow
Antigen receptor	TCR	Antibody
Requirement of MHC for recognition	Yes	No
Characteristic 'markers'	All have TCR, CD3 Th – CD4 Tc – CD8	Surface Ig, CD19, CD20, CD21 CD79
Main location in lymph nodes	Paracortical area	Follicles
Memory cells	Yes	Yes
Function	Protect against intracellular microbes Provide help for Ab responses	Protect against extracellular microbes
Products	Th1 – IFNγ, TNFα Th2 – IL-4, IL-5, IL-6 Tc – Perforins	Antibodies (B cells mature into plasma cells)

There are two classes of T lymphocytes, T helper (Th) cells and T cytotoxic (Tc) cells. All T lymphocytes have antigen receptors (TCR) (Topic F2) that determine their specificity and CD3, which is essential for their activation (Topic F4). These molecules also serve as 'markers' to identify T cells. B lymphocytes make and use antibodies as their specific antigen receptor. They have molecules similar to CD3, i.e. CD79, which are important in their activation. B lymphocytes can mature into plasma cells that produce and secrete large amounts of antibody.

T lymphocytes

T cell ontogeny

The thymus is derived from the third and fourth pharyngeal pouches during embryonic life and attracts (with chemoattractive molecules) circulating T cell precursors derived from hemopoietic stem cells (HSC) in the bone marrow. In the thymus, these precursors differentiate into functional T lymphocytes under the influence of thymic stromal cells and cytokines. In particular, in the thymic cortex the precursors (now thymocytes) associate with cortical epithelial nurse cells critical to their development. In this site there is major thymocyte proliferation, with a complete turnover of cells approximately every 72 hours. Thymocytes then move into the medulla, where they undergo further differentiation and selection. Most of the thymocytes generated each day in the thymus die by apoptosis with only 5–10% surviving. Molecules important to T cell function such as CD4, CD8 and the T cell receptor develop at different stages during the differentiation process (*Fig. 2*).

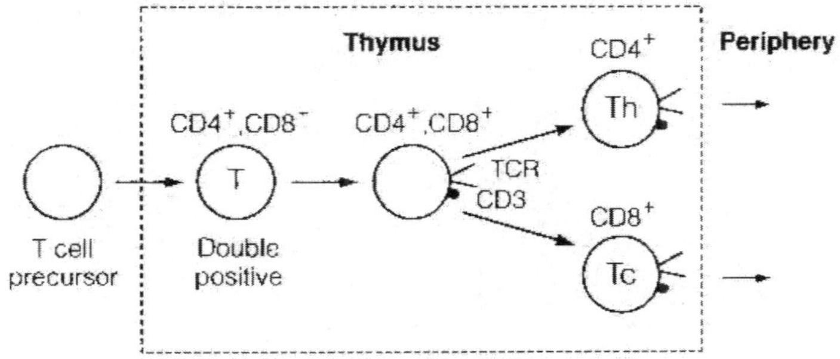

Fig. 2. Development of $CD4^+$ and $CD8^+$ T cells in the thymus.

Thymus function

The main functions of the thymus as a primary lymphoid organ are to (a) produce sufficient numbers (millions) of different T cells each expressing unique T cell receptors (generate diversity) such that in every individual there are at least some cells potentially specific for each foreign antigen in our environment; (b) select T cells for survival in such a way that the chance for an auto-immune response is minimized. It is important to note that T cell development within the thymus is *independent* of exogenous (foreign) antigens.

Generation of T cell diversity in the thymus

Millions of T cells, each with receptors specific for different antigens, are generated by gene rearrangement from multiple (inherited) germline genes. Each of the T cells produced in the thymus has only one specificity coded for by its antigen receptor.

Positive and negative selection

Once produced in the thymus, T cells undergo selection using their newly produced receptors. T cells with receptors that bind weakly to MHC molecules are selected whilst those with receptors which bind strongly to MHC and self antigens die through apoptosis (central tolerance to self, Topic G2) and are removed by phagocytic macrophages.

Mature T cells and their subsets

T cells which survive the selection process mature into functionally distinct subsets (*Fig. 3*). These cells migrate to the peripheral lymphoid tissues where they complete their functional maturation and provide protection against invading microbes. Some T cells reside, at least temporarily, in T-cell-dependent areas of tissues. T cells can be identified using monoclonal antibodies specific for characteristic molecules such as the T cell receptor (TCR) or CD3 (*Table 2*). These cells function to control intracellular microbes and to provide help for B cell (antibody) responses. Two different kinds of T cells are involved in these functions, T helper (Th) cells and T cytotoxic (Tc) cells.

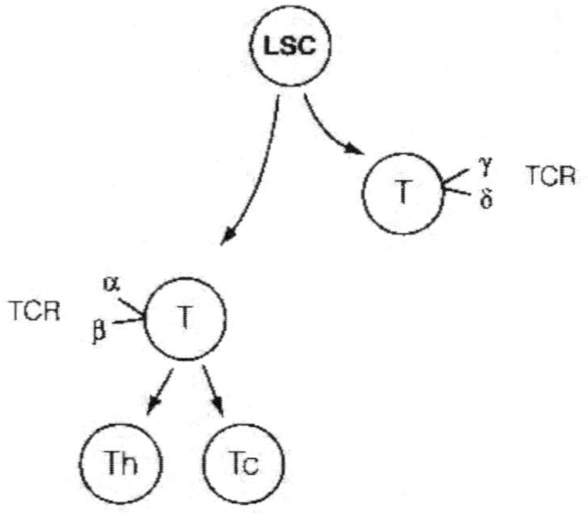

Fig. 3. Development of αβ and γδ T cells from lymphocyte stem cells (LSC). Two types of T cells are produced in the thymus with different TCRs (αβ and γδ). The classical T cells (Th and Tc) utilize αβ for their TCR.

Th cells provide help for B cells through direct cell surface signaling and by producing cytokines that are critical to B cell growth and differentiation. In addition to TCR and CD3, Th cells also express cell surface CD4 molecules that bind to MHC class II molecules, an interaction required for their activation by antigen (Topic F2). Th cells can be further subdivided into Th1 and Th2 cells based on their ability to help in the development of different immune responses (Topic F5), which is in turn related to their cytokine profiles. The average percentages of these cells in the peripheral blood are shown in *Table 3*. T cytotoxic (Tc) cells mediate killing of infected cells, primarily those infected with virus. These cells express, in addition to TCR and CD3, a cell surface molecule, CD8, that binds to MHC class I and is important for these cells to interact effectively with virally infected cells.

B lymphocytes and plasma cells

The bone marrow and B cell ontogeny

B cells develop from hemopoietic stem cells primarily (perhaps exclusively) in the microenvironment of the fetal liver and, after birth, the bone marrow. The two main functions of the bone marrow as a primary lymphoid organ are to: (a) produce large numbers of B cells, each with unique antigen receptors (antibodies) such that, overall, there is sufficient B cell diversity to recognize all of the antigens in our environment (generate diversity); (b) eliminate B cells with antigen receptors for self molecules. The early stages of B cell development (like that of T cells) is independent of exogenous antigen. Mature B cells leave the bone marrow and migrate via the bloodstream to the secondary lymphoid organs/tissues where they can be found in loose aggregates (primary follicles) in lymphoid tissues or in well-defined proliferating foci (germinal centers).

Two kinds of B cells (B1 and B2) have been identified. The B2 cells are produced in the bone marrow (*conventional B cells*) as described and with the help of Th cells produce IgG, IgA and IgE antibodies. However, B1 cells arise

Table 2. Surface receptors on T cells

Surface molecules	Function
The T cell receptor complex	
TCR	Antigen specific receptor (most T cells utilize $\alpha\beta$ dimers; some use $\gamma\delta$ dimers
CD3 ($\gamma,\delta,\varepsilon$ and ζ (zeta) chains)	Signaling complex associated with the TCR: mediates T cell activation on binding of TCR to MHC–peptide complexes
Subset markers	
CD4 (on helper T cells)	Binds to MHC class II molecules and restricts Th cells to recognizing only peptides presented on MHC class II
CD8 (on cytotoxic T cells)	Binds to MHC class I molecules and restricts Tc cells to recognizing only peptides presented on MHC class I
Co-stimulatory molecules	
CD28	Binds to CD80/CD86 on B cells and APC and positively regulates T cell activation
CTLA4	Binds to CD80/CD86 on B cells and APC and downregulates T cell activation
CD154 (CD40L): on activated Th cells	Binds to CD40 on B cells and APC: triggers activation of APC and activation and antibody class switching of B cells
Adhesion molecules	
LFA-1	Binds to ICAM-1 and facilitates interactions with other cells including B cells, APCs and target cells
CD2 (LFA2)	Binds to LFA-3 and facilitates interactions with other cells including B cells, APCs and target cells
CD45RA (on naïve T cells)	Involved in signal transduction
CD45R0 (on activated/memory T cells)	Involved in signal transduction

Table 3. Human peripheral blood lymphocyte populations

	T cells		B cells	NK cells
	Th	Tc		
Percent of lymphocytes	55	25	10	10
Functional properties	Antigen specific, produce cytokines, memory cells, effector cells		Antigen specific, produce cytokines, memory cells, plasma cells (antibody factories)	Mediate ADCC, tumor surveillance, no memory, lyse virus-infected cells and tumor cells lacking MHC class I

early in ontogeny, express mainly IgM antibodies encoded by germline antibody genes, mature independently of the bone marrow and generally recognize multimeric sugar/lipid antigens of microbes and are thymus independent (Topic E2).

Generation of antigen receptor diversity and negative selection of B cells

Antibodies, like T cell receptors, are encoded by multiple genes. These genes, which are distinct from the T cell antigen receptor genes, rearrange during the pro-B cell stage to create a unique cell surface receptor that defines its specificity for antigen (Topic D3). Since rearrangement occurs in millions of different ways in these developing cells, many B cells, each with a different specificity, are generated. This generation of diversity occurs in the absence of foreign protein and yields large numbers of mature B cells, at least some of which have specificity for each foreign substance or microbe. B cells with specificity for self antigens are induced to die by apoptosis (negative selection) during their immature stage, i.e. when they have expressed IgM on their cell surface, but before expression of IgD. As in the thymus, the majority of the B cells die during development as a result of their production of antigen receptors that cannot be assembled or that are directed against self antigens.

Activated B cells and plasma cells

When activated by antigen and, in most cases, with T cell help, B cells (*Table 4*) proliferate and mature into memory cells or plasma cells. Memory cells only produce antibody for expression on their cell surface and remain able to respond to antigen if it is reintroduced. In contrast, plasma cells do not have cell surface antibody receptors. Rather, these cells function as factories producing and secreting large amounts of antibody of the same specificity as the antigen receptor on the stimulated parent B cell. The morphology of a plasma cell (*Fig. 4*) is consistent with its primary function – high-rate glycoprotein (antibody) synthesis. This includes extensive endoplasmic reticulum, mitochondria and Golgi apparatus. It should be noted that a plasma cell only produces antibodies of one specificity, one class and one subclass.

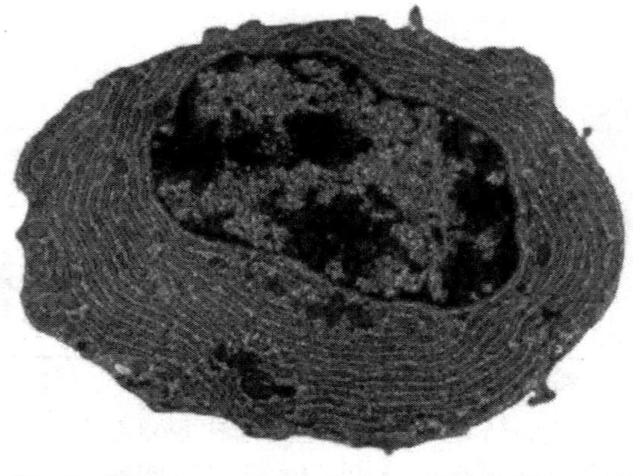

Fig. 4. Ultrastructure of a plasma cell. Note the extensive rough endoplasmic reticulum for antibody production. Reproduced from Immunology 5th edn., 1998, Roitt, Brostoff and Male, with permission from Mosby.

Table 4. Surface receptors on B lymphocytes

Surface molecules	Function
The B cell receptor complex	
Antibody (IgM and IgD on mature B cells)	B cell receptor (BCR) for antigen
CD79a/CD79b (Igα/Igβ) heterodimer	Mediates cellular activation on binding of BCR to antigen
Co-receptors	All these molecules modulate B cell activation
CD19	Influences B cell activation
CD20	Ca^{++} channel
CD21 (complement receptor CR2)	Binds to C3d, C3bi
CD32 (FcγRII: Fc receptor for IgG)	Binds to IgG complexed to antigen
CD40	Signals B cell activation and antibody class switching after engagement with CD40 ligand (CD154) on activated T cells
Molecules required for T cell activation	
MHC class II molecules	Present peptides to Th cells
CD80/86 (B7-1,2)	Binds to CD28 on T cells to trigger their activation
Adhesion molecules	
ICAM-1	Binds to LFA-1 and facilitates interaction with T cells
LFA-3	Binds to CD2 and facilitates interaction with T cells

C2 LYMPHOID ORGANS AND TISSUES

Key Notes

Primary and secondary lymphoid organs	The thymus and the bone marrow are primary lymphoid organs as T and B cells must first undergo maturation in these organs/tissues before migrating to the secondary lymphoid tissues, such as the spleen, lymph nodes and mucosa-associated lymphoid tissues (MALT).
Bone marrow	Bone marrow is the primary source of pluripotent stem cells that give rise to all hemopoietic cells including lymphocytes. It is the major organ for B cell maturation and gives rise to the precursor cells of the thymic lymphocytes.
Thymus	T cell maturation and development occurs in the thymus. Immature T cell precursors travel from the bone marrow to the thymus (to become thymocytes) where they generate antigen specificity, undergo thymic education, and then migrate to the peripheral lymphoid tissues as mature T cells.
Spleen	The spleen contains T and B lymphocytes as well as many phagocytes and is a major component of the mononuclear phagocyte system. Its primary function is to protect the body against bloodborne infections and it is particularly important for B cell responses to polysaccharide antigens.
Lymph nodes	Lymph nodes are situated along lymphatic vessels and filter the lymph. Like the spleen they contain both T and B lymphocytes as well as accessory cells and are primarily responsible for mounting immune responses against foreign antigens entering the tissues.

Related topics

The cellular basis of the antibody response (E3)
Antibody responses in different tissues (E4)
Central and peripheral tolerance (G2)

Primary and secondary lymphoid organs

The thymus and bone marrow are the primary lymphoid organs in mammals. T and B cells with diverse antigen receptors are produced in these organs. Following selection processes (Topics E3, E4 and F3), they migrate to the secondary lymphoid tissues – the lymph nodes, spleen, and the mucosa-associated lymphoid tissues (MALT) (*Fig. 1*).

Bone marrow

During early fetal development blood cells are produced in the mesenchyme of the yolk sac. As the development of the fetus progresses the liver and spleen take over this role. It is only in the last months of fetal development that the bone marrow becomes the dominant site of hemopoiesis (blood cell formation). Bone marrow is composed of hemopoietic cells of various lineages and maturity, packed between fat cells, thin bands of bony tissue (trabeculae), collagen fibers, fibroblasts and dendritic cells. All of the hemopoietic cells are derived

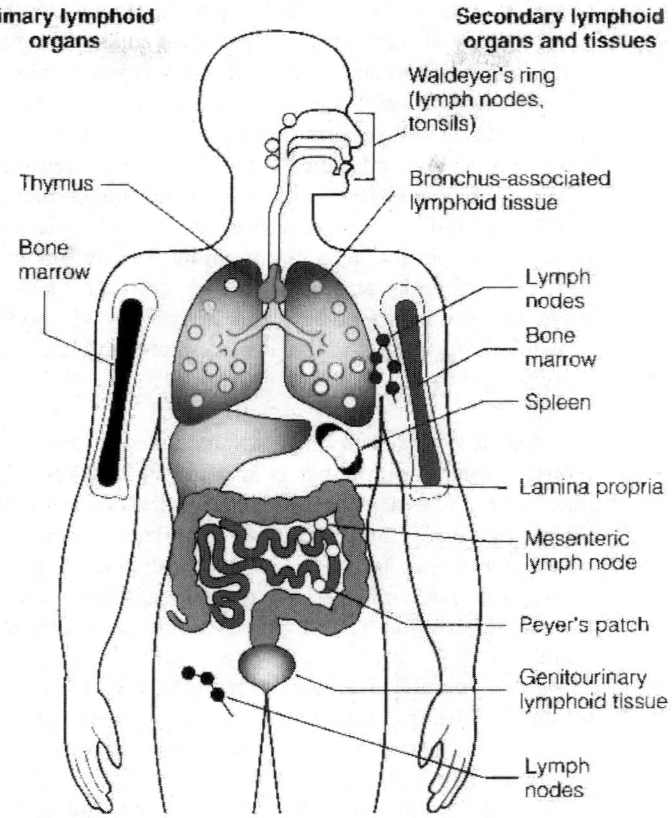

Fig. 1. Lymphoid organs and tissues. Lymphocytes produced in the primary lymphoid organs (thymus and bone marrow) migrate to the secondary organs and tissues where they respond to microbial infections. The mucosa-associated lymphoid tissue (MALT) together with other lymphoid cells in sub-epithelial sites (lamina propria) of the respiratory, gastro-intestinal and genitourinary tracts comprise the majority of lymphoid tissue in the body.

from multipotential stem cells which give rise not only to all of the lymphoid cells found in the lymphoid tissue, but also to all of the cells found in the blood.

Ultrastructural studies show hemopoietic cells cluster around the vascular sinuses where they mature, before they eventually are discharged into the blood. Lymphocytes are found surrounding the small radial arteries, whereas most immature myeloid precursors are found deep in the parenchyma. The bone marrow gives rise to all of the lymphoid cells that migrate to the thymus and mature into T cells, as well as to the major population of conventional B cells. B cells mature in the bone marrow and undergo selection for non-self before making their way to the peripheral lymphoid tissues: there they form primary and secondary follicles and may undergo further selection in germinal centers (Topics E3, E4 and G2).

Thymus

The thymus is a lymphocyte-rich, bilobed, encapsulated organ located behind the sternum, above and in front of the heart. It is essential for the maturation of T cells and the development of cell-mediated immunity. In fact, the term 'T cell' means thymus-derived cell and is used to describe mature T cells. The activity of the thymus is maximal in the fetus and in early childhood and then undergoes atrophy at puberty although never totally disappearing. It is composed of cortical and medullary epithelial cells, stromal cells, interdigitating cells and macrophages. These 'accessory' cells are important in the differentiation of the immigrating T cell precursors and their 'education' (positive and negative selection) prior to their migration into the secondary lymphoid tissues (Topic F3).

The thymus has an interactive role with the endocrine system as thymectomy leads to a reduction in pituitary hormone levels as well as atrophy of the gonads. Conversely, neonatal hypophysectomy (removal of the pituitary gland) results in thymic atrophy. Thymic epithelial cells produce the hormones thymosin and thymopoietin and in concert with cytokines (such as IL-7) are probably important for the development and maturation of thymocytes into mature T cells.

Spleen

The spleen (*Fig. 2*) is a large, encapsulated, bean-shaped organ with a spongy interior (splenic pulp) that is situated on the left side of the body below the diaphragm. The large splenic artery pervades the spleen and branches of this artery are surrounded by highly organized lymphoid tissue (white pulp). The white pulp forms 'islands' within a meshwork of reticular fibers containing red blood cells, macrophages and plasma cells (red pulp). Closely associated with the central arteriole is the 'periarteriolar lymphatic sheath' an area containing mainly T cells and interdigitating cells (IDC). Primary lymphoid follicles, composed mainly of follicular dendritic cells (FDC) and B cells, are contained within the sheath. During an immune response these follicles develop germinal centers (i.e. become secondary follicles). The periarteriolar lymphoid sheath is separated from the 'red pulp' by a marginal zone containing macrophages (MØ) and B cells (*Fig. 2*). The central arterioles in the periarteriolar sheath subdivide like the branches of a tree. The space between the branches is filled with 'red pulp', and vascular channels called splenic sinuses. The spleen is a major component of the mononuclear phagocyte system, containing large

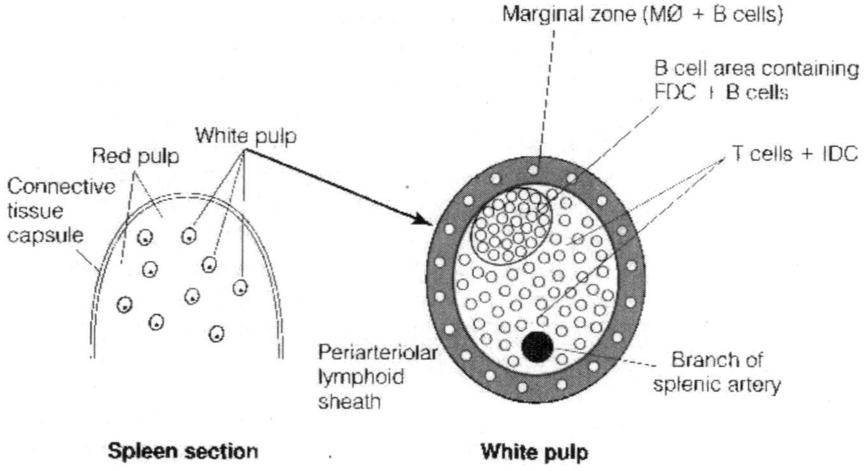

Fig. 2. Structure of lymphoid tissue in the spleen.

numbers of phagocytes. Unlike lymph nodes, it does not contain either afferent or efferent lymphatics.

The main immunological function of the spleen is to filter the blood by trapping bloodborne microbes and producing an immune response to them. It also removes damaged red blood cells and immune complexes. Those individuals who have had their spleens removed (splenectomized) have a greater susceptibility to infection with encapsulated bacteria, and are at increased risk of severe malarial infections, which indicates its major importance in immunity. In addition, the spleen acts as a reservoir of erythrocytes.

Lymph nodes

Lymph nodes (*Fig. 3*) are small solid structures found at varying points along the lymphatic system, e.g. groin, armpit and mesentery. They range in size from 2 to 10 mm, are spherical in shape and are encapsulated. Beneath the capsule is the subcapsular sinus, the cortex, a paracortical region and a medulla. The cortex contains many follicles and on antigenic stimulation becomes enlarged with germinal centers. The follicles are comprised mainly of B cells and follicular dendritic cells. The paracortical (thymus-dependent) region contains large numbers of T cells interspersed with interdigitating cells.

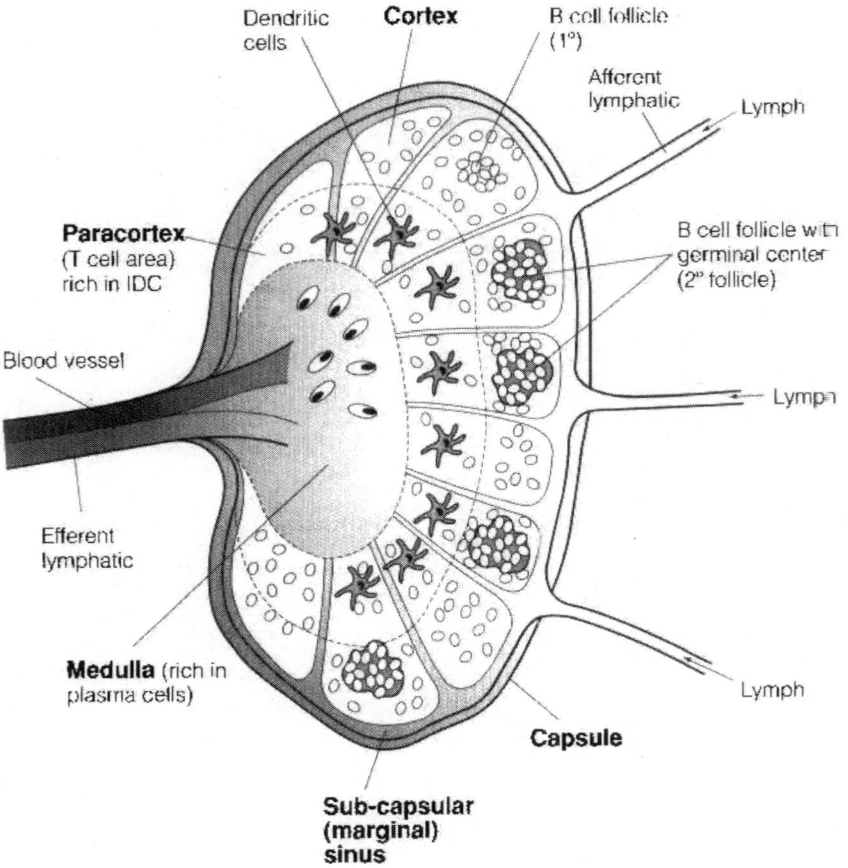

Fig. 3. Structure of a lymph node.

The primary role of the lymph node is to filter the lymph and then produce an immune response against trapped microbes/antigens. Lymph arriving from the tissues or from a preceding lymph node in the chain, passes via the afferent lymphatics into the subcapsular sinus and then into the cortex, around the follicles, into the paracortical area and then into the medulla. Lymph in the medullary sinuses then drains into efferent lymphatics and hence through larger lymphatic vessels back into the bloodstream. Lymphocytes enter the lymph nodes from the tissues via the afferent lymphatics and from the bloodstream through specialized post capillary venules called high endothelial venules that are found in the paracortical region of the node. B cells entering the blood migrate to the cortex where they are found in follicles (B cell areas).

C3 MUCOSA-ASSOCIATED LYMPHOID TISSUES

Key Notes

MALT The majority (>50%) of lymphoid tissue in the human body is located within the lining of the respiratory, digestive and genitourinary tracts, as they are the main entry sites for microbes into the body; subdivided into NALT, GALT and BALT.

NALT Nasal-associated lymphoid tissue (NALT) includes immune cells underlying the throat and nasal passages and especially the tonsils. The architecture of these lymphoid tissues, although not encapsulated, is similar to that of the lymph nodes and consists of follicles composed mainly of B cells.

GALT Gut-associated lymphoid tissue (GALT) is composed of lymphoid complexes (also called Peyer's patches in the ileum) that consist of specialized epithelium antigen-presenting cells and intraepithelial lymphocytes. These structures occur strategically at specific areas in the digestive tract.

BALT The lymphoid tissue associated with the bronchus (BALT) is structurally similar to Peyer's patches and other lymphoid tissues of the gut. It consists of lymphoid aggregates and follicles and is found along the main bronchi in the lobes of the lungs.

Related topics

Lymphocyte traffic and recirculation (C4)
Central and peripheral tolerance (G2)
The microbial cosmos (H1)
Immune cells and molecules associated with the reproductive tracts (O2)

MALT

The main sites of entry for microbes into the body are through mucosal surfaces. It is therefore not surprising that more than 50% of the total body lymphoid mass is associated with these surfaces. These are collectively called mucosa-associated lymphoid tissues (MALT) and include NALT, BALT, GALT and lymphoid tissue associated with the genitourinary system (see Section O).

NALT

The nasal-associated lymphoid system is composed of the lymphoid tissue at the back of the nose (pharyngeal, tonsil and other tissue) and that associated with the Waldeyer's ring (palatine and lingual tonsils). The strategic location of these lymphoid tissues suggests that they are directly involved in handling airborne microbes. Their composition is similar to that of lymph nodes but they are not encapsulated and are without lymphatics. Antigens and foreign particles are trapped within the deep crypts of their lympho-epithelium from where they are transported to the lymphoid follicles (*Fig. 1*). The follicles are composed mainly of B cells surrounded by T cells and the germinal center within the follicle is the site of antigen-dependent B cell proliferation.

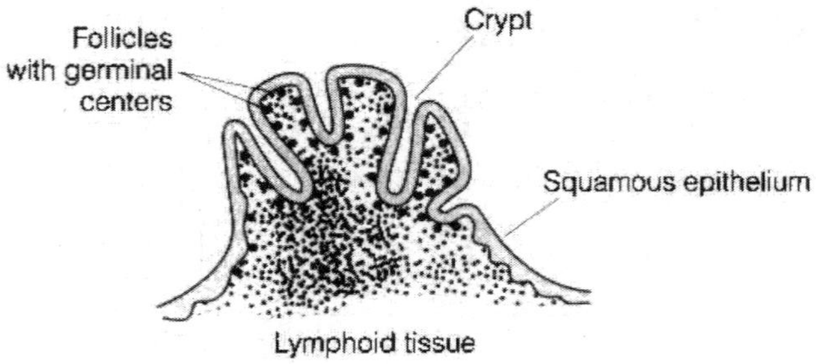

Fig. 1. Tonsilar lymphoid tissue: Antigens trapped in the crypts are transported by M cells into the sub-epithelial areas where lymphocytes are stimulated via antigen presenting cells.

GALT

The primary role of GALT is to protect the body against microbes entering the body via the intestinal tract. It is primarily made up of lymphoid aggregates and lymphoid cells (IELs) between epithelial cells and within the lamina propria. In order to distinguish between harmful invaders or harmless food, the gut has a 'sampling' mechanism that analyzes everything that has been ingested (or in the case of BALT and NALT, inhaled). The analytical, or antigen-sampling machinery of the gut, consists of specialized epithelial cells, M cells, and intimately associated APCs (antigen 'processing and presenting' cells (*Fig. 2*). M cells take up foreign molecules and pass them to underlying APCs, which present them in the context of class I and class II MHC molecules to T cells. The helper T cells help to activate B cells and both T and B cells can migrate to other parts of the GI tract (including salivary glands) and other MALT sites, e.g. lactating mammary glands and respiratory and genitourinary tracts, and protect these surfaces from invasion by the same microbes (Topic E4). Depending on the antigen, the APC and its state, and other factors, toler-

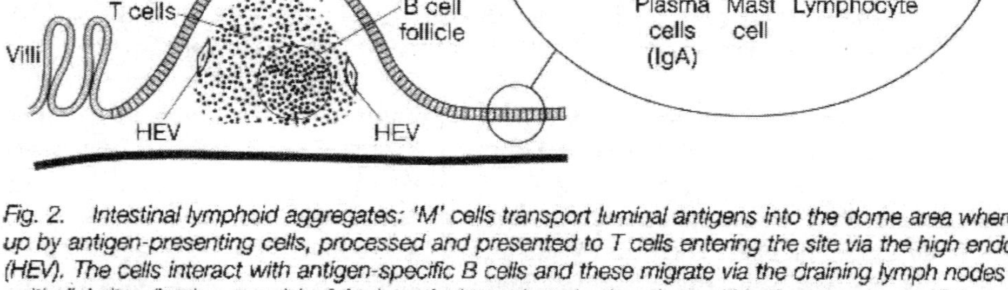

Fig. 2. Intestinal lymphoid aggregates: 'M' cells transport luminal antigens into the dome area where they are taken up by antigen-presenting cells, processed and presented to T cells entering the site via the high endothelial venules (HEV). The cells interact with antigen-specific B cells and these migrate via the draining lymph nodes to the sub-epithelial sites (lamina propria) of the intestinal tract but also locations within the other tracts of the body i.e. the respiratory tract and the genitourinary tract. ***Insert:*** *Here the B cells develop into IgA-secreting plasma cells and IgA is transported through the epithelium into the lumen of the intestine. CD4 T and, more prominently CD8 T cells are present and the latter are frequently seen between the epithelial cells (IELs). Mast cells and macrophages are also present in the lamina propria.*

ance as well as immunity can be induced to the sampled antigen (Topics G3 and I2).

The combination of specialized epithelium and antigen-processing cells plus lymphocytes constitute what are called lymphoid complexes. These are localized structures that occur regularly at specific areas in the digestive tract and are exemplified by Peyer's patches in the terminal ileum. Lymphoid complexes are not distributed uniformly throughout the gut as one might initially expect, but are congregated in several zones (*Fig. 3*).

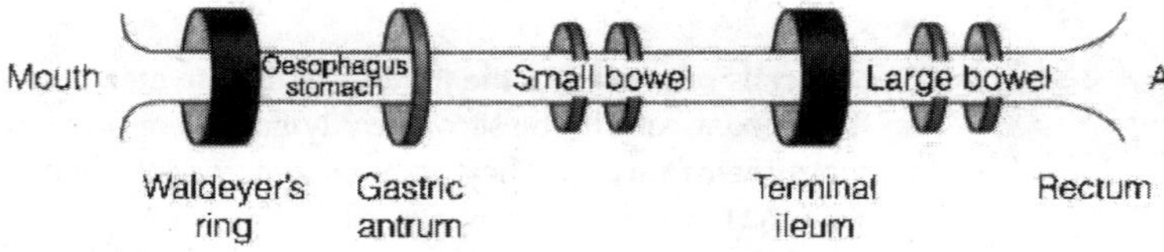

Fig. 3. Lymphoid complexes along the gastrointestinal tract; volume of the rings indicates the relative amount of lymphoid tissue.

BALT

Bronchus-associated lymphoid tissue is similar to Peyers patches. It is composed mainly of aggregates of lymphocytes organized into follicles that are found in all lobes of the lung and are situated under the epithelium mainly along the bronchi. The majority of lymphocytes in the follicles are B cells. Antigen sampling is carried out by epithelial cells lining the surface of the mucosa and by way of M cells which transport antigens to underlying APCs and lymphocytes.

C4 LYMPHOCYTE TRAFFIC AND RECIRCULATION

Key Notes

Lymphocyte traffic and recirculation	T and B cells produced in the thymus and bone marrow, respectively, migrate via the bloodstream to the secondary lymphoid organs/tissues where they carry out their function. They do not stay in one site but continually recirculate through the body in search of antigens.
Trafficking in MALT	Lymphocytes stimulated in one mucosal organ, e.g. the GALT, can migrate to the lamina propria of other sites of the mucosal immune system (e.g. lactating mammary glands and salivary glands), and protect these surfaces from invasion with the same microbes.
Mechanisms of lymphocyte traffic	Lymphocytes have surface 'homing molecules' (adhesion molecules) that they use to attach to endothelial cells of blood vessels to exit the blood system at different anatomical sites.
Related topics	Lymphoid organs and tissues (C2) — Mucosa-associated lymphoid tissues (C3)

Lymphocyte traffic and recirculation

Lymphocytes produced in the primary lymphoid organs, thymus (T) and bone marrow (B), migrate via the bloodstream to the secondary lymphoid organs or tissues where they carry out their function. Since these cells have not yet encountered antigen, they are called 'naive cells' and do not remain in one secondary lymphoid organ, but continue to recirculate around the body until they recognize their specific antigen (*Fig. 1*). They enter the lymph nodes via the **high endothelial venules (HEV)** and if they are not activated there, they pass via efferent lymphatic vessels into the thoracic duct and hence back into the bloodstream. Both memory and naive cells recirculate through the lymphoid tissues.

T and B cells migrate to different sites within the lymph nodes. T cells reside in the paracortical region whereas the B cell domain is the lymphoid follicle. B cells must traverse through the T cell area to reach the follicle. In the spleen, lymphocytes enter the periarteriolar lymphoid sheath (PALS) by way of the marginal zone (MZ) and leave through the splenic veins (SV) in the red pulp (RP). The lymphoid tissues are dynamic structures, wherein both T and B lymphocytes are continuously trafficking through each other's territories as well as being challenged by antigen on antigen-presenting cells. Lymphocytes also are able to traffic to specific tissues such as the MALT (see below).

Trafficking in MALT

One of the unique features of MALT is that lymphocytes stimulated in one site can migrate to other sites of the mucosal immune system to protect them

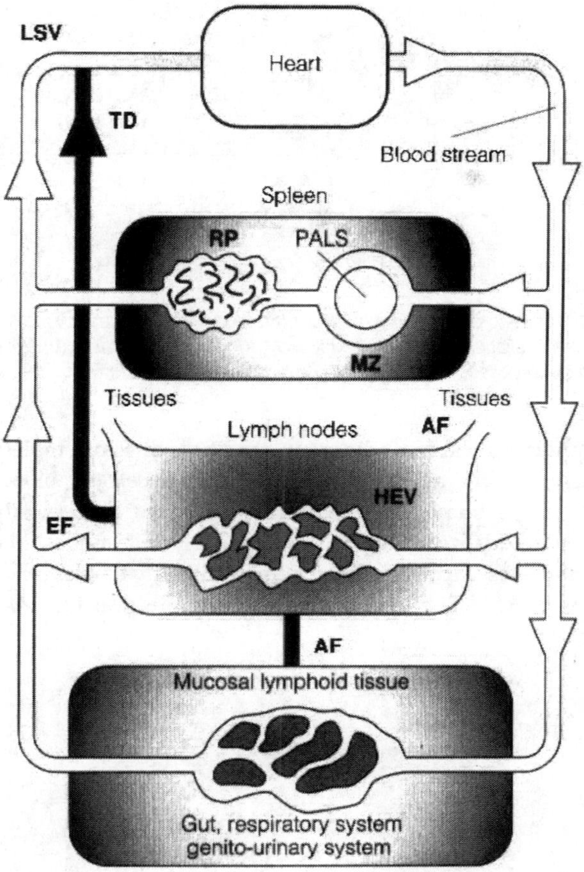

Fig. 1. Lymphocyte recirculation. Lymphocytes travel in the blood stream to the spleen where they enter the periarteriolar lymphoid sheath (PALS) via the marginal zone (MZ) and re-enter the blood stream via the red pulp (RP). Lymphocytes enter the lymph nodes via high endothelial veins (HEV) in the paracortical regions and pass via the efferent lymphatics (EF) into the lymphatic system and via the thoracic duct (TD) into the left subclavian vein (LSV). Lymphocytes pass into the mucosal tissues through the HEV and return via the afferent lymphatics (AF) of the draining lymph nodes. Lymphocytes stimulated by microbes in the MALT migrate back to the mucosal tissues where they have been stimulated. Thus, lymphocytes stimulated in the intestine will migrate back to sites in the lamina propria along the intestine (as well as to other mucosal sites) to protect the body against the specific microbial attack via this route. Arrows indicate the direction of flow.

against the same antigen or from invasion by the same microbe. Thus for example, lymphocytes that initially encountered and were stimulated by antigen in the GALT can migrate via the blood to distant sites including the salivary glands, lactating mammary glands, the respiratory and reproductive tracts, etc., and mediate protection in these other MALT tissues.

Mechanisms of lymphocyte traffic

Lymphocytes have 'homing' molecules which determine where they exit the bloodstream. These cell surface **adhesion molecules** attach to molecules (**addressins**) on specialized endothelial cells of the HEV. The lymphocytes then migrate between endothelial cells into the tissue (*Fig. 2*). Of note, different

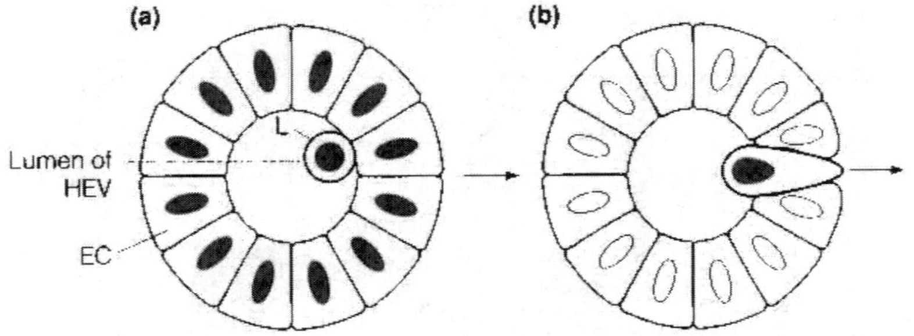

Fig. 2. Traffic of lymphocytes from the blood stream via HEV. (a) Lymphocytes (L) attach to the endothelial cells (EC) in the HEV by adhesion molecules. (b) Lymphocytes pass between endothelial cells to exit the HEV into lymph nodes or the MALT.

lymphocytes express different specific adhesion molecules which attach to specific surface addressins on endothelial cells of blood vessels in particular sites of the body. Thus, some lymphocytes express adhesion molecules that bind to addressins on the HEVs of lymph nodes and home there. Other lymphocytes express adhesion molecules that only bind to addressins on the HEVs of MALT, allowing them to migrate into the MALT areas of the body (*Fig. 3*).

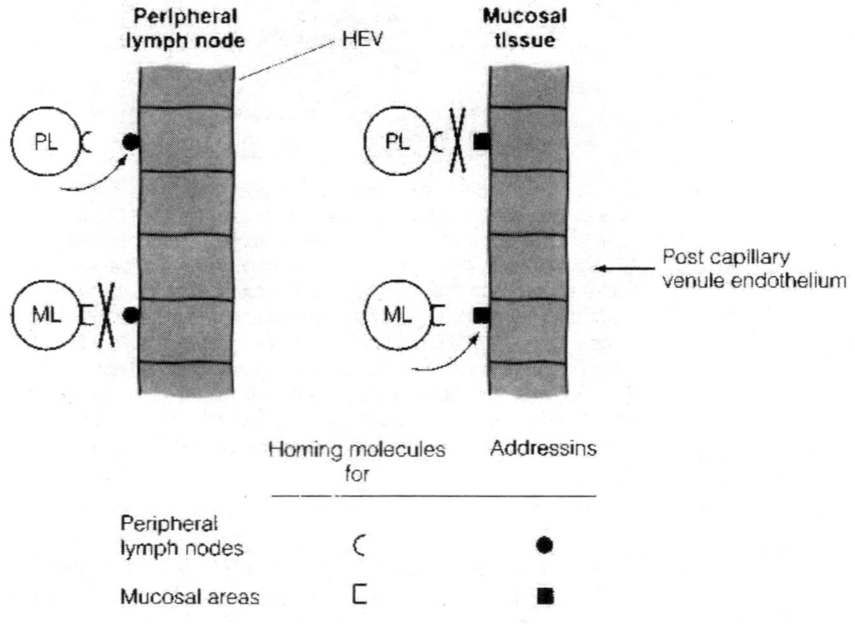

Fig. 3. Homing molecules allow trafficking of lymphocytes into specific anatomical locations. Lymphocytes entering peripheral lymph notes (PL) have specific homing molecules for 'addressins' on endothelial cells of the HEV. These are different from the addressins on endothelial cells in mucosal tissues. Lymphocytes primed in the MALT (ML) have their own homing molecules which allow them to bind to addressins on endothelial cells of HEV at mucosal sites.

C5 ADAPTIVE IMMUNITY AT BIRTH

Key Notes

Lymphocytes in the newborn

T and B lymphocytes are present in the blood of newborns in slightly higher numbers than in adults, and many are fully functional. However, their ability to mount an immune response to certain antigens (e.g. polysaccharides) may be deficient, perhaps due to immaturity of some cells, to sequential expression of genes encoding antigen receptors, and/or to maternal antibody.

Antibodies in the newborn

Maternal IgG crosses the placenta (mediated by Fc receptors) and is present at high levels in the newborn. IgG is not synthesized *de novo* by the fetus until birth and IgA not for 1–2 months after birth, whereas IgM is produced late in fetal development. Maternal IgA from colostrum and milk during nursing, coats the infant's gastrointestinal tract and supplies passive mucosal immunity.

Related topics

Antibody classes (D2)

Primary/congenital (inherited) immunodeficiency (J2)

Lymphocytes in the newborn

Slightly higher than normal numbers of apparently mature T and B lymphocyte populations (as well as NK cells) are present in the blood of newborn individuals. Even so, the ability to mount an immune response to certain antigens may be lacking at birth. Thus, children under 2 years do not usually make antibody to the polysaccharides of pneumococcus or *H. influenzae*. In general, the ability to respond to a specific antigen depends on the age at which the individual is exposed to the antigen. There are a variety of explanations for this sequential appearance of specific immunity, including: (a) sequential expression of genes encoding receptors for each antigen; (b) immaturity of some B or helper T cell populations or of antigen-presenting cells (e.g. macrophages and dendritic cells); (c) passive maternal antibody that binds antigen and removes it, thereby interfering with the development of active immunity.

Since hemophilus polysaccharide conjugated to tetanus toxoid evokes protective anti-polysaccharide antibodies during the first year of life, this neonatal deficiency is likely to be in the Th cell population. Delayed maturation of the $CD4^+$ Th population may contribute to the generally low levels of IgG leading to immunodeficiency in transient hypogammaglobulinemia (Topic J2).

Antibodies in the newborn

IgM is produced late during fetal development but IgG is not synthesized *de novo*, until after birth (*Fig. 1*). IgA begins to appear in the blood at 1–2 months of age. However, **maternal IgG** crosses the placenta into the fetus (mediated by Fc receptor, FcRn) and is present at high levels in the newborn. This passive immunity partly compensates for the deficiencies in the ability of the infant to initially synthesize antibody through an immune system some components of which may not be totally mature. Furthermore, maternal IgA obtained by the infant from colostrum and milk during nursing coats the infant's

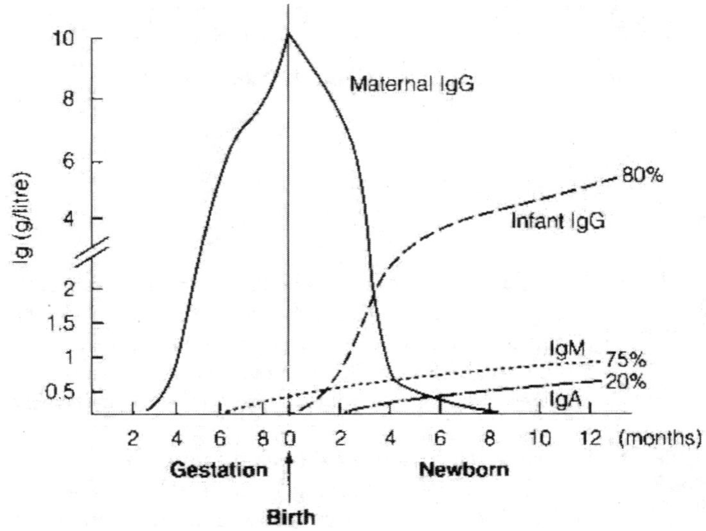

Fig. 1. Maternal IgG is actively transported across the placenta and accumulates in the baby's blood until birth. This protective IgG then decreases due to catabolism and disappears completely by about 6–8 months of age. De novo synthesis of IgM by the baby occurs first at 6–8 months of gestation and this is followed around birth by IgG and later IgA. At one year of age, the levels of the baby's IgG, IgM and IgA are about 80, 75 and 20% of adult levels, respectively.

gastrointestinal tract and supplies passive mucosal immunity. As suggested above, this passive immunity may contribute to the infant's unresponsiveness to certain antigens until maternal antibodies are degraded or used up, and are no longer interfering with the development of active immunity.

D 抗　　体

D1　抗体结构

要　点

分子成分　抗体(常被称为“免疫球蛋白”)是以高特异性和亲和力结合抗原的糖蛋白。人类有五类化学上和物理上不同类别的抗体(IgG、IgA、IgM、IgD、IgE)[①]。

抗体单位　抗体有4条多肽链的基本单位——两条完全相同的轻(L)链和重(H)链——通过共价二硫键和通过非共价相互作用结合在一起。这些分子能被蛋白酶裂解,产生两个Fab片段(分子的抗原结合部分)和一个Fc片段(分子承担效应功能的部分,如补体活化)。无论H链还是L链都分成V区(variable region,可变区)和C区(constant region,恒定区)——V区包含抗原结合部位,而C区决定抗原的命运[②]。

亲和力　抗体结合部位与抗原决定簇结合的牢固程度被称为该抗体亲和力(affinity)。结合越紧,抗体自抗原分离的可能性越小。不同抗体与抗原决定簇结合时,对该决定簇亲和力的变化相当大。通过记忆应答产生的抗体,比初次应答中产生的抗体有更高的亲和力。

抗体效价和亲合力　抗体效价是与它能起反应的抗原决定簇的数量。抗体对一种抗原有多个结合部位,则显著增加其与颗粒(如细菌或病毒)上抗原的结合(亲合力,avidity)[③]。例如,IgG上的两个结合部位在中和病毒的效力上,比两个不相连接的结合部位要高100倍。

相关主题　抗体类别(D2)　　B细胞受体复合物,共同受体和信号发送(E1)
多样性的产生(D3)

注①:通常在组织或者血液中发挥作用的抗体主要有IgG、IgA、IgM、IgE、IgD。IgD在B细胞表面表达,但是不会以抗体分子的形式进入到循环中。

注②:抗体分子的可变区可以与不同的抗原结合,结合后,通过抗体的恒定区激活不同的细胞或者分子,对抗原进行攻击和消除。

注③:affinity强是指单一抗体与抗原结合的更牢固;avidity强是指一个抗体的多个结合部位与细菌或者病毒表面的抗原结合,比多个不同的但只有一个抗原结合部位的抗体与这些抗原结合的能力强。

D2　抗体类别

要　点

功能多样性　具有不同生物活性的不同类别抗体已进化出来,以处理具有不同性质和从不同部位(通过皮肤,胃肠道或泌尿生殖道)进入机体的抗原(例如微生物)。

IgG　IgG免疫球蛋白有四种不同亚类(IgG1、IgG2、IgG3、IgG4),对血源性的大多数传染性物质提供较强的免疫性,并且是唯一一种通过胎盘对婴儿提供体液免疫的抗体。

IgA　IgA是抵抗通过黏膜表面(呼吸道、胃肠道和泌尿生殖道)进入体内的微生物的第一道防线。分泌性(二聚体)IgA由浆细胞局部合成,与上皮细胞上的多-Ig受体结合,并通过这些细胞转运到黏膜腔表面,在该处它们以多-Ig受体的组成部分(分泌成分secretory component,SC)被释放。此抗体防止病原体在黏膜表面集聚,并介导它们的吞噬作用。

IgM　IgM是B细胞上的抗原受体,并且是免疫应答时产生的第一个抗体。在循环中,IgM由共带有十个结合部位的五个4链单位组成。因此它与抗原有很高亲合力,并且在处理病原体时,特别是在产生足够量的IgG之前的早期应答时,每个分子都是非常有效的。

IgD 这一免疫球蛋白主要起B细胞上抗原受体的作用，并且当它遭遇抗原时，可能参与调节B细胞的功能。

IgE 变态反应主要与IgE有关。当抗原再次进入曾致敏的个体时，该抗原与"武装"了的肥大细胞上的抗原特异的IgE结合，引发涉及速发型超敏反应综合征(如枯草热和哮喘)的药理活性介质(如组胺)的释放。

相关主题		
	黏膜相关淋巴样组织(C3)	不同组织中的抗体应答(E4)
	出生时的适应性免疫系统(C5)	IgE-介导的(Ⅰ型)超敏反应：变态反应(K2)

D3 多样性的产生

要 点

抗体基因 在三个不连接的基因群中发现了编码免疫球蛋白的DNA，一群编码κ轻链，一群编码λ轻链，一群编码重链。每一轻(L)链基因群都有许多不同的V基因片段和J基因片段的拷贝。此外在κ链群中有一个编码κ链恒定区的基因片段，而在λ群中有四个λ链C区基因片段[④]。不同抗体类别和亚类的重(H)链基因组有许多不同的V，D和J基因片段的拷贝，每个恒定区有一个基因片段。

基因重排 在发育期间，单一B细胞随机地从它的H链基因群选择一个V、一个D和一个J基因片段用于重排(易位)。接着，它从κ或λ基因群选择一个V和一个J基因片段用于易位。然后这些基因片段重组，产生编码L链的结合部位的基因(VJ)和编码H链的结合部位的基因(VDJ)。

等位基因排斥 Ig DNA片段成功重排后，使细胞得以表达其H链的一个特殊V区和其L链的一个特殊V区，并主动对H链和L链其他的V区重排有效的抑制(等位基因排斥)。因此，每个B细胞及其子细胞将表达和产生具有同样特异性的抗体[⑤]。

H链及L链的合成与装配 L链和H链DNA成功重排后，初始L链和H链mRNA被转录，新构成的V区基因和C区基因之间的RNA被剪接掉。翻译后，L链和H链多肽链在内质网(endoplasmic reticulum，ER)中结合，形成一个抗体分子，然后该抗体分子构成该B细胞的抗原-特异受体。在浆细胞中，编码H链跨膜结构区域的mRNA部分(该部分对B细胞上的膜表达是至关重要的)被剪接，并分泌产生的抗体[⑥]。

差别剪接和类别转换 成熟B细胞表达有同样特异性的IgM和IgD。由初级转录物差别剪接和拼接的结果，产生两个mRNA(一个用于IgM的H链，而另一个用于IgD的H链)，两个都与L链一起被翻译和表达在B细胞表面。B细胞类别转换成IgG、IgA或IgE，需要T辅助细胞上的CD154和B细胞上的CD40的相互作用，以及需要T辅助细胞产生的细胞因子(IL-4诱导转换成IgE，IL-5诱导转换成IgA；而IFNγ诱导转换成IgG1)。这些相互作用诱导VDJ基因片段易位到紧邻另一个丧失插入DNA的C区基因。于是初级转录物被剪接，得到新的H链的mRNA。

产生多样性的途径 抗体多样性(即产生不同特异性的抗体)在DNA水平上，是H链的多种系V、D与J基因片段和L链的V与J基因片段通过随机结合、不精确的连接和随后在形成的V区发生的体细胞突变造成的。在蛋白质水平上，多样性是L链和H链的随机选择和配对的结果。

B细胞的发育和选择

编码抗体V区不同部位的基因片段在祖-B细胞阶段重排。最初发生重排的是编码H链的可变区基因。随着胞质中出现μ恒定区基因和IgM H链，V区被转录。在前-B细胞阶段，编码L链可变区的基因片段重排。H链和L链结合并表达于未成熟的B细胞表面。在此阶段，对自身抗原有较高亲和力的B细胞被诱导经细胞凋亡而死亡(阴性选择)。存活的B细胞运输到次级淋巴器官，并通过与其特异抗原接触被选择得以扩增。在免疫应答期间，抗体对抗原的总亲和力随时间而增加。这部分是由于表达较高亲和力抗体的B细胞能更成功地竞争抗原，因而高亲和力抗体在抗体库中的比率增高。

亲和力成熟

活化的B细胞的VH和VL基因突变可能产生更高亲和力的抗体，使这些细胞得以极成功地竞争抗原。这些细胞克隆扩增和分化成浆细胞，产生的抗体贡献给总抗体库。

相关主题 淋巴细胞(C1) 抗体应答的细胞基础(E3) B细胞受体复合物，共同受体和信号发送(E1)

注④：在轻链和重链的可变区基因表达时，最先出现表达的序列具有决定权，即这个序列表达后，其他的重排序列不再具有表达的机会，也就是由这个细胞衍生的后代细胞都仅仅表达第一个可变区序列 因此所有后代细胞与祖代细胞具有相同的可变区，产生具有相同的特异性的抗体。

注⑤：抗体与B细胞表面受体的基因编码来源于染色体上相同的部位，但是二者的区别是B细胞表面受体mRNA包括了受体分子重链的跨细胞膜结构区域，而在形成抗体时，这部分mRNA被剪接掉 因此抗体的结构与B细胞表面受体在细胞外的结构是一样的。

注⑥：在B细胞中，VDJ基因片段与C区基因片段是在一个连续的DNA链上，B细胞类别转换时，在表面分子和细胞因子的作用下，诱导VDJ基因段与另一个C区基因连接到一起，而在VDJ基因片段与其他C区基因片段则被切除。

D4 同种异型和独特型

要 点

同种异型

同种异型是同物种内不同个体的免疫球蛋白(Ig)的遗传标志⑦。假如将表达一种特定的同种异型Ig注射到不表达该同种异型Ig的个体中，可发生针对该同种异型的免疫应答。像血型一样，它们以孟德尔方式遗传，而且通常不具重要功能。

独特型

独特型是与抗体的抗原结合部位有关的独特抗原决定簇，是由决定它们特异性的不同的氨基酸序列产生的。

相关主题 抗原和抗体调节(G4) 移植抗原(M2)

注⑦：同种异型是由于在免疫球蛋白编码基因的某个部位出现的基因多态性，因此会导致在免疫球蛋白氨基酸序列中某个部位出现氨基酸的区别，这种区别可以表现出抗原特异性，从而诱导免疫应答。但是这种氨基酸的差别，对于免疫球蛋白的功能没有什么影响。

D5 单克隆抗体

要 点

单克隆抗体

用包括一种永生细胞(骨髓瘤细胞)与产生一种预定特异抗体的B细胞融合的标准化程序，来创建杂交瘤细胞，以生产单特异性的单克隆抗体(monoclonal antibody，mAb)。这些mAb是标准的研究试剂，许多都有重要的临床效用。

mAb 的人源化和嵌合体	大多数已建立的 mAb 都是小鼠的，虽然作为研究和诊断工具是有用的，但用于治疗并不理想，因为它们对人类有免疫原性。这已经通过将这些鼠的抗体人源化或制备完全的人类 mAb 来解决。
FV 库	通过随机融合来自 B 细胞重(H)链和轻(L)链可变(V)区基因，含有极大量结合特异性的 FV 库得以产生，并成为制造特异的 mAb 的来源。

相关主题　淋巴细胞(C1)　免疫诊断(N4)　肿瘤的抗体免疫治疗(N6)

D6　抗原-抗体复合物(免疫复合物)

要　点

体外的免疫复合物	抗体(Ab)同多决定簇抗原(Ag)结合，形成抗原与抗体交错分子的晶格，晶格不断增加，直到形成大块的沉淀聚集物(等价)。在抗体过剩或抗原过剩时，很少形成晶格，而形成可溶性复合物。
体内的免疫复合物	抗原进入体内导致免疫应答，应答起初抗原过量。在几天内，随着抗体产生达到等价，形成的免疫复合物被吞噬细胞去除。抗原被去除后，B 细胞刺激停止，作为正常的分解代谢的结果，血清中抗体浓度降低。
免疫复合物与组织损伤	抗原继续存在(微生物的或自身的)可能导致免疫复合物的不断形成，当免疫复合物“克服”吞噬系统时，便被沉积在组织中，导致主要由补体和嗜中性粒细胞介导的损伤(Ⅲ型超敏反应)[⑧]。
沉淀试验	如果有足够的抗原和抗体(等价)，则抗体与抗原结合引起晶格形成和沉淀。这些反应是对抗原或抗体定性和定量测定(包括辐射免疫扩散和免疫电泳)的基础。
凝集试验	在不溶性颗粒(如细胞)上的表面抗原与对其特异的抗体相互作用，引起颗粒凝集。凝集反应可用于确定血型；血清中存在抗细菌的抗体是曾经或目前正患感染的指征；在抗球蛋白试验(Coomb’ test)中能检测针对红细胞的自身抗体。

相关主题　先天免疫与炎症(B4)　抗体结构(D1)　抗体类别(D2)　IgM 和 IgG-介导的(Ⅱ型)超敏反应(K3)　免疫复合物介导的(Ⅲ型)超敏反应(K4)　移植抗原(M2)

注⑧：当免疫复合物“克服”吞噬系统时，是指免疫复合物形成过多，超过了吞噬细胞能够清除的水平。

D7　免疫测定

要　点

抗体和测定	已经建立种种测定方法提供对抗原或抗体特异的定性及定量检测，抗原与抗体的检测常用在重要的研究及有关的临床方面。在病人血清中存在抗某种生物的抗体，证明病人被该生物感染。具有明确特异性的抗体可用来检测病人患有与抗原相关的疾病。作为在分子和细胞研究方面的工具，抗体可对抗原定位和鉴定。
ELISA/RIA	溶液中的特异性抗原或对特异性抗原的抗体可通过放射免疫测定法(radioimmunoassay，RIA)或酶联免疫吸附测定法(ELISA)测定其存在和浓度。吸附于固体表面的抗原捕获与之反应的抗体，并利用一种与第一抗体反应的带标记的第二抗体进行定量。这些测定可检测多种抗原和对给定抗原特异的同种型抗体的浓度，如与感染生物起反应的抗体的浓度。

免疫荧光和流式细胞术

利用荧光显微镜和荧光分子标记的抗体可对表达特殊抗原(如与肿瘤相关的那些抗原)的细胞进行组织切片的检查。直接或间接免疫荧光技术可同时对几种不同的与细胞相关的分子进行定性和定量的评价。流式细胞术能快速分析悬液中的大量细胞,以提供细胞的分子指纹图谱。荧光激活细胞分选仪分离细胞亚群,以供更详细的研究。

免疫印迹

免疫印迹用于测定混合物中存在的分子。Western 印迹分析包括用十二烷基磺酸钠聚丙烯酰胺凝胶电泳(sodium dedecyl sulfate polyacrylamide gel electrophoresis, SDS-PAGE)分离分子,将它们转移到另外的基质上,用 ELISA 或 RIA 法检测感兴趣的分子。这种测定方法通常用于证实在病人血清中存在对感染因子(如 HIV)的抗体。也可用免疫印迹法分析单个细胞的产物(如细胞因子)及其产生细胞的性质。

抗原和抗体的亲和纯化

与不溶性基质(如琼脂糖)偶联的抗体,特异性地结合其抗原,然后将抗原从抗体上洗脱下来,可得到比较纯的抗原。同样地与不溶性基质偶联的抗原或蛋白 A 也可纯化抗体。

相关主题

抗体结构(D1)
抗体应答的细胞基础(E3)
微生物世界(H1)
免疫接种(I2)
免疫缺陷的诊断和治疗(J4)
IgE-介导的(Ⅰ型)超敏反应:变态反应(K2)
IgM 和 IgG-介导的(Ⅱ型)超敏反应(K3)
自身免疫病的诊断与治疗(L5)
免疫诊断(N2)

D8 抗体的功能

要 点

抗体单独的作用

假如抗体与毒素或病毒的生物活性的关键部分紧密地结合并将其封闭,抗体就能单独地中和病毒与毒素。同样,抗体能抑制微生物侵入黏膜表面,在某些情况下,可诱导程序性细胞死亡(细胞凋亡)。

抗体在补体活化中的作用

IgG 和 IgM 抗体在与抗原结合时,能激活补体经典途径,导致表面具有该抗原的细胞溶解,和/或吸引能吞噬表达该抗原的细胞的免疫细胞(趋化性)。

抗体与效应细胞的作用

吞噬细胞(PMN 和巨噬细胞)有各种各样的受体,包括补体成分 C3b 的受体,IgG Fc 区的受体(FcγR)和 IgA Fc 区的受体(FcαR)等。这些受体增强对抗体和/或补体调理的微生物结合,吞噬作用,或 ADCC。抗原(如变应原)与已和肥大细胞上 IgE 的 Fc 受体结合的 IgE 相结合,导致脱粒,随后增强急性期炎症应答。

相关主题

固有免疫系统的细胞(B1)
固有免疫系统的分子(B2)
固有免疫与炎症(B4)
对不同生物的免疫(H2)

D1 ANTIBODY STRUCTURE

Key Notes

Molecular components	Antibodies, often termed 'immunoglobulins', are glycoproteins that bind antigens with high specificity and affinity. In humans there are five chemically and physically distinct classes of antibodies (IgG, IgA, IgM, IgD, IgE).
Antibody units	Antibodies have a basic unit of four polypeptide chains – two identical pairs of light (L) chains and heavy (H) chains – bound together by covalent disulfide bridges as well as by noncovalent interactions. These molecules can be proteolytically cleaved to yield two Fab fragments (the antigen-binding part of the molecules) and an Fc fragment (the part of the molecule responsible for effector functions, e.g. complement activation). Both H- and L-chains are divided into V and C regions – the V regions containing the antigen-binding site and the C region determining the fate of the antigen.
Affinity	The tightness of binding of an antibody-binding site to an antigenic determinant is called its affinity. The tighter the binding, the less likely the antibody is to dissociate from antigen. Different antibodies to an antigenic determinant vary considerably in their affinity for that determinant. Antibodies produced by a memory response have higher affinity than those in a primary response.
Antibody valence and avidity	The valence of an antibody is the number of antigenic determinants with which it can react. Having multiple binding sites for an antigen dramatically increases its binding (avidity) to antigens on particles such as bacteria or viruses. For example, two binding sites on IgG are 100 times more effective at neutralizing virus than two unlinked binding sites.

Related topics Antibody classes (D2); Generation of diversity (D3); The B cell receptor complex, co-receptors and signaling (E1)

Molecular components

Antibodies are glycoproteins that bind antigens with high specificity and affinity (they hold on tightly). They are molecules, originally identified in the serum, which are also referred to as 'immunoglobulins,' a term often used interchangeably with antibodies. In humans there are five chemically and physically distinct classes of antibodies (IgG, IgA, IgM, IgD, IgE).

Antibody units

All antibodies have the same basic four polypeptide chain unit: two light (L) chains and two heavy (H) chains (*Fig. 1*). In this basic unit, one L-chain is bound, by a disulfide bridge and noncovalent interactions, to one H-chain. Similarly, the two H-chains are bound together by covalent disulfide bridges as well as by noncovalent hydrophilic and hydrophobic interactions. There are five different kinds of H-chains (referred to as μ, δ, γ, ε and α chains), which determine the class of antibody (IgM, IgD, IgG, IgE and IgA, respectively). There are also two different kinds of L-chains – κ and λ, each with a MW of 23 kDa. Each antibody unit can have only κ or λ L-chains but not both. The properties of the different antibody classes are shown in *Table 1*.

Both H- and L-chains have intrachain disulfide bridges every 90 amino acid residues, which create polypeptide loops, domains, of 110 amino acids. These domains are referred to as VH, VL, CH1, CH2, etc. (*Fig. 1*) and have particular functional properties (e.g. VH and VL together form the binding site for antigen). This type of structure is characteristic of many other molecules, which are thus said to belong to the *immunoglobulin gene superfamily*.

The N terminal half of the H-chain and all of the L-chain together make up what is called a Fab fragment (*Fig. 1*) and contains the antigen-binding site. The actual binding site of the antibody is composed of the N-terminal quarter of the H-chain combined with the N terminal half of the L-chain. The amino acid sequences of these regions differ from one antibody to another and are thus called variable (V) regions and contain the amino acid residues involved in binding an antigenic determinant. Most of the antibody molecule (the C terminal three-quarters of the H-chain and the C terminal half of the L-chain) are

Table 1. Properties of the human immunoglobulins

	IgG	IgA	IgM	IgD	IgE
Physical properties					
Molecular weight, kDa	150	170–420	900	180	190
H-chain MW, kDa	50–55	62	65	70	75
Physiologic properties					
Normal adult serum (mg/ml)	8–16	1.4–4.0	0.4–2.0	0.03	ngs
Half-life in days	23	6	5	3	<3
Biologic properties					
Complement-fixing capacity	+	–	++++	–	–
Anaphylactic (Type I) hypersensitivity	–	–	–	–	++++
Placental transport to fetus	+	–	–	–	–

There are four IgG (IgG1, IgG2, IgG3, IgG4), two IgA subclasses (IgA1, IgA2) and two L chain types (κ and λ).

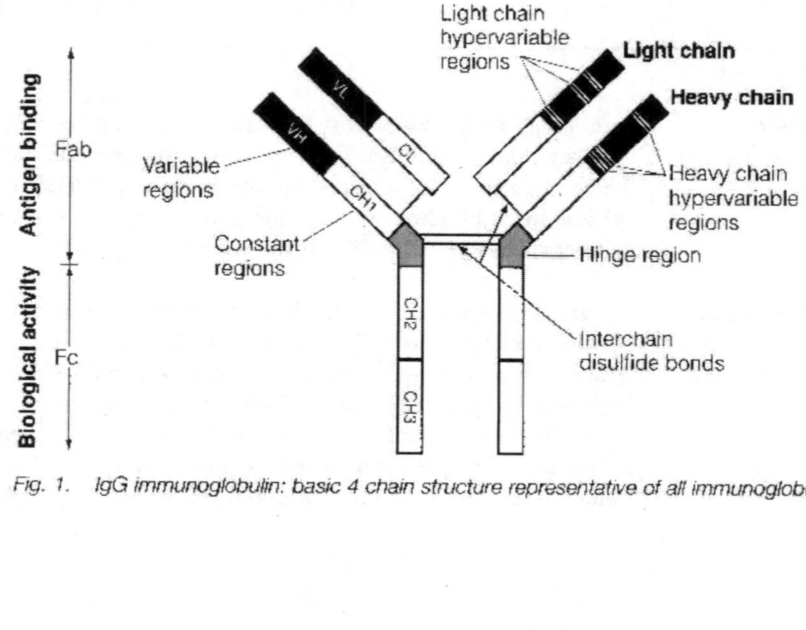

Fig. 1. IgG immunoglobulin: basic 4 chain structure representative of all immunoglobulins.

constant (C) regions of the antibody molecule and are the same for all antibodies of the same class and subclass. These C regions do not bind antigen, but rather determine the 'biological' properties of the molecule and thus the fate of antigen bound by the antigen-binding site. In particular, the C terminal half of the H-chain, the Fc region (Fragment that crystallized), serves others functions, i.e., combines with complement, is cytophilic (binds to certain types of cells, such as macrophages), etc. Carbohydrates are also present on antibodies, primarily on the Fc portion of H-chains.

Affinity

Different antibody molecules produced in response to a particular antigenic determinant may vary considerably in their tightness of binding to that determinant (i.e., in their **affinity** for the antigenic determinant). The higher the binding constant the less likely the antibody is to dissociate from the antigen. Clearly, the affinity of an antibody population is critical when the antigen is a toxin or virus and must be neutralized by rapid and firm combination with antibody. Antibodies formed soon after the injection of an antigen are generally of lower affinity for that antigen whereas antibodies produced later have dramatically greater affinities (association constants 1000 times higher).

Antibody valence and avidity

The valence of an antibody is the maximum number of antigenic determinants with which it can react. For example, IgG antibodies contain two Fab regions and can bind two molecules of antigen or two identical sites on the same particle, and thus have a valence of two. Valence is important for binding affinity, as having two or more binding sites for an antigen can dramatically increase the tightness of binding of the antibody to antigens on a bacteria or virus. This combined effect, avidity, results from synergy of the binding strengths of each binding site. Avidity is the firmness of association between a multideterminant antigen and the antibodies produced against it.

Determining the avidity of an antibody population is very difficult, since it involves evaluating some function of the group interactions of a large number of different antibodies with a large number of different antigenic determinants. Even so, the importance of avidity can be demonstrated both mathematically and biologically. For example, as a result of working together (being on the same molecule) two IgG binding sites are 10–100 fold more effective at neutralizing a virus than two unassociated binding sites, and if the antibody has more binding sites, as in the case of IgM (Topic D2), it may be a million times more effective (*Fig. 2*). This can be visualized by considering antibodies with one or two binding sites for a particular antigenic determinant on a microorganism. The antibody with one site can bind to, but can also dissociate from, a determinant on the organism. When it comes off, it can diffuse away. However, the antibody with two sites can bind two identical determinants on the organism (each organism has many copies of each protein or carbohydrate). If one binding site dissociates, the other is probably still attached and permits the first site to reform its association with the organism. It therefore follows that the larger the number of binding sites per antibody molecule, the larger the number of bonds formed with an organism, and the less likely it will be to dissociate. Thus, an antibody with a poor intrinsic affinity for an antigenic determinant can, as a result of a large number of combining sites per molecule, be extremely effective in neutralizing a virus or complexing with a microorganism.

	Fab	IgG	IgM
Binding sites	1	2	10
Relative binding avidity	1	100	1 000 000

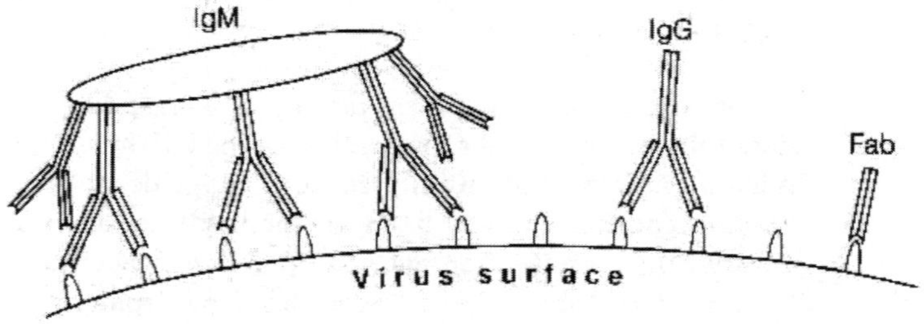

Fig. 2. Avidity and antibody valence in viral neutralization.

D2 ANTIBODY CLASSES

Key Notes

Functional diversity

Different antibody classes with different biological activities have evolved to deal with antigens (e.g. microbes) with different properties and which enter the body at different sites – through the skin, the gastrointestinal or the genitourinary tracts.

IgG

IgG immunoglobulins, of which there are four different subclasses (IgG1, IgG2, IgG3, IgG4) provide the bulk of immunity to most bloodborne infectious agents, and are the only antibody class to cross the placenta to provide humoral immunity to the infant.

IgA

IgA is a first line of defense against microbes entering through mucosal surfaces (the respiratory, gastrointestinal and genitourinary tracts). Secretory (dimeric) IgA is synthesized locally by plasma cells, binds to the poly-Ig receptor on epithelial cells and is transported through these cells to the lumenal surface where it is released with a portion of the poly-Ig receptor (secretory component, SC). This antibody prevents colonization of mucosal surfaces by pathogens and mediates their phagocytosis.

IgM

IgM is an antigen receptor on B cells and the first antibody produced in an immune response. In the circulation, IgM is composed of five four-chain units with ten combining sites. It thus has high avidity for antigens and is very efficient per molecule in dealing with pathogens especially early in the immune response before sufficient quantities of IgG have been produced.

IgD

This immunoglobulin functions primarily as an antigen receptor on B cells and is probably involved in regulating B cell function when it encounters antigen.

IgE

Allergic reactions are predominantly associated with IgE. Antigen reintroduced into a previously sensitized individual binds to antigen-specific IgE on 'armed' mast cells and triggers release of the pharmacologically active agents (e.g., histamine) involved in immediate hypersensitivity syndromes such as hay fever and asthma.

Related topics

Mucosa-associated lymphoid tissues (C3)
Adaptive immunity at birth (C5)
Antibody responses in different tissues (E4)
IgE-mediated (type I) hypersensitivity: allergy (K2)

Functional diversity

Different microbes have different biological properties and can enter the body through different routes (the skin, the gastrointestinal tract, the respiratory tract or the genitourinary tract). It is likely that the five different antibody classes (IgM, IgD, IgG, IgE and IgA; *Fig. 1*) and their subclasses have evolved at least

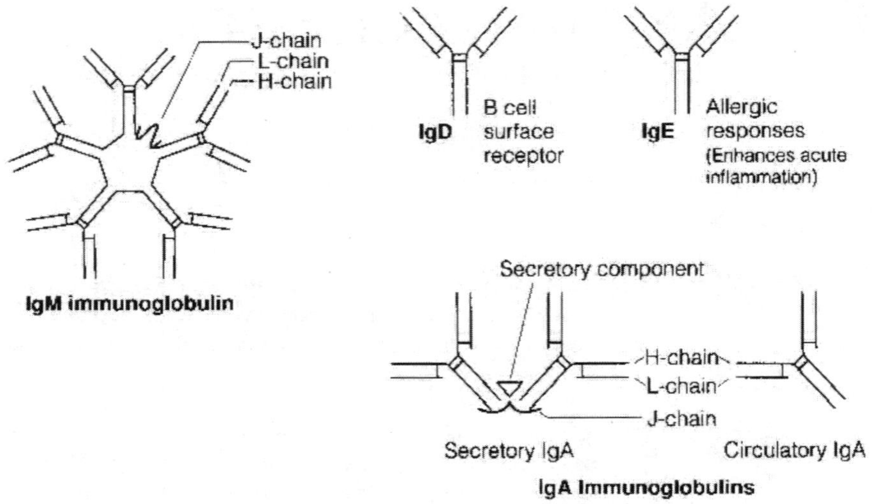

Fig. 1. Chain structures of different classes of immunoglobulins.

partly to facilitate protection against microbes entering at the different sites and with different properties. There is some overlap in their function and in where they are produced, but generally there is a division of labor among the different antibody classes, e.g. IgA is the most common antibody in mucosal secretions while IgM is mainly found in the plasma, and both are most effective at those locations.

IgG

Immunoglobulins of the IgG class have a MW of 150 kDa and are found both in vascular and extravascular spaces as well as in secretions. IgG is the most abundant immunoglobulin in the blood (see *Table 1* in Topic D1), provides the bulk of immunity to most bloodborne infectious agents and is the only antibody class to cross the placenta to provide passive humoral immunity to the developing fetus and thus to the infant on its birth. IgG has two H-chains (referred to as γ chains) with either two κ or two λ L-chains. Furthermore, there are four different subclasses of IgG (designated IgG1, IgG2, IgG3, IgG4), which have slightly different sequences in their H-chains and corresponding differences in their functional activities.

IgA

This immunoglobulin is present in the serum as a 170 kDa, four polypeptide (two L and two H) chain protein. More important, it is the major immunoglobulin present in external secretions such as colostrum, milk, and saliva where it exists as a 420 kDa dimer (*Fig. 1*). In addition to the κ or λ L-chains and the IgA heavy chain (designated α), which distinguishes it from IgG or other antibody classes, secreted IgA also contains two other polypeptide chains – secretory component (SC) and J-chain (Joining chain). SC is part of the poly-Ig receptor involved in the transepithelial transport of exocrine IgA and stabilizes IgA against proteolytic degradation. The two four-chain units composing secretory IgA are held together by the J-chain through disulfide bridges. Most IgA is synthesized locally by plasma cells in mammary and salivary glands, and along the respiratory, gastrointestinal and genitourinary tracts (Topic E4). It is then transported through epithelial cells to the lumen. This antibody is a first line of defense against microbial invaders at mucosal surfaces. Of the two subclasses of IgA, IgA2 rather than IgA1 is primarily found in mucosal secretions.

IgM

IgM is the first antibody produced by, and expressed on the surface of, a B cell. It acts as an antigen receptor for these cells, and is also present as a soluble molecule in the blood. On the B cell surface this molecule is expressed as a four-chain unit – two μ H-chains and two L-chains. In the blood, IgM is composed of five four-chain units held together by disulfide bridges at the carboxy-terminal end of the μ chains (*Fig. 1*). J-chain is also associated with IgM in the blood and initiates the polymerization of its subunits at the time of its secretion from a plasma cell. Because of its size (900 kDa), IgM is found primarily in the intravascular space (i.e. in the bloodstream). As IgM is the first antibody produced in an immune response, its efficiency in combining with antigen is of particular importance until sufficient quantities of IgG antibody have been synthesized. Although IgM antibodies usually have low-affinity binding sites for antigen, they have ten combining sites per molecule which can synergize with each other on the same molecule when it binds to a microbe. Thus, the overall tightness of binding of an IgM molecule (avidity) to a microbe is quite high, making antibodies of this class very effective in removal of the microbe.

IgD

IgD is present in low quantities in the circulation (0.3 mg/ml in adult serum). Its primary function is that of an antigen receptor on B lymphocytes (*Fig. 1*) but it is probably also involved in regulating B cell function when it encounters antigen. B cells thus can express both IgM and IgD and both are specific for the same antigen. When IgM and IgD expressed on a B cell interact with an antigen for which they are specific, the antigen is internalized, and processed and presented to helper T cells which trigger the B cells to proliferate and differentiate into plasma cells, thus initiating the development of a humoral immune response.

IgE

IgE is present in the serum at very low levels (nanograms per milliliter) but plays a significant role in enhancing acute inflammation, in protection from infection by worms, and in allergic reactions (Topics B4, H2, K2). Antibody-mediated allergy is predominantly associated with IgE. After stimulation of the development of IgE-producing plasma cells by an antigen, the IgE produced binds to receptors on mast cells which are specific for the Fc region of IgE. When antigen is *reintroduced* into an individual with such 'armed' mast cells, it binds to the antigen-binding site of the IgE molecule on the mast cell, and as a result of this interaction, the mast cell is triggered to release pharmacologically active agents (e.g., histamine). IgE antibodies are thus important components of immediate hypersensitivity syndromes such as hay fever and asthma (Topic K2, *Fig. 1*).

D3 GENERATION OF DIVERSITY

Key Notes

Antibody genes

The DNA encoding immunoglobulins is found in three unlinked gene groups – one group encodes κ L-chains, one λ L-chains, and one H-chains. Each L-chain gene group has multiple different copies of V gene segments and J gene segments. In addition, in the κ chain group there is one gene segment encoding the constant region of κ chains, while in the λ group there are four λ chain C region gene segments. The H-chain gene group has multiple different copies of V, D and J gene segments and one gene segment for each of the constant regions for the different antibody classes and subclasses.

Gene rearrangement

During its development, a single B cell randomly selects from its H-chain gene group, one V, one D and one J gene segment for rearrangement (translocation). It then selects from the κ or λ gene group one V and one J gene segment for translocation. These gene segments then recombine to create a gene (VJ) encoding a binding site for an L chain and a gene (VDJ) encoding a binding site for an H-chain.

Allelic exclusion

After successful rearrangement of the Ig DNA segments, the cell is committed to the expression of a particular V region for its H-chain and a particular V region for its L-chain and there is active suppression, allelic exclusion, of other H- and L-chain V region rearrangements. Each B cell and all of its progeny will therefore express and produce antibodies, all of which have exactly the same specificity.

Synthesis and assembly of H- and L-chains

After successful rearrangement of L- and H-chain DNA, primary L- and H-chain mRNAs are transcribed and the RNA between the newly constructed V region gene and the constant region gene spliced out. After translation, the L and H polypeptide chains combine in the endoplasmic reticulum (ER) to form an antibody molecule, which then becomes the antigen-specific receptor for that B cell. In plasma cells, the part of the mRNA encoding the H-chain transmembrane domain, which is important for its membrane expression on B cells, is spliced out and the antibody produced is secreted.

Differential splicing and class switching

A mature B cell expresses both IgM and IgD with the same specificity. This results from differential cleavage and splicing of the primary transcript to yield two mRNAs – one for an IgM H-chain and the other for an IgD H-chain – both of which are translated and expressed on the B cell surface with L-chain. B cell class switch to IgG, IgA or IgE requires interaction of CD154 on T cells with CD40 on B cells and cytokines produced by the T helper cell (IL-4 induces switch to IgE; IL-5 to IgA; IFNγ to IgG1). These interactions induce translocation of the VDJ gene segment next to another C region gene with the loss of intervening DNA. The primary transcript is then spliced to give an mRNA for the new H-chain.

Ways of creating diversity

Antibody diversity, i.e. the generation of antibodies with different specificities, is created at the DNA level by multiple germline V, D and J gene segments for heavy, and V and J gene segments for light chains, by their random combination, by imprecise joining, and by subsequent somatic mutations in the resulting V regions. At the protein level, diversity is created as a result of random selection and pairing of L- and H-chains.

B cell development and selection

Gene segments encoding the different parts of the V regions of antibodies rearrange during the pro-B cell stage. The first genes to rearrange encode the variable part of the H chain. This V region is transcribed with the μ constant region gene and an IgM H chain appears in the cytoplasm. At this pre-B cell stage, gene segments that encode the variable region of the L chains rearrange. H and L chains combine and are expressed on the surface of the immature B cell. At this stage, B cells with high affinity for self antigens are induced to die by apoptosis (**negative selection**). Surviving B cells traffic to secondary lymphoid organs and are selected to expand by contact with their specific antigen. During the immune response, the overall affinity of antibodies for an antigen increases with time, partly because B cells expressing higher-affinity antibody compete most successfully for antigen and contribute a higher proportion to the antibody pool.

Affinity maturation

Mutations in VH and VL genes of activated B cells may generate higher affinity antibodies allowing these cells to compete most successfully for antigen. These cells clonally expand and differentiate into plasma cells that contribute to the overall antibody pool.

Related topics

Lymphocytes (C1)
The B cell receptor complex, co-receptors and signaling (E1)
The cellular basis of the antibody response (E3)

Antibody genes

Three unlinked gene groups encode immunoglobulins – one for κ chains, one for λ chains and one for H-chains, each on a different chromosome (*Table 1*). Within each of these gene groups on the chromosome there are multiple coding regions (**exons**) which recombine at the level of DNA to yield a binding site. In a mature B cell or plasma cell, the DNA encoding the V region for the H-chain of a specific antibody consists of a continuous uninterrupted nucleotide sequence. In contrast, the DNA in a germline cell (or non B cell) for this V region exists in distinct DNA segments, exons, separated from each other by regions of noncoding DNA (*Fig. 1*). The exons encoding the V region of the H-chain are: V segment (encoding approximately the first 102 amino acids), D segment (encoding 2–4 amino acids), and J segment (encoding the remaining 14 or so amino acids in the V region). For L-chains there are only V (encoding the first approximately 95 amino acids) and J segment (encoding the remaining 13 or so amino acids) exons. In each gene group, there are from 30–65 functional

Table 1. Genes for human immunoglobulins

Ig polypeptide	Chromosome
H-chain	14
κ-chain	2
λ-chain	22

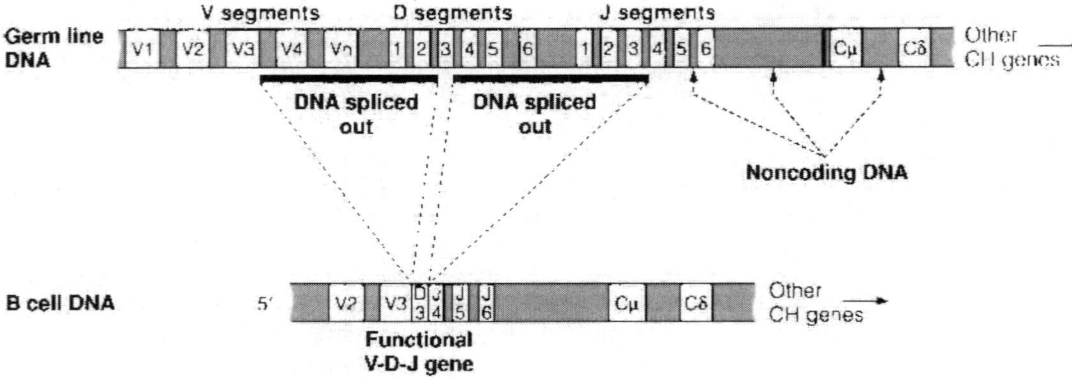

Fig. 1. H-chain genes and translocation. In the germ line, and therefore in a cell destined to become a B cell, the H-chain gene loci contains many V segment genes. In a developing B cell, one of these V segments recombines with one of many D segments, which has already recombined with one of several J segments, to produce a functional VDJ gene. In each B cell, the rearranged gene is transcribed, spliced and translated into a H-chain protein.

V segment genes. The D and J regions are between the V and C regions on the chromosome and there are multiple different genes for each but fewer in number than those encoding the V segment. Thus, DNA segments that ultimately encode the binding site of antibodies have to be moved over distances (translocated) on the chromosome to form a DNA sequence encoding the V region (**gene 'rearrangement'**).

The DNA sequences encoding the C region of the L- and H-chains are 3′ to the V genes, but separated from them by unused J segment genes and noncoding DNA. Furthermore, each gene group usually has one functional C gene segment for each class and subclass. Thus, the H-chain gene group has nine functional C region genes, one each encoding μ, δ, γ1, γ2, γ3, γ4, ε, α1, α2. For the L-chain gene groups, there is one gene segment encoding the C region of κ L-chains, but four encoding λ L-chain C regions.

Gene rearrangement

During its development, a single B cell randomly selects one V, one D and one J (for H-chains), and one V and one J (for L-chains) for rearrangement (translocation). Gene segments encoding a portion of the V region are moved adjacent to other gene segments encoding the rest of the V region to create a gene segment encoding the entire V region, with the intervening DNA removed. Gene rearrangement in B cells requires the products of two recombination-activating genes, RAG-1 and RAG-2, which appear to be only expressed together in developing lymphocytes. These enzymes break and rejoin the DNA during translocation and are thus critical to the generation of diversity.

The H-chain gene group is the first to rearrange, initially moving one of several D segment genes adjacent to one of several J segment genes. This creates a DJ combination, which encodes the C terminal part of the H-chain V region.

A V segment gene then rearranges to become contiguous with the DJ segment, creating a DNA sequence (VDJ) encoding a complete H-chain V region (*Fig. 1*). This VDJ combination is 5′ to the group of H-chain C region genes, of which the closest one encodes the μ chain. A primary mRNA transcript is then made from VDJ through the μ C region gene, after which the intervening message between VDJ and the μ C region gene is spliced out to create an mRNA for a complete μ H-chain.

After the H-chain has successfully completed its rearrangement, one of the V region gene segments in either the λ or κ gene groups (but not both) translocates next to a J segment gene to create a gene (VJ) encoding a complete L-chain V region (*Fig. 2*). For κ chains, the DNA sequences encoding the C region of the

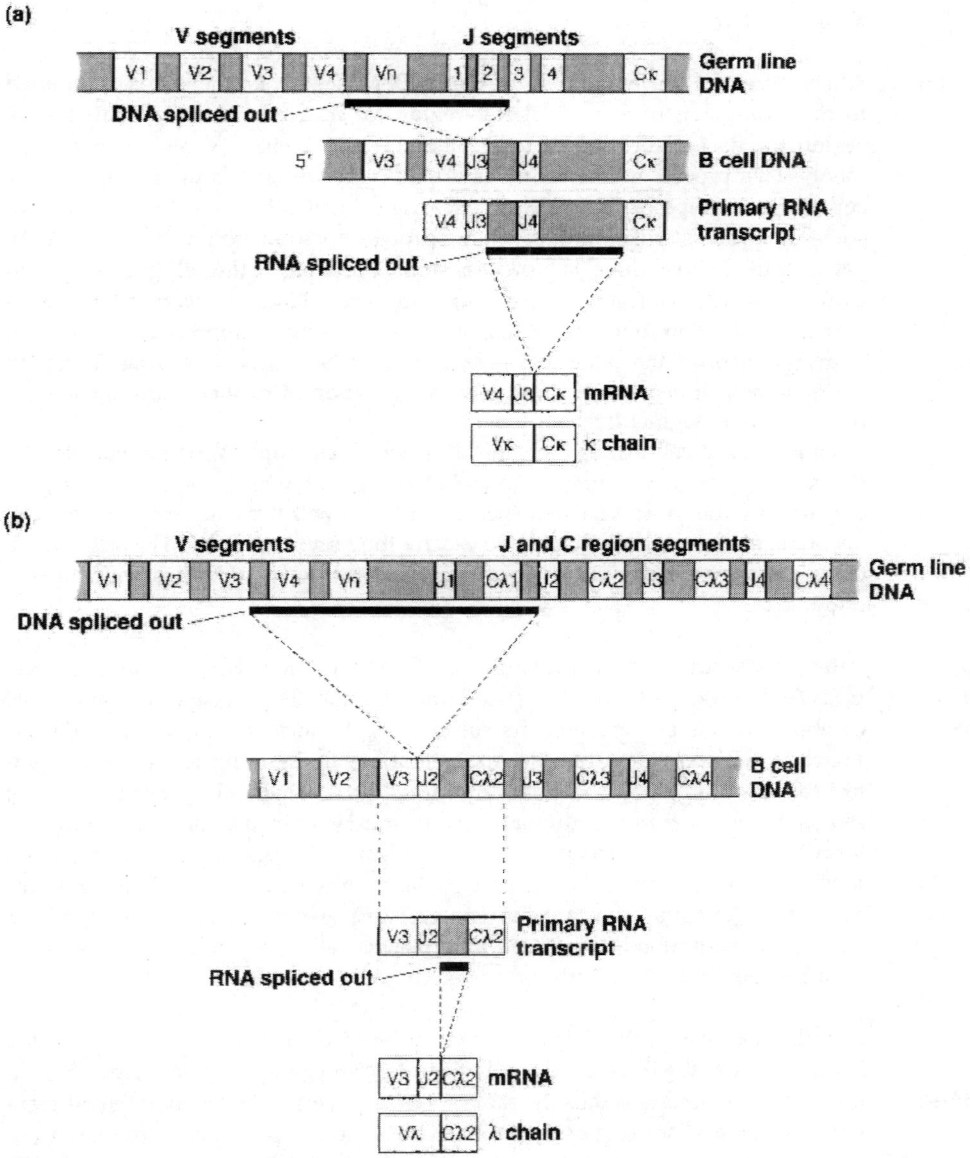

Fig. 2. L-chain genes and translocation. During differentiation of a B cell, and after rearrangement of the H-chain genes, one of the two L-chain groups rearrange. In particular, either (a) a germ line Vκ gene combines with a J segment gene to form a VJ combination; or (b) a germ line Vλ gene combines with one of the J segment Cλ gene combinations to form a VJ Cλ combination. The rearranged gene is then transcribed into a primary RNA transcript which then has the intervening noncoding sequences spliced out to form mRNA. This is then translated into light chain protein.

L-chains are 3′ to the V genes, but separated from them by unused J segment genes and noncoding DNA (*Fig. 2(a)*). For λ chains, since the J segment genes are each associated with a different Cλ gene, translocation of a V gene segment to a J gene segment results in a V region next to a particular Cλ gene (e.g. Cλ2 as shown in *Fig. 2(b)*). It is important to emphasize that in each B cell, only one of two L-chain gene groups will be used. A primary mRNA transcript is then made from VJ through the L-chain C region gene, after which the intervening message between VJ and the C region gene is spliced out to create an mRNA for a complete L-chain.

Allelic exclusion

After successful rearrangement of the Ig DNA segments, the cell is committed to the expression of a particular V region for its H-chain and a particular V region for its L-chain and *excludes* other H- and L-chain V region rearrangements. This process is referred to as **allelic exclusion** and is unique to B and T cell antigen receptors. If an aberrant rearrangement occurs on the first chromosome the process will continue, i.e., the process does not stop if the cell does not get it right the first time. The process stops, however, if the cell gets it right or runs out of chromosomes to rearrange. In fact, following successful VH gene rearrangement on one chromosome there is active suppression of further rearrangement of the other VH gene segments. Similarly, following successful VL gene rearrangement there is active suppression of further rearrangement of other VL gene segments.

Thus, each B cell makes L-chains all of which contain a V region encoded by the same VJ region sequence and H-chains all of which contain a V region encoded by the same VDJ sequence. Each B cell will therefore express antibodies on its surface, all of which have exactly the same specificity. This cell and all of its progeny are committed to express and produce antibodies with these V regions.

Synthesis and assembly of H- and L-chains

After successful rearrangement of both L- and H-chain DNA, L- and H-chain mRNA is produced and translated into L- and H-polypeptide chains that combine in the endoplasmic reticulum (ER) to form an antibody molecule, which is transported to the plasma membrane as the antigen-specific receptor for that B cell. Since the gene encoding the H-chain also contains coding sequences for a transmembrane domain, the H-chain produced contains a C terminal amino acid sequence which anchors the antibody in the plasma membrane. In plasma cells, the part of the mRNA encoding the H-chain transmembrane domain important for its membrane expression on B cells is spliced out. Thus, the antibody produced by a plasma cell does not become associated with the membrane, but rather is secreted.

Differential splicing and class switching

As indicated above, the first antibody produced by a B cell is of the IgM class. Soon thereafter the B cell produces both an IgM and an IgD antibody, each having the same V regions and thus the same specificity. This is the result of the differential cleavage and splicing of the primary transcript. In particular, a primary transcript is made which includes information from the VDJ region through the Cδ region (*Fig. 3*). This transcript is differentially spliced to yield two mRNAs – one for an IgM H-chain and the other for an IgD H-chain. In a mature B cell both are translated and expressed on the B cell surface with L-chain.

B cells expressing IgM and IgD on their surface are capable of switching to other H-chain classes (IgG, IgA or IgE). This isotype (class) switching requires

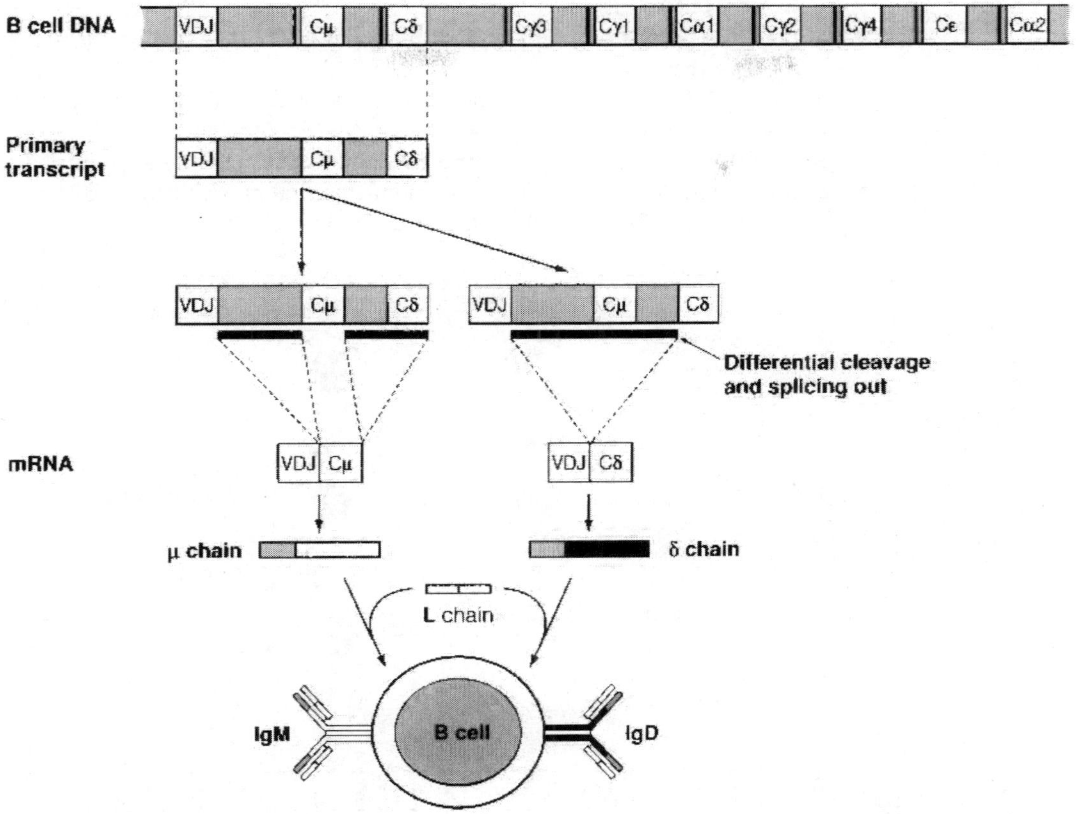

Fig. 3. Expression of IgM and IgD on a mature B cell.

stimulation of the B cell by T helper cells and in particular requires binding of the CD40 ligand (CD154) on T cells to CD40 on B cells. In addition, the cytokines produced by the T helper cell influence the constant region gene to which class switching occurs. Th2 cells producing IL-4 induce B cells to class switch to IgE; IL-5, which is also produced by Th2 cells, induces B cells to class switch to IgA; IFNγ produced by Th1 cells induces class switching to IgG1 *Fig.* 4). These signals induce translocation of VDJ and its insertion 5′ to another constant region gene (*Fig.* 5). Class switch is guided by repetitive DNA sequences 5′ to the C region genes and occurs when these **switch regions** recombine. The intervening DNA is cut out and the resulting DNA on the rearranged chromosome in the B cell which has class switched, and in plasma cells derived from this B cell, no longer contains Cμ, Cδ or other intervening H-chain C region genes. A primary transcript is made and the RNA between the VDJ coding region and the new H-chain coding region is spliced out to give an mRNA for the new H-chain.

Ways of creating diversity

Ig diversity (the generation of antibodies with different specificities) is created by several antigen-independent mechanisms. In addition, in B cells that have been stimulated by antigen and received T cell help, Ig genes undergo increased mutational events that may increase the affinity of the antibody produced by the B cell. Overall, diversity is generated by:

Antigen-independent events

- at the DNA level as a result of multiple germ line V, D and J heavy and V and J light chain genes,
- at the DNA level as a result of random combination of V, D and J segments or V and J segments,
- at the DNA level as a result of imprecise joining of V, D and J segments,
- at the protein level as a result of random selection and pairing of different combinations of L- and H-chain V regions in different B cells.

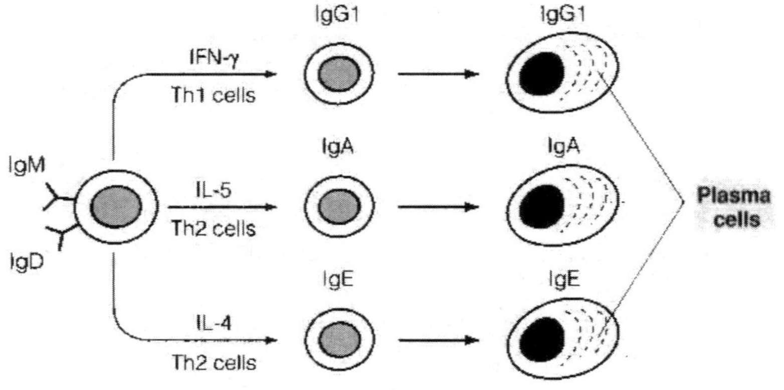

Fig. 4. Generation of antibody class diversity.

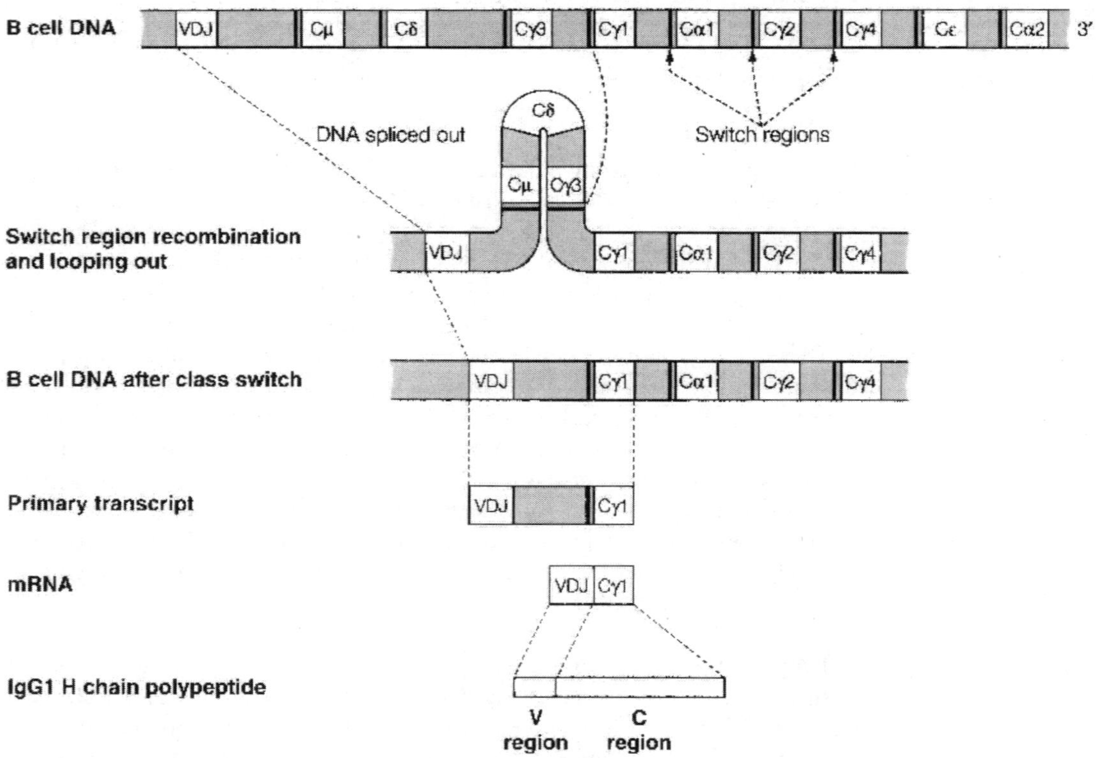

Fig. 5. Class switching.

Antigen-dependent events

- at the DNA level as a result of somatic mutation in the V region, which may create higher-affinity antibody-binding sites.

Although rearrangement of the gene segments that will make up the V region genes occurs in an ordered fashion, they are chosen at random in each developing B cell. As these events occur in a vast number of cells, the result is that millions of B cells, each with a different antigen specificity, are generated. Additional diversity is created during recombination of V and J (L-chain) and V, D and J (H-chain) gene segments due to imprecise joining of the different gene segments making up the V region. That is, for example, although translocation of a V gene segment to a J gene segment could occur with all three nucleotides of the last codon of the V segment joining with all three nucleotides of the first codon of the J segment, it is also possible that one or two nucleotides at the 3′ end of the V segment could replace the first one or two nucleotides of the J segment. Such a difference in the position at which recombination occurs can change the amino acid sequence in the antigen-binding area of the resulting V region of the antibody, and thus change its specificity. Furthermore, after antigen stimulation of the B cell, the DNA of its L- and H-chain V regions becomes particularly susceptible to somatic mutation and undergoes affinity maturation (see below).

Diversity is also generated as a result of the fact that any L-chain can interact with any H-chain to create a unique binding site. Thus, for example, an L-chain with a particular VJ combination for its binding site could be produced by many different B cells and interact with the different H-chains (i.e. different in their VH region) generated in each of these B cells to create many different specificities.

In sum, almost unlimited diversity is created from a limited number of V region gene segments. The diversity almost certainly exceeds the amount of diversity needed to bind the immunogens of microbes. However, the vast majority of the different B cells generated will never encounter antigen to which they can bind, and thus will not be stimulated to further development. And yet, such apparent wastefulness is justified by the fact that this mechanism of creation of diversity ensures that there are B cells, and thus antibodies, reactive with virtually all antigens that will be encountered. When an antigen to which this antibody binds is encountered, the B cell is triggered to divide and to give rise to a clone of cells, each one of which makes, at least initially, the originally displayed antibody molecule (clonal selection: Topics A3 and E3).

B cell development and selection

Gene segments encoding the variable parts of the V regions of antibodies rearrange during the pro-B cell stage (*Fig. 6*). Since rearrangement occurs in millions of different ways in these developing cells, many B cells, each with a different specificity, are generated. This generation of diversity occurs in the absence of foreign protein and yields large numbers of mature B cells, of which at least some have specificity for each foreign substance or microbe. The first genes to rearrange encode the variable part of the H chain of the antibody which together with the genes of the constant part of the molecule (and in particular genes which code for the μ H chain) are transcribed first in the differentiation process and appear in the cytoplasm. At this stage the genes in these pre-B cells which code for the variable region of the L chains rearrange. The transcribed H- and L-chains combine, giving rise to a functional IgM antigen receptor which is then expressed on the surface of the cell (immature B cell). It

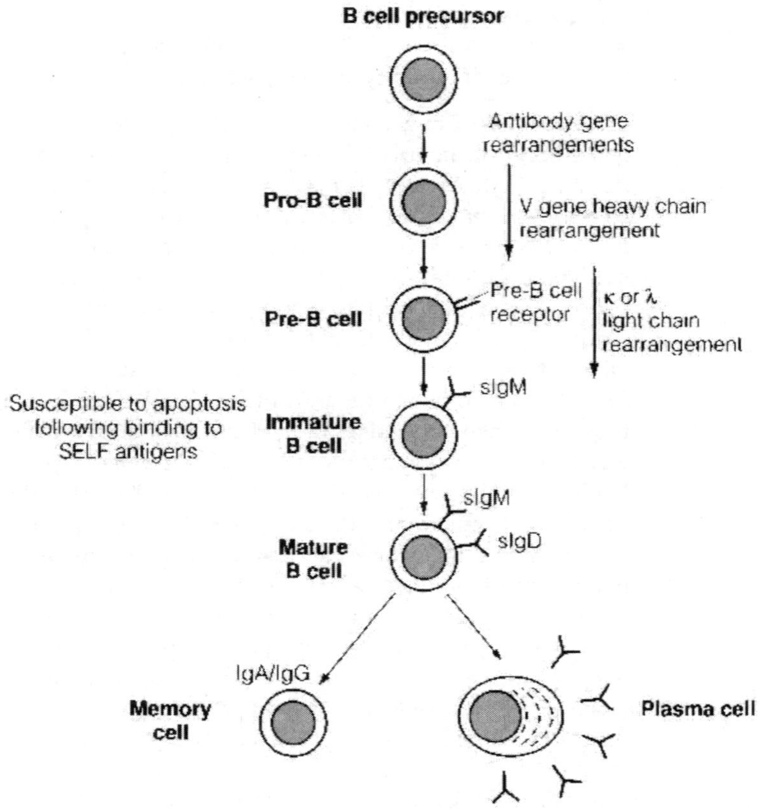

Fig. 6. Life history of a B cell. B cell precursors develop into pro-B cells which begin to rearrange their H-chain V genes. During the pre-B cell stage the translated heavy chain peptide assembles with surrogate light chain to form the pre-B cell receptor. This is thought to mediate further development of the B cell. During the pre-B cell stage, κ or λ light chain genes rearrange with one class of L-chain being transcribed and translated into protein. The κ or λ light chain then associates with new μ heavy chain to replace the surrogate light chain resulting in expression of surface IgM – the cell's functional antigen receptor. This immature B cell is susceptible to apoptosis/anergy on contact with self-antigen. Mature B cells acquire surface IgD in addition to IgM and migrate to the secondary lymphoid organs and tissues where they respond to foreign antigens by proliferation and development into memory and plasma cells.

is during this stage that B cells with high affinity for self antigens are induced to die by apoptosis (negative selection). As in the thymus, the majority of the B cells die during development from production of antigen receptors which cannot be assembled or those directed against self antigens (Topic G2).

During an antibody response to an antigen, the overall affinity of the antibodies produced increases with time. For example, antibodies produced in the secondary response usually have higher affinity for (tighter binding to) the antigen than those produced in the primary response. This is partly due to clonal selection and the presence of significantly more antigen-binding B cells at the time of the secondary response than during the primary response. If the quantity of antigen is insufficient to stimulate all B cells that could bind the antigen, i.e. when antigen is limited, B cells with the highest affinity antigen receptors will compete most successfully for the antigen. These cell populations are stimulated and give rise to plasma cells making their higher affinity antibody, thus increasing the affinity of the total pool of antibody. These higher-affinity antibodies are also usually more efficient at effector functions than those produced in the primary response.

Affinity maturation

After class switch to IgG, IgA or IgE, the DNA of the L- and H-chain V regions of B cells stimulated by antigen and T cells becomes particularly susceptible to somatic mutation. This results in changes in the nucleotides of the DNA and thus corresponding changes in the amino acid sequence of the V regions of the antibody expressed by the B cell. As a result, the B cell may have a different specificity and not bind to or be stimulated by the original antigen. However, it often happens that at least some mutations result in amino acid changes which increase the tightness of binding of the antibody on the B cell to its antigen. These B cells will compete more efficiently for antigen than the original B cell, and will differentiate into plasma cells producing a higher-affinity antibody (**affinity maturation**), resulting in an overall increase in the affinity of the antibody population to that antigen. Typical antibodies have binding constants of 10^{6-7} M^{-1}. After successive immunization with limiting antigen they are usually 10^{8-9} M^{-1} but may be as high as 10^{12} M^{-1}.

D4 ALLOTYPES AND IDIOTYPES

Key Notes

Allotypes

These are genetic markers on immunoglobulins (Ig) that segregate within the species. If Ig expressing a particular allotype is injected into an individual whose Igs do not express that allotype, an immune response could develop against the allotype. Like blood types, they are inherited in Mendelian fashion but are usually of no functional consequence.

Idiotypes

These are unique antigenic determinants associated with antigen-binding sites of antibodies and are the result of the different amino acid sequences which determine their specificities.

Related topics

Regulation by antigen and antibody (G4)

Transplantation antigens (M2)

Allotypes

In addition to class and subclass categories, an immunoglobulin (Ig) can be defined by the presence of genetic markers termed allotypes. These markers are different in different individuals and are thus immunogenic when injected into individuals whose Ig lacks the allotype. Like the blood group antigens (ABO), they are determinants which segregate within a species (the Ig of some members of the species have them, others do not). Allotypes are normally the result of small amino acid differences in Ig L- or H-chain constant regions. For example, the Km (*Inv*) marker is an allotype of human κ L-chains and is the result of a leucine vs valine difference at position 191. The *Gm* markers are allotypes associated with the IgG H-chains. Allotypes are inherited in a strictly Mendelian fashion, and usually have no significance to the function of the antibody molecule.

Idiotypes

Antigenic determinants associated with the binding site of an antibody molecule are called idiotypes and are unique to all antibodies produced by the same clone of B cells. That is, although all antibodies have idiotypic determinants, these determinants are different for all antibodies not derived from the same clone of B cells. Thus, the number of different idiotypes in an individual is at least as numerous as the number of specificities. Antibodies are produced against these idiotypic determinants when they are injected into other animals. In fact, one's own idiotypes may be recognized by one's own immune system. That is, the amino acid sequence associated with the combining site of an antibody (call this idiotype, D) is immunogenic even in the individual in which it is produced. An immune response produced against this idiotype (anti-D) can eliminate the B cells producing the antibody with this idiotype and thus decrease the antibody response to the antigen which initially triggered production of this idiotype. Furthermore, an anti-idiotype immune response (antibody or T-cell-mediated) expresses its own idiotype which in turn can be recognized as foreign and an anti-idiotype immune response made against this idiotype. Jerne (who shared the Nobel prize with Kohler and Milstein in 1984) described a *Network Theory* which proposes that a series of idiotype–anti-idiotype reactions are partially responsible for regulation of the immune response (Topic G4).

D5 MONOCLONAL ANTIBODIES

Key Notes

Monoclonal antibodies	Standardized procedures involving fusion of an immortal cell (a myeloma tumor cell) with a specific predetermined antibody-producing B cell are used to create hybridoma cells producing monospecific and monoclonal antibodies (mAb). These mAb are standard research reagents and many have significant clinical utility.
Humanization and chimerization of mAbs	Most mAbs developed have been mouse, and although useful as research and diagnostic tools, they are not ideal therapeutics because of their immunogenicity in humans. This has been dealt with by humanizing these murine Abs or by making fully human mAbs.
Fv libraries	By randomly fusing heavy (H) and light (L) chain variable (V) region genes from B cells, Fv libraries containing a vast number of binding specificities can be generated and used as a source for creation of specific mAbs.
Related topics	Lymphocytes (C1) Immunodiagnosis (N4) Immunotherapy of tumors with antibodies (N6)

Monoclonal antibodies

In 1975, Kohler and Milstein developed a procedure (for which they received the Nobel Prize) to create cell lines producing predetermined, monospecific and monoclonal antibodies (mAb). This procedure has been standardized and applied on a massive scale to the preparation of antibodies useful to many research and clinical efforts. The basic technology involves fusion of an immortal cell (a myeloma tumor cell) with a specific predetermined antibody-producing B cell from immunized animals or humans (*Fig. 1*). The resulting hybridoma cell is immortal and synthesizes homogeneous, specific mAb, which can be made in large quantities. Thus, MAbs have become standard research reagents and have extensive clinical applications.

Humanization and chimerization of mAbs

The vast majority of mAbs have been developed in mice, and although useful as research and diagnostic tools, they have not been ideal therapeutic reagents at least partly because of their immunogenicity in humans. That is, a murine Ab introduced into a patient will be recognized as foreign by the patient's immune system and a Human Anti-Mouse Ab (HAMA) response will develop that compromises the therapeutic utility of the Ab. This has been dealt with in two basic ways.

Humanized antibodies

Murine mAbs can be genetically modified to be more human (*Fig. 2*). In particular the constant region of the murine IgG heavy (H) and of the murine light (L) chain can be replaced at the DNA level with the constant region genes of

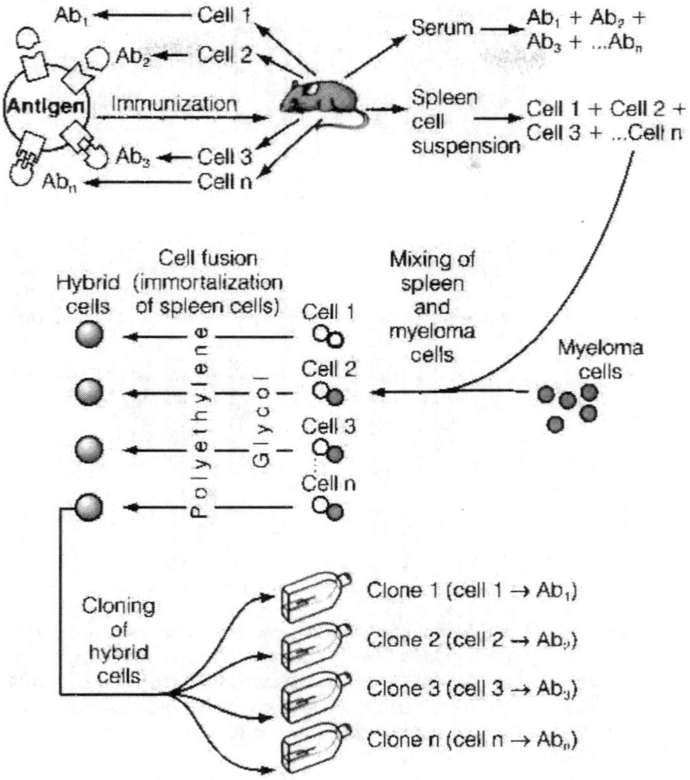

Fig. 1. Preparation of monoclonal Abs.

human IgG1 H and L chains to create a **chimeric Ab** where only the variable (V) regions are murine. This significantly decreases but does not eliminate the immunogenicity of the Ab. Another approach involves sequencing the V regions of the mouse Ab VH and VL regions and then inserting the DNA sequences of the hypervariable regions of these chains into human IgG VH- and VL-chain genes. The resulting Ab is 95% human with only the binding regions being murine.

Fully human mAbs

Human Abs have been made by fusing human B cells with myeloma cells, although this has been very difficult and usually requires immortalizing the B cells using Epstein–Barr virus before fusing. This approach is not ideal as a virus is used, the specificity of the mAbs produced is limited and the yield of the Abs produced is poor. More recently, a human antibody mouse has been created by replacing the genes for mouse immunoglobulins with genes for human immunoglobulins. Thus, when the mouse is immunized it makes fully human Abs against the Ag and the B cells making these Abs can be fused with myeloma cells to generate hybridomas making the human mAb.

Fv libraries

Another way of preparing mAbs involves **Fv libraries**. This approach initially involves obtaining mRNA for the VH and VL regions from a large number of

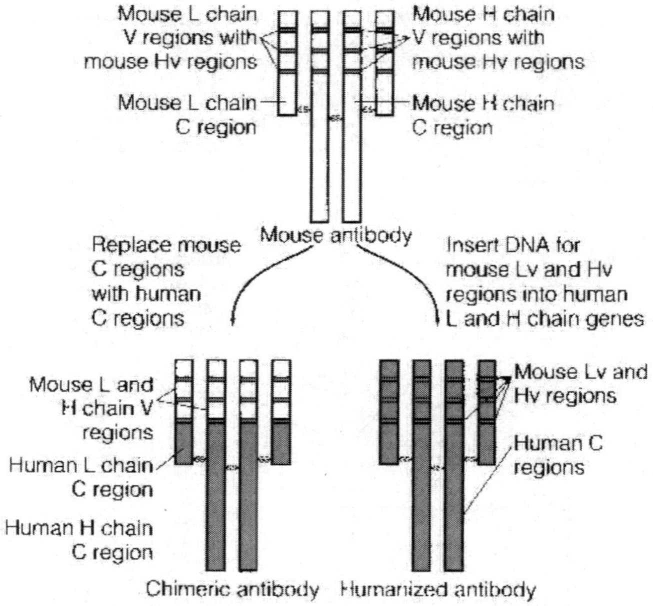

Fig. 2. Humanizing and chimerizing mouse monoclonal antibodies. Chimeric mAbs are created by replacing the murine genes for the constant region of the light (L) and heavy (H) chain with the corresponding human constant region genes. Humanized mAbs are created by inserting the gene sequences for each of the hypervariable (Hv) regions of the mouse antibody into the corresponding place in the genes for the L and H chains for a human antibody.

B cells. From this mRNA, cDNA for each H-chain V region is prepared and joined to the cDNA for each L-chain V region (*Fig. 3*) to create all combinations, and thus genes encoding a vast number of different antigen-combining sites (**Fv regions**). These are cloned into cells for production of the antibody-binding site they encode. For example, they can be cloned into bacteriophage (viruses that infect bacteria) and selected for their specificity. Thus, Fvs can be expressed in a replicating bioform and used as a source from which specific mAbs can be created.

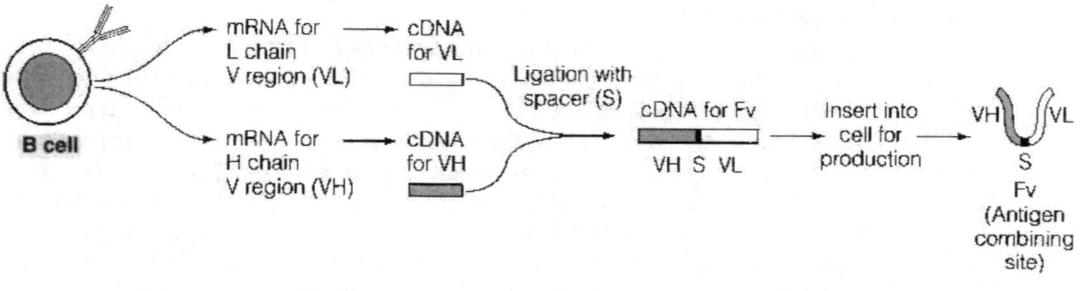

Fig. 3. Fv preparation. mRNA for the V regions of L- and H-chains is prepared from B cell mRNA using the polymerase chain reaction. From this mRNA, cDNA for each H chain V region is prepared and joined to the cDNA for each L chain V region, with a spacer between. This yields a gene encoding the antigen binding region of the antibody, which is inserted into a cell for production of a protein, Fv, that is the combining site of an antibody.

D6 ANTIGEN/ANTIBODY COMPLEXES (IMMUNE COMPLEXES)

Key Notes

Immune complexes *in vitro*

Combination of antibody (Ab) with a multideterminant antigen (Ag) results in a lattice of alternating molecules of Ag and Ab, which grows until large precipitating aggregates are formed (equivalence). In Ab excess or in Ag excess, less lattice formation occurs and soluble complexes form.

Immune complexes *in vivo*

Introduction of Ag *in vivo* results in an immune response in which there is initially Ag excess. Within days, as Ab is produced, equivalence is reached and the resulting immune complexes are removed by phagocytic cells. After Ag removal, B cell stimulation stops, and the Ab concentration in the serum decreases as a result of normal catabolism.

Immune complexes and tissue damage

Persistence of Ag (microbial or self) may result in continual formation of immune complexes that with an 'overwhelmed' phagocytic system are deposited in tissues resulting in damage (type III hypersensitivity) mediated mainly by complement and neutrophils.

Precipitation assays

Combination of Ab with Ag results in lattice formation and precipitation if there is sufficient Ag and Ab (equivalence). These reactions are the basis for qualitative and quantitative assays for Ag or Ab, including radial immunodiffusion and immunoelectrophoresis.

Agglutination assays

The interaction of surface Ags on insoluble particles (e.g. cells) with specific Ab to these Ags results in agglutination of the particles. Agglutination can be used to determine blood types; the presence of Ab to bacteria in serum is an indication of previous or current infection; and in the Coomb's test autoantibodies to erythrocytes can be identified.

Related topics

Innate immunity and inflammation (B4)
Antibody structure (D1)
Antibody classes (D2)
IgM and IgG-mediated (type II) hypersensitivity (K3)
Immune-complex mediated (type III) hypersensitivity (K4)
Transplantation antigens (M2)

Immune complexes *in vitro*

Immunogens have more than one antigenic determinant per molecule (are multideterminant). Immunization with antigen therefore results in many antibody populations, each directed toward different determinants on the protein. Since one molecule of Ab (IgG) can react with two molecules of Ag, and one molecule of Ag can react with many molecules of Ab, a lattice or framework consisting of alternating molecules of Ag and Ab can be produced which precipitates. The extent to which a lattice forms depends on the relative amounts of Ag and Ab present (*Fig. 1*). As the amount of Ag added increases, the amount of precipitate and Ab in the precipitate increases, until a maximum is reached, and then decreases with further addition of Ag. When there is both sufficient Ag and sufficient Ab, the combination of Ag and Ab proceeds until large aggregates are formed, which are insoluble and precipitate (**equivalence**). However, in **Ab excess** or in **Ag excess**, less lattice formation occurs and more soluble complexes are formed.

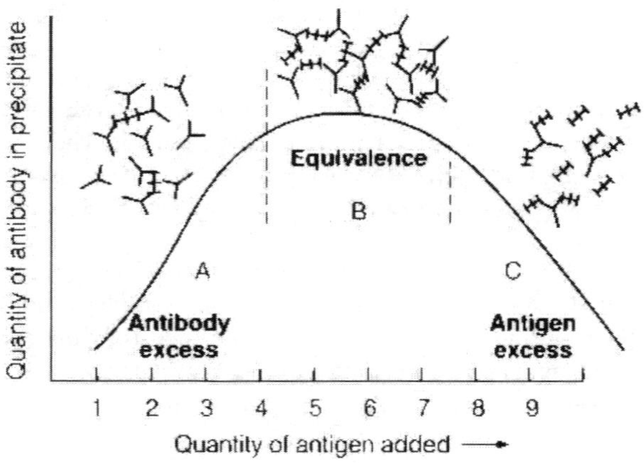

Fig. 1. Immune complex formation and precipitation. The same amount of Ab to a protein was added to each of a series of tubes (1–9), followed by the addition of increasing amounts of the protein Ag to each successive tube. (A) The zone of Ab excess; (B) zone of equivalence in which all of the Ag and Ab are incorporated into a precipitate; and (C) the zone of Ag excess.

Immune complexes *in vivo*

These reactions occur *in vivo* during an immune response. Initially, there is Ag excess as no Ab to the Ag is present at the time of first contact with the Ag. Within days however, plasma cells develop, producing Ab to the Ag which complex with it (Ag excess). As more Ab is produced, equivalence is reached resulting in large Ag–Ab complexes which are removed by phagocytic cells through interaction with their Fc and complement receptors. Plasma cells continue to produce Ab during their short life, increasing the Ab concentration in the serum (Ab excess). However, once Ag has been removed, no further restimulation of B cells occurs and no more plasma cells develop (Topic G4). Thus, the Ab concentration in the serum begins to decrease as a result of normal catabolism.

Immune complexes and tissue damage

If the Ag persists (e.g. with some infectious organisms such as *Streptococcus*) or is self Ag, immune complexes are continually formed and may not readily be removed due to an 'overwhelmed' phagocytic system. This can lead to the deposition of immune complexes in tissues resulting in damaging reactions (type III hypersensitivity, Topic K4). The complexes activate complement and induce an acute inflammatory response (Topic B4). Direct interaction of the immune complexes with Fc and complement receptors on the neutrophils causes the release of proteolytic enzymes that damage surrounding tissues.

Precipitation assays

As previously described, when there is both sufficient Ag and sufficient Ab, the combination of Ag and Ab proceeds until large aggregates are formed which are insoluble in water and precipitate (equivalence). The extent to which a lattice forms depends on the relative amounts of Ag and Ab present.

Lattice formation and precipitation are the basis for several qualitative and quantitative assays for Ag or Ab. These assays are done in semisolid gels into which holes are cut for Ag and/or for Ab and diffusion occurs until Ag and Ab are at equivalence and precipitate. In **radial immunodiffusion**, Ab (e.g. horse anti-human IgG) is incorporated into the gel and Ag (e.g. human serum) is placed in a hole cut in the gel. Ag diffuses radially out of the well into the gel and interacts with the Ab forming a ring of precipitation, the diameter of which is related to the concentration of the Ag (*Fig. 2*). Similar assays have been developed in which a voltage gradient (electrophoresis) is used to speed up movement of Ag into the Ab containing gel (rocket immunoelectrophoresis).

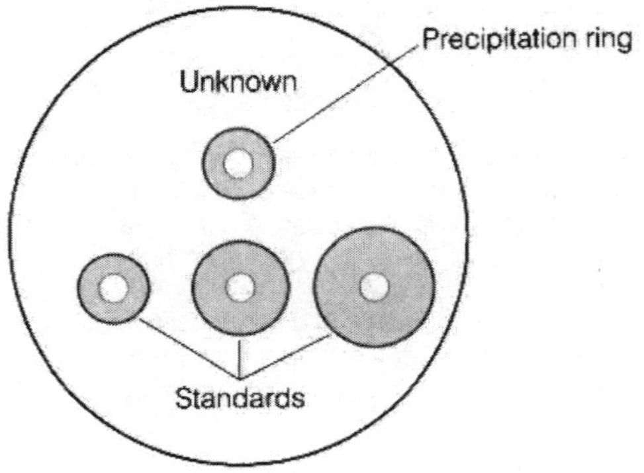

Fig. 2. Measurement of Ag by precipitation in gels. Ab-containing gel is placed on a glass or plastic surface. Holes are cut in the gel and filled with Ag which diffuses radially out of the well and interacts with the Ab in the gel. Soluble complexes are initially formed but as more Ag diffuses equivalence is reached resulting in a lattice and precipitation. The diameter of the precipitation ring is related to the concentration of the Ag and, using known standards, can be quantitated and compared with the levels of Ag in other samples.

In **immunoelectrophoresis**, Ags (e.g. serum) are placed in a well cut in a gel (without Ab) and electrophoresed, after which a trough is cut in the gel into which Abs (e.g. horse anti-human serum) are placed. The Abs diffuse laterally to meet diffusing Ag, and lattice formation and precipitation occur permitting determination of the nature of the Ags (*Fig. 3*).

Agglutination assays

Agglutination involves the interaction of surface Ags on **insoluble particles** (e.g. cells) and specific Ab to these Ags (*Fig. 4*). Ab thus links together (agglutinates) insoluble particles. Much smaller amounts of Ab suffice to produce agglutination than are needed for precipitation. For this reason, agglutination rather than precipitation may be used to determine blood group types or if Ab to bacteria is present in blood as an indication of infection with these bacteria. Since IgM has ten binding sites, whereas IgG has two, IgM is much more efficient at agglutinating particles or cells.

Although Abs are frequently used by themselves to assay for the presence of an Ag, a second Ab is sometimes used in what is known as a **Coomb's test**. In some instances, such as when an autoantibody has been produced against a given cell type, the cells will have human Ab bonded to them, and thus can be identified by a second Ab (an Ab to human immunoglobulin) which will cause agglutination of the cells. In an **indirect Coomb's test**, the presence of circulating Ab to a cell surface Ag is demonstrated by adding the patient's serum to test cells (e.g. erythrocytes) followed by addition of Ab to human Ab.

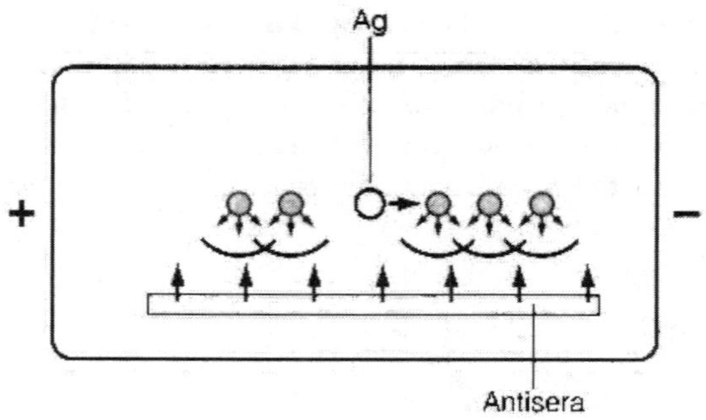

Fig. 3. Identification of antigens using gel electrophoresis. Ag (e.g. serum) is placed in a well cut in a gel and subjected to a voltage gradient which causes the various antigens to migrate different distances through the gel dependent on their charge. After electrophoresis, a trough is cut in the gel into which antibodies (e.g. horse anti-human serum) are placed. The antibodies diffuse laterally from the trough until they meet Ag diffusing from its location after electrophoresis. Again, lattice formation and precipitation occurs and, based on immunoelectrophoresis of defined standards, the identity of the Ag can be determined.

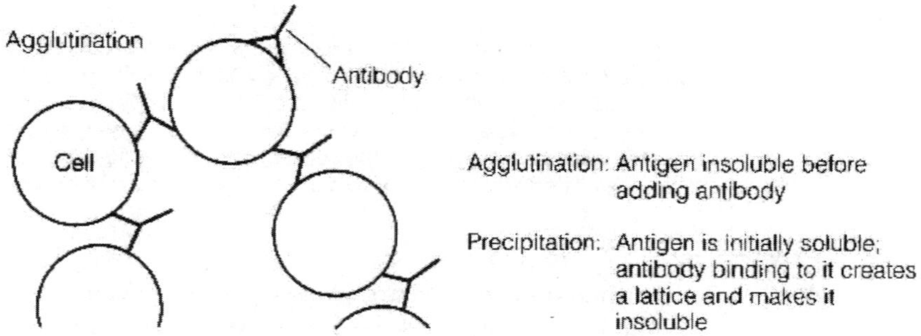

Fig. 4. Agglutination.

D7 Immunoassay

Key Notes

Antibodies and assays

A variety of assays have been developed which provide specific qualitative and quantitative measurement of Ag or Ab, both of which are often of considerable research and clinical relevance. Ab to an organism in the serum of a patient demonstrates infection by the organism. Ab with defined specificity is used to determine the presence of disease-associated antigens in a patient. As tools in molecular and cellular research, Abs permit localization and characterization of Ags.

ELISA/RIA

The presence and concentration of a specific Ag or of an Ab to a specific Ag in solution can be determined by radioimmunoassays (RIA) or enzyme-linked immunosorbent assays (ELISA). Ag attached to a solid surface captures the Ab with which it reacts and is quantitated using a labeled second Ab reactive to the first. These assays permit measurement of a wide variety of Ags as well as the concentration and isotype of Abs specific for a given Ag, such as those reactive with an infectious organism.

Immunofluorescence and flow cytometry

Using a fluorescence microscope and Abs labeled with a fluorescent molecule tissue sections can be examined for cells expressing particular Ags (e.g. those which are tumor associated). Direct or indirect immunofluorescence techniques permit qualitative and quantitative evaluation of several different cell-associated molecules at the same time. Flow cytometers rapidly analyze large numbers of cells in suspension, providing a molecular fingerprint of the cells. Fluorescence-activated cell sorters separate cell subpopulations for more detailed study.

Immunoblotting

Immunoblotting is used to assay for the presence of molecules in a mixture. Western blot analysis involves separating molecules by sodium dedecyl sulfate polyacrylamide gel electrophoresis (SDS-PAGE), transferring them to another matrix and detecting the molecule of interest using ELISA or RIA. This assay is often used to confirm the presence of Abs to infectious agents (e.g. HIV) in patient serum. Immunoblotting can also be used to analyze products of single cells (e.g. cytokines) and the nature of the producing cell.

Affinity purification of Ag and Ab

Ab coupled to an insoluble matrix (e.g. agarose) specifically binds its Ag, which can then be eluted from the Ab yielding relatively pure Ag in one step. Similarly, Ag or protein A coupled to an insoluble matrix permits purification of Ab.

Related topics

Antibody structure (D1)
The cellular basis of the antibody response (E3)
The microbial cosmos (H1)
Immunization (I2)
Diagnosis and treatment of immunodeficiency (J4)
IgE-mediated (type I) hypersensitivity: allergy (K2)
IgM and IgG-mediated (type II) hypersensitivity (K3)
Diagnosis and treatment of autoimmune disease (L5)
Immunodiagnosis (N2)

Antibodies and assays

Methods for measuring antigen–antibody reactions have been well established and include those that have direct biologic relevance (*Table 1*). The combination of Ab with biologically active Ag (virus, toxin, enzyme and hormone) can be detected by neutralization of the virus infection, toxicity, enzymatic and hormonal activity, respectively. Precipitation and agglutination have also been adapted for development of several useful assays.

*Table 1. Effects of combination of antigen and antibody**

Agglutination	Antigenic particle + specific Ab results in aggregation of particles
Precipitation	Soluble Ag + specific Ab results in lattice formation and precipitation
C activation	Ag in solution or on particle + specific Ab results in activation of C
Cytolysis	Cell + anti-cell Ab + C may result in lysis of the cell
Opsonization	Antigenic particle + Ab + C enhances phagocytosis by Mo, MØ, PMNs
Neutralization	Toxins, viruses, enzymes, etc. + specific Abs may result in their inactivation

*C, Complement; Mo, monocytes; MØ, macrophages; Ab, antibody; PMNs, polymorphonuclear cells

A variety of other assays have been developed which provide specific qualitative and quantitative measurement of Ag or Ab for both research and diagnostic purposes. Since the immune system recognizes and remembers virtually all Ags that are introduced into an individual, assays which demonstrate the presence of Ab to an organism in the serum of a patient have become a standard way of determining that the patient has had contact with, was infected by, the organism (e.g. the presence of Ab to HIV in the serum of a patient usually means that the patient has been infected with HIV). Alternatively, Abs with defined specificity (e.g. to Ags associated with cancer cells) can be used to determine the presence of disease-associated Ags in a patient. Abs are also extremely important tools in molecular and cellular research as they permit the localization and characterization of Ags.

ELISA, RIA

The presence of Ab to a particular Ag in the serum of a patient can be determined using very sensitive radioimmunoassays (RIA) or enzyme-linked immunoabsorbent assays (ELISA). Such assays (*Fig. 1*) are of particular value in demonstrating Ab to Ags of infectious agents, e.g. virus, bacteria, etc. The presence of an Ab of a particular isotype can also be determined using a modification of these assays. The radioallergosorbent test (RAST) uses as detecting ligand a radiolabeled Ab to human IgE and permits the measurement of specific IgE Ab to an allergen. ELISA and RIA also provide very specific and sensitive measurement of toxins, drugs, hormones, pesticides, etc., not only in serum, but also in water, foods and other consumer products. Based on these procedures, assays for nearly any Ag or Ab can be readily developed.

Immunofluorescence and flow cytometry

Although it is possible to use ELISA and RIA to evaluate the presence of an Ag on a cell, this is usually more conveniently done using Abs to which a fluorescent marker has been covalently attached. Moreover, in most cases a mAb is used and thus is highly specific for a particular molecule and a particular epitope on that molecule. This type of assay can be done using an Ab to the Ag which is directly fluorescent labeled (**direct** immunofluorescence) or by first incubating the unlabeled Ab with the cells (e.g. a mouse mAb to human T cells) and then, after washing away unbound Ab, adding a second fluorescent-labeled Ab that reacts with the first Ab (e.g. a goat Ab to mouse immunoglobulin). This

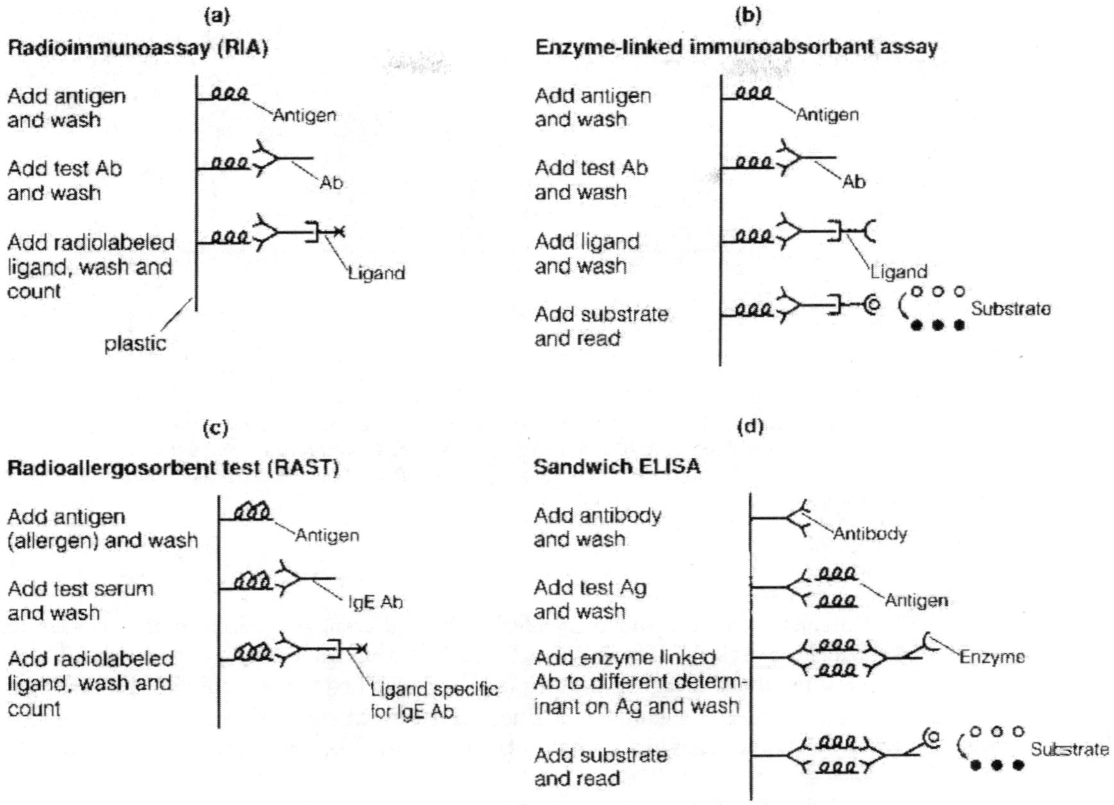

Fig. 1 (a) Radioimmunoassay (RIA). Antigen is incubated in a microtiter well and small quantities are adsorbed. Free antigen is washed away. Test antibody is added, which may bind to the Ag, and unbound Ab washed away. Ab remaining bound to the Ag is detected by a radiolabeled ligand (e.g. an Ab specific for the isotype of the test Ab, or staphylococcal protein A which binds to the Fc region of IgG). (b) Enzyme-linked immunosorbent assay (ELISA). This is similar to RIA except that the ligand (e.g. the Ab that binds the test Ag) is covalently coupled to an enzyme such as peroxidase. This ligand binds the test Ab and after free ligand is washed away the bound ligand is detected by the addition of substrate which is acted on by the enzyme to yield a colored and detectable end product. (c) Radioallergosorbent test (RAST). This measures Ag-specific IgE in an RIA where the ligand is a labeled anti-IgE Ab. (d) The sandwich assay is done as above except that Ab to an antigen is first adsorbed to a micotiter well and unbound Ab washed away. A potential source of Ag is added and what is not bound (captured) by the Ab is washed away. An enzyme-linked Ab to a different determinant on the Ag is then added, followed by washing. The presence of Ag is detected by the change in color of added substrate.

indirect immunofluorescent assay (*Fig. 2*) has two advantages, it has higher sensitivity and requires labeling of only one Ab, the second Ab, because, in the example given, it can detect (react with) mouse Ab to other antigens.

Fluorescent Abs to cell surface molecules (e.g. those which are tumor associated) are very useful in examining tissue sections for cells expressing the Ag. This assay is done by incubating the tissue section with the labeled Ab (for direct immunofluorescence) or unlabeled Ab, followed by labeled second Ab and then examining the tissue section using a fluorescent microscope. These microscopes irradiate the tissue with a wavelength of light that excites the fluorescent label on the Ab to emit light at a different wavelength. This emitted light can be directly visualized, photographed and even quantitated. Moreover, it is possible to analyze a tissue sample using several different Abs at the same

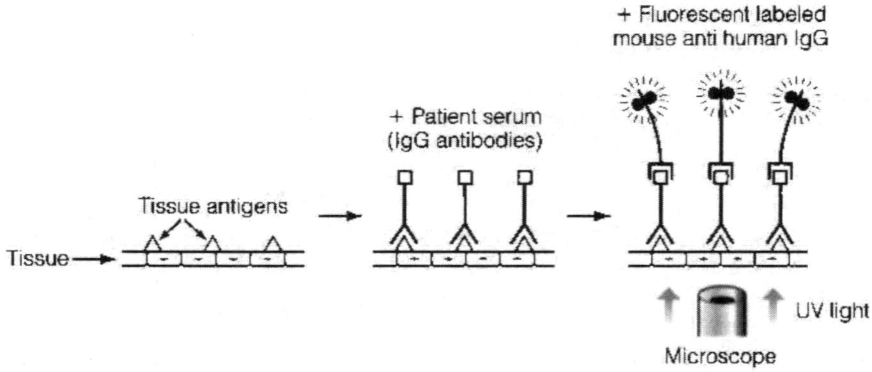

Fig. 2. Indirect immunofluorescence assay for autoantibodies. Patient serum is added to tissue sections and the autoantibodies bind to particular autoantigen(s). After washing, fluorescent antibodies to human IgG are added and viewed under a fluorescence microscope. A green color shows where the human antibodies have bound to the tissue autoantigens.

time, as each Ab could be labeled with a different fluorescent molecule each of which emits light at a wavelength distinct from the others. It is also possible to look for intracellular molecules (e.g. Abs) by first permeabilizing the cells and then doing the staining and fluorescence microscopy. Thus, one can use this approach to develop a molecular fingerprint of the cells associated with a tissue.

Although fluorescence microscopy can be, and is, applied to the analysis of **single cell suspensions**, another rather technologically sophisticated approach, **flow cytometry**, is most often used. This assay uses the same basic staining procedures as described for fluorescence microscopy, followed by automated quantitation of the amount of fluorescence associated with individual cells (*Fig.* 3). In particular, the suspension of stained cells is fed to the flow cytometer which disperses the cells so they then pass single file through a focused laser beam which excites any fluorescent label associated with the cells. Those stained by the fluorescent Ab emit light that is detected and quantitated by optical sensors and the intensity of fluorescence is plotted in histograph form by a computer. This machine can analyze 1000 cells per second and provide quantitative data on the number of molecules of a particular kind on each cell. It can also analyze mixtures of cells and provide data on their size and granularity in addition to their expression of specific molecules. Some versions of this machine (**fluorescence-activated cell sorter**) are also able to separate out cells into microdroplets and sort those expressing a selected amount of a particular Ag into a separate tube for further analysis or culture.

Immunoblotting

It is possible to combine various separation and detection procedures for identification and analysis of Ags and for evaluating the expression of molecules by single cells. Western blot analysis involves separating Ags by polyacrylamide gel electrophoresis (PAGE) in the presence of sodium dodecyl sulfate (SDS) which results in separation of molecules on the basis of size. These molecules are then transferred to another matrix (e.g. nitrocellulose) to form a pattern on the matrix identical to that on the gel. Enzyme-linked Ab to the molecule of

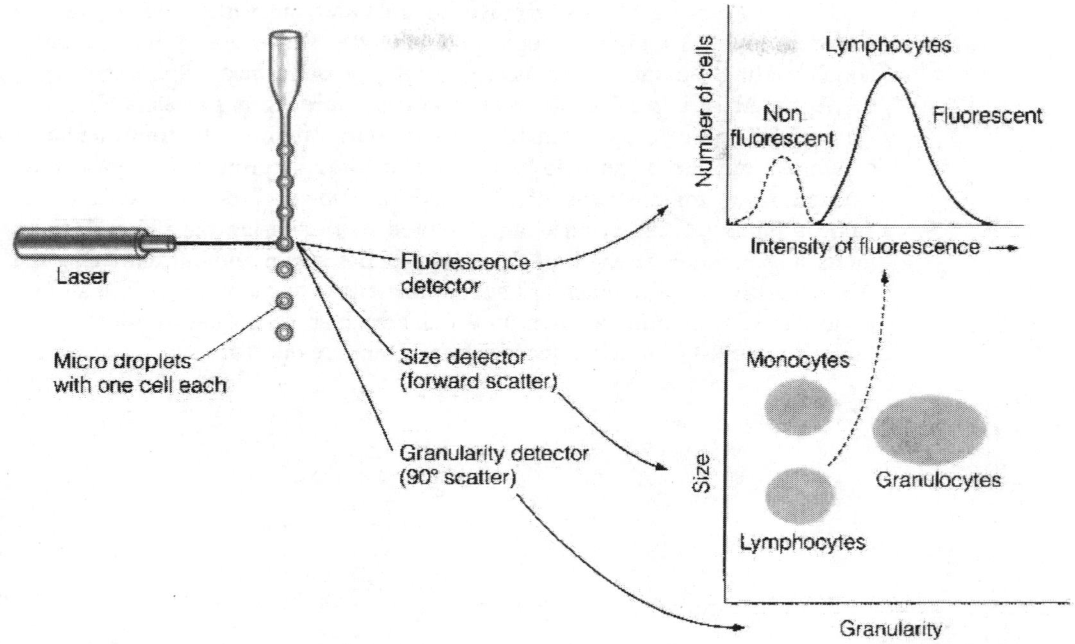

Fig. 3. Flow cytometry. After labeling with fluorescent antibody, cells are passed one at a time through a laser beam. Photodetectors measure the amount of fluorescence which is plotted as a histogram showing the proportion of non fluorescent (unstained) and fluorescent (stained) cells. Other detectors simultaneously measure scattered laser light, which is used to generate a 'dot blot' in which lymphocytes, monocytes and granulocytes can be discriminated.

interest is then added, the unbound Ab washed off and substrate added (see ELISA) for visualization. This assay permits specific identification of proteins in a mixture and is also often used to confirm the presence of Abs to certain infectious agents (e.g. HIV) in the serum of patients.

Immunoblotting can also be used to assay for the presence of molecules in a mixture as described for the sandwich ELISA. This has now been extended for analysis of products of single cells. For example, to assay for production of a cytokine, Ab to the cytokine is coated onto the nitrocellulose 'floor' of a special culture well (see sandwich ELISA), the unbound Ab is washed off, and cells are then plated on top of this Ab. After incubation, an enzyme-linked Ab to a different determinant on the cytokine is added, followed by washing and substrate addition. Wherever a cell produced the cytokine, it will be captured by the first Ab and will then be detected by the second Ab and its conversion of substrate, forming a colored spot on the nitrocellulose (hence the name ELISPOT assay). The nature of the cell producing the cytokine can also be determined by flow cytometry after staining the cells with a fluorescent-labeled cell-type-specific Ab (e.g. anti-CD4 for T helper cells) and an anti-cytokine Ab labeled with a different fluorochrome.

Affinity purification of Ag and Ab

The specificity of Abs is not only important to the development of many research and diagnostic assays, but can, in some instances, be used to purify or be purified by, interaction with Ag. This is because Abs do not form covalent bonds when they combine with Ag. Ab coupled to an insoluble matrix (e.g. agarose) specifically binds its Ag, removing it from a mixture of other molecules. After washing to remove all unbound molecules, the Ag can be eluted at low pH and/or at high ionic strength, which breaks the reversible bonds holding it to the Ab. As this can usually be performed without damaging the Ag or Ab, it is possible to obtain relatively pure Ag in one step. Similarly, Ag coupled to an insoluble matrix permits purification of Ab from media or serum. Ab can also be purified based on its binding by proteins (e.g. protein A) isolated from some strains of *Staphylococcus aureus*. Protein A coupled to agarose binds IgG Abs which can be eluted by decreasing the pH and/or by increasing the ionic strength of the eluting buffer, again without damaging the Ab. Using similar techniques, cell subpopulations with characteristic cell surface molecules (e.g. immunoglobulin on B cells) can also be isolated (positive selection) or removed (negative selection) from a mixture of cells.

D8 ANTIBODY FUNCTIONS

Key Notes

Role of antibody alone

Antibody alone can neutralize viruses and toxins if it binds tightly to, and blocks, a part of the toxin or virus critical to its biological activity. Similarly, antibodies can inhibit microbes from colonizing mucosal areas and in some cases may induce programed cell death (apoptosis).

Role of antibody in complement activation

IgG or IgM antibodies can, on binding to antigen, activate the **classical** pathway of complement leading to lysis of the cell on which the antigen is located, and/or to attraction of immune cells (chemotaxis) which phagocytose the antigen-expressing cells.

Role of antibody with effector cells

Phagocytes (PMNs and macrophages) have various receptors including those for complement component C3b, for the Fc region of IgG (FcγR) and for the Fc region of IgA (FcαR). These receptors enhance binding to, and phagocytosis, or ADCC of, antibody and/or complement opsonized microbes. Binding of antigens (e.g. allergens) to IgE already bound to Fc receptors for IgE on mast cells results in degranulation and subsequent enhancement of the acute inflammatory response.

Related topics

Cells of the innate immune system (B1)
Molecules of the innate immune system (B2)
Innate immunity and inflammation (B4)
Immunity to different organisms (H2)

Role of antibody alone

Antibody alone can, in some instances, neutralize, and thus protect against, viruses and toxins. However, its effectiveness depends greatly on the specificity and affinity of the antibody. That is, it must react with the part of the toxin or virus critical to its biological activity, and it must bind tightly enough to prevent interaction of the toxin or virus with the cell surface receptor through which it gains entry. Similarly, antibodies, primarily of the IgA class, can bind to bacteria and inhibit their attachment to mucosal epithelial cells. They can also cause their agglutination and thus prevent colonization of mucosal areas (Topic D2). In addition, antibodies specific for certain molecules on the surface of cells can induce programed cell death (apoptosis).

Role of antibody in complement activation

The ability of antibody to protect against infection is, in many instances, greatly enhanced by or dependent on the complement system. As described in Topic B2, the complement system is a protective system common to all vertebrates. In man it consists of a set of over 20 soluble glycoproteins, many of which are produced by hepatocytes and monocytes. These molecules are constitutively present in blood and other body fluids and may be present in large amounts, especially C3, the pivotal molecule of the complement system. The component molecules (C) include C1 (C1q, C1r, C1s), C2, C3, C4, C5, C6, C7, C8, C9 as well as a set of molecules which are primarily associated with the alternative pathway, including Factor B and Factor D (Topic B2). On appropriate triggering, these components interact sequentially with each other. This 'cascade' of molecular events involves cleavage of some complement components into active fragments (e.g. C3 is cleaved to C3a and C3b), which contribute to activation of the next component, ultimately leading to lysis of, and/or protection against, a variety of microbes.

When an antibody of the IgG or IgM class (Topic D1, *Table 1*) attaches to an antigen, **the classical pathway** of complement is activated leading to complement-mediated lysis of the microbe (or other cell) on which the antigen is located. In addition, complement activation can also lead to attraction of immune cells (chemotaxis), and to opsonization and phagocytosis of the cell on which complement is being activated (Topic B2). The classical pathway can also be activated by an Ag–Ab lattice.

Table 1. Sequence of complement activation by the classical pathway leading to cell lysis

T (target cell) + A (antibody)	TA complex
TA + C1q,r,s	TAC1
TAC1 + C4	TAC1,4b + C4a
TAC1,4b + C2	TAC1,4b,2b + C2a
TAC1,4b,2b + C3	TAC1,4b,2b,3b + C3a
TAC1,4b,2b,3b + C5	TAC1,4b,2b,3b,5b + C5a
TAC1,4b,2b,3b,5b + C6 + C7	TAC1,4b,2b,3b,5b,6,7
TAC1,4b,2b,3b,5b,6,7 + C8	TAC1,4b,2b,3b,5b,6,7,8
TAC1,4b,2b,3b,5b,6,7,8 + C9	TAC1,4b,2b,3b,5b,6,7,8,9 Lysis of T

T refers to target cell. A refers to antibody

Sequence of activation

Formation of a site to which the first component of complement (C1) can bind requires a single bound antibody of IgM, or two IgG molecules bound in close proximity to each other. The C1q component of the C1 complex (C1q, C1r, C1s) then binds to the Fc regions of the cell-bound antibodies (*Fig. 1*). This results in activation of C1 which then catalyzes the cleavage of C4 and C2, pieces of which (C4b and C2b) then bind to the cell surface forming a new cell-bound enzyme, C3 convertase (C4b+C2b). C3 convertase then cleaves C3 into C3a and C3b. C3b binds to the cell surface, forming a C4b, 2b, 3b complex. The cleavage of C3 into C3a and C3b is the single most important event in the activation of the complement system. This may be achieved by two different cleavage enzymes, C3 convertases – one as a component of the alternative pathway (Topic B2), the other a part of the classical pathway. One of the fragments, C3b, is very reactive and can covalently bind to virtually any molecule or cell. If C3b binds to a self cell, regulatory molecules associated with this cell (see below) inactivate it, protecting the cell from complement-mediated damage.

For the classical pathway, the C4b, 2b, 3b complex governs the reaction and binding of the next complement components, C5, C6, C7, C8 and C9 to the cell surface (*Table 1*). More specifically, C5b is crucial to formation of the 'membrane attack complex' (MAC), C5b-C6-C7-C8-C9, which mediates lysis of the microbe. The sequence of activation of the C5–9 components is the same as that described for the alternative pathway (Topic B2), and leads to functional and

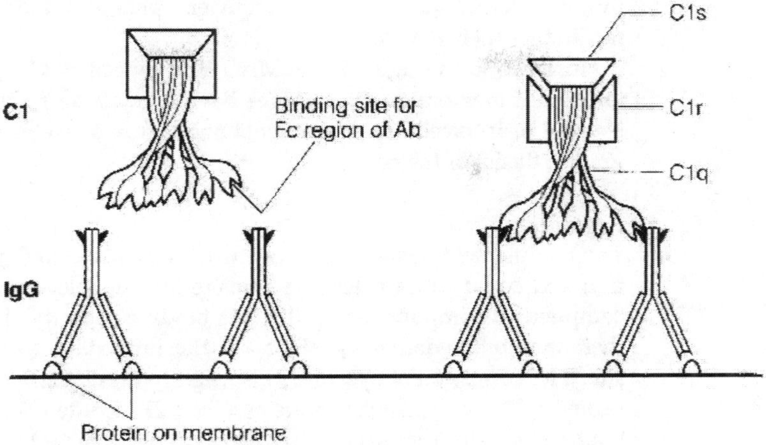

Fig. 1. Initiation of complement activation by binding of C1 to antibody. The CH2 domains of the Fc regions of adjacent IgG molecules, bound to repeating antigenic determinants on a membrane, interact with the C1q subunit of C1. This results in the activation of C1r and C1s subunits, exposing an enzymatic active site.

structural damage to the membrane as a result of the formation of pores created by insertion of C9 complexes into the membrane.

The major functions of the complement system

The classical pathway has the same biological activities and major functions as the alternative pathway, including:

- Initiation of (acute) inflammation by direct activation of mast cells.
- Attraction of neutrophils to the site of microbial attack (chemotaxis).
- Enhancement of the attachment of the microbe to the phagocyte (opsonization).
- Killing of the microbe activating the membrane attack complex (lysis).

The components of the complement system most important to these main functions are the inflammatory peptides C3a and C5a (anaphylatoxins), derived from C3 and C5, respectively. C3a and C3b bind to receptors on mast cells causing them to release pharmacological mediators (degranulate) such as histamine, which result in smooth muscle contraction and increased vascular permeability (Topics B2, B4 and K4). C5a is also chemotactic and attracts neutrophils (PMNs) to the site of its generation (e.g. by microbial attack). It also causes PMN adhesion, degranulation and activation of the respiratory burst.

Also important C3b and its split products (and C4b) act as opsonins, marking a target for recognition by receptors on phagocytic cells. These receptors (e.g. complement receptor, CR1 = CD35) are expressed on monocytes/macrophages, PMNs and erythrocytes. PMNs attracted to a site of complement activation by C5a find and bind to C3b through their cell surface complement receptors an interaction that greatly enhances internalization of the microbe by these cells. Thus, complement can not only lead to lysis of a microbe, but attracts phagocytes and identifies, using C3b, what these cells should phagocytose. Even organisms resistant to direct lysis by complement may be phagocytosed and killed. Binding of C3b-containing complexes to CR1 on erythrocytes shuttles immune complexes to the mononuclear phagocytes of the liver and spleen, facilitating their removal.

Finally, C5b through C9, the MAC, and especially C9 produces 'pores' in the target cell membrane. These pores have diameters of about 10 nm and permit leakage of intracellular components and influx of water that results in disintegration (lysis) of the cell.

Regulation

The complement system is a powerful mediator of inflammation and destruction and could cause extensive damage to host cells if uncontrolled. However, complement components rapidly lose binding capacity after activation, limiting their membrane-damaging ability to the immediate vicinity of the activation site. The complement system is also tightly regulated by inhibitory/regulatory proteins. These regulatory proteins (*Table* 2) include C1 inhibitor, Factor I, C4b binding protein, Factor H, decay-accelerating factor (DAF), membrane co-factor protein (MCP), and CD59 (protectin). They protect host cells from destruction or damage at different stages of the complement cascade. Because regulatory proteins are expressed on the surface of many host cells but not on microbes, they limit damage to the site of activation and usually to the invading microbe which initiated complement activation.

Table 2. Regulatory proteins of the complement system

Protein	Function
C1 inhibitor	Binds to C1r and C1s and prevents further activation of C4 and C2
Factor I	Enzymatically inactivates C4b and C3b
C4b binding protein	Binds to C4b displacing C2b
Factor H	Displaces C2b and C3b by binding C4b
DAF	Inactivates C3b and C4b
MCP	Promotes C3b and C4b inactivation
CD59	Prevents binding of C5b,6,7 complexes to host cells

Activation equals inactivation

Because the activated complement components are unstable and also readily inactivated by complement regulatory proteins, the activity of complement is short lived. Therefore, activation of complement is equivalent to its inactivation. Thus, depressed complement levels in an individual may indicate that complement is being used up faster than it is being produced, suggesting chronic activation of complement perhaps resulting from continuous *in vivo* formation of antigen–antibody complexes.

Role of antibody with effector cells

A variety of effector cells have receptors for the Fc region of antibodies. Phagocytes (PMNs, macrophages and eosinophils) utilize their Fc receptors (FcR) for IgG (FcγR) or IgA (FcαR) to enhance phagocytosis of antibody opsonized microbes. In addition, these FcR can mediate killing of cells through antibody-dependent cellular cytotoxicity (ADCC). PMNs, monocytes, macrophages, eosinophils and NK cells can kill antibody-coated target cells directly (*Fig.* 2). That is, in ADCC, lysis of the target cell does not require internalization (although that may also happen) and involves release of toxic molecules (e.g. TNFα, Topic B2) at the surface of the target.

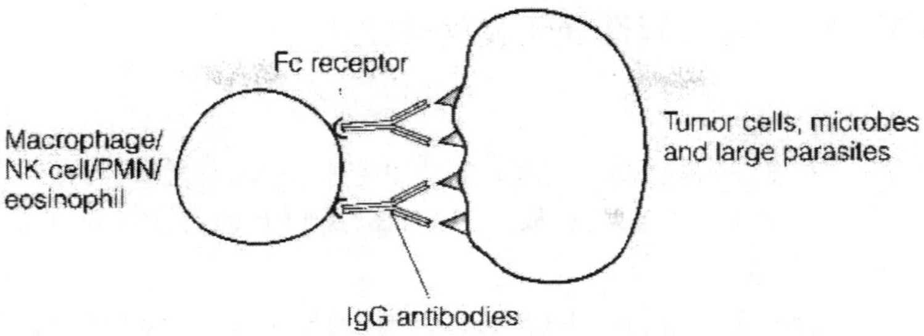

Fig. 2. Antibody dependent cellular cytotoxicity (ADCC) of an antibody coated target cell. Several effector cell populations have Fc receptors (FcR) for IgG. Antibody coated microbes attach to macrophages or PMNs through these receptors, and their resulting crosslinking leads to release of toxic substances. This extracellular killing probably occurs prior to phagocytosis of opsonized microbes through FcR or complement receptors. This also occurs when the antibody coated target is too large to be phagocytosed, e.g. a worm. Eosinophils are particularly important in killing worms by this mechanism (Topic H2). Macrophages, PMNs, and eosinophils can also use IgA FcR for ADCC. NK cell mediated death of virus-infected cells and tumor cells can be enhanced through ADCC.

Enhanced phagocytosis can also be mediated by phagocyte receptors for the complement component C3b, which is generated by antibody-mediated activation of the complement sequence (classical pathway) or on activation by certain microbes of the alternative pathway of complement. Mast cells and basophils have FcR for IgE (FcεR), which on binding of IgE-coated antigens or cells can trigger degranulation and subsequent enhancement of the acute inflammatory response. Over-stimulation of mast cells/basophils by this mechanism leads to pathology (Topic K2).

E 抗体应答

E1 B细胞受体复合物、辅助受体和信号发送

要 点

B细胞受体(BCR)复合物 B细胞受体(BCR)复合物由抗原受体(Ig)和与之联合的另外两条多肽Igα和Igβ(CD79a和CD79b)组成。Igα和Igβ是BCR的信号分子,也是Ig装配与表达所必需的。

B细胞辅助受体 辅助受体包括CD21、CD32和CD19,均与BCR复合物联合,特别是在BCR与一个或多个辅助受体通过抗原-补体/抗体复合物连接时。由Ig-Igα/Igβ复合物发送的信号根据其所连接分子的不同被增强或抑制①。

受体-配体相互作用 淋巴细胞为执行其功能必须被激活。淋巴细胞经其抗原受体与抗原的结合(信号1)是必要的,但尚不足以刺激它,并可能造成无反应性。B细胞表面的辅助分子和共同刺激分子,对细胞——细胞相互作用和导致活化的信号转导事件(信号2)是需要的。

通过辅助受体发送信号 B细胞信号发送通过与BCR联合的Igα/Igβ复合物引发,并导致酪氨酸模体(ITAM)磷酸化。随后是包括激酶和磷酸酶的有序的一系列生化事件。这些事件受辅助受体信号调节。第二信使导致转录因子活化,并因此导致淋巴细胞功能的活化。

相关主题 固有免疫系统的细胞(B1) B细胞活化(E2) 淋巴细胞(C1)

注①:B细胞活化过程中,辅助受体除了在形成B细胞受体信号时发挥辅助作用外,还在其后的一系列信号转导过程中发挥调解作用,也就是辅助受体为B细胞受体信号的合理传递提供保证。

E2 B细胞活化

要 点

两类B细胞 两类B细胞可以根据它们在增生和分化时是否需要T细胞的辅助而区别开来。B1细胞是不依赖T细胞的,主要产生分泌性IgM抗体,并且一般识别微生物的多聚糖/脂质(不依赖胸腺的T-I)抗原。B2细胞(常规的B细胞)是依赖T细胞辅助的,并且主要负责发展IgG,Ig A和IgE抗体介导的免疫。

不依赖胸腺的(T-I)抗原 虽然B细胞对大多数抗原的应答需要T细胞的辅助,但B细胞被某些抗原的活化却不需要②。这些不依赖T细胞的抗原有两种类型,两种均主要产生低亲和力的IgM抗体。Ⅰ型抗原是细菌多糖促细胞分裂原,它激活B细胞而不依赖它们的抗原受体。Ⅱ型抗原是线形的,不易降解的抗原,如肺炎链球菌多糖。这些抗原存留在巨噬细胞表面,并通过与B细胞表面的受体的交联直接刺激B细胞。

依赖胸腺的(T-D)抗原 Th细胞诱导B细胞产生抗体,转换产生抗体的同种型,并经受亲和力成熟。大多数抗原与B细胞上抗原受体结合,提供一个信号,而Th细胞产生的细胞因子和在同源B细胞上互补的表面分子的接合,提供引起B细胞活化的第二信号。Th细胞识别抗原特异的B细胞表面上的抗原肽,因为B细胞能经过膜Ig特异地捕获抗原,并将它的肽酶与MHCⅡ类分子联合。Th细胞一旦经TCR激发,就表达CD40L,再经B细胞的CD40表面受体激发B细胞活化。激活的B细胞经CD28与T细胞相互地共同刺激,使T细胞产生IL-2、IL-4和IL-5。结果T细胞和B细胞均克隆扩增和分化。

导致B淋巴细胞活化的生化事件

在B细胞与抗原相互作用之后，Igα/Igβ分子通过其胞质内尾部的免疫受体酪氨酸活化模体(ITAM)递送第一信号。B细胞受体复合物的辅助受体(CD21和CD19)调节这些起始信号。若C3d与特异抗原结合，则CD21可与C3d结合，并提供B细胞活化时的附加阳性信号。B细胞上的膜受体抗体通过T-I抗原发生交联，诱导辅助受体成簇，这些成簇的辅助受体导致多信号以增强激酶网络和产生IgM的B细胞活化。接触T-D抗原的B细胞在其CD40与Th细胞的CD40L结合时，接受到第二信号。这一信号与细胞因子(如IL-2，IL-4等)一起，诱导B细胞增殖和分化，形成浆细胞和记忆细胞。

相关主题

淋巴细胞(C1)
B细胞受体复合物、辅助受体和信号发送(E1)
抗原的T细胞识别(F2)
因基、T辅助细胞、细胞因子和神经内分泌系统(G5)
原发性/先天性(遗传性)免疫缺陷(J2)
抗原和抗体调节(G4)

注②：一般的抗原需要与淋巴细胞表面的受体(B细胞受体或者T细胞受体)结合后，才能进一步激活淋巴细胞，诱发淋巴细胞发生一系列变化，产生免疫应答。但是对于T-I抗原，不需要通过与B细胞表面受体结合就可以激活细胞，产生其后的反应。

E3　抗体应答的细胞基础

要　点

B细胞的选择与活化

进入个体的抗原特异地与有该抗原受体的B细胞结合。在有T细胞辅助时，这些B细胞克隆扩增，其中一些分化成产生对该抗原特异抗体以起动应答的浆细胞。

初次应答和记忆应答

初次接触抗原时，发生导致产生IgM抗体的初次免疫应答。通常在4～5天内接着发生IgG免疫应答。这种应答是自限的，并且当再得不到刺激B细胞的抗原时即停止。当抗原再次进入时，产生更多已分化成效应更强的抗原特异记忆B细胞，导致更迅速的应答，且通常引起IgG抗体产生。

多克隆应答

由单一细胞产生的抗体是同质的，但是对于一种给定抗原的应答，涉及许多产生不同特异性的抗体的细胞，因此，总的说来是非常异质的(即多克隆的)③。而且，一种抗体对一种微生物应答的效力可能依赖于这种异质性。

交叉反应应答

有时发现相似的或完全相同的抗原决定簇可与完全不相同的分子或细胞结合。这种交叉反应在下述情况是重要的：①在防御有交叉反应抗原的生物时；②在带有与正常的自身抗原产生交叉反应抗原的感染性生物所诱发的自身免疫病中(如诱发风湿热的链球菌感染)④。

相关主题

淋巴细胞(C1)
抗体类别(D2)
B细胞活化(E2)
克隆扩增和效应功能的发展(F5)
基因、T辅助细胞、细胞因子和神经内分泌系统(G5)

注③：一种抗原可以具有多个抗原决定簇，因此对于一个抗原的不同抗原决定簇可以产生不同的抗体，这就是所谓的针对一个抗原的多克隆抗体。

注④：交叉反应往往是外源性感染微生物诱导机体出现自身免疫损伤的基础。

E4 不同组织中的抗体应答

要 点

血 液

进入血液的抗原被脾巨噬细胞、树突细胞和 B 细胞捕获和收纳。这些细胞加工抗原并将存在于 MHC Ⅱ类分子上加工后的抗原呈递给诱导 B 细胞分化和类别转换为 IgG 的 T 辅助细胞[⑤]。

黏 膜

进入黏膜区的抗原接触黏膜区下面的 B 细胞，依次再与诱导类别转换为 IgA 或 IgE 的 Th2 细胞相互作用。生成的浆细胞产生二聚体 IgA，IgA 可与上皮细胞的多聚-Ig 受体结合，并被转运到管腔中介导保护作用[⑥]。

淋 巴

进入组织的抗原通过淋巴被引导到淋巴结中，在淋巴结中，APC 将其加工并呈递给对抗原特异 B 细胞提供帮助的 T 细胞。

作为 B 细胞成熟部位的生发中心

生发中心是 B 细胞在次级淋巴组织内增殖的转化灶，B 细胞发育中的三个重要过程，即记忆细胞的形成，类别转换，和抗体亲和力的成熟均发生在该处。因此，对抗原有较高亲和力受体的 B 细胞经选择、存活、增殖，其中一些成熟为记忆细胞，另一些成熟为浆细胞。

相关主题

淋巴细胞（C1）　　黏膜相关淋巴样组织（C3）
淋巴器官和淋巴组织（C2）　　淋巴细胞运输和再循环（C4）

注⑤：巨噬细胞、树突细胞将抗原在细胞内加工，并将加工后的抗原结合到 MHC Ⅱ类分子上，然后将二者共同转移到细胞外表面；B 细胞将抗原聚集在表面，并将其与表面 MHC Ⅱ结合，然后呈递给 T 辅助细胞，活化的 T 辅助细胞进一步诱导 B 细胞分化，促进 B 细胞转换抗体分泌的类型。

注⑥：IgA 是由位于管腔上皮层下的 B 淋巴细胞分泌，然后通过上皮细胞转运，将 IgA 运送到上皮层外，即可以直接与外界相接触的部位，发挥保护作用。

E1 THE B CELL RECEPTOR COMPLEX, CO-RECEPTORS AND SIGNALING

Key Notes

The B cell receptor (BCR) complex	The BCR complex consists of the antigen receptor, Ig, in association with two other polypeptides, Igα and Igβ (CD79a and CD79b). Igα and Igβ are signaling molecules for the BCR and are also required for assembly and expression of Ig.
B cell co-receptors	Co-receptors, including CD21, CD32 and CD19 associate with the BCR complex especially when both the BCR and one or more of the co-receptors are linked through an antigen-complement/antibody complex. Depending on which molecules are ligated, signaling by the Ig-Igα/Igβ complex is enhanced or inhibited.
Receptor–ligand interactions	Lymphocytes need to be activated in order to carry out their function. Binding of the lymphocyte to an antigen via its antigen receptor, *signal 1*, is necessary, but not sufficient to stimulate it and may lead to anergy. Accessory and co-stimulatory molecules on the surface of B cells are required for cell–cell interaction and the signal transduction events leading to activation (*signal 2*).
Signaling by co-receptors	B cell signaling is initiated through the Igα/Igβ complex associated with the BCR and results in phosphorylation of tyrosine motifs (ITAMs). This is followed by an ordered series of biochemical events involving kinases and phosphatases. These events are modulated by signals from co-receptors. Second messengers lead to activation of transcription factors and thus to activation of lymphocyte function.

Related topics Cells of the innate immune system (B1); Lymphocytes (C1); B cell activation (E2)

The B cell receptor (BCR) complex

As described in Topic D2, the receptor for antigen on B cells is immunoglobulin. Initially cells make IgM and then IgD, which are both displayed on the surface of a mature B cell. These Igs are transmembrane molecules although the cytoplasmic domain of each is only three amino acids long, too short to signal the cell when antigen binds to the antibody. However, this membrane-bound Ig is associated with two other polypeptides on the B cell, Igα and Igβ (*Fig. 1*). These small molecular weight (20 kDa) transmembrane molecules are the signaling molecules for the BCR. When IgM, IgD (or other Ig isotypes on the B cell) are cross linked by binding to antigen, Igα and Igβ transduce signals which begin to prepare the cell for a productive interaction with T helper cells. Igα and Igβ are also required for assembly and expression of immunoglobulin, and thus of the B cell receptor complex, in the plasma membrane.

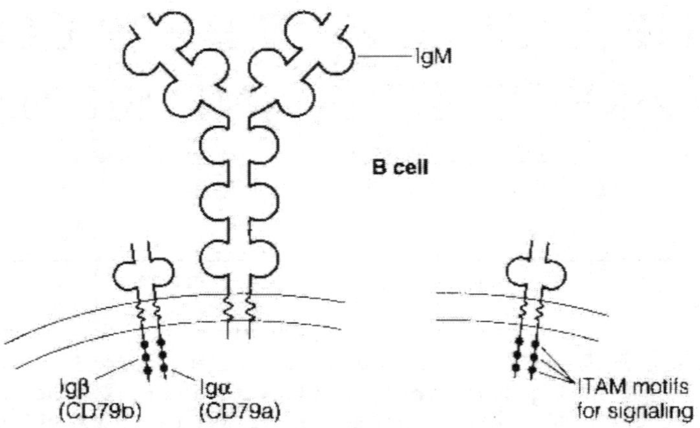

Fig. 1. The B cell receptor complex (BCR).

B cell co-receptors

Molecules associated with the B cell receptor complex are expressed early in development to enable assembly of a functional antigen receptor on the B cell surface. Other molecules important for B cell functions, including their ability to present antigen, e.g. MHC class II molecules, also develop early in the life of a B cell. Moreover, the co-receptor complex on the surface of B cells can, depending on which molecules are ligated, enhance or inhibit signaling by the Ig-Igα/Igβ complex. This co-receptor complex includes CD21 (complement receptor 2, CR2), CD32 (a receptor for the Fc region of IgG, FcγRIIB), and CD19 (a signaling molecule). These molecules associate with the BCR complex especially when both the BCR and the co-receptor complex interact with the same antigen; i.e., if the BCR binds antigen with which soluble Ab and/or complement have also interacted, CD21 and CD32 will be engaged and, through these signaling molecules, influence signaling by the Igα/Igβ complex (*Fig. 2*).

Receptor–ligand interactions

Lymphocytes need to be activated in order to carry out their function. At the molecular level this means receiving a message from outside the cell via

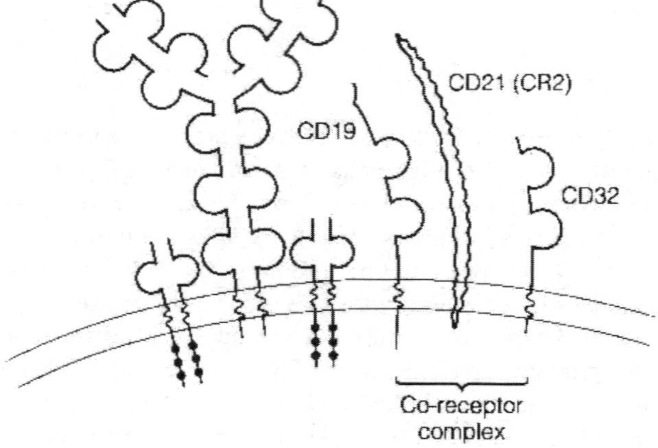

Fig. 2. The BCR complex and its co-receptor complex.

interaction with a cell surface receptor. This signal is then passed through the cytoplasm to the nucleus (signal transduction) to induce the gene transcription required for cell proliferation and synthesis and release of effector molecules, e.g. cytokines and antibodies. Although binding of the lymphocyte to an antigen via its antigen receptor (*signal 1*) is necessary to stimulate the cell, it is not sufficient and usually results in anergy if signal 2 is not also provided. Certainly, the binding of accessory cell surface molecules (e.g. B7-1 and B7-2 (CD80 and CD86), CD40 and LFA-1, on B cells) with their counter receptors on T cells is important, as these interactions increase the avidity of cell–cell interaction. In addition, co-stimulatory molecules (some of which are also accessory molecules) modulate the signal transduction events leading to activation by providing the critical second signal (*signal 2*). B cells are activated with and without the requirement of T cells. Multimeric antigens can stimulate B cells directly whilst responses to protein antigens require T cell help.

Signaling by co-receptors

The antigen receptors on B cells do not have intracytoplasmic tails of sufficient length and amino acid composition to act as signaling molecules. Thus, B cell signaling is initiated through CD79a/b, which is associated with the BCR. These molecules have immuno-tyrosine activation motifs (ITAMs) that are phosphorylated by kinases to initiate the activation process. Similar to the early events leading to activation of T cells, the molecules of the B cell receptor complex become associated with the enzymes involved in phosphorylation within cholesterol-rich areas of membrane termed 'lipid rafts' (Topic F4). An ordered series of biochemical events then occurs via kinases and phosphatases, which is modulated by signals from other co-receptor cell surface molecules. Second messengers are produced which are eventually responsible for activation of transcription factors inside the nucleus and for production of cell cycle proteins and molecules required for lymphocyte effector functions. Cytokines induce proliferation and further differentiation of activated B cells.

E2 B CELL ACTIVATION

Key Notes

Two kinds of B cells

Two B cell groups can be distinguished based on their requirement for T cell help in order to proliferate and differentiate. *B1 cells* are T cell independent, produce mainly IgM antibodies for secretion, and generally recognize multimeric sugar/lipid (thymus-independent, T-I) antigens of microbes. *B2 cells* (conventional B cells) are dependent on T cell help and are primarily responsible for the development of IgG, IgA and IgE antibody-mediated immunity.

Thymus-independent (T-I) antigens

Although B cell responses to most antigens require T cell help, activation of B cells by certain antigens does not. These T-independent antigens are of two types, both of which generate primarily IgM antibodies of low affinity. Type 1 antigens are bacterial polysaccharide mitogens that activate B cells independently of their antigen receptors. Type 2 antigens are linear, poorly degradable antigens, e.g. pneumococcus polysaccharide. These antigens persist on the surface of macrophages and directly stimulate B cells through cross-linking of their surface receptors.

Thymus-dependent (T-D) antigens

Th cells induce B cells to produce antibodies, to switch the isotype of antibody being produced and to undergo affinity maturation. Binding of most antigens to antigen receptors on B cells provides one signal whilst the cytokines produced by the Th cells, and the engagement of complementary surface molecules on the *cognate* B cell provides the second signal resulting in B cell activation. Th cells recognize antigenic peptides on the surface of antigen-specific B cells because the B cells can capture antigen specifically via membrane Ig and associate its peptidase with class II MHC molecules. Once triggered via the TCR, Th cells express CD40L, which triggers B cell activation via its CD40 surface receptor. Activated B cells reciprocally co-stimulate T cells via CD28, which produce IL-2, IL-4 and IL-5. As a result, both the T cells and B cells clonally expand and differentiate.

Biochemical events leading to B cell activation

Igα/Igβ molecules transmit the first signals following B cell interaction with antigen through ITAMs of their intracytoplasmic tails. Co-receptors of the B cell receptor complex (CD21 and CD19) modulate these initial signals. CD21 binds to C3d if it is bound to the specific antigen and provides an additional positive signal in B cell activation. Cross-linking of membrane receptor antibodies on B cells by T-I antigens induces clustering of co-receptors leading to multiple signals enhancing activation of kinase networks and of IgM-producing B cells. B cells primed by a T-D antigen receive a second signal when the Th cell CD40L binds to CD40 on the B cell. Together with cytokines such as IL-2, IL-4, etc., this signaling induces proliferation and differentiation of the B cells into plasma cells or memory cells.

Related topics

Lymphocytes (C1)
The B cell receptor complex, co-receptors and signaling (E1)
T cell recognition of antigen (F2)
Regulation by antigen and antibody (G4)
Genes, T helper cells, cytokines and the neuroendocrine system (G5)
Primary/congenital (inherited) immunodeficiency (J2)

Two kinds of B cells

Two B cell groups can be distinguished based on their requirement for T cell help in order to proliferate and differentiate. *B1 cells* arise early in ontogeny, produce mainly IgM antibodies for secretion that are encoded by germline antibody genes, and mature independently of the bone marrow. These cells generally recognize multimeric sugar/lipid antigens of microbes and are T-cell-independent (T-I), that is, they do not require T cell help in order to proliferate and differentiate in response to antigen.

B2 cells are the *conventional* B cells primarily responsible for the development of humoral (antibody)-mediated immunity. They are produced in the bone marrow, and are T-cell-dependent (T-D); that is, they require T cell help in order to proliferate and differentiate in response to antigen. B2 cells eventually give rise to plasma cells that produce IgG, IgA and IgE antibodies.

Thymus-independent (T-I) antigens

Although B cell responses to most antigens require T cell help, activation of B cells by certain antigens does not. For the most part, these B1 cells recognize and respond to T-independent (T-I) antigens and produce primarily IgM antibodies of low affinity, whereas T-dependent (T-D) antigens generate much higher-affinity antibodies of the other classes. T-I antigens are of two types.

Type 1 antigens

Bacterial polysaccharides have the ability, at high enough concentration, to activate the majority of B cells independently of their specific antigen receptors. They do this through a mitogenic component that bypasses the early biochemical pathways initiated through the antibody receptor. The B cell focuses the polysaccharide antigen and at sufficiently high concentrations drives its activation (*Fig. 1*).

Type 2 antigens

Some linear antigens that are not easily degraded and have epitopes spaced appropriately on the molecule, e.g. pneumococcus polysaccharide, can directly stimulate B cells in a T-cell-independent fashion. These antigens persist on the

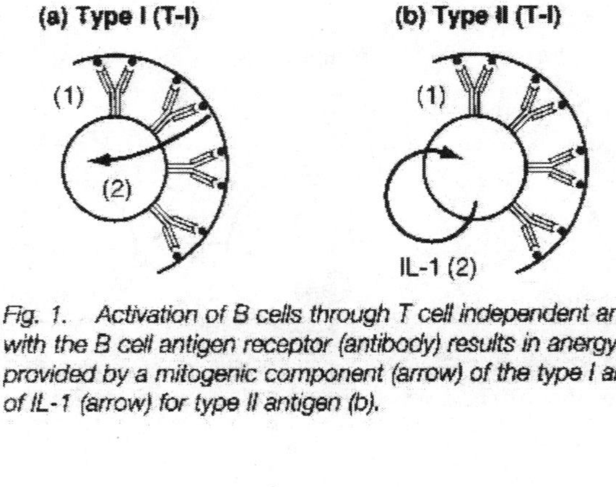

Fig. 1. Activation of B cells through T cell independent antigens. Soluble antigen interaction with the B cell antigen receptor (antibody) results in anergy (signal 1 only). Signal 2 is provided by a mitogenic component (arrow) of the type I antigen (a) and via autocrine activity of IL-1 (arrow) for type II antigen (b).

surface of splenic marginal zone and lymph node subcapsular macrophages and directly stimulate B cells through cross-linking of their surface receptors (*Fig. 1*). Although activation is independent of T cells, cytokines produced by T cells can amplify these responses.

Thymus-dependent (T-D) antigens

The production of antibody to most antigens requires the participation of T cells. In particular, Th cells induce B2 cells to proliferate, differentiate and produce antibodies. In addition, Th cells induce switching of the class of antibody being produced and affinity maturation. To accomplish this, Th cells produce critical cytokines and directly engage the ***cognate*** B cell and trigger its activation through cell surface receptors. This T cell *collaboration* with B cells is necessary since binding of most (non-multimeric) antigens to antigen receptors on most B cells provides one signal that, in the absence of a second signal, is an anergic signal, i.e. turns off the B cell. The cytokines produced by the Th cells and the engagement of complementary surface molecules provide the essential second signals to the B cell resulting in its activation (*Fig. 2*).

More specifically, Th cells recognize antigenic peptides on the surface of antigen-specific B cells because the B cells are able to capture antigen specifically via membrane (m)IgM and mIgD. This feature of B cells, to capture, process and present specific antigen, makes them unique amongst the antigen-presenting cells which normally take up antigen via scavenger and other receptors (Topic B3). The antigen is then endocytosed, degraded via the exogenous processing pathway and peptides are associated with class II MHC molecules (*Fig. 4*; Topic F2). Th cells whose TCR are specific for that peptide–MHC complex, recognize and bind to B cells via TCR–MHC interactions and through engagement of adhesion molecules.

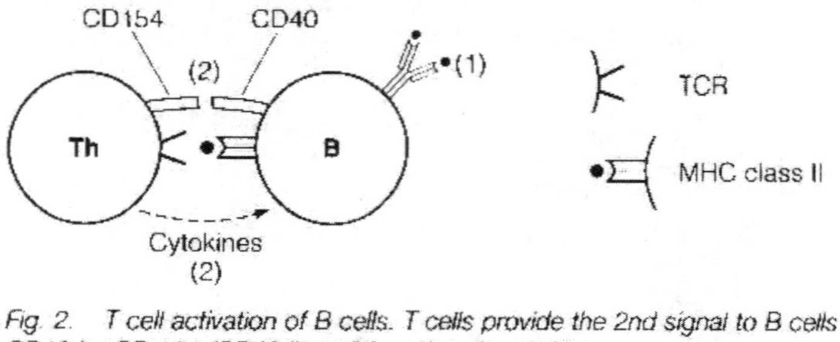

Fig. 2. T cell activation of B cells. T cells provide the 2nd signal to B cells via ligation of CD40 by CD 154 (CD40 ligand) but also via cytokines.

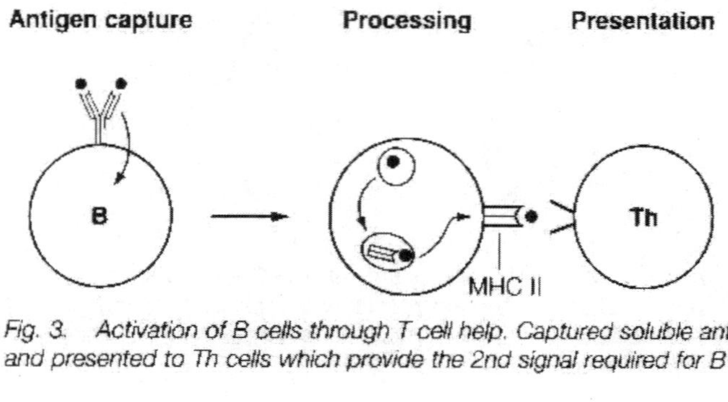

Fig. 3. Activation of B cells through T cell help. Captured soluble antigens are processed and presented to Th cells which provide the 2nd signal required for B cell activation.

Once triggered via the TCR, the Th cell expresses CD40 ligand (CD40L), the ligand for the B cell surface molecule CD40. This Th cell now triggers the activation of the B cell via the CD40 surface receptor (*Fig. 4*). As a result, the activated B cell reciprocally co-stimulates the Th cell via CD28. At this time, both the T cell and B cell are stimulated. T cells then produce cytokines including IL-2 (autocrine growth factor for the Th cells) and IL-4 and IL-5 (growth and differentiation factors for the activated B cells). As a result, both the T cell and B cell clonally expand and differentiate. Ligation of B cell CD40 by CD40L on T cells is also important in that it rescues B cells from death in germinal centers (Topic E3).

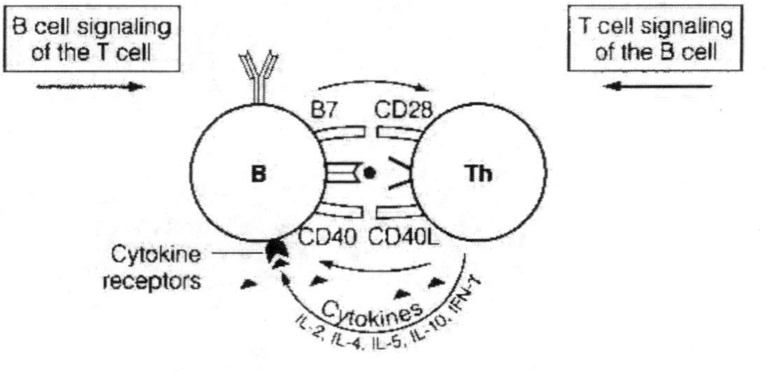

Fig. 4. Reciprocal activation of T and B cells.

Biochemical events leading to B cell activation

The transmembrane surface immunoglobulin antigen receptors on B cells, like the TCR on T cells have short intracytoplasmic tails unable to transduce signals themselves. Therefore, on engagement of the B cell antigen receptor, other molecules associated with these receptors mediate signaling. In particular, CD79a and b of the B cell receptor complex (Topic E1) contain ITAMs, which are phosphorylated during the early stages of activation and initiate the B cell signaling cascade. Other members of the B cell receptor complex (*Fig. 5*) modulate the initial signals mediated through antigen binding and enhance the strength of cell–cell interaction. For example, CD21, a complement receptor that binds C3d, may provide an additional positive signal in B cell activation as a result of binding to C3d associated with antigen. As with T cell activation, these processes in B cells are mediated through phosphatases and kinases. The importance of one kinase, btk, is indicated by the observation that mutation of the gene encoding it results in the absence of B cells (Bruton's agammaglobulinemia: Topic J2).

B cells like T cells require two signals for their activation. Binding of soluble antigen to the antibody receptor alone (signal 1) results in apoptosis. This is seen experimentally using antibodies to the sIgM on B cells. Proliferation is induced in the presence of a second signal that for B cell activation is provided by interaction of Th cell CD40L with CD40 on the B cell surface. This is also a requirement for class switching. Other cytokines produced by Th cells induce appropriate signals important to differentiation of the B cells into plasma or memory cells (*Fig. 6*). After initial B cell activation and following class switch-

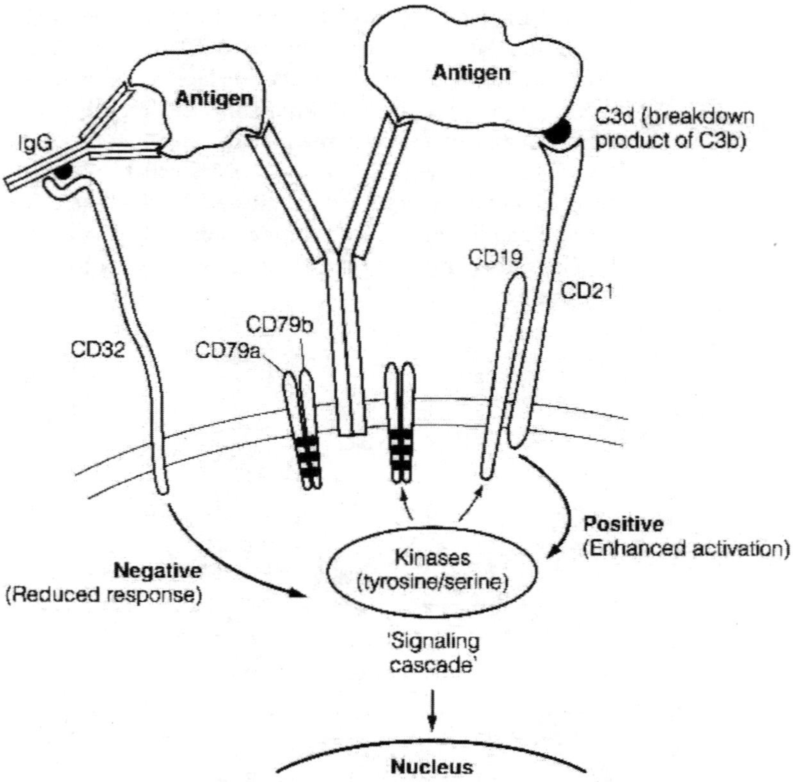

Fig. 5. Activation of B cells via the BCR and co-receptor complex. Attachment of antigen results in activation of several kinases and the intracytoplasmic chains of Igα and Igβ are phosphorylated on their ITAMs. Binding of CD21 to antigen bound to complement (C3d) regulates signaling via CD19 in a positive way, whilst interaction of CD32 with IgG antibody bound to antigen and the antigen receptor, provides a negative signal.

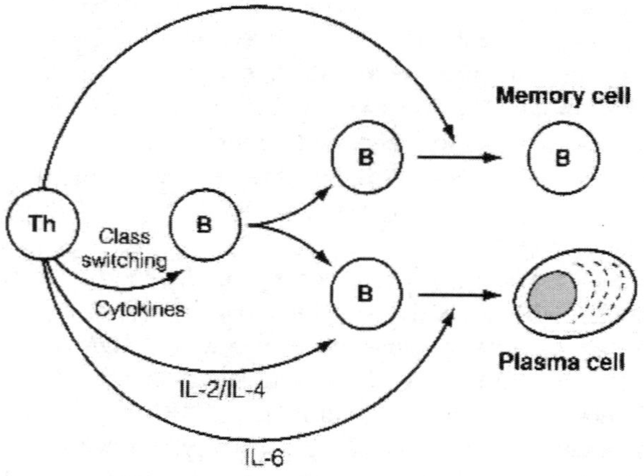

Fig. 6. The roles of cytokines in maturation of B cells into memory and plasma cells.

ing to IgG, B cells are susceptible to regulation by concomitant binding of FcγRII (CD32) and the B cell antigen receptor. In particular, further activation of these cells can be inhibited by their binding of specific antigen attached to IgG. As a result, CD32 transmits a negative signal to the B cell and prevents its activation ('negative feedback': Topic G4).

T-I antigens, which do not induce IgG responses (since their CD40 molecules are not ligated), receive their second signal via the 'mitogenic' component of T-I type I antigens. The second signal via T-I type 2 antigens is through binding of repeating antigenic units by BCR, which leads to clustering of co-receptors. In these cases, the signals transduced are quite different from those resulting in activation of T-D B cells.

E3 THE CELLULAR BASIS OF THE ANTIBODY RESPONSE

Key Notes

Selection and activation of B cells	Antigen introduced into an individual binds specifically to B cells with receptors for that antigen. In the presence of T cell help these B cells clonally expand and some differentiate into plasma cells that make antibody specific for the antigen triggering the response.
Primary and memory responses	On first exposure to antigen, a primary immune response develops resulting in production of IgM antibodies. This is usually followed by an IgG immune response within 4–5 days. This response is self-limiting and will stop when antigen is no longer available to stimulate B cells. When antigen is reintroduced, there are more antigen-specific B cells, which have differentiated to more responsive memory B cells, resulting in a more rapid response and usually in IgG antibody production.
Multiclonal responses	Antibodies produced by a single cell are homogeneous, but the response to a given antigen involves many different specific antibody-producing cells and thus, overall, is very heterogeneous (i.e. multiclonal). Moreover, the effectiveness of an antibody response to a microbe may depend on this heterogeneity.
Cross-reactive responses	Similar or identical antigenic determinants are sometimes found in association with widely different molecules or cells. This cross-reactivity is important: (a) in protection against organisms with cross-reactive antigens; and (b) in autoimmune diseases induced by infectious organisms bearing antigens cross-reactive with normal self antigens (e.g. streptococcal infections which predispose to rheumatic fever).

Related topics

Lymphocytes (C1)
Antibody classes (D2)
B cell activation (E2)
Clonal expansion and development of effector function (F5)
Genes, T helper cells, cytokines and the neuroendocrine system (G5)

Selection and activation of B cells

When antigen is introduced into an individual, B cells with receptors for that antigen bind and internalize it into an endosomal compartment, and process and present it on MHC class II molecules to helper T cells (Topic E2). These B cells are triggered to proliferate, giving rise to clones of large numbers of daughter cells. Some of the cells of these expanding clones serve as memory cells, others differentiate and become plasma cells (Topic E2) that make and secrete large quantities of specific antibody. For example, on introduction of antigen 5 (Ag5) into a person (*Fig. 1*), more than 10^6 B cells have the opportu-

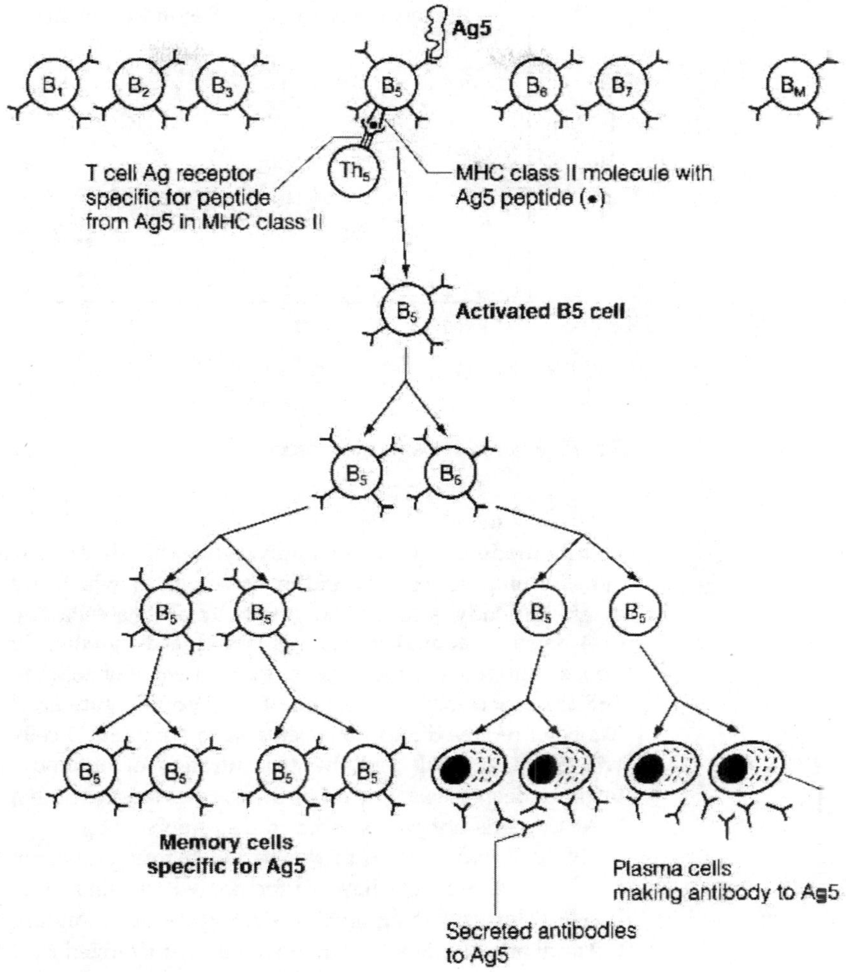

Fig. 1. Clonal selection, memory cells and plasma cells.

nity to interact with it. Only a very few B cells (e.g. B5) have receptors specific for this antigen. B5 binds Ag5, internalizes, and processes and presents it on MHC class II molecules on the surface of this B cell. T helper cells with specific receptors for a peptide from Ag5 in MHC class II bind to this complex and stimulate this B cell to clonally expand and differentiate into memory B cells and plasma cells that produce soluble antibody to Ag5. In addition, direct T cell interaction with the B cell induces class switching, which depending on the type of helper cell (Th1 vs Th2) and the cytokines it secretes, will result in production of antibody of the IgG, IgA or IgE classes (Topic D3, G5).

Primary and memory responses

When introduced into an individual who has not previously encountered the antigen (e.g. microbe), a **primary** immune response will develop within 4–5 days (*Fig. 2*). This response results initially in the production of IgM and then IgG or other antibody isotypes directed toward the antigen, and has a duration and antibody isotype profile that depends on the quantity of antigen introduced

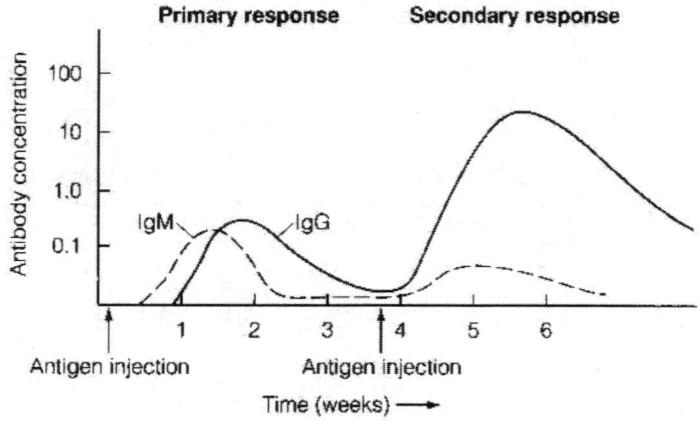

Fig. 2. Kinetics of the immune response.

and its mode of entry. The antibody produced reacts with the remaining antigen, forming complexes and/or precipitates which are eliminated by phagocytes. Antibody is continually made by plasma cells during their short life span (3–4 days). If enough antigen is introduced initially, there could be restimulation of antigen-specific B cells, subsequent development of more plasma cells and thus increased production of antibody. Eventually, when all of the antigen has been removed and none remains to stimulate B cells, the antibody response will reach its peak and the concentration of antibody in the circulation will begin to decrease as a result of the normal rate of catabolism of the antibody.

At the time antigen is reintroduced, more antigen-specific B cells exist in the individual compared with the period before primary introduction of antigen. Moreover, these cells have differentiated to more antigen-responsive memory B cells. Thus, when antigen is reintroduced a secondary (**memory** or anamnestic) antibody response occurs which is characterized by:

- a much shorter lag period before significant levels of antibody are found in the serum,
- the presence of many more plasma cells,
- a higher rate of antibody production, and thus a much higher serum concentration of antibody,
- production mainly of antibodies of the IgG class,
- higher affinity antibodies.

Multiclonal responses

Although antibodies produced by a single cell and its daughter cells are identical (homogeneous or monoclonal), the response to a given antigen involves many different clones of cells and thus, overall, is very heterogeneous (multiclonal). Considering the size of an antigenic determinant, the number of determinants on a molecule, and the number of different molecules on a microorganism, the total response to a microorganism results in a large number of different antibodies (*Fig. 3*). Even antibodies against a single antigenic determinant are heterogeneous, indicating that the immune system is capable of producing many different antibodies, even to a single well-defined antigenic determinant. This heterogeneity is essential for many of the protective functions of antibodies (Topic D8).

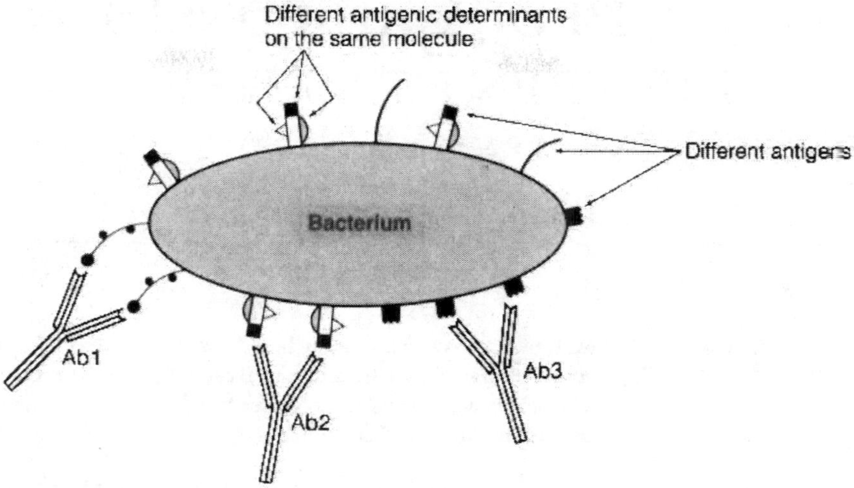

Fig. 3. A heterogeneous antibody response against bacteria.

Cross-reactive responses

Occasionally, a similar or identical antigenic determinant is found in association with widely different molecules or cells. This is termed cross-reactivity. Thus, the presence in most individuals of antibodies directed toward blood group carbohydrates other than their own is a result of the presence on certain microorganisms of carbohydrate antigens which are very similar, if not identical, to the blood group antigens. Infection with such an organism causes the production of antibodies directed toward the antigenic determinants of the microorganism including these carbohydrate antigens (*Table 1*).

Table 1. Examples of clinically relevant cross-reactivity

Immunogen	Cross-reactive antigen	Importance
Tetanus toxoid	Tetanus toxin	Protection vs bacterial toxin
Sabin attenuated strain of polio virus	Poliomyelitis polio virus	Protection vs pathogenic virus
Various microorganisms	Type A and type B RBC carbohydrates	Transfusions
β-hemolytic *Streptococcus*	Heart tissue antigens	Rheumatic fever

The development of immunity to one organism could, in some instances, protect against infection by another organism with cross-reactive antigens. Many vaccines are effective because of similar or identical determinants expressed by: (a) both virulent and avirulent strains of the organism; or (b) toxic molecules and their non-toxic derivative. Natural or innate antibody to a wide variety of molecules is probably a result of the same phenomenon. In addition, certain kinds of autoimmune disease are due to infection by organisms bearing antigens that are cross-reactive with normal self antigens. Group A β-hemolytic streptococcal infections can lead to rheumatic fever as a result of the development of antibodies to the streptococcal determinants. Because of the similarity of the streptococcal antigens to molecules in heart tissue, the antibodies may then react with and damage not only the microorganism but also heart muscle cells (Topics K3 and L3).

E4 ANTIBODY RESPONSES IN DIFFERENT TISSUES

Key Notes

Blood	Antigens introduced into the blood are trapped and taken up by splenic macrophages, dendritic cells and B cells. These cells process and present the antigen on MHC class II molecules to T helper cells, which induce B cell differentiation and class switch to IgG.
Mucosa	Antigen introduced into mucosal areas contacts B cells underlying these areas, which in turn interact with Th2 cells which induce class switch to IgA or IgE. Resulting plasma cells produce dimeric IgA that binds to the poly-Ig receptors on epithelial cells and is transported to the lumen, where it mediates protection.
Lymphatics	Antigen introduced into tissues is channeled through the lymphatics to lymph nodes, where APCs process and present it to T cells that provide help to antigen-specific B cells.
Germinal centers as sites of B cell maturation	Germinal centers are foci of B cell proliferation within the secondary lymphoid tissues where three important processes in B cell development occur – the generation of memory cells, class switching and the maturation of antibody affinity. Thus, B cells with higher-affinity receptors for the antigen are selected, survive, proliferate and some mature into memory cells, others into plasma cells.

Related topics

Lymphocytes (C1)
Lymphoid organs and tissues (C2)
Mucosa-associated lymphoid tissues (C3)
Lymphocyte traffic and recirculation (C4)

Blood

The localization and mechanism of elimination of antigen depend to a large extent on its route of entry. When introduced into the bloodstream, antigens are eventually trapped in the spleen. The antigen is endocytosed by splenic macrophages and dendritic cells which process and present pieces of the antigen (antigenic determinants) on MHC class II molecules. T helper cells recognize these MHC–peptide complexes and provide help to B cells presenting the same antigen. These T helper cells also induce class switching to IgG.

Mucosa

On penetrating the mucosal epithelium, the antigen comes into contact with lymphocytes underlying the mucosal areas, including those in the tonsils and Peyer's patches. As in the spleen, B cells interact with antigen through cell-surface antibodies which function as their antigen-specific receptor. T cells interact with antigen that is processed and presented by B cells, and a humoral immune response is stimulated. In this case, the T helper cell population is a

Th2 cell that usually induces B cell class switch to IgA, but sometimes to IgE. Dimeric IgA (mainly of the IgA2 subclass: Topic D2) is released from plasma cells, binds to the poly-Ig receptor on epithelial cells and is transported through the cell to the lumen, where it has its primary protective role (*Fig. 1*).

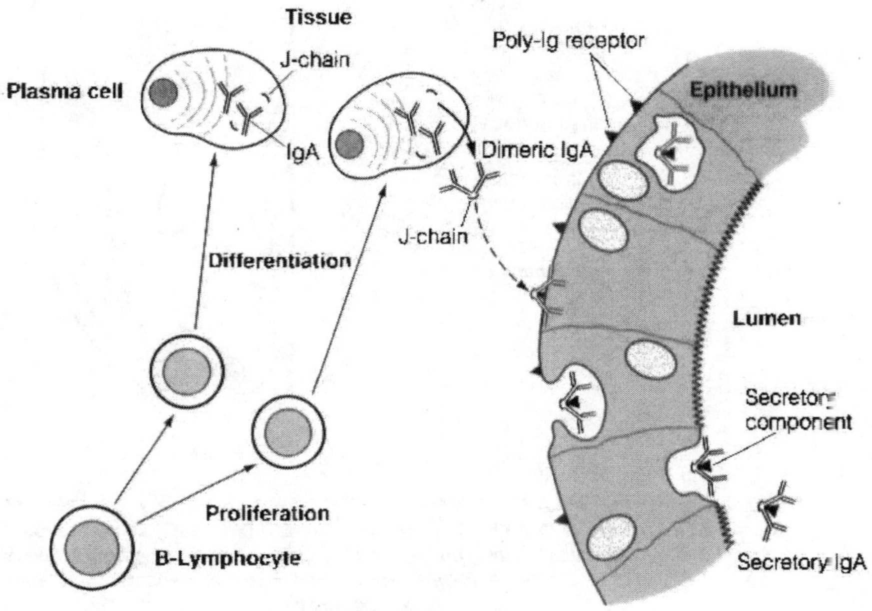

Fig. 1. Transport of IgA across the epithelium.

Lymphatics

Antigen introduced into tissues is channeled through the lymphatics to the lymph nodes, where again, B cells, macrophages or dendritic cells trap, process the antigen and present it to T cells for initiation of specific immune responses. Antigen is also picked up by dendritic cells (Langerhans cells) in the dermis, processed and carried via the lymphatics to the draining lymph nodes where it is presented to T helper cells. B and T cells are concentrated in different parts of the lymph nodes, the B cells in follicles and the T cells in the paracortical areas. The center of each follicle is the germinal center and is made up of rapidly dividing B cells.

Germinal centers as sites of B cell maturation

Germinal centers are unique well-defined proliferating foci within the secondary lymphoid tissues where three important processes in B cell maturation occur – the generation of memory cells, antibody class switching and the maturation of antibody affinity (*Fig. 2*). Primary B cell follicles in secondary lymphoid tissues, e.g. lymph nodes and spleen, are made up of aggregates of B cells. When B cells in the primary follicle are stimulated by antigen and also receive T cell help, they proliferate, associate with dendritic cells in the follicle (FDC), and begin to form the germinal center. Germinal centers are formed from a small number of activated B cells. These B cells begin to lose their surface IgM and IgD, and switch to IgG (usually in the spleen or lymph nodes) or to IgA (usually in mucosal tissues). During this time, there is hypermutation of the variable region genes, and receptors with slightly different amino acid

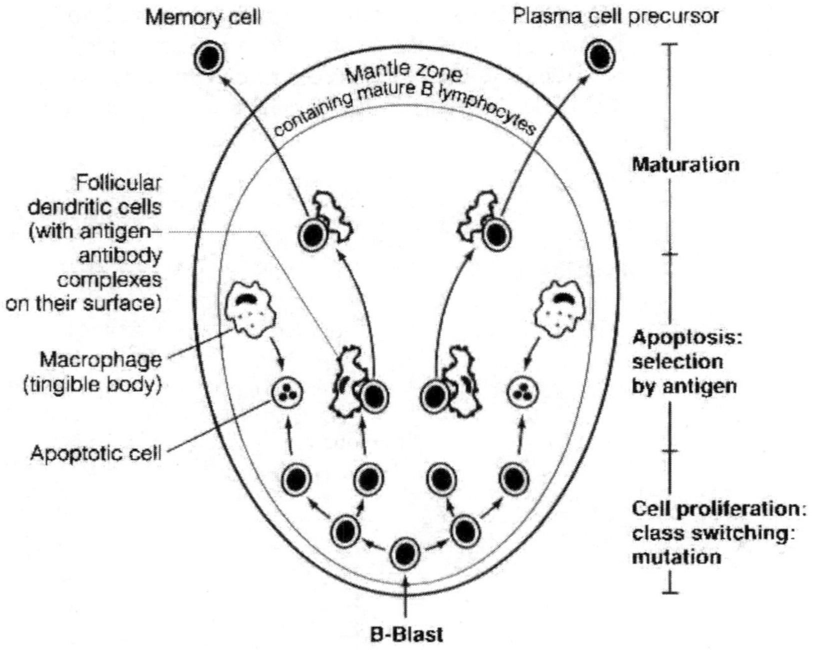

Fig. 2. B cell maturation in the germinal center (GC). A B cell in a primary follicle having been activated with T cell help (now a B cell blast), begins to proliferate and initiate GC formation. During proliferation the cells undergo somatic mutation of antibody V genes and class switching. B cells expressing new antigen receptors with the same or higher affinity for the same antigens will be selected for proliferation and differentiation. Those B cells with new receptors not able to bind the antigen will die by apoptosis and be taken up by tingible body macrophages. Those with antigen receptors with high affinity for the displayed antigen will survive to leave the GC either as memory cells or plasma cell precursors which either mature locally into plasma cells outside the GC or leave via the bloodstream to mature into plasma cells in bone marrow, lymph nodes, spleen and mucosa-associated lymphoid tissue depending on Ig class of the precursor and what secondary lymphoid site it was induced in.

sequences appear on the surface of these B cells. Some of these modified receptors are unable to bind the same antigen that triggered them and B cells with these receptors will therefore not be able to be restimulated by this antigen. However, some receptors will be able to bind more strongly to this same antigen, which is often found bound to the surface of the FDC in the form of antibody/antigen complexes. Thus, B cells with higher-affinity receptors for the antigen are selected (they compete best for antigen), survive, proliferate and some mature into memory cells that stay in the mantle of the germinal center or join the recirculating lymphocyte pool. Others mature into plasma cells each of which can only synthesize and secrete one class of specific antibody (Topic D3).

F T 细胞应答——细胞介导免疫

F1 T细胞在免疫应答中的作用

要 点

概 论

T 细胞参与保护，使我们不受细胞内微生物(病毒和某些细菌)的侵害和辅助 B 细胞应答。特殊的 T 细胞抗原受体(TCR)识别那些已被加工成肽，并且与 MHC 分子结合的蛋白质抗原。辅助($CD4^+$)T 细胞识别在树突细胞，巨噬细胞和 B 细胞上的 MHCⅡ类分子中的肽抗原。细胞毒性($CD8^+$)T 细胞识别 MHCⅠ类分子中的肽。T 细胞在胸腺内产生，经选择并存活于胸腺内。肽抗原被 TCR 识别，引发导致编码细胞因子及其受体(如特异 T 细胞克隆扩增所需的 IL-2)基因转录的信号。Th1 细胞产生效应分子，如活化巨噬细胞的 IFNγ。Th2 细胞产生对 B 细胞增殖很重要的 IL-4。

相关主题 细胞介导免疫的前后关系(F6) 对不同生物的免疫(H2)

F2 抗原的 T 细胞识别

要 点

抗原的 T 细胞受体(TCR)

抗原的 T 细胞受体(TCR)仅在 T 细胞膜上被发现，它由两条多肽链(α 和 β)组成。这些糖蛋白像 Ig 中的一样，每个都由恒定区和可变区组成，并且 α 和 β 链的可变区共同构成抗原结合部位。某些功能还不清楚的 T 细胞表达由 γ 和 δ 链组成的 TCR。这些细胞有某些 αβ T 细胞的特征，但它们对非常规(非传统意义上)的抗原，如热休克蛋白和磷脂有较广的特异性。

T 细胞受体复合物

T 细胞受体复合物由抗原受体，αβ 或 γδ 二聚体，再加上 CD3 构成，而 CD3 是由 γ、δ 与 ε 链(和由两条 ζ 链组成的不相连的信号发送部分)组成的信号发送复合物①。T 细胞上的 CD4 与 APC 上的 MHCⅡ类的非多态区结合，限制 Th 细胞仅识别 MHCⅡ类分子呈递的肽。细胞溶解 T 细胞上的 CD8 与 MHCⅠ类的非多态区结合，限制该细胞仅杀伤在 MHCⅠ类中呈递肽的细胞。

MHC 分子的结构

两类(Ⅰ类和Ⅱ类)多态性 MHC 基因编码人类白细胞抗原(HLA)，HLA 能与肽结合，并因此是抗原呈递的关键。Ⅰ类基因(HLA-A、-B、-C)编码一条与 β 微球蛋白结合并能在所有有核细胞表面上表达的多态性重链。重链有一个用于 T 细胞识别的肽'结合槽，binding groove"。Ⅱ类基因(HLA-D)编码两条不同多态性的多肽链(α 和 β 链)组成的分子(HLA-DP、-DR 和-DQ)，两条链都有助于肽结合槽的形成。

与 MHC 结合的肽的特性

MHCⅠ类和Ⅱ类分子的多态性区域是这类分子的肽结合区，并分别结合 8～10 和 10～20 个氨基酸残基的肽。肽链上的锚定残基与Ⅰ类和Ⅱ类分子槽中的残基结合，并且因不同的 MHC 等位基因而变化。这至少形成对免疫应答的遗传控制的一个基础②。

MHC 分子的细胞分布

MHCⅡ类分子在 B 细胞、树突细胞和巨噬细胞上表达，这些细胞是对 $CD4^+$ 辅助性 T 细胞活化有效的抗原呈递细胞(APC)。MHCⅠ类分子在所有有核细胞上表答，使得细胞溶解 T 细胞识别带有胞内病原体的感染细胞。细胞因子调节 MHCⅠ类和/或Ⅱ类分子的表达。

Ⅰ类分子加工途径

与 MHCⅠ类分子结合的肽来源于感染宿主细胞的病毒。在胞质溶胶中产生的肽(如来自病毒蛋白)与移动到表面的 MHCⅠ类分子结合(内源途径),并被 $CD8^+$ 细胞毒性 T 淋巴细胞(CTL)识别。

Ⅱ类分子加工途径

一些病原体在巨噬细胞的囊泡内复制,另一些从环境中被胞吞至内吞泡内(外源途径)。在这两种情况中,从与这些微生物有关蛋白降解的肽主要在 MHCⅡ类分子上呈递给 $CD4^+$ 辅助 T 细胞。

相关主题

抗原(A4) T 细胞库的形成(F3)

淋巴细胞(CI) 移植抗原(M2)

注①:在 T 细胞受体复合物中,αβ 或 γδ 二聚体主要是与抗原结合的部位,γ 或 δ 与 ε 链构成的 CD3 分子与信号的发送相关联,同时在 αβ 或 γδ 二聚体的跨膜部位还有一个两条 ζ 链组成的结构,内伸到胞浆内,该二聚体也是 T 细胞受体发送信号所需要的结构。

注②:锚定残基是与特定的 MHC 结合的,但是锚定残基后面的氨基酸序列是可以变化的。这样不同的抗原,在经过加工后,暴露的锚定残基如果相同那么就可以与同样的 MHC 分子结合。如果处理后的抗原的锚定残基与所有的抗原呈递细胞的 MHC 都不相容,那么机体就不会针对该抗原产生免疫应答,这也是为什么有些微生物可以躲避机体的免疫系统并对机体造成损伤的一个原因。

F3 T 细胞库的形成

要 点

T 细胞多样性的产生

TCR 的两条多肽链(α 和 β,或 γ 和 δ)每条都是多基因编码的。像抗体的多肽链一样,每条链都是由 V 区(可变区)和 C 区(恒定区)组成的。β 和 δ 链的 V 区由三个不同的基因片段(即 V、D、J)编码,而 α 和 γ 链的 V 区由两个不同的基因片段(即 V 和 J)编码。正如抗体基因的情况一样,T 细胞 V 区基因片段在每个胸腺中发育的 T 细胞里重排,导致 T 细胞与 B 细胞类似的大量多样性。等位基因排斥确保每个 T 细胞将有单一的特异性。

T 细胞库的选择

在胸腺中,那些表达与自身 MHC 较弱结合的 TCR 的 T 细胞经历阳性选择。该组中那些表达与自身 MHC 牢固结合的 TCR 的 T 细胞被消除(阴性选择)。另外识别自身 MHC 以及自身肽的 T 细胞也被除去(阴性选择),而留下那些识别被修饰的自身 MHC 分子(自身 MHC 分子加外源肽)的 T 细胞得以存活、成熟并变成外周淋巴组织中有功能的 T 细胞。

相关主题

淋巴器官和淋巴组织(C2) 多样性的产生(D3)

F4 T 细胞活化

要 点

辅助分子

T 细胞通过 T 细胞抗原受体开始识别加工的抗原。辅助分子进一步将 APC 与 T 细胞连接起来,导致更强的细胞相互作用。例如,CD4 与 MHC Ⅱ类分子的恒定区域结合,而 CD8 与 MHC Ⅰ类分子结合。其他配体-受体配对,如 LFA-1 和 ICAM1 也是重要的。

共同刺激分子:Th 细胞活化所需的两种信号

抗原特异的 T 细胞的完全活化需要两种信号,一个信号经 TCR 得到,另一信号通过共同刺激分子间的结合(engagement)得到。T 细胞经其 TCR 收到一个信号后呈关闭状态(变成无反应性的),而收到第二个信号(即经 T 细胞 CD28 与 APC 上的 B7 结合)时,可诱导 T 细胞淋巴因子产生和 T 细胞增殖③。

Th 细胞通过超抗原活化

细菌和病毒的某些蛋白产物无需抗原加工即能通过直接将 T 细胞上的 TCR 与 APC 上的 MHC Ⅱ类-蛋白质复合物连接，引发 T 细胞活化[④]。这些超抗原包括引起普通食物中毒的葡萄球菌肠毒素（*staphylococcal enterotoxins*，*SE*）和中毒性休克综合征毒素（toxic shock syndrome，TSST）。

经由辅助受体的早期信号发送事件

在 T 细胞表面上的 TCR、辅助分子和辅助受体分子（co-receptor molecules）[⑤]与 APC 上的抗原呈递分子和配体的接触区被称为“免疫突触（immunological synapse）”。这一特化的信号区将信号传达到核，引起特异基因转录。此信号转导通过特定氨基酸的磷酸化和去磷酸化而产生，从而以一个连续的方式激活它们，最终导致核内特异转录因子的活化和功能蛋白的产生。APC 上的 CD45（一种磷酸酶）通过活化与 CD4 相关激酶（lck）、并联合激酶 Fyn 引发这一过程，然后磷酸化信号复合物 ζ 链上的 ITAM。ZAP70 与磷酸化的 ITAM 的结合引发两条生化途径。

相关主题　淋巴细胞（C1）　中枢耐受与外周耐受（G2）　B 细胞活化（E2）

注③：与 B 细胞的活化类似，T 细胞的活化也需要不同的信号同时存在，一个信号是 TCR 所发出的信号，另一个信号就是共同刺激分子 CD28 与 APC（抗原呈递细胞）的 B7 分子结合所发出的，只有两种信号共同存在时，T 细胞才会被完全激活，产生细胞因子和发生细胞增殖。

注④：B 细胞作为抗原呈递细胞激活 Th 细胞时，就可以通过这样的途径。

注⑤：原文为 co-receptor molecules（辅助受体分子）可能有误，应该是 co-stimulatory molecules（共同刺激分子），见图 F4.4。CD28 为 T 细胞的共同刺激分子，而非辅助受体分子。

F5　克隆扩增与效应功能的发展

要　点

克隆扩增

除了细胞周期蛋白外，T 细胞被抗原活化后，也产生细胞因子及其受体。这些均涉及 T 细胞扩增和进一步分化成记忆和效应细胞。IL-2 是导致 T 细胞增殖的自分泌因子。其他的活化后被诱导出的表面分子包括 CD40L（CD154），CD40L 与树突细胞上的 CD40 相互作用，诱导它们产生 T 细胞增殖与分化成 Th1 细胞所需的细胞因子（如 IL-12）。这导致对 T 细胞效应功能所必需的特异性 T 细胞的起动和克隆扩增以及记忆的发展。

T 辅助细胞

T 辅助细胞根据其细胞因子的不同可分成两种主要类型。Th1 细胞或炎症 T 细胞产生高水平的 IFNγ 和 TNFα，它们主要作用于巨噬细胞，引起巨噬细胞活化。Th2 细胞的特征是产生 IL-4、IL-5 和 IL-6，主要参与 B 细胞的分化与成熟。

细胞毒性 T 细胞

细胞毒性 T 细胞（Tc）的细胞毒性能通过两种途径被介导：①裂解颗粒释放穿孔素和粒酶到靶细胞表面；②CTL（细胞毒性 T 淋巴细胞）上的 FasL 与受感染细胞上的 Fas 相互作用。两种机制均导致受感染细胞程序性细胞死亡（细胞凋亡）。

相关主题　免疫防御（A3）　对不同生物的免疫（H2）　基因、T 辅助细胞、细胞因子和神经内分泌系统（G5）

F6 细胞介导的免疫的前后关系

要 点

细胞介导免疫的前后关系

抗原呈递细胞(APC)开始加工并呈递与 MHC Ⅱ类相结合经外源途径进入的微生物肽。特异的 Th 细胞通过与 APC 相互作用被激活产生细胞因子,其中包括激活巨噬细胞杀伤病原体的 IFNγ。另外,Th 细胞影响 APC 功能,即它们"制约"APC。这通过直接的细胞——细胞间相互作用和信号发射,以及通过 Th 细胞释放细胞因子而发生。然后,这些受"制约"的 APC 能通过内源途径加工内在化的抗原,并因此能更好地将与 MHC Ⅰ类结合的抗原呈递给 $CD8^+$ CTLs 和更有效的通过Ⅱ类将抗原呈递给 $CD4^+$ Th 细胞。以这种途径被 APC 激活的 CTL 能杀死表达与 MHC Ⅰ类分子结合的病毒抗原的受感染细胞。⑥

相关主题 T 细胞在免疫应答中的作用(F1) 对不同生物的免疫(H2)

注⑥:通过外源性途径呈递抗原的 APC 在激活 Th 细胞后,与 Th 细胞的相互作用,经过 Th 细胞分泌的细胞因子的辅助,使这些 APC 改变抗原加工方式,转变成内源性途径的抗原呈递,由此激活 CTL 细胞,进一步增强细胞免疫应答。

F1 THE ROLE OF T CELLS IN IMMUNE RESPONSES

Key Note

Overview	T cells have evolved to protect us against intracellular microbes (viruses and some bacteria) and to help B cell responses. The specific T cell antigen receptor (TCR) recognizes protein antigens that have been processed into peptides and bound to MHC molecules. Helper ($CD4^+$) T cells recognize peptide antigens in MHC class II molecules on dendritic cells, macrophages and B cells. Cytotoxic ($CD8^+$) T cells recognize peptides in MHC class I molecules. The T cell repertoire is generated and selected for survival in the thymus. Recognition of the peptide antigen by the TCR results in signaling leading to transcription of genes encoding cytokines and their receptors, e.g. IL-2, required for clonal expansion of specific T cells. Effector molecules such as IFNγ for activating macrophages are produced by Th1 cells. IL-4 is produced by Th2 cells and is important for B cell proliferation.
Related topics	Cell-mediated immunity in context (F6) · Immunity to different organisms (H2)

Overview

Cell-mediated immunity is due to the direct action of T cells, which distinguishes it from immunity mediated by antibodies (humoral immunity). These terms evolved from the finding that immunity to certain antigens could be transferred to other animals by either cells, if they were of the same inbred strain, or antibodies. T cells have evolved to protect us against intracellular microbes (viruses and some bacteria) and to help B cell (antibody) responses against extracellular microbes. They do this by monitoring the cells of the body for foreign antigens.

Foreign antigens in host cells are broken up into linear peptides (processed) and displayed by major histocompatibility complex (MHC) molecules expressed on their cell surface. Unlike antibodies that recognize the three-dimensional shape of antigens, the T cell antigen receptor (TCR) only recognizes linear antigens (peptides) bound to MHC molecules, i.e. T cells cannot directly recognize or bind to microbes or their unprocessed molecules. Helper ($CD4^+$) T cells recognize peptide antigens in the context of MHC class II molecules that are expressed by dendritic cells, macrophages and B cells. Cytotoxic ($CD8^+$) T cells recognize peptides associated with MHC class I molecules. This differential requirement for CD4 and CD8 relates to the fact that CD4 and CD8 attach to the non-polymorphic (non-variant) part of the MHC class II and MHC class I molecules, respectively.

Association of antigens with the variable part of either of the two classes of MHC molecules is the result of the cellular pathways used to process the proteins into peptides. Each T cell recognizes only one specific foreign peptide and to do this a large TCR repertoire needs to be generated. This occurs during normal thymus development where the T cells are 'educated,' i.e. selected for survival or eliminated if self-reactive. There are two kinds of T helper cells, each with different functions in the immune response that are dictated by their cytokine profiles. Th1 cells help macrophages to get rid of intracellular microbes and help the development of cytotoxic T cells to kill virus-infected cells. Th2 cells are mainly involved in helping B cells to develop into memory cells and plasma cells that produce antibodies.

T cells need to be activated in order for them to carry out their function. Recognition of the peptide antigen by the TCR is not sufficient to activate the cells, as accessory molecules are also required together with co-receptors involved in signaling events. Signaling leads to transcription of genes coding for cytokines and their receptors, e.g. IL-2 is required for clonal expansion of the specific T cells. Effector molecules such as IFNγ, which activates macrophages, are produced by Th1 cells. IL-4 is produced by Th2 cells and is important for B cell proliferation. Enzymes and molecules involved in killing by $CD8^+$ cells are also induced during activation.

F2 T CELL RECOGNITION OF ANTIGEN

Key Notes

T cell receptor (TCR) for antigen

The TCR for antigen is only found on the T cell membrane and is composed of two polypeptide chains, α and β. Each of these glycoproteins is made up of constant and variable regions, like those of Igs, and together the α and β chain variable regions constitute the antigen-binding site. Some T cells, whose function is not clear, express a TCR consisting of γ and δ chains. These cells have some of the characteristics of αβ T cells, but have a broader specificity for unconventional antigens such as heat shock proteins and phospholipids.

The T cell receptor complex

The T cell receptor complex consists of the antigen receptor, the αβ or γδ dimer, plus CD3, a signaling complex composed of γ, δ and ε chains (and a separate signaling moiety made up of two ζ chains). CD4 on T cells binds to the nonpolymorphic region of MHC class II on APCs restricting Th cells to recognizing only peptides presented on MHC class II molecules. CD8 on cytolytic T cells binds the nonpolymorphic region of MHC class I, restricting killing to cells presenting peptide in MHC class I.

Structure of MHC molecules

Two classes (Class I and II) of polymorphic MHC genes encode human leukocyte antigens (HLA) that can bind peptides and are thus critical to antigen presentation. *Class I genes* (HLA-A, -B, -C) encode a polymorphic heavy chain which combines with β_2-microglobulin and is expressed on the surfaces of all nucleated cells. The heavy chain has a 'binding groove' for peptides to be recognized by T cells. *Class II genes* (HLA-D) encode molecules (HLA-DP, -DR, and -DQ) composed of two dissimilar polymorphic polypeptide chains (an α and β chain), both of which contribute to the peptide-binding groove.

Nature of MHC binding peptide

The polymorphic regions of MHC class I and class II are the peptide-binding domains of these molecules and bind peptides ranging from 8–10 and 10–20 amino acid residues, respectively. Anchor residues on the peptides bind to residues in the class I and II grooves and vary for different MHC alleles. This forms at least one basis for the genetic control of immune responses.

Cellular distribution of MHC molecules

MHC class II molecules are expressed on B cells, dendritic cells and macrophages, efficient APCs for the activation of $CD4^+$ helper T cells. MHC class I molecules are expressed on all nucleated cells, permitting cytolytic T cells to recognize cells infected with intracellular pathogens. Cytokines modulate the expression of MHC class I and/or II molecules.

Class I processing pathways

Peptides that bind to class I MHC molecules are derived from viruses that have infected host cells. Peptides generated in the cytosol (e.g. from viral proteins) become associated with MHC class I molecules which move to the surface (*endogeneous pathway*) and are recognized by $CD8^+$ cytotoxic T lymphocytes (CTL).

Class II processing pathways

Some pathogens replicate in cellular vesicles of macrophages, others are endocytosed from the environment into endocytic vesicles (*exogenous pathway*). In both cases peptides from proteins associated with these microbes are primarily presented on MHC class II molecules to $CD4^+$ helper T cells.

Related topics

Antigens (A4)
Lymphocytes (C1)
Shaping the T cell repertoire (F3)
Transplantation antigens (M2)

T cell receptor (TCR) for antigen

There is as much diversity of TCR as of Ig receptors, but unlike the B cell antigen receptor (Ig), the TCR for antigen is only found on the T cell membrane and not in the serum or other body fluids. Two different groups of T cells can be defined based on their use of either α and β or γ and δ chains for their TCRs. Both develop in the thymus.

Alpha/beta (αβ) T cells

αβ T cells are the 'conventional' T cells that undergo positive and negative selection in the thymus (Topic F3) and make up the majority of human peripheral T cells. These αβ T cells complete their functional maturation in the secondary lymphoid tissues and provide protection against invading microbes. Some T cells reside, at least temporarily, in T-cell-dependent areas of tissues. These cells function to control intracellular microbes and to provide help for B cell (antibody) responses. Two different kinds of αβT cells are involved in these functions, T helper (Th) cells and T cytotoxic (Tc) cells.

The TCR of these cells is composed of two polypeptide chains, α and β, which have molecular weights of 50 and 39 kDa, respectively. Each of these glycoproteins is made up of constant and variable regions like those of Ig and together the α and β variable regions constitute a T cell antigen-binding site (*Fig. 1*). However, as previously indicated, TCR, unlike antibodies, do not recognize native antigen, but can only bind processed antigen presented in MHC molecules. The genes coding for TCR polypeptide chains are members of the Ig super family.

Gamma/delta (γδ) T cells

γδ T cells are similar in morphology to NK cells containing intracellular granules (Topic C1) and represent a subpopulation of thymocytes and a small group of peripheral T cells. They express a TCR consisting of γ and δ chains with V

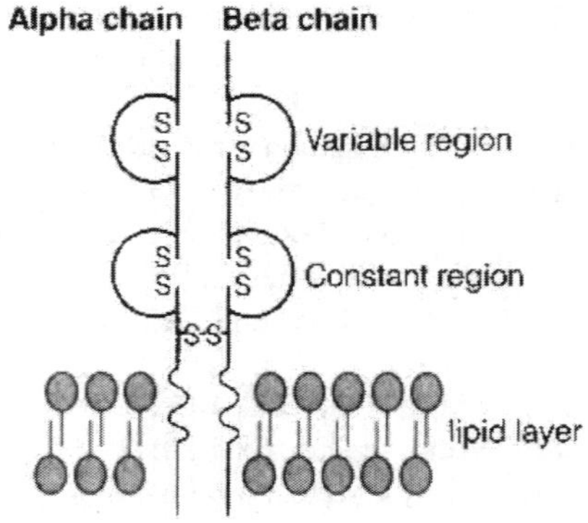

Fig. 1. T cell antigen receptor αβ dimer.

and C regions that are similar to the αβ TCR. Unlike 'conventional' αβ T cells that have highly specific recognition structures, these cells appear to have a broader specificity for recognition of unconventional antigens such as heat shock proteins and phospholipids and do not recognize them in association with MHC molecules. However, since these cells are produced in the thymus, have a T cell receptor and express T-cell-associated molecules they are believed to represent a transition state between the innate and adaptive immunity. Although the function of these γδ-TCR-expressing T cells is not well understood, they are often found at epithelial surfaces and may control microbes at this location through cytotoxic activity and cytokine production.

The T cell receptor complex

The T cell receptor complex consists of the antigen receptor, the αβ or γδ dimer, associated with several other polypeptides important in T cell signaling and recognition. In particular, the TCR is associated with CD3, a signaling complex which is itself composed of several polypeptides including γ, δ and ε. ζ chains are also part of the signaling complex (*Fig. 2*). Two other molecules, CD4 and CD8, on T cells also play a role in T cell recognition of antigen. CD4 binds to the non-polymorphic region of MHC class II and restricts Th cells to recognizing only peptides presented on MHC class II molecules (*Fig. 3*). Similarly, CD8

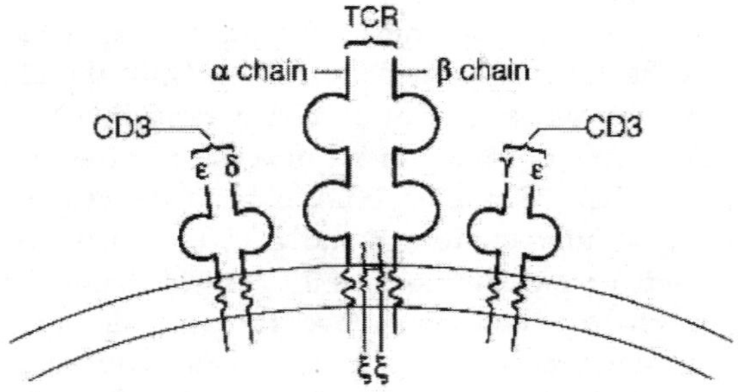

Fig. 2. The TCR complex consists of the antigen receptor, the αβ or γδ dimer, associated with several other polypeptides involved in T cell signaling. The signaling complex is composed of CD3-γ, δ and ε polypeptide chains and a separate homodimer of ξ chains.

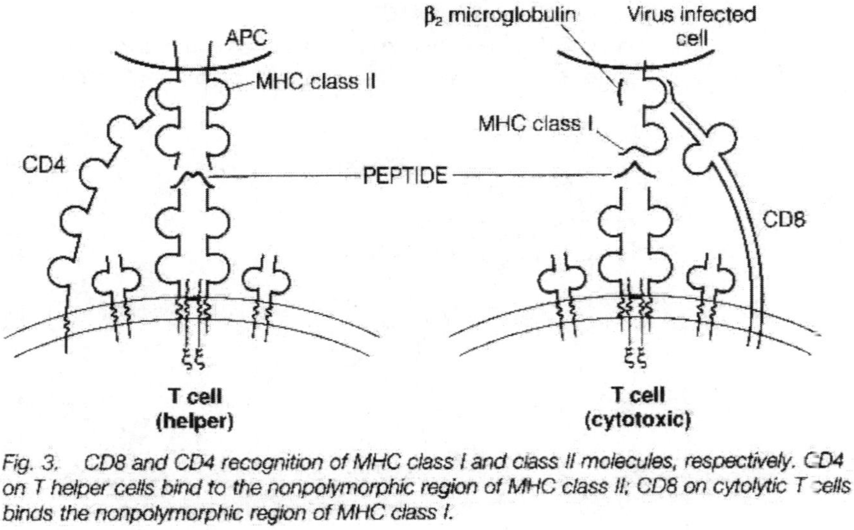

Fig. 3. CD8 and CD4 recognition of MHC class I and class II molecules, respectively. CD4 on T helper cells bind to the nonpolymorphic region of MHC class II; CD8 on cytolytic T cells binds the nonpolymorphic region of MHC class I.

on cytolytic T cells binds the nonpolymorphic region of MHC class I, restricting these killer T cells to recognize only cells presenting peptide in MHC class I molecules.

Structure of MHC molecules

Although molecules coded for by the MHC were originally identified based on their role in transplant rejection, they actually evolved to present foreign antigens to T cells. Two classes (class I and II) of MHC genes, closely linked on chromosome 6 in humans, code for human leukocyte antigens (HLA) which are the molecules critical to antigen presentation. There are many alternative forms of genes for each subregion of the MHC. This high degree of polymorphism in class I MHC and class II MHC molecules is *not* due to generation of diversity within the individual (as is the case for Ig molecules) but rather to the many alternative forms or alleles of MHC that exist in the species (Topic M2). These different alleles are not inherited entirely randomly as there is a variable distribution of determinants among different ethnic groups. Moreover, these alleles are inherited in groups. The combination of the encoded alleles at each of the loci within the MHC on the same chromosome is referred to as the haplotype (for haploid, as opposed to diploid). Since genes within the MHC are closely linked, haplotypes are usually inherited intact.

Class I genes (HLA-A, -B, -C)

Class I genes encode class I molecules that are expressed on the surfaces of all nucleated cells as two polypeptide chains. Only the H-chain is coded by the MHC, and contains regions of sequence variability that are the result of the many allelic forms of MHC class I molecules in the population. This accounts for the more than 35 million HLA phenotypes (Topic M2). The L-chain, β_2-microglobulin (different from κ and λ Ig L-chains), shows no polymorphism and is coded for on chromosome 15. The H-chain of these molecules has a region that forms a 'binding groove' for peptides, such that when the class I molecule is synthesized it is able to interact with and bind certain kinds of peptides. Only the H-chain is involved in this binding, with β_2-microglobulin stabilizing the molecule and permitting it to be displayed on the cell surface (*Fig. 4*).

Class II genes (HLA-D)

Class II genes encode structural glycoproteins found on B cells, macrophages and dendritic cells, as well as sperm, and vascular endothelial cells. This

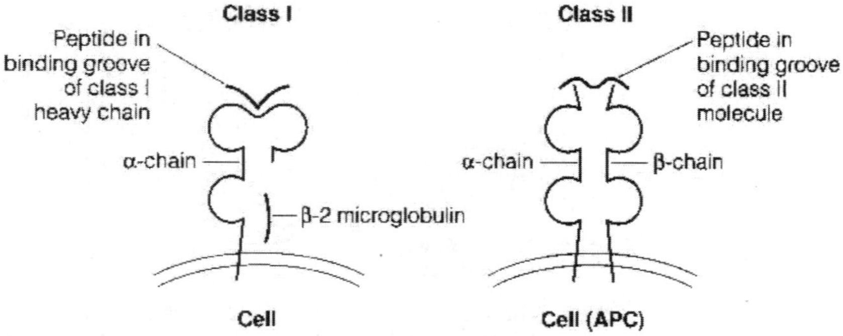

Fig. 4. MHC class I and class II molecules binding peptide.

HLA-D region can be subdivided into sets of genes which encode different HLA-DP, -DR, and -DQ class II molecules. Class II molecules are composed of two dissimilar polypeptide chains (i.e. an α and β chain heterodimer). Both chains are encoded by the MHC and β_2-microglobulin is *not* involved. As with class I MHC molecules, class II MHC molecules are polymorphic due to their many different allelic forms (Topic M2) and are also able to bind peptides. In this case both the α and β chains of the class II molecule contribute to the binding groove (*Fig. 4*).

Nature of MHC binding peptide

The peptide-binding domains of MHC class I and class II molecules are different for each allelic form of the MHC molecules. That is, there are particular amino acid residues in the 'binding groove' that vary from one allelic form to another and thus from individual to individual. Polymorphic residues within the peptide-binding pocket of each of the molecules make contact with the antigenic peptide. The peptides that are bound by MHC class I and class II molecules are short, ranging from 8–10 amino acid residues (for MHC class I) to 10–20 amino acid residues (for MHC class II). The sites on the peptides that fasten the peptide to the MHC molecule are the **anchor residues** (Topic A4 *Fig.* 2). The peptide residues in the MHC-binding groove are the same for each allelic form of the MHC molecule. Therefore, each allelic form of MHC molecule is only able to bind peptides bearing specific anchor residues. Thus, depending on the MHC molecules that are inherited, a person might not be able to bind specific peptides from e.g. a virus. If the person's MHC molecules cannot bind the peptides generated from a specific virus, then they will be unable to mount a CD8 response to that virus. This forms at least one basis for the genetic control of immune responses. That is, the MHC molecules inherited by an individual ultimately determine to which peptides that individual can elicit T-cell-mediated immune responses, and at the population level, the polymorphism increases the chances of survival of at least some individuals.

Cellular distribution of MHC molecules

MHC class I and MHC class II molecules have a distinct distribution on cells (*Table 1*) that directly reflects the different effector functions that those cells play. Furthermore, under some conditions (e.g. cytokine activation) the expression of MHC class I and/or II molecules may be induced or enhanced (e.g. activated T cells become class II positive). Cells that express MHC class II molecules (B cells, dendritic cells, macrophages) are efficient antigen-presenting cells for the activation of $CD4^+$ helper T cells. In contrast, MHC class I molecules are expressed on virtually all cells in humans except for RBC. The expression of

Table 1. Expression of MHC class I and II molecules

Tissue	MHC class I	MHC class II
T cells	+++	–
B cells	+++	+++
Macrophages	+++	++
Dendritic cells	+++	+++
Neutrophils	+++	–
Hepatocytes	+	–
Kidney	++	–
Brain	+	–
Red blood cells	–	–

MHC class I molecules on all nucleated cells permits the immune system to survey these cells for infection by intracellular pathogens and allows their destruction via class I-restricted CTLs. It is interesting to note that the absence of class I MHC molecules on RBC may allow the unchecked growth of *Plasmodium*, the agent responsible for malaria.

Class I processing pathways

To a large extent, fragments of peptides that bind to class I MHC molecules are derived from viruses that have infected host cells (*Fig. 5*). Degraded viral proteins (peptides of 8–10 aa) are transported into the endoplasmic reticulum by specific transporter proteins (transporters associated with antigen processing; TAP). In this intracellular compartment linear peptides bind to class I MHC molecules (*endogeneous pathway*). The class I MHC–peptide complex is then exported to the cell surface. In general, peptides generated in the cytoplasm, i.e. the cytosol (as would be the case for cytosolic microbes), become associated with MHC class I molecules that move to the surface and can be recognized by cytotoxic T lymphocytes (CTL), which are distinguished by expression of CD8 (*Table* 2).

Class II processing pathways

While viruses and some bacteria replicate in the cytosol, several types of pathogens including mycobacteria and *Leishmania* replicate in cellular vesicles of macrophages. In addition, pathogens can be endocytosed from the environment into endocytic vesicles (*Table* 2). Thus, both pathogens in cellular vesicles and pathogens and antigens that come from outside the cell (*exogenous pathway*) are primarily presented on MHC class II molecules. Class II MHC molecules are present in the endocytic vesicles of macrophages, B cells and dendritic cells that present antigen to $CD4^+$ helper T cells. Upon fusion with the endocytic vesicles, class II MHC molecules become loaded with linear peptides of 10–20 aa, and the class II–MHC peptide complex is transported to the cell surface where it can be recognized by $CD4^+$ T cells (*Fig. 5*). CD4 T cells also assist in the destruction

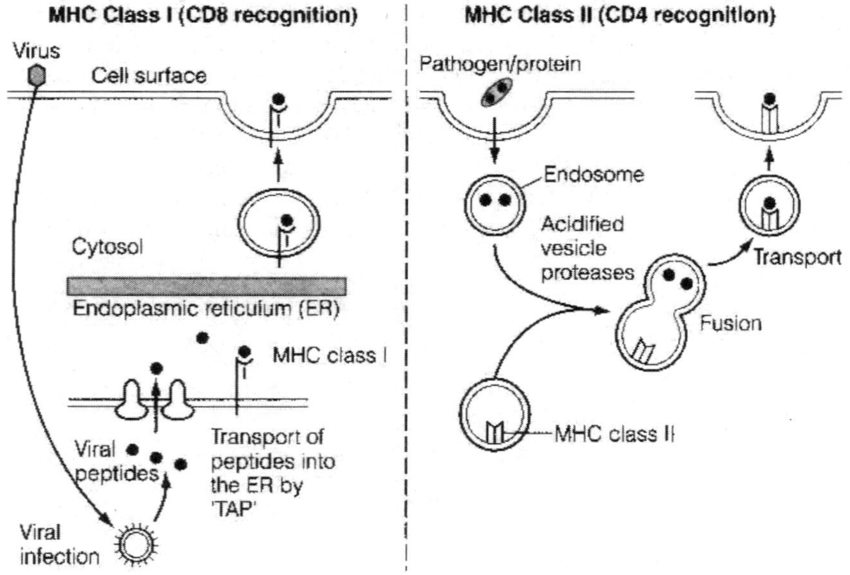

Fig. 5. Comparison of the pathways used to generate peptides that bind to MHC class I and class II molecules.

Table 2. MHC class I and II processing pathways

	Cytosolic pathogens	Intracellular pathogens	Extracellular pathogens
Degraded in:	Cytosol	Acidic vesicles	Acidic vesicles
Peptides presented by:	Class I MHC	Class II MHC	Class II MHC
Peptides presented to:	CD8 T cells (cytotoxic)	CD4 T cells (helper)	CD4 T cells (helper)
Effect on APC:	Cell death	Activation of macrophages to kill intracellular parasites	Activation of B cells to secrete Ig to eliminate extracellular pathogens/toxins

of parasites in vesicular compartments, e.g. mycobacteria, by activating the cells that harbor these pathogens to kill them. For extracellular parasites, CD4 T cells can activate macrophages to endocytose and destroy the pathogens, as well as instruct B cells to produce antibody to opsonize the pathogens. There are two subsets of $CD4^+$ cells potentially involved in these responses (Topic F5).

F3 SHAPING THE T CELL REPERTOIRE

Key Notes

Generation of T cell diversity

Multiple genes code for each of the two polypeptide chains (α and β or γ and δ) of the TCR. Each chain, like those of antibodies, is made up of a V (variable) and a C (constant) region. Three different gene segments – V, D and J – encode the V region of β and δ chains, whereas two different gene segments – V and J – encode the V region of α and γ chains. As with antibody genes, the T cell V gene segments rearrange in each developing T cell in the thymus, resulting in a breadth of T cell diversity similar to that for B cells. Allelic exclusion assures that each T cell will have a single specificity.

Selection of the T cell repertoire

In the thymus, those T cells that express a TCR that binds weakly to self MHC are positively selected. Of this group, those that express a TCR that binds strongly to self MHC are eliminated (negative selection). In addition, T cells that recognize self MHC plus self peptides are also removed (negative selection) leaving those T cells that recognize modified self MHC molecules – self MHC molecules plus foreign peptide – to survive, mature and become functional T cells in the peripheral lymphoid tissues.

Related topics Lymphoid organs and tissues (C2) Generation of diversity (D3)

Generation of T cell diversity

Each of the very large numbers of T cells produced in the thymus has only one specificity, defined by its antigen receptor. Millions of T cells, each with receptors specific for different antigens, are generated by gene rearrangement from multiple (inherited) germline genes. Multiple genes code for each of the two polypeptide chains (α and β or γ and δ) of the TCR. Each chain, like those of antibodies, is made up of a V (variable) and a C (constant) region. Three different gene segments – V, D and J – encode the V region of β and δ chains, whereas two different gene segments – V and J – encode the V region of α and γ chains (*Fig. 1*). The many

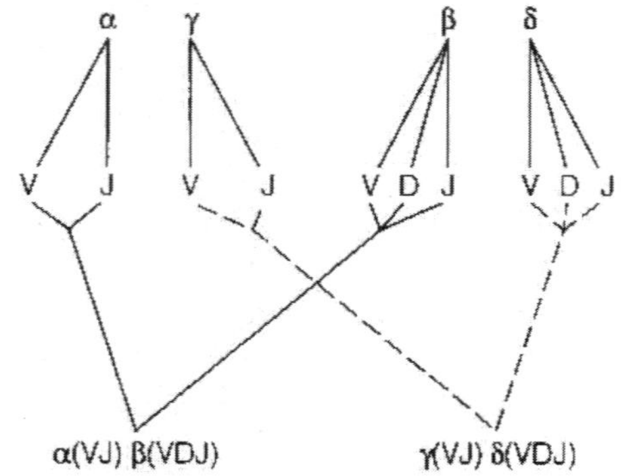

Fig. 1. Gene segments involved in information of the V region of the different polypeptides of the TCR.

genes within each segment, i.e. V, D or J (for β and δ chains) and V and J (for α and γ chains), are separated by non-coding DNA in the germline.

During development of αβ T cells the V, D, and J gene segments are rearranged to form a complete V region gene for the β chain (*Fig.* 2) and V and J gene segments are rearranged to form a complete V region gene for the α chain. Variability in junction formation and random insertion of nucleotides contributes further to the diversity of variable region gene products (Topic D3). As in the case of immunoglobulin rearrangements, the expression of a complete α chain and a complete β chain by the T cell excludes further rearrangement (allelic exclusion). The cell thus becomes committed to the expression of a single V–C α-chain combination and a single V–C β-chain combination. Together these two chains form an antigen-binding site that determines the specificity of the T cell. Similarly, in some developing T cells, γ and δ gene rearrangements occur, resulting in the T cell expressing γδ TCRs. Since the rearrangements occur randomly in millions of T cells, considerable diversity of specificity is generated *prior* to antigen stimulation. Cells that fail to rearrange functional TCR genes die in the thymus.

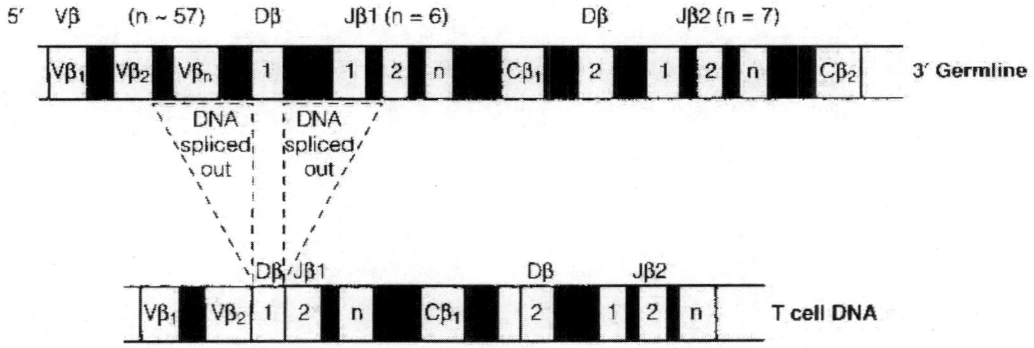

Fig. 2. V region gene for the human TCRβ chain. Similar to antibody genes in B cells, T cells rearrange their TCR genes during development. An example of a complete V region gene for β chain gene is shown as an example. The VDJ exon is transcribed and spliced to join the Cβ gene segment. The resulting mRNA is translated into a β chain of the TCR. There are approximately 57 genes in the Vβ segment and 2 Dβ genes. There are two sets of Jβ segments with 6 and 7 genes respectively and two Cβ segments. The Cβ genes do not appear to differ functionally from each other unlike the various immunoglobulin C region genes.

Selection of the T cell repertoire

Upon entry into the thymus, T cell precursors from the bone marrow begin TCR rearrangements and the receptor is expressed on thymocytes that bear both CD4 and CD8 markers (double-positive thymocytes). T cells that express a TCR that can bind *weakly* to self MHC are spared from death and are *positively selected* to survive (*Fig.* 3). Therefore, the T cell repertoire is first selected for cells that can bind self MHC. Of this group, those that express a TCR that binds *strongly* to self MHC are autoreactive and may cause problems if they enter the periphery. These cells are induced to die (are *negatively* selected). This positive and negative selection results in survival and maturation of T cells that recognize peptides in the context of self MHC (modified self MHC), but cannot react productively with self antigens (Topic G2). The failure to rearrange a functional TCR, negative selection or a lack of positive selection is responsible for the death of the majority (95%) of T cells in the thymus through apoptosis.

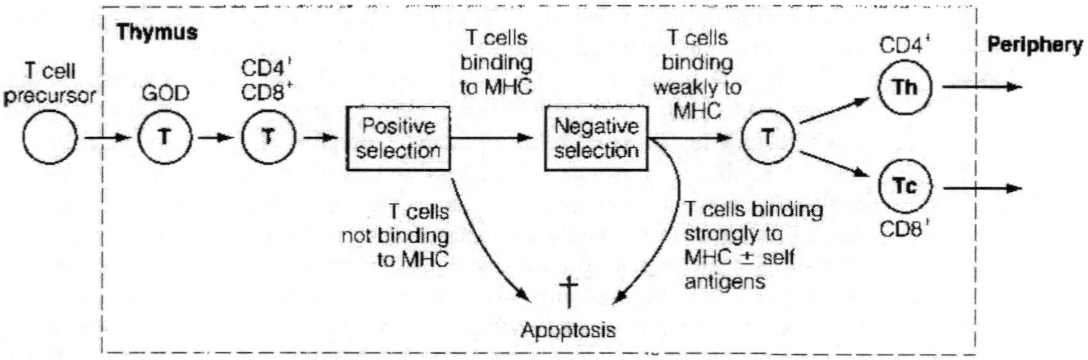

Fig. 3. Thymic education. T cell precursors derived from lymphoid stem cells (LSC) enter the thymus where they develop T cell antigen receptors through multiple gene rearrangements, generation of diversity (GOD). They also acquire CD4 and CD8 molecules and undergo positive and negative selection. They leave the thymus as $CD4^+$ helper or $CD8^+$ cytotoxic T cells and migrate to the secondary lymphoid organs/tissues.

F4 T CELL ACTIVATION

Key Notes

Accessory molecules

Initial recognition of processed antigen by T cells is via the T cell antigen receptor. Accessory molecules further link the APC and the T cell leading to a stronger cell interaction. For example CD4 binds to the constant region domain of class II MHC molecules while CD8 binds to class I MHC molecules. Other ligand–receptor pairs such as LFA-1 and ICAM1 are also important.

Co-stimulatory molecules: two signals required for T cell activation

Full activation of antigen-specific T cells requires **two signals** – one signal coming via the TCR and the other signal through engagement of co-stimulatory molecules. T cells receiving one signal via their TCR are turned off (become anergic), while those also receiving the second signal, i.e. via T cell CD28 binding to B7 on the APC, induce T cell lymphokine production and T cell proliferation.

Th activation through superantigens

Some protein products of bacteria and viruses can initiate T cell activation by directly linking the TCR on T cells to the MHC class II–peptide complex on APCs without the need for antigen processing. These super-antigens include *staphylococcal enterotoxins (SE)* that cause common food poisoning and the toxic shock syndrome toxin (TSST).

Early signaling events through co-receptors

Contact between TCR, accessory and co-receptor molecules with antigen-presenting molecules and ligands on the APC is called the 'immunological synapse'. This specialized signaling domain conveys a signal to the nucleus resulting in specific gene transcription. This *signal transduction* is brought about by phosphorylation and dephosphorylation of particular amino acids thus activating them in a sequential fashion leading eventually to activation of specific transcription factors in the nucleus and production of functional proteins. CD45 (a phosphatase) on the APC initiates this process by activation of a CD4-associated kinase (lck), which together with Fyn then phosphorylates ITAMs on the zeta chain of the signaling complex. Binding of ZAP70 to the phosphorylated ITAMs initiates two biochemical pathways

Related topics

Lymphocytes (C1)
B cell activation (E2)
Central and peripheral tolerance (G2)

Accessory molecules

Pathogens or antigens infecting peripheral sites are typically trapped in the lymph nodes directly downstream of the site of infection. Bloodborne pathogens are trapped in the spleen. These secondary lymphoid organs contain APCs (dendritic cells and macrophages) that efficiently trap antigen for processing and presentation. Naive T cells recirculate through these sites looking for appropriately processed antigen. Initial recognition of processed antigen by T cells is via the T cell antigen receptor.

Accessory molecules provide additional linkages between the APC and the T cell to strengthen their cellular association (*Fig. 1*). CD4 binds to the constant

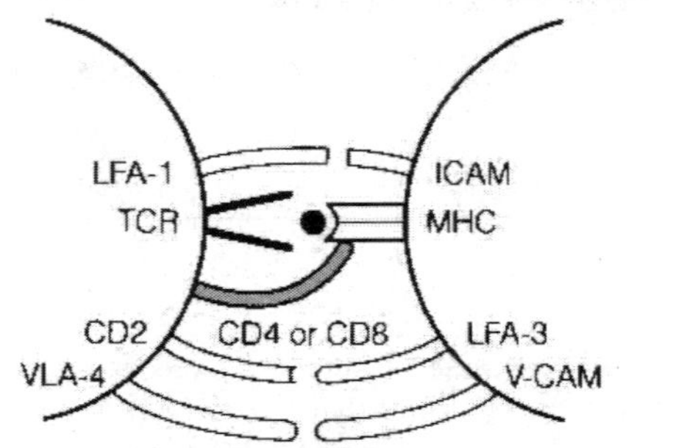

Fig. 1. Pairs of molecules which strengthen the association of T cells with antigen presenting and target cells.

region domain of class II MHC molecules thereby strengthening the association of the TCR with peptide-class II MHC molecules. Likewise, CD8 binds to class I MHC molecules to strengthen the association of the TCR with class I MHC molecules. In addition to engagement of these ligand–receptor pairs (*Fig. 1*), additional adhesion molecules, integrins, become engaged. These include intercellular adhesion molecules (ICAMs) and lymphocyte function-associated antigens (LFAs). Some of these accessory molecules are also important in regulating early activation events through signaling, e.g. CD4 and CD8, and are sometimes termed co-receptors.

Co-stimulatory molecules: two signals required for T cell activation

Ligation of the TCR on its own does not stimulate T cell clonal expansion or lymphokine production. The full activation of antigen-specific T cells requires **two signals**. Signal one is provided by the engagement of the T cell antigen receptor and signal two is provided by engagement of a co-stimulatory molecule. The best-characterized co-stimulatory molecule is B7, which is on many APCs and binds to CD28 on the T cell. Signals emanating from the TCR and CD28 synergize to induce T cell lymphokine production and T cell proliferation. If the T cell receives signal 1 (TCR binding) and not signal 2 (co-stimulation) the T cell is turned off (*Fig. 2;* Topic G2).

Precursors of $CD8^+$ cytotoxic T cells also need to be activated to develop into mature CD8 effector T cells containing granzymes and perforin (Topic F5). This requires attachment of their TCR to MHC class I–peptide complexes on APCs (signal 1). In addition, a second co-stimulatory signal involving binding of B7 to

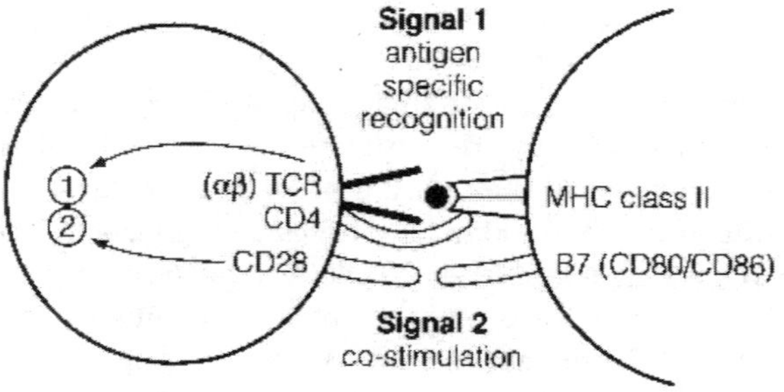

Fig. 2. The role of co-stimulation in T cell activation.

CD28 on the CTL is required. Cytokines produced by Th cells and APCs and ligation of APC CD40 are important for enhancing expression of the co-stimulatory molecules. Of note, although other Th-cell-conditioned APCs may be able to provide the necessary signals for Tc (CTL) activation, dendritic cells are the only cells which have a significant cross-over of processed antigen between exogenous and endogenous pathways (Topics F2 and F6). Moreover, they are, in general, the most efficient of the antigen-presenting cells.

Once activated, mature CD8$^+$ cytotoxic T cells do not, in most instances, need to be further activated to release granzyme and perforin. Thus, when activated CTLs come into contact with virus-infected cells, they appear to need, at least initially, only the first signal provided by TCR recognition of viral peptide plus MHC class I, although the interaction of LFA-1 on the cytotoxic cell with ICAM-I on the target cell is also important.

Th activation through superantigens

Some protein products of bacteria and viruses produce proteins known as **superantigens** that bind simultaneously to lateral surfaces of the MHC class II molecules (not in the peptide-binding groove) and the V region of the β subunit of the TCR. Superantigens are not processed into peptides as conventional antigens, but are able to bind to a specific family of TCR. In a sense they 'glue' T cells to APC (*Fig. 3*) and cause stimulation of the T cell. However, these T cells are not specific for the pathogen that produced the superantigen, since all members of a particular family of TCR are activated. The consequence of binding to a large percentage of the T cells is the massive production of cytokines leading, in some cases, to lymphokine-induced vascular leakage and shock. Among the bacterial superantigens are the *staphylococcal enterotoxins* (SE) that cause common food poisoning and the toxic shock syndrome toxin (TSST).

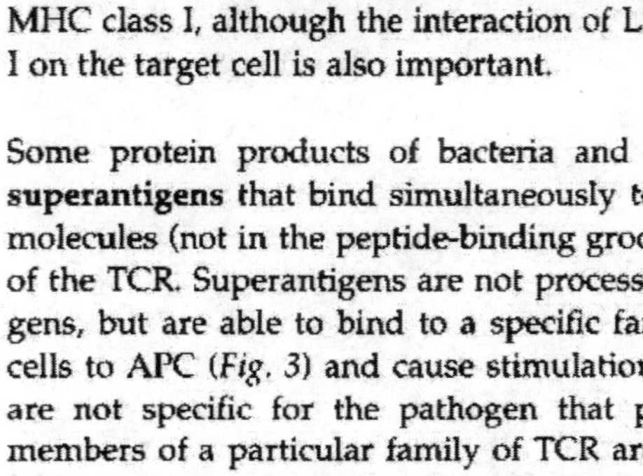

Fig. 3. Superantigen activation of T cells by bridging TCR and MHC class II.

Early signaling events through co-receptors

The early signaling events are complex and therefore only a simplified outline will be presented. The area of contact between the TCR accessory and co-receptor molecules on the T cell surface with molecules and ligands on the APC is called the 'immunological synapse'. This is the specialized membrane region that conveys a signal from the T cell surface via the cytosol into the nucleus to give rise to specific gene transcription. This *signal transduction* is mediated by TCR molecules, co-receptors and enzymes that lie in cholesterol-rich areas of the membrane called 'lipid rafts' (*Fig. 4*).

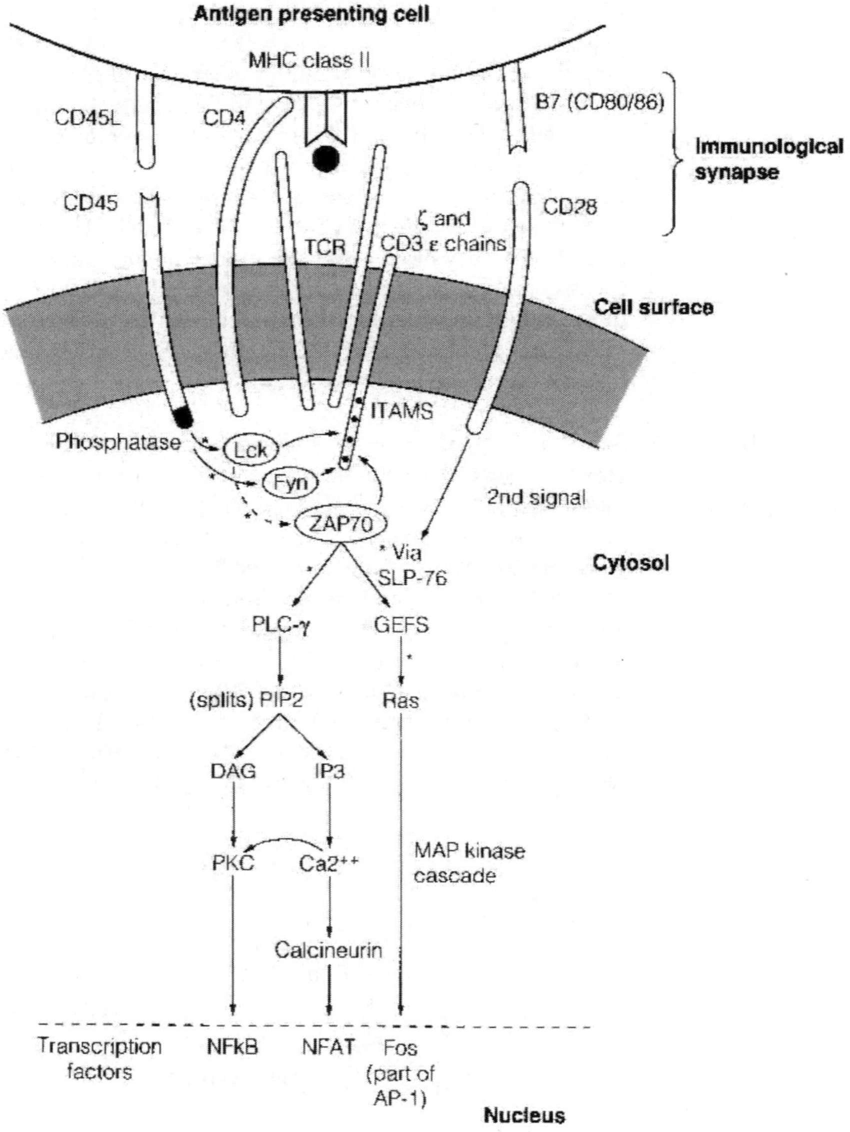

Fig. 4. Early biochemical events leading to T cell activation. The ligation of the TCR results in the initiation of signaling pathways through the action of CD45, the kinases lck and Fyn and other kinases including ZAP70. These enzymes 'activate' their target molecules by removing or adding phosphates. Ligation of CD45 induces activation of lck and Fyn which these phosphorylate ITAMs on the ζ chain and CD3. Once phosphorylated ZAP70 binds to the ITAMs and is activated by lck to initiate two main biochemical pathways. One is via the phosphatidyl inositol pathway where phospholipase C-γ (PLC-γ) cleaves phosphatidylinositol bisphosphate (PIP2) to produce diacyl glycerol (DAG) and inositol trisphosphate (IP3). DAG activates protein kinase C (PKC) which activates NFκB that translocates to the nucleus. IP3 increases intracellular Ca^{2+} activating the phosphatase calcineurin that, in turn, activates NFAT (nuclear factor of activated T cells) and causes it to translocate to the nucleus. The second pathway involves the MAPkinase cascade initiated by RAS through GEFS activated via binding of SL76. This cascade leads to activation of Fos, a component of the AP-1 transcription factor. The second signal delivered via T cell CD28 interaction with CD80/CD86 on the antigen-presenting cell is required to activate the cell. It is thought that CD28 ligation (and indeed ligation of CTLA4) with CD80/CD86 modulates these biochemical pathways.

Neither of the two chains of the TCR have intracytoplasmic tails of sufficient length or amino acid composition to act as signaling molecules. Therefore, T cell signaling is initiated through the longer tails of the ζ chains, and ε chains of the associated CD3 molecule that have sets of tyrosine molecules called ITAMS (immunoreceptor tyrosine activation motifs). On ligation of the TCR, CD45 (an endogenous phosphatase) activates (by removal of phosphates) two enzymes lck and Fyn that phosphorylate the ITAMs of the ζ chains. ZAP70 then 'docks' with the phosphorylated ITAMs and itself becomes activated leading to further phosphorylation events. Activation of phospholipase C-γ via the phosphatidyl inositol pathway leads to activation of the transcription factors NFAT (nuclear factor of activated T cells) and NFκB and their translocation into the nucleus. Another consequence of the phosphorylation mediated by ZAP70 is the activation of the MAP kinase cascade via SLP-76, Guanine nucleoside exchange factors (GEFS) and Ras which finally leads to activation of Fos – a component of the AP-1 transcription factor. This whole process is very rapid and the multiple phosphorylation and dephosphorylation events in the membrane take place within seconds of ligation of the TCR. The initial signal occurring within the lipid rafts is amplified via the molecules of the different biochemical pathways ('second messengers') leading finally to transcription of effector molecules, e.g. cytokines (IL-2, IL-4 and IFNγ) and cell cycle proteins (cyclins), required for clonal expansion.

F5 CLONAL EXPANSION AND DEVELOPMENT OF EFFECTOR FUNCTION

Key Notes

Clonal expansion

In addition to cell cycle proteins, cytokines and their receptors are produced following antigen activation of T cells. These are involved in the expansion and further differentiation of the T cells into memory and effector cells. IL-2 is an autocrine factor which leads to T cell proliferation. Other surface molecules induced following activation include CD40L (CD154) which interacts with CD40 on dendritic cells inducing them to produce cytokines (e.g. IL-12) required for T cell proliferation and differentiation into Th1 cells. This leads to the specific T cell priming and clonal expansion necessary for their effector function and the development of memory.

Helper T cells

T helper cells are divided into two main types dependent on their cytokine profiles. Th1 cells or inflammatory T cells produce high levels of IFNγ and TNFα which primarily act on macrophages to cause their activation. Th2 cells which are characterized by their production of IL-4, IL-5 and IL-6 are involved mainly in B cell differentiation and maturation.

Cytotoxic T cells

Cytotoxicity by Tc can be mediated through (a) lytic granule release of perforin and granzymes onto the surface of the target cell, and (b) interaction of FasL on the CTL with Fas on infected cells. Both mechanisms result in programed cell death (apoptosis) of the infected cell.

Related topics

Immune defense (A3)
Genes, T helper cells, cytokines and the neuroendocrine system (G5)
Immunity to different organisms (H2)

Clonal expansion

In addition to cell cycle proteins, cytokines and their receptors are produced following activation of T cells. These are involved in the expansion and further differentiation of the T cells into memory and effector cells. On stimulation, T cells produce IL-2, an autocrine growth factor important to T cell proliferation, and express IL-2 receptors. Other surface molecules induced by activation of T cells include CD40L (CD154), which interacts with CD40 on dendritic cells. Binding of CD40 induces dendritic cells to produce cytokines (e.g. IL-1, IL-12) required for T cell proliferation and differentiation into Th1 cells (*Fig. 1*). This leads to specific T cell priming, clonal expansion and development of memory cells. Cytokines produced by the Th1 cells (e.g. IFNγ) and by dendritic cells are important in development and clonal expansion of $CD8^+$ CTL from their precursors (Topic F6). Thus, following activation by antigen, specific clones of T cells

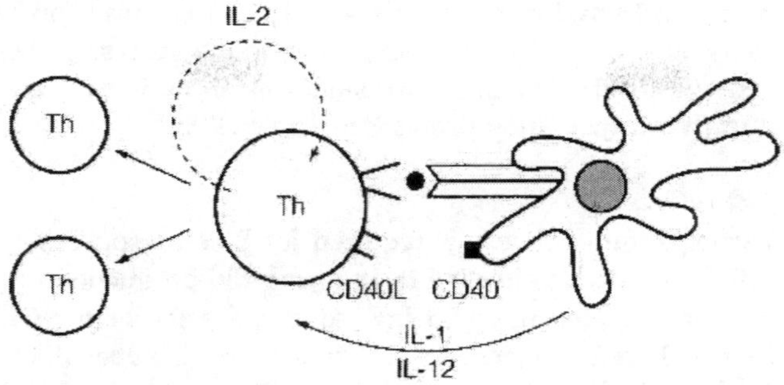

Fig. 1. Initial priming of helper T cells through dendritic cells.

are expanded to carry out their effector function and develop into memory cells.

Helper T cells

There are two kinds of $CD4^+$ helper T cells (Th1 and Th2) with different functions. Each develops from uncommitted Th0 cells following initial contact with a microbe. Th1 cells are predominately involved in mediating inflammatory immune responses (through the activation of macrophages), while Th2 cells are primarily involved in the induction of humoral immunity (via the activation of B cells). In this regard, Th0 to Th1 cell development is encouraged when a Th0 cell recognizes a microbial peptide presented by an infected macrophage that is producing IL-12 (*Fig. 2*). In contrast, Th0 cells are encouraged to become Th2 cells under the influence of IL-4 released by B cells and other cells (e.g. mast cells). Thus, following activation by specific peptide antigen, Th1 cells derived from Th0 cells produce cytokines such as IFNγ and TNFα that primarily act on macrophages. Cytokines produced by Th2 cells (IL-4, IL-5, IL-6, and IL-13) are involved mainly in B cell differentiation and maturation. IL-10 is also produced

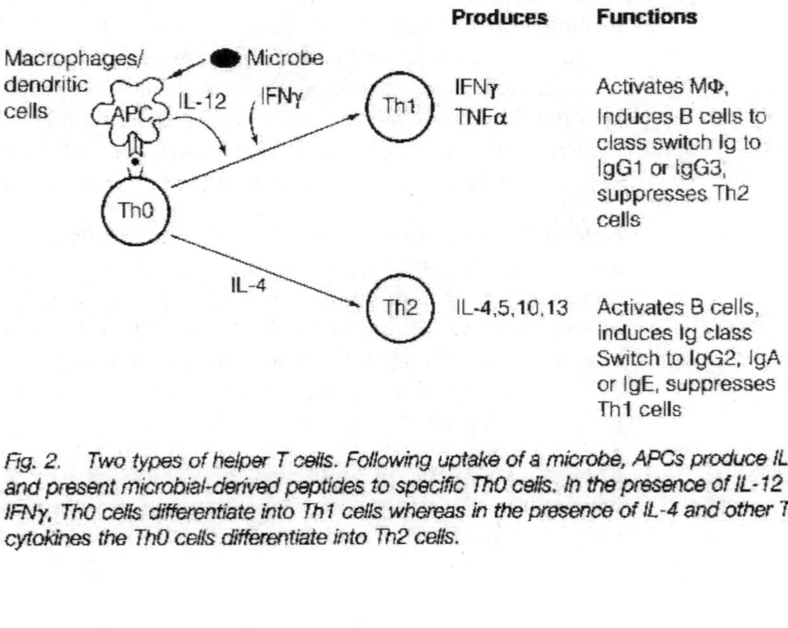

Fig. 2. Two types of helper T cells. Following uptake of a microbe, APCs produce IL-12, and present microbial-derived peptides to specific Th0 cells. In the presence of IL-12 and IFNγ, Th0 cells differentiate into Th1 cells whereas in the presence of IL-4 and other Th2 cytokines the Th0 cells differentiate into Th2 cells.

by Th2 cells and regulates the activity of Th1 cells (Topic G5). It is important to remember that in most cases, an immune response elicits both Th1 and Th2 activities, although there are some instances where one or the other is more effective in mediating protection (Topic H2).

Th2 cells

Participation of T cells is required for B cell responses to most antigens (Topic E2). T cells most effective in inducing the production of antibody from B cells, especially of the IgA and IgE isotype, are the helper CD4 Th2 cells. Th2 cells induce B cells to produce Ig, switch the isotype of Ig being produced, and induce affinity maturation of the Ig. This involves not only cytokines but direct engagement of surface molecules on the T and B cells (cognate interactions) which trigger their activation.

More specifically, Th2 cells recognize antigenic peptides in MHC class II molecules on the surface of antigen-specific B cells and through interaction with other surface molecules are activated (Topics F2 and F4). The interaction of CD40L on T cells with CD40 on B cells induces B cell proliferation and class switching to IgE- and IgA-producing cells (Topic D3, *Fig.* 4). Cytokines produced by Th2 cells, including IL-4, IL-5, and IL-6) act as growth and differentiation factors for B cells.

Th1 cells

Role of Th1 cells in macrophage recruitment and activation. The response to a variety of intracellular parasites is dependent upon functionally intact Th1 cells. For example, the immune responses to *Leishmania* and mycobacteria are severely diminished if the host cannot produce IFNγ and TNFα. This is because, in the absence of these mediators, infected macrophages cannot become activated to kill the pathogen. Although other cytokines can augment macrophage activities, both IFNγ and TNFα are critical for effective macrophage activation.

Th1 cells when activated also produce chemokines that assist in the recruitment of monocytes, and colony-stimulating factor (GM-CSF) that induces their differentiation into macrophages at the site of infection. In addition, IL-3 increases the production and release of monocytes from the bone marrow. Also, TNFα from Th1 cells alters the surface properties of endothelial cells to promote the adhesion of monocytes at the site of infection (Topic B4). The coordinated production of these mediators allows the infiltration of T cells and monocytes to the site of inflammation where their interaction leads to macrophage differentiation, activation and the elimination of the pathogen (*Fig.* 3).

Role of Th1 cells in isotype switching and affinity maturation. Th1 cells may also induce B cells to produce Ig, switch the isotype of Ig produced, and undergo affinity maturation of the Ig (Topic D3, *Fig.* 4). As with Th2 cells, the interaction of CD40L on Th1 cells with CD40 on B cells induces B cell proliferation and class switching. Cytokines are also important, but in this case IFNγ and TNFα are involved, resulting in signals and help for the development of B cells that produce primarily IgG antibodies.

Role of Th1 cells in induction of cytotoxicity by CD8$^+$ CTLs. Antigen-presenting cells (APCs) initially process and present microbial peptides via the exogenous pathway in association with MHC class II molecules (Topic F2). Th1

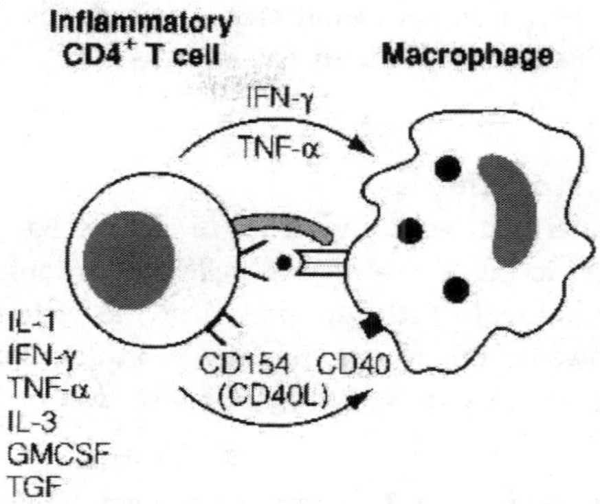

Fig. 3. Macrophage activation by CD4+ inflammatory T cells. Cytokines released by Th1 cells, as well as signaling through direct contact of cell surface receptors, increase: (a) fusion of lysozomes and phagosomes; (b) production of nitric oxide and oxygen radicals for killing pathogens; and (c) expression of MHC class II molecules and TNF receptors by macrophages. Note that CD154/CD40 interactions are also important in activation of the macrophage.

cells recognize and are activated by interaction with these cells, and in turn influence APC function. They do this by direct cell–cell interaction and signaling and through release of cytokines that act on APCs, including IFNγ. As a result of these interactions with specific Th1 cells, APCs become '**conditioned**' to more efficiently present peptides to CTLs via their MHC class I molecules and to Th cells through MHC class II (Topic F6, *Fig. 1*).

Cytotoxic T cells

Recognition of antigen and activation

Peptides derived from viral proteins are processed via the endogenous route and are presented on the cell surface by MHC class I molecules, marking this cell as infected and as a target for CTL killing. CTLs express cell surface CD8 which binds to the nonpolymorphic region of MHC class I (expressed on all nucleated cells), restricting these killer T cells to recognizing only cells presenting peptide in MHC class I molecules (Topic F2). This interaction also serves to stabilize the interaction of the T cell receptor with specific peptides bound to the polymorphic part of the MHC class I molecule (*Fig. 4*). Other surface co-stimulatory and adhesion molecules such as LFA-1 are important for close interaction of the CTL with the infected cell and for activating its cytotoxic

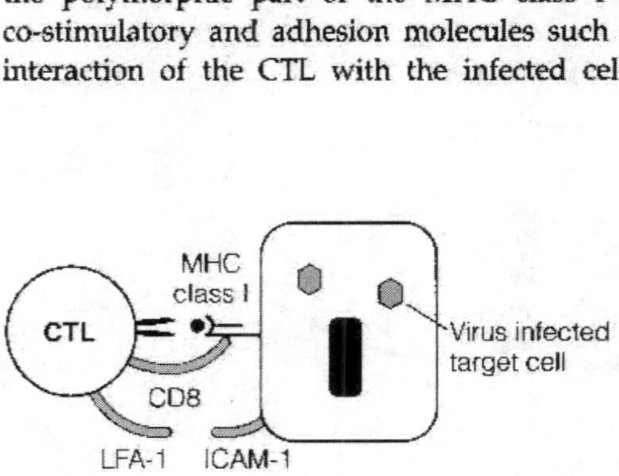

Fig. 4. CTL recognize peptides associated with MHC class I molecules. CD8 binds to nonpolymorphic MHC class I stabilizing this interaction and enhancing killing. The interaction of LFA-1 and ICAM-1 is also important in killing of the target.

machinery (Topic F4). This activation step also induces the expression of FasL on the CTL, which can interact with Fas expressed on the surface of the virus-infected cell.

Mechanisms of cytotoxicity

Mature CTLs, generated with the help of Th1 cells, contain the cytotoxic machinery required to kill virus-infected cells. In particular, these CTLs are able to induce programed cell death (apoptosis) of the virus-infected cells through two distinct pathways: (a) release of lytic granules containing perforin and granzymes which enter the target cell; (b) interaction of FasL on the CTL with Fas on the target cell.

1. *Perforin-induced apoptosis.* CTL contain large cytolytic granules and are difficult to distinguish morphologically from NK cells (also called large granular lymphocytes; Topic B1). These intracytoplasmic granules contain proteases, granzyme A and granzyme B, and perforin, a molecule similar to C9 of the complement pathway (Topic D8). On interaction of the CTL with a virus-infected cell, the granules move toward the portion of the membrane close to the point of contact with the target cell. On fusion with the membrane, the granules release perforins which polymerize in the membrane of the infected cell creating pores that allow entry of the proteases (*Fig. 5*). These enzymes cleave cellular proteins, the products of which initiate induction of programed cell death (apoptosis). CTL then re-synthesize their granular contents in preparation for specific killing of another infected cell.
2. *Fas-mediated apoptosis.* Nucleated cells of the body infected with some viruses upregulate expression of Fas (CD95). CTL activated to release their granules by their first encounter with antigen presented by MHC class I molecules, are induced to upregulate FasL which then also allows them to kill specific virus-infected cells by an additional mechanism through interaction with surface CD95 (*Fig. 6*).

The importance of apoptosis as a killing mechanism used by the immune system is that targeted cells can be removed rapidly by phagocytes without

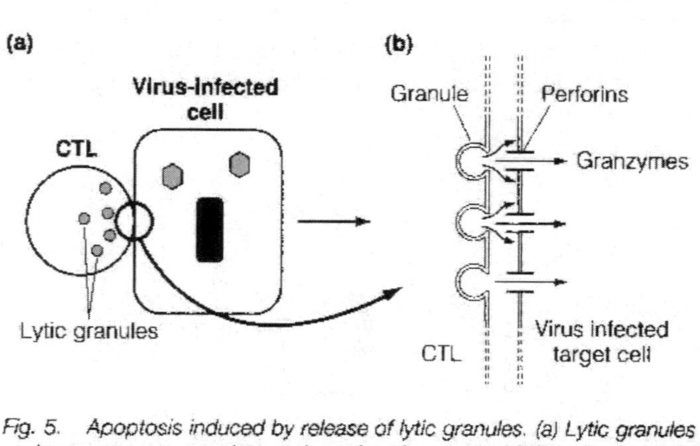

Fig. 5. Apoptosis induced by release of lytic granules. (a) Lytic granules containing perforin and granzymes accumulate at the point of contact of CTL with virus-infected cell. (b) The granule contents are released and the perforins polymerize in the infected cell membrane allowing entry of granzymes into the target cell which induce apoptosis.

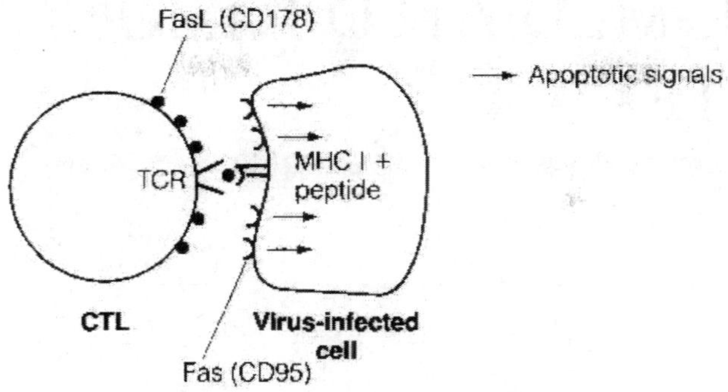

Fig. 6. Apoptosis induced by Fas/FasL interactions. CTL have preformed FasL in their granules which is rapidly expressed on their surface when they attach via their TCR to the target cell. Ligation of Fas on the virus-infected cell by FasL on the CTL is an additional mechanism for induction of apoptosis.

initiating inflammatory responses. Another mechanism of cell death – necrosis – results from tissue trauma or certain kinds of infection and leads to acute inflammation through the production of inflammatory cellular products.

F6 CELL-MEDIATED IMMUNITY IN CONTEXT

Key Note

Cell-mediated immunity in context

Antigen-presenting cells (APCs) initially process and present microbial peptides via the exogenous pathway in association with MHC class II. Specific Th cells are activated by interaction with these cells to produce cytokines, including IFNγ, that activate macrophages to kill pathogens. In addition, Th cells influence APC function, i.e. they 'condition' the APC. This occurs through direct cell–cell interaction and signaling and through the release of cytokines by the Th cell. These 'conditioned' APCs are then able to process the internalized antigen through the endogenous pathway and therefore are better able to present antigen in association with MHC class I to $CD8^+$ CTLs and to present antigen more efficiently via class II to $CD4^+$ Th cells. Specific CTLs activated by APCs in this way are able to kill infected cells expressing viral antigens in association with MHC class I.

Related topics

The role of T cells in immune responses (F1)

Immunity to different organisms (H2)

Cell-mediated immunity in context

To understand and appreciate the various functional activities of the different T cell subpopulations, it is important to first put these cells and their properties into a relevant context, e.g. to consider the role of these cells in immunity to an infectious organism. Microbes first entering the body are taken up into dendritic cells or macrophages (antigen-presenting cells) through interaction with innate immune system receptors such as TLR and/or mannose receptors (Topic B3). If the microbe has been previously encountered, this uptake may be enhanced by opsonization of the microbe with antibody and/or complement and subsequent interaction with Fc and complement receptors, respectively. These antigen-presenting cells process microbial proteins via the exogenous pathway displaying peptides from these proteins on their surface in association with MHC class II molecules (*Fig. 1*). Th cells that recognize antigen on these APCs are activated (Topic F4) to produce cytokines, including IFNγ or IL-4.

In addition, the cell–cell interaction and signaling that occurs between the Th cell and the antigen-presenting cell, along with the cytokines produced by the Th cell, 'conditions' the antigen-presenting cell such that it can interact with, present antigen to, and thus prime precursor $CD8^+$ CTLs. Dendritic cells, in particular, when primed are able to pick up exogenous antigen and present it on MHC class I molecules to precursor CTLs, as well as on MHC class II molecules to Th cells (Topic F4). That is, there is some crossing of exogenous antigen into the endogenous pathway with the consequence that some peptides become associated with MHC class I molecules. Thus, in the presence of antigen and cytokines, specific Th *and* CTLs are generated. The 'primed' Th and CTLs are 'effector cells' which can then deal with infected cells. Specific Th1 cells activated by binding to macrophages that are presenting antigen in association with MHC class II molecules, produce IFNγ, resulting in activation of killing mechanisms in the macrophage. Other Th cells will interact with antigen presented by B cells and induce them to differentiate into plasma cells that produce antibodies to deal with those microbes accessible to antibody and complement (Topics D8 and F5). Conversely, specific CTLs attaching to virus-infected cells via antigen presented in MHC class I molecules will be activated to kill the infected cell either by release of perforins and granzymes or by FasL/Fas interactions.

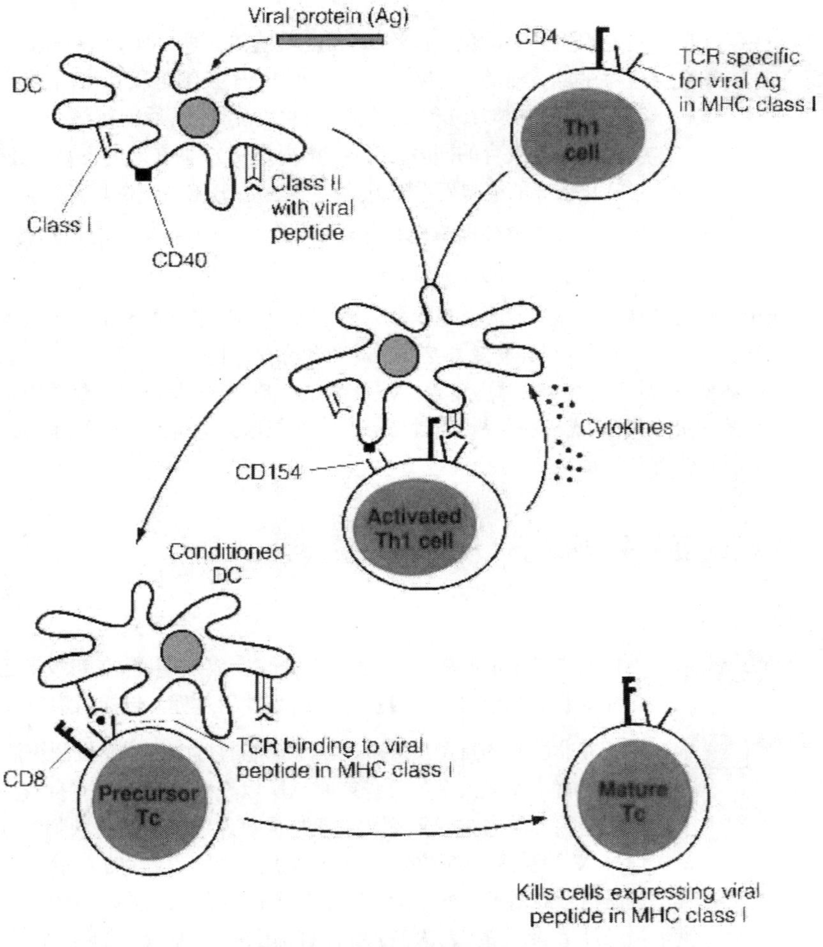

Fig. 1. Dendritic cells (DC) conditioned (licensed) by Th1 cells present antigen to Tc via MHC class I. Interaction of specific Th1 cells with peptide (e.g. from a virus or tumor cell protein) presented in MHC class II on the DC involves adhesion molecules as well as binding of B7 to CD28. This series of interactions induces expression on the Th1 cells of CD154 which then binds CD40 on the DC. This triggering through CD40, in the presence of cytokines also released by Th1 cells, conditions the DC to present antigen in MHC class I to peptide specific Tc precursor cells, inducing their maturation into Tc cells.

G 免疫应答的调节

G1 概论

要 点

概 论

免疫系统必需受严格的调节，受外源生物威胁时起动应答，然后进行精细的调整，除去威胁时再关闭。另外，也需要调节免疫系统的组分，以便它们不对自身应答(免疫耐受)。

经固有免疫系统的自己、非自己鉴别

在固有免疫系统中，吞噬细胞只在其自身细胞受损伤或行将死亡时才能识别它们；自然杀伤细胞通常受抑制受体抑制，以免杀伤自身细胞；补体由于抑制分子而不能在正常机体细胞表面上被活化。

适应性免疫系统的调节

抗原引发并驱动免疫应答，其强度受遗传（即 MHC 位点基因）控制。去除抗原导致应答平息。辅助 T 细胞(通过其细胞因子及细胞相互作用)参与调节免疫应答和调整其他细胞的功能。IgG 抗体能抑制(负反馈)其后的抗体产生。淋巴细胞和抗体对自身的耐受在发育的同时即开始(中枢耐受)，而在外周主要通过缺乏共同刺激信号和通过活化诱导的细胞死亡而引发[①]。神经内分泌系统在调节免疫应答时也起重要作用。

相关主题

固有免疫系统的细胞(B1)
固有免疫系统的分子(B2)
固有免疫系统识别微生物(B3)

注①：机体的淋巴细胞和抗体对于自身组织的耐受主要是通过中枢和外周的两种途径完成。中枢途径主要是在细胞发育过程中，具有对自身抗原高亲和力受体的 T 细胞和 B 细胞通过阴性选择除去；在外周的环境中，则通过自身抗原与淋巴细胞受体结合后，缺乏共同刺激信号而使 B 细胞受体信号和 T 细胞受体信号失活，或者在外周，通过诱导对自身抗原具有亲和力的细胞发生凋亡，从而免除这些细胞对机体自身组织的破坏。

G2 中枢耐受和外周耐受

要 点

中枢耐受

中枢耐受是未成熟的 T 细胞和 B 细胞在成熟期间，在初级淋巴器官/组织(分别为胸腺和骨髓)内，获得对自身抗原的耐受性的过程。包括消除带有自身抗原受体的细胞。

外周耐受

由于并非所有的自身反应淋巴细胞都能通过中枢耐受机制被清除(主要是因为在初级淋巴器官中缺乏大多数自身抗原)，所以在外周组织中，自身反应淋巴细胞无反应性或被清除。外周 T 细胞因为缺乏抗原呈递细胞上的共同刺激分子(即 B7)给出的第二信号(T 细胞活化必须的)，而造成无应答(无反应性的)。由于缺乏来自 T 细胞的共同刺激信号的结果，外周 B 细胞可变成无反应性的，并且不能发育成浆细胞。然而，在适当条件下，活化的、表达 Fas 配体(FasL)的 T 细胞，可能通过活化诱导的细胞死亡(activation-induced cell death，AICD)杀伤表达 Fas 的 B 细胞(或许还有其他 T 细胞)。

相关主题

多样性的产生(D3)
B 细胞活化(E2)
T 细胞库的形成(F3)
T 细胞活化(F4)
自身免疫病——发生的机制(L3)

G3 获得性耐受

要 点

引 言 在适当的条件下诱导对某些抗原的耐受性，对免疫防御以及对自身抗原的免疫调整有相当重要性。获得性耐受主要与非自身抗原的耐受有关，可能涉及无反应性、清除及受 Th2 细胞的主动抑制。这些机制受抗原的性质，给予途径和浓度以及免疫系统的成熟性等影响。

抗原的性质 抗原的化学组成和复杂性，以及抗原与其被引进物种之间的相似程度，决定其诱导耐受或诱导免疫的能力。与自身越相似，越易诱导耐受。

免疫系统的成熟 耐受在出生前或在新生儿早期比较容易获得，这可能与 T、B 和/或抗原呈递细胞尚未成熟有关。T 细胞比 B 细胞更容易耐受。而诱导对已进行免疫应答特殊抗原的耐受则是困难的②。

给予途径 抗原给予途径可决定耐受是否被诱导。经腹腔或静脉引入的抗原，比同一抗原经皮下或肌肉给予时的耐受原性更强。经口服途径接触抗原能导致免疫性或外周耐受。在某些情况中，对一些抗原经口服可阻断其免疫性。

抗原的剂量 低剂量或高剂量的抗原可诱导全身耐受，而适中剂量可引起免疫应答。与新生儿比较，成人的耐受需更大剂量。

相关主题

抗原（A4）
中枢耐受和外周耐受（G2）
固有免疫系统的分子（B2）
继发性（获得性）免疫缺陷（J3）
黏膜相关淋巴样组织（C3）
自身免疫病的诊断与治疗（L5）

注②：已经进行过免疫应答的抗原是指机体对该抗原产生过免疫应答，因此会有记忆淋巴细胞存在，对于这样的抗原很难再诱导耐受。

G4 抗原和抗体的调节

要 点

应答的引发 抗原通过抗原呈递细胞（树突细胞和巨噬细胞）将抗原肽呈递给抗原特异 Th 细胞以引发免疫应答。然后 Th 细胞辅助 B 细胞产生抗体，或 CTL 发育。该抗原的物理状态（如聚集）和组成（如蛋白质）也是重要的③。

抗原的去除 抗原经抗体和最终经吞噬细胞去除是调节免疫应答最有效的手段，因为在无抗原存在时，即停止抗原特异的 T 细胞和 B 细胞的再刺激。新生儿体内母体的 IgG 可与抗原结合并除去它，从而妨碍对该抗原的主动免疫的发育。此外，用被动抗体（passive antibodies）的治疗可能有碍主动免疫的发生。例如，将 RhD（猕猴 D）抗体给 RhD 阴性的母亲，抑制她们在未来妊娠时产生抗 RhD 的抗体。持久性存在的抗原（如在某些病毒，细菌发现的）可维持特异免疫应答的产生。

抗体的正效应 IgM 类抗体可能通过补体活化调节免疫应答。因此，抗原-IgM-补体复合物与抗原特异 B 细胞上的补体受体（CD21）相互作用，可能增强此应答。

IgG 的负反馈 IgG-抗原复合物通过与其 IgG 成分 Fc 区结合的 FcγRⅡ（CD32）转导负信号，可特异地抑制抗原特异 B 细胞的进一步应答。

独特型网络 免疫系统产生抗独特型应答（对免疫球蛋白分子可变区的免疫应答）的能力，被认为是能调节免疫应答的一种机制。

相关主题

抗原(A4)
固有免疫系统的分子(B2)
出生时的适应性免疫系统(C5)
抗体类别(D2)
免疫接种(I2)
同种异型和独特型(D4)
B 细胞受体复合物,共同受体和信号发射(E1)
抗体应答的细胞基础(E3)
IgG 和 IgM-介导的(Ⅱ型)超敏反应(K3)

注③:聚集性的抗原更容易启动免疫应答,而可溶性抗原则不易启动免疫应答。蛋白质抗原的免疫原性较多糖类抗原要强,因此更容易启动免疫应答。

G5 基因、T 辅助细胞、细胞因子和神经内分泌系统

要 点

免疫应答的遗传控制

虽然许多基因参与免疫应答的调控(免疫应答基因),但调节 T 细胞对种种抗原应答的主要基因座是主要组织相容性复合体(MHC)。从整体上看,基因座的多态性给人群提供结合新肽,并因此对经突变可能引起新的致病微生物产生保护性应答的机会。

T 辅助细胞

免疫应答的类型由抗原的性质和由调节 T 细胞及其细胞因子产物决定。Th1 细胞产生的促炎细胞因子对杀伤细胞内微生物和产生细胞毒性 T 细胞都很重要,而由 Th2 细胞产生的抗炎细胞因子(IL-4、IL-10 和 IL-13)对 B 细胞的增殖与分化,以及免疫球蛋白类别转换成 IgA 或 IgE(对黏膜表面的免疫防御重要的同种型抗体)都是重要的。Th1 和 Th2 细胞因子是自身调节的,并抑制彼此的功能。

刺激和抑制性细胞因子

一些细胞因子可促进细胞生长,吸引特异的免疫细胞(趋化因子),或有助于细胞活化。另一些细胞因子可抑制细胞增值(例如 TGFβ 和 IFNα)或抑制巨噬细胞活化(例如 TGFβ)。

神经内分泌系统——HPA 轴

下丘脑/垂体/肾上腺(hypothalamus/pituitary/adrenal, HPA)轴通过释放介质,如促肾上腺皮质素释放激素(corticotrophin releasing hormone, CRH)、阿片样物质、儿茶酚胺和糖皮质激素,行使调控免疫应答。糖皮质激素对免疫系统有较宽范围的调节作用,并且是强有力的促炎症应答下调物。反过来,免疫系统通过细胞因子如 IL-1 直接影响 HPA 轴,如诱导糖皮质激素产生。因此,免疫效应机制被紧密地整合成包括神经与内分泌系统的网络。

相关主题

固有免疫系统的分子(B2)
抗原的 T 细胞识别(F2)
移植抗原(M2)

G1 OVERVIEW

Key Notes

Overview

The immune system has to be tightly regulated, 'turned on' in response to a threat from a 'foreign' organism, fine tuned and 'turned off' again when the threat has been removed. In addition, the immune system components need to be regulated so that they do not respond against self (immunological tolerance).

Self, non-self discrimination by the innate immune system

In the innate immune system, phagocytes only recognize self cells if they are damaged or dying; natural killer cells are normally inhibited from killing self cells through inhibitory receptors; complement cannot be activated on the surfaces of normal body cells due to inhibitory molecules.

Regulation by the adaptive immune system

Antigen initiates and drives the immune response, the magnitude of which is under genetic control (e.g. MHC locus genes). Removal of the antigen results in the response subsiding. Helper T cells (through their cytokines and cell interactions) are involved in regulating the immune response and in modulating the functions of other cells. IgG antibodies can inhibit (negative feedback) further antibody production. Tolerance to self of lymphocytes and antibodies is initiated at the level of development (central tolerance) and in the periphery mainly through the lack of co-stimulatory signals and through activation-induced cell death. The neuroendocrine system also plays an important role in modulating immune responses.

Related topics

Cells of the innate immune system (B1)
Molecules of the innate immune system (B2)
Recognition of microbes by the innate immune system (B3)

Overview

It is essential that the immune system be tightly regulated. It has to be 'turned on' following a threat from a 'foreign' organism, fine tuned to give an optimum and appropriate response and 'turned off' again when the threat has been removed. In addition, since self antigens are ubiquitous and would continuously drive the immune response, the cells and molecules playing a role in the immune system need to be regulated so that they respond only against foreign organisms and not against self. This unresponsiveness to self is termed 'immunological tolerance'. The main 'switch' to turn on the immune response is the presence of antigen (Topic A4). This drives the immune response, the magnitude of which is under genetic control (e.g. MHC locus genes).

Self, non-self discrimination by the innate immune system

In the case of the cells and molecules of the innate immune system that have evolved to be aggressive towards microbes there are two ways in which self reactivity is prevented: lack of recognition (ignorance) of self cells unless they change their surface structure; and the presence of inhibitory structures/receptors on the nonimmune cells.

Phagocytes

Phagocytic cells of the innate system, including macrophages and neutrophils, do not normally 'recognize' or phagocytose living self cells. However, aging (erythrocytes), dying or dead cells express new surface molecules that are recognized by phagocytes, which results in the removal of these altered self cells. Phagocytes recognize microbes through pattern recognition receptors, including sugars, e.g. mannose (Topic B3). Target molecules on the surface of mammalian cells that might be recognized by these receptors are either absent or concealed by other structures, e.g. sialic acids. When an erythrocyte ages, it loses sialic acid exposing N-acetyl glucosamine which the phagocyte now recognizes as non self and phagocytoses (*Fig. 1*). When nucleated cells die, a large number of surface molecules are exposed which are recognized by phagocytes. One of these molecules, phosphatidyl serine (PS) – a membrane phospholipid, is normally restricted to the inner surface of the cell membrane. When the cell begins to die through apoptosis PS 'flips' onto the surface and is recognized by the phagocytes.

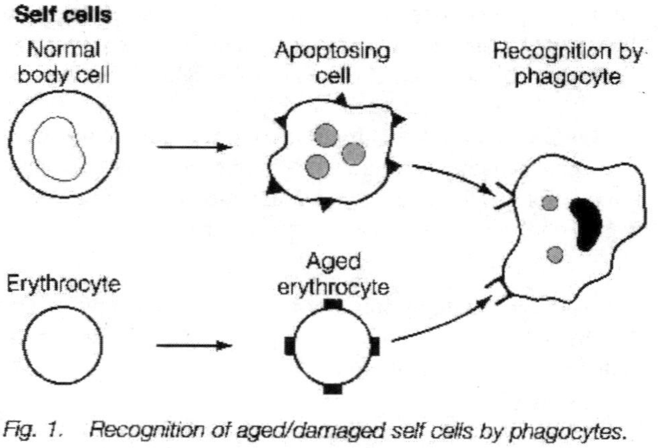

Fig. 1. Recognition of aged/damaged self cells by phagocytes.

Natural killer cells

These cells play an important role in killing virus-infected cells. They are prevented from killing the non-infected nucleated cells of the body through a balance in signaling involving killer activation receptors (KAR) and killer inhibitory receptors (KIR) that recognize molecules on self cells. The inhibitory receptors recognize MHC molecules on normal cells and prevent their killing by NK cells (Topics B1, F2 and N3). However, when certain viruses infect cells they downregulate expression of molecules (MHC class I) recognized by KIR giving rise to an overriding activation through KAR leading to death of the infected cells (*Fig. 2*).

The complement system

C3 is activated through the alternative pathway by stabilization of appropriate enzymes on the surface of some microorganisms (Topic B2). This cannot occur

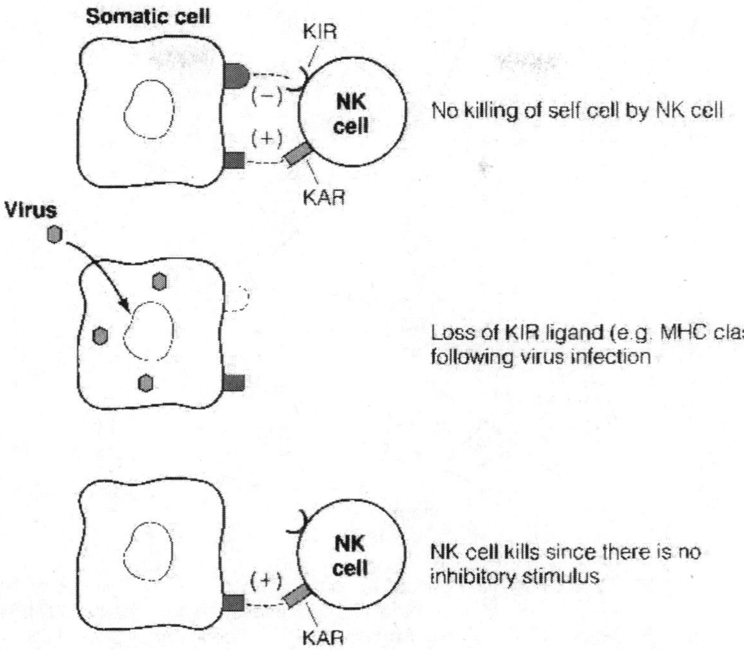

Fig. 2. Inhibition of NK cell activity. NK cells recognize self-antigens and travel around the body in search of aberrant self-cells. When they come into contact with a healthy cell they receive two signals – a positive signal to kill via their KAR (killer activation receptors) and a negative signal via their KIR (killer inhibitory receptors). These two signals cancel each other out and the NK cell goes on its way. Some viruses inhibit expression of the self-molecules recognized by the KIR (e.g. MHC class I, HLA-A, B, C in man) which means that the negative signal is absent and the NK cell carries out its lethal duty.

on the body's cells since they all have inhibitory molecules (Topic D8) on their surface membranes (*Fig. 3*).

Regulation by the adaptive immune system

Tolerance to self of lymphocytes and antibodies of the adaptive system is initiated at the level of development of T and B cells (Topics A5, C1, F3 and G2) in the primary lymphoid organs (central tolerance). Those lymphocytes escaping elimination at this stage are prevented from responding to self through lack of co-stimulatory signals (e.g. those provided by CD80 or CD86 on APC that are necessary for T cell activation) resulting in anergy or activation-induced cell death by T cells (peripheral tolerance).

The nature of the antigen is also important, since its size, state of aggregation, composition (e.g. protein vs carbohydrate), etc., significantly influence the type of response and its strength (Topic A4). Removal of the antigen and therefore the stimulus results in the response subsiding. Helper T cells are involved in regulating this response and in modulating the functions of other cells, including dendritic cells, NK cells, macrophages, and cytotoxic T cells. Although this modulation is often mediated through cytokines, it may also involve direct cell–cell interactions. The influence of Th cells can significantly affect the type of response depending at least partly on the kinds of cytokines produced and the particular cell participating in the response. Antibody itself can, in some

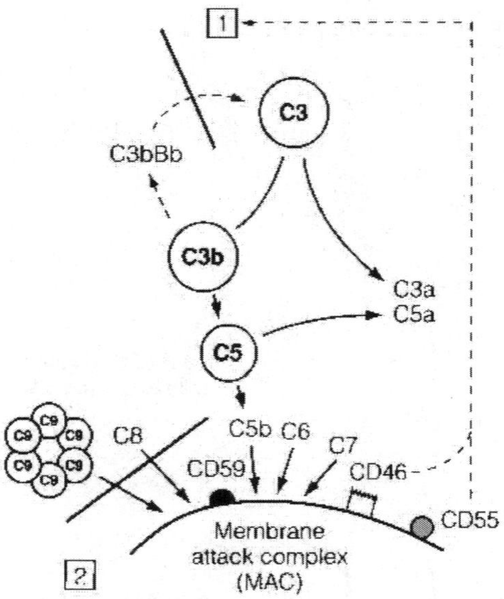

Fig. 3. Inhibition of complement activation on self cell surfaces by regulatory proteins. [1] Inhibition of C3 convertase by membrane cofactor proteins (CD46) and decay accelerating factor (CD55). [2] Blocking by CD59 of attachment of C8 and C9 of MAC to membrane, inhibits active lysis.

instances, either enhance (IgM) and complement or inhibit (IgG: negative feedback; Topics E2 and G4) further antibody production.

It is also important to note that the immune system does not function in isolation, but rather is influenced by other body systems. In particular, the neuroendocrine system plays an important role in modulating immune responses.

G2 CENTRAL AND PERIPHERAL TOLERANCE

Key Notes

Central tolerance

Central tolerance is the process whereby immature T and B cells acquire tolerance to self antigens during maturation within the primary lymphoid organs/tissues (thymus and bone marrow, respectively). It involves the elimination of cells with receptors for self antigens.

Peripheral tolerance

Since not all self-reactive lymphocytes are eliminated by central tolerance mechanisms (due primarily to the absence of most self antigens in the primary lymphoid organs), self reactive lymphocytes are anergized or deleted in the peripheral tissues. Peripheral T cells are made unresponsive (anergic) through the absence of the second signal (essential for T cell activation) given by co-stimulatory molecules (i.e. B7) on antigen-presenting cells (APCs). Peripheral B cells may become anergic and unable to develop into plasma cells as a result of the absence of co-stimulatory signals from T cells. Moreover, under appropriate conditions, activated T cells expressing Fas Ligand (FasL) may kill Fas-expressing B cells (and, perhaps, other T cells) through **activation-induced cell death** (AICD).

Related topics

Generation of diversity (D3)
B cell activation (E2)
Shaping the T cell repertoire (F3)
T cell activation (F4)
Autoimmune diseases – mechanisms of development (L3)

Central tolerance

The fundamental basis for central tolerance is that interaction of antigen with immature clones of lymphocytes already expressing antigen receptors, would result in an unresponsive state. This theory, for which Burnet and Medawar received the Nobel Prize in 1960, is now recognized to involve a mechanism that causes self-reactive lymphocytes to be eliminated (**clonal deletion**) on contact with self antigens. Immature precursor cells derived from bone marrow stem cells migrate to the thymus to mature into immunocompetent T cells or mature in the bone marrow to become B cells. T cells with specificity for self appear during normal development in the thymus as the result of the expression of combinations of V segment genes (Topics D3, E3 and F3). These self-reactive T cells must be eliminated to prevent autoimmunity.

T cells with receptors with weak binding to MHC class I and II antigens are permitted to survive, **positively selected** (see Topic F3 *Fig.* 3). T cells which bind with high affinity to MHC class I and II, alone or carrying self peptides (Topics F2, F3), are induced to die through the process of apoptosis. This **negative selection** leads to elimination of some but not all self-reactive T cells. Cortical epithelial cells are the main players in the positive selection process whereas macrophages and interdigitating dendritic cells play a leading role in negative selection. This 'education' process within the thymus leads to suicide of greater than 90% of the T cells. Thus, only a small percentage of the T cells generated survive to emigrate to the peripheral tissues. These T cells are the ones capable of recognizing foreign non self peptide antigens in the context of self MHC molecules.

A similar process of negative selection occurs during B cell development in the bone marrow. As in the thymus, receptor diversity for antigen is created from rearrangement of V segement genes resulting in some B cells having membrane antibodies with self reactivity. **B cell tolerance** occurs as a result of clonal deletion, through apoptosis, of immature B cells reactive to self antigens (*Fig. 1*). Immature B cells expressing surface IgM that react with self antigens are rendered unresponsive or anergic. Thus, only those B cells that do not react with self antigens in the bone marrow are allowed to mature and migrate to the periphery where further maturation occurs.

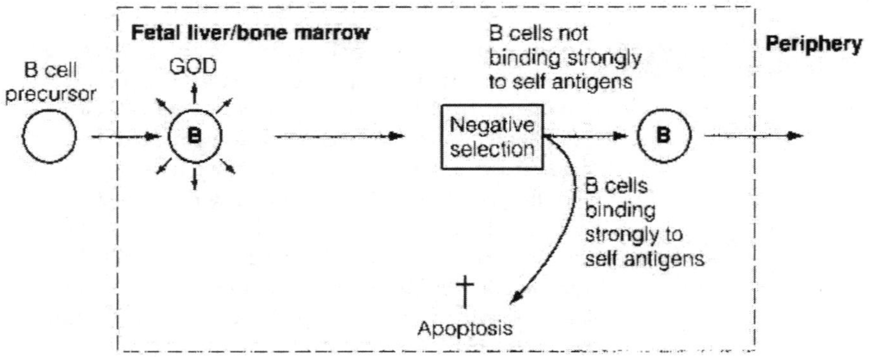

Fig. 1. Central tolerance: B cells. B cell precursors develop diverse antigen receptors (GOD). They undergo negative selection and the surviving cells migrate to peripheral (secondary) lymphoid organs/tissues.

Peripheral tolerance

Most self-reactive lymphocytes cannot all be eliminated in the primary lymphoid organs for two reasons. Firstly, many self antigens are neither present in the primary lymphoid organs nor supplied to them via the bloodstream. Moreover, with the exception of self antigens that do not normally come into contact with the immune system ('sequestered antigens' such as lens proteins in the eye), most self antigens expressed as the result of differentiation of cells and tissues in the major organs of the body do not 'pass through' the primary lymphoid organs. Certainly, lymphocytes in the periphery do come into contact with these antigens. Secondly, different receptor specificities may be generated as the consequence of somatic mutation of the antibody genes in B cells. This occurs within the germinal centers of secondary lymphoid organs/tissues (Topics C2, D3 and E4). Unlike B cell antigen receptors, it is believed that TCRs do not normally mutate.

T cell anergy

Peripheral self-reactive T cells can be deleted or anergized. The main mechanism preventing autoreactivity in the periphery involves development of anergy. Naive T cells require two main signals to respond to an antigen. One comes via the TCR, the other comes from co-stimulatory molecules. The glycoproteins B7.1 (CD80) and B7.2 (CD86) are essential co-stimulatory molecules, found almost exclusively on professional antigen-presenting cells (APCs). Interaction of these B7 molecules on APCs with CD28 on T cells is required for T cell activation (*Fig. 2*). Thus, in the absence of professional presentation of self antigens and engagement of co-stimulatory molecules (signal 2), the binding of self antigens presented in MHC molecules to the TCR on naive T cells, results in anergy. Moreover, if naive T cells do become activated they express an additional receptor called CTLA-4 which has a greater binding affinity for the B7 molecules than CD28. Binding of CTLA-4 to B7 results in a negative signal to the T cells resulting in inhibition of T cell activity (Topic F4).

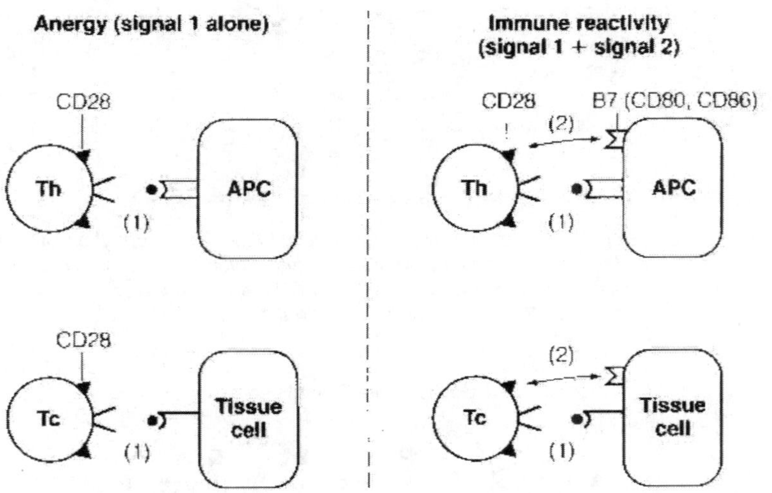

Fig. 2. T cell anergy. Th and Tc (including those that are self reactive) cannot be activated by one signal. Binding of B7 (CD80, CD86) on the APC/tissue cell to CD28 provides a second signal to the T cells leading to their activation.

B cell anergy

Self-reactive B cells require T cell help in order to respond to T-dependent antigens. Since most self-reactive T cells have been deleted during thymic maturation, self-reactive B cells on contact with self antigens do not receive the required co-stimulatory signals (signal 2) from T helper cells and consequently become anergic (*Fig. 3*). Engagement of the B cell co-stimulatory molecules CD40 and B7 by CD154 and CD28 on T cells, as well as certain cytokines (IL-2, IL-4, IL-5, IL-6), are required for activation (Topic E2).

Activation-induced cell death

Fas/FasL (CD95/CD95L) interaction is directly responsible for AICD. This is important in maintaining immunological as well as physiological homeostasis by eliminating unnecessary cells through apoptosis. Activated T lymphocytes can express both the receptor protein Fas and its ligand (FasL), whereas B cells mainly express Fas. Peripheral tolerance may be facilitated by interaction between activated T cells and B cells (and, perhaps under certain conditions, other T cells) resulting in apoptosis (*Fig. 4*). In addition, T cells activated to kill

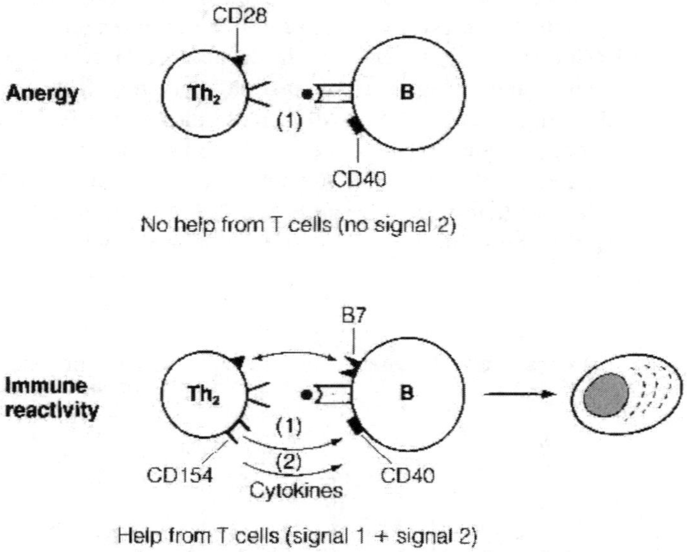

Fig. 3. B cell anergy. B cells require triggering through their CD40 molecules to progress through activation and maturation. Interaction of CD28 on T cells with B7 on B cells is necessary to induce expression of CD154 (CD40 ligand). This binds to CD40 on the B cell, acting as the second signal for activation.

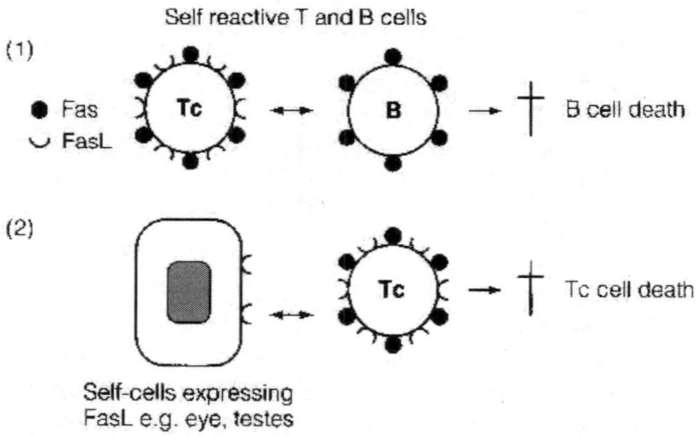

Fig. 4. Activation-induced cell death (AICD) in peripheral tolerance. Tc cells may kill self-B cells expressing Fas(1) and because Tc can also express Fas on activation, may themselves be killed by tissue cells expressing FasL:CD178(2).

self cells may themselves be killed by interaction with FasL expressed by certain somatic cells, e.g. those in the eye and testis (Topic L3) thus preventing killing of these self cells. This may also be a strategy used by tumor cells to prevent their demise by cytotoxic T cells.

G3 ACQUIRED TOLERANCE

Key Notes

Introduction

That tolerance can be induced to certain antigens under appropriate conditions has considerable importance to immune defense as well as to modulating immunity to self antigens. Acquired tolerance is primarily associated with tolerance to non-self antigen and may involve anergy, deletion and active suppression by Th2 cells. These mechanisms are influenced by the nature of antigen, its route of administration and concentration and the maturity of the immune system.

Nature of antigen

The chemical makeup and complexity of the antigen, as well as how similar it is to the species into which it is being introduced determines its ability to induce tolerance or immunity. The closer the similarity with self the easier it is to induce tolerance.

Maturity of the immune system

Tolerance is easier to achieve before birth or in early neonatal life, perhaps related to immaturity of T, B and/or antigen-presenting cells. It is easier to tolerise T cells than B cells. It is difficult to induce tolerance to a specific antigen to which there is already an ongoing immune response.

Route of administration

The route of administration may determine whether tolerance is induced or not. Certain antigens introduced intraperitonealy or intravenously are often more tolerogenic than when the same antigens are given subcutaneously or intramuscularly. Exposure to antigens via the oral route can result in both immunity or peripheral tolerance. Immunity to an antigen may, in some instances, be prevented by feeding these antigens orally.

Dose of antigen

Low or high doses of antigen may induce systemic tolerance, whereas intermediate doses may elicit an immune response. Larger doses are needed for tolerance in adults compared to neonates.

Related topics

Antigens (A4)
Molecules of the innate immune system (B2)
Mucosa-associated lymphoid tissues (C3)
Central and peripheral tolerance (G2)
Secondary (acquired) immunodeficiency (J3)
Diagnosis and treatment of autoimmune disease (L5)

Introduction

Under appropriate conditions tolerance can be induced to certain non-self antigens. This has considerable importance to immune defense as acquired tolerance to critical epitopes on microbes may compromise protective immune responses to the organism. Acquired tolerance also has the potential for modulating immunity to self antigens (e.g. MHC molecules, permitting grafting of

MHC-incompatible organs) or allergens. The mechanisms that lead to the induction of acquired tolerance to foreign antigens are not clearly understood. Three basic mechanisms have been suggested based on experimental data. These include active suppression by Th2 cells, anergy and deletion.

- Active suppression requires the production by Th2 cells of inhibitory cytokines such as TGFβ and IL-10 and can be adoptively transferred by lymphocytes from one animal to another (using inbred strains of mice).
- Anergy results when an antigen-sensitive cell becomes unresponsive and goes into a resting state.
- Deletion involves the removal of an antigen-reactive cell by apoptosis.

There are many factors that may influence the induction of tolerance systemically, including:

- Nature of the antigen
- Maturity of the immune system (age of host)
- Route of immunization with the antigen
- Dose of antigen

Moreover, T and B cell tolerance may differ. The genetic background of the host may also influence the development of tolerance as the immune response is under the control of immune response genes (IR genes, Topics F2 and G5).

Nature of antigen

The more dissimilar and complex the foreign antigen is in composition and structure to the host, the more difficult it is to induce tolerance. The closer the composition and structure of the antigen is to self antigens, the easier it is to induce tolerance. Aggregated antigens or antigens with multiple different epitopes are usually good 'immunogens' (i.e. able to induce immunity) but poor tolerogens, whereas soluble antigens are poor immunogens but good tolerogens.

Maturity of the immune system

Tolerance is easier to achieve before birth or in early neonatal life. This may be related to the immaturity of both T and B cells and/or APCs. It is also easier to induce tolerance in immune-compromised individuals, e.g. immunodeficient individuals or animals that are recovering from irradiation (Topic J3). Moreover, it is easier to induce tolerance in T cells than in B cells and, once attained, this tolerance lasts longer. Relative to B cell tolerance, T cell tolerance is achieved with lower doses of antigen and occurs more quickly after exposure. It is difficult to induce tolerance to a specific antigen to which there is an ongoing immune response. This is presumably because the immune cells are relatively long-lived and memory T and B cells are more difficult to tolerise, e.g. in autoimmune diseases (Topic L5).

Route of administration

The route of administration of antigen may influence the nature of the immune response. Certain antigens given subcutaneously or intramuscularly may be more immunogenic than when given intravenously or intraperitoneally.

Antigens introduced into an individual by the oral route (feeding) can induce oral tolerance. At least three mechanisms are involved, including active suppression, clonal anergy and deletion. Active suppression probably involves the release of inhibitory cytokines such as TGFβ and IL-10 and can be adoptively transferred. In animal models of oral tolerance, active suppression can be adoptively transferred by both CD4 and CD8 cells. Clonal anergy is usually induced by exposure to low or high doses of antigen. Thus, in the absence of co-stimulatory accessory signals, T or B cells may undergo anergy. Deletion results when high doses of antigen are fed, which has been shown to induce lymphocytes to undergo apoptosis in the Peyers patches. The requirements for tolerance induction may be different for different antigens and may also depend on the context of the stimulus. Antigens seen in the context of microbial infection may induce immune reactivity instead of tolerance.

Dose of antigen

Tolerance, rather than immunity is induced by extremes in antigen dose. The tolerance induced by the administration of high doses of antigen is called 'high zone tolerance'. In mature animals, a much larger dose is required than may be necessary in neonates. Tolerance can also be induced by extremely low doses of antigen, so called 'low zone tolerance'.

G4 REGULATION BY ANTIGEN AND ANTIBODY

Key Notes

Initiation of the response

Antigen initiates the immune response via presentation of its peptides by antigen-presenting cells (dendritic cells and macrophages) to antigen-specific Th cells. Th cells then help B cells produce antibody, or CTLs develop. The physical state (e.g. aggregation) and composition (e.g. protein) of the antigen are also important.

Removal of antigen

Removal of antigen by antibody, and ultimately through phagocytic cells, is the most effective means of regulating an immune response, since in its absence, the restimulation of antigen-specific T and B cells stops. Thus, maternal IgG in the newborn may bind antigen and remove it, thereby interfering with development of active immunity to this antigen. Furthermore, therapy with passive antibodies may interfere with the development of active immunity. For example, antibodies to Rhesus D (RhD) given to RhD negative mothers inhibit their production of anti-RhD antibodies in future pregnancies. Persistent antigen, as found with some viruses and bacteria, maintains production of specific immune responses.

Positive effects of antibodies

Antibodies of the IgM class may regulate the immune response through complement activation. Thus, interaction of antigen–IgM–complement complexes with complement receptors (CD21) on antigen-specific B cells may enhance the response.

Negative feedback by IgG

IgG-antigen complexes may specifically inhibit further responses by antigen-specific B cells as a result of a negative signal transduced by FcγRII (CD32) on binding of the Fc region of the IgG component of the complex.

The idiotype network

The ability of the immune system to produce anti-idiotypic responses (immune responses to the variable region of immunoglobulin molecules) has been proposed as a mechanism by which immune responses can be regulated.

Related topics

Antigens (A4)
Molecules of the innate immune system (B2)
Adaptive immunity at birth (C5)
Antibody classes (D2)
Allotypes and idiotypes (D4)
The B cell receptor complex, co-receptors and signaling (E1)
The cellular basis of the antibody response (E3)
Immunization (I2)
IgG- and IgM-mediated (type II) hypersensitivity (K3)

Initiation of the response

Antigen is an absolute requirement for the initiation of an immune response. Recognition of microbes as foreign or non-self is initially mediated through microbe pattern recognition by receptors of the innate immune system or antigen-specific receptors on lymphocytes (Topics B3, E1, F2). The nature of the antigen is also important in that particulate antigens produce stronger immune responses than soluble forms of the same antigen. This may in part be due to the ability of soluble antigens to produce a tolerogenic response rather than an immune response. Aggregated antigens are also more likely to be taken up and processed by antigen-presenting cells.

Removal of antigen

The successful generation of an antigen-driven cell-mediated and/or antibody response, leads in most cases to removal of the invading microbes. Microbial debris and dead virus-infected cells are cleared by the phagocytic system, thus removing the antigenic source and therefore the stimulus. In particular, as a result of elimination of antigen by antibody, restimulation of antigen-specific T and B cells stops, preventing more specific antibodies from being made at a time when antigen is being effectively cleared from the system. The ability of preformed antibodies to inhibit specific unwanted host responses to antigens has been shown clinically by passive immunization. Injection of antibodies to RhD into RhD– mothers before or immediately after birth of an RhD+ infant removes RhD+ erythrocytes that may have passed into the maternal circulation. This prevents the development of hemolytic disease of the newborn from occurring as a result of future pregnancies (Topic K3). This results from the simple removal of antigen (RhD+ erythrocytes), such that the mother never develops a memory response to RhD antigen.

Similarily, unresponsiveness of the newborn to certain antigens may be related to the passive immunity acquired from the mother (Topic C5). Due to transfer of maternal IgG across the placenta during fetal life, the infant at birth has all of the IgG-antibody-mediated humoral immunity of the mother. Furthermore, maternal IgA obtained by the infant from colostrum and milk during nursing coats the infant's gastrointestinal tract and supplies passive mucosal immunity (Topics C5, D8 and E4). Thus, until these passively supplied antibodies are degraded or used up, they may bind antigen and remove it, thereby interfering with development of active immunity.

Of note, some microbes persist and continuously stimulate specific T and B cells. For example, Epstein–Barr virus, which causes glandular fever, persists for life at low levels in the pharyngeal tissues and B cells, continually restimulating immunity to the virus.

Positive effects of antibodies

Antibodies of the IgM class appear to be important in enhancing humoral immunity. In particular, antigen–IgM–complement complexes that bind to the B cell antigen receptor stimulate the cell more efficiently than antigen alone (*Fig. 1*). This is probably the result of simultaneous interaction of the C3b component of complement with the CD21 molecule of the antigen receptor complex, which then transduces a positive signal to the B cell.

Negative feedback by IgG

The interaction of IgG–antigen complexes with antigen-specific B cells through the simultaneous binding of both the B cell antigen receptor and the FcγRII molecule of the B cell receptor complex can deliver a negative signal to the B cell (*Fig. 1*). Thus, IgG, which is produced later in the antibody response, could interact with antigen (if present) forming a complex that, on binding to antigen-specific B cells, may provide feedback inhibition mediated via FcγRII, decreasing the amount of antigen-specific antibody being produced.

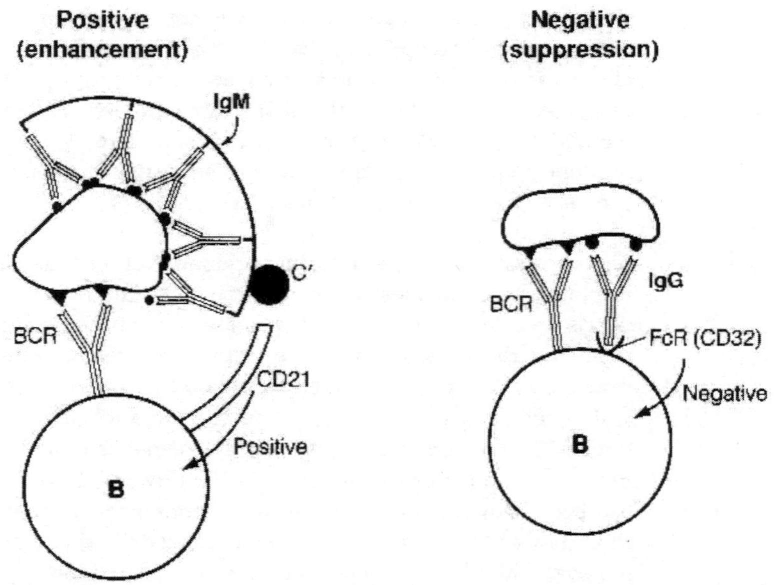

Fig. 1. Regulation of B cell activity by antibody. IgM bound to antigen recognized by the BCR fixes complement which then interacts with CD21 giving a positive signal to the B cell. However, IgG bound to antigen attached to the BCR binds to FcγR (CD32) and delivers a negative signal to the B cell.

The idiotype network

The hypervariable region, the idiotype, of the immunoglobulin molecule (Topic D4) is immunogenic, and thus antibody and T cell responses can be produced to this region. It has been suggested that these immune responses to idiotypes have an immunoregulatory role. That is, antibodies or T cells directed to the idiotype of an antigen-induced antibody may, by interacting directly with the B or T cell, regulate its further proliferation and differentiation. Anti-idiotypic antibodies or T cells may thus form networks of connectivity and act as inducers and regulators of their own responses. In the absence of antigen, B cells or T cells with idiotypic and anti-idiotypic antigen receptors may directly anergize other B and T cells through direct contact of the antigen receptors.

Furthermore, two different sets of antibodies can be produced against the idiotype of an antibody molecule. One set of antibodies may express anti-idiotype binding sites that resemble the antigenic determinant on the original antigen. Thus, for example, an antibody directed against an antigenic determinant on a microbe may stimulate an immune reaction that results in anti-idiotypic antibodies with variable regions that resemble the antigenic determinant on the microbe. Anti-idiotypes so produced can potentially act as surrogate antigens. For example, antibodies to hepatitis B antibodies have been used as vaccines for hepatitis B. Anti-idiotype antibodies behaving as surrogate antigens may permit the immune system to boost its own response during infection. In this way, during an immune response to a microbe, anti-idiotypic antibodies that mimic microbial antigens may amplify the immune response against the microbes.

It is also possible that anti-idiotypic antibodies which mimic self molecules may cause enhanced autoimmune responses. For example, antibodies made against a hormone may induce anti-idiotypic antibodies that mimic the hormone and thus bind to and stimulate the hormone receptor (Topic L3).

G5 GENES, T HELPER CELLS, CYTOKINES AND THE NEUROENDOCRINE SYSTEM

Key Notes

Genetic control of immune responses	Although many genes are involved in control of immune responses (immune response genes), the major gene locus which regulates the T cell response to a variety of antigens is the major histocompatibility complex (MHC). Polymorphism of the locus provides the human population as a whole with the chance of binding new peptides and of thus producing protective responses to new pathogenic microbes which might arise through mutation.
T helper cells	The type of immune response is determined by the nature of the antigen and by regulatory T cells and their cytokine products. Th1 cells produce pro-inflammatory cytokines important for killing of intracellular microbes and the generation of T cytotoxic cells, whereas the anti-inflammatory cytokines, IL-4, IL-10 and IL-13, produced by Th2 cells are important for B cell proliferation and differentiation and immunoglobulin class switch to IgA or IgE, antibody isotypes important for immune defense of mucosal surfaces. Th1 and Th2 cytokines are self regulating and inhibit each others functions.
Stimulatory and inhibitory cytokines	Cytokines promote cell growth, attract specific immune cells (chemokines) or contribute to cell activation. Other cytokines suppress cell proliferation (e.g. TGFβ and IFNα) or inhibit activation of macrophages (e.g. TGFβ).
Neuroendocrine system – the HPA axis	The hypothalamus/pituitary/adrenal (HPA) axis exercises control over the immune response through the release of mediators such as corticotrophin-releasing hormone (CRH), opioids, catecholamines and glucocorticoids. Glucocorticoids have wide-ranging regulatory effects on the immune system and are powerful down-regulators of the pro-inflammatory response. In turn, the immune system, through cytokines such as IL-1, directly affects the HPA axis by, for example, inducing the production of glucocorticoids. Thus, immune effector mechanisms are tightly integrated into a network that includes the nervous and endocrine systems.

Related topics

Molecules of the innate immune system (B2)
T cell recognition of antigen (F2)
Transplantation antigens (M2)

Genetic control of immune responses

It has been well established that many genes are involved in regulation of immune responses (immune response genes). Many of these undoubtedly code for the large number of receptors, signaling proteins, etc., that are critical to the specific immune response. However, the major gene locus which regulates the T cell response to most antigens is the major histocompatibility complex (MHC). This complex, which is composed of six major loci (Topics F2, M2) is polymorphic with allelic forms which encode different amino acids within the peptide-binding region of the MHC class I and class II molecules. This polymorphism is believed to provide the human population as a whole with the chance of binding any new peptides which might arise through mutations of microbes. Those individuals who have MHC molecules able to bind peptides from a new peptide would be selected to survive in a Darwinian way.

T helper cells

Th cells are an absolute requirement for immune responses to protein antigens in general, and for helping B cells to make the different classes of antibodies. The type of response is, in some instances, determined by the nature of the antigen and its mode of entry as well as the effect of regulatory CD4+ T helper subsets, Th1 and Th2, and their cytokine products (Topic F5). The pro-inflammatory cytokines, IL-2, TNFα and IFNγ, produced by Th1 cells are important for killing of intracellular microbes and the generation of T cytotoxic cells, whereas the anti-inflammatory Th2 cytokines, IL-4, IL-10 and IL-13, are important for B cell proliferation and differentiation and immunoglobulin class switch to IgA and IgE as well as the IgG2 response to the polysaccharide antigens associated with encapsulated bacteria such as *Pneumococcus*. Th2 cytokines are also important in helping to eradicate parasitic infections as they lead to the production of IgE and the recruitment of eosinophils which have powerful anti-parasitic functions (Topic H2). Th1 and Th2 cytokines are self regulating and also inhibit each other's functions (*Fig. 1* and Topic B2). For example, IL-4 and IL-10 downregulate Th1 responses whereas IFNγ has an antagonistic effect on Th2 cells. Downregulatory mechanisms are necessary to prevent collateral damage as well as being energy conserving. Patients with atopy, i.e. with a genetic predisposition to having high levels of IgE, are believed to poorly regulate their Th2 cells (Topic K2). In addition, in AIDS there is some suggestion that the response is biased in favor of a Th2 rather than Th1 response (Topic J3).

Stimulatory and inhibitory cytokines

Most cytokines promote growth of particular cell lineages, attract specific immune cells (chemokines) or contribute to cell activation. Other cytokines can be suppressive. TGFβ inhibits activation of macrophages and the proliferation of B and T cells. IFNα also has cell growth inhibitory properties. The action of these suppressive cytokines is a primary way that T cells and macrophages

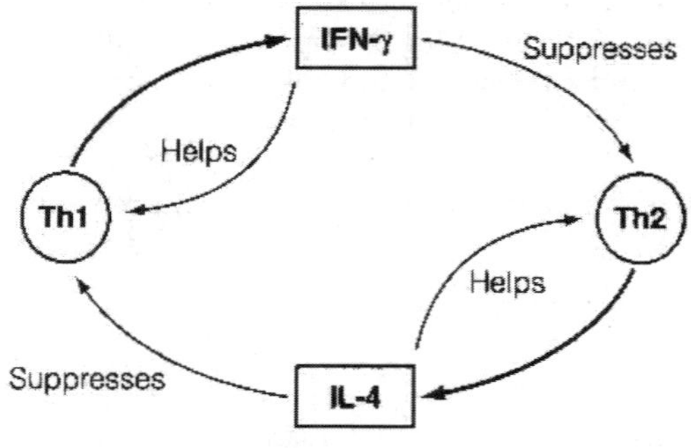

Fig. 1. Reciprocal regulation of Th1 and Th2 cells. Th1 cells release IFNγ which suppresses proliferation of Th2 cells and their IL-4 production. Th2 cells release IL-4 (and IL-10) which suppresses IFN-γ production by Th1 cells and their proliferation.

regulate immune responses. In addition, the stimulatory and inhibitory action of cytokines produced by Th1 and Th2 cells on each other also plays a major role in determining the type and extent of an immune response (Topic B2).

Neuroendocrine system – the HPA axis

The activity of the immune system is influenced by other systems and perhaps most importantly by the neuroendocrine axis. Thus, lymphocytes are not only susceptible to regulation by cytokines of the immune system but also by hormones and neurotransmitters. The hypothalamus/pituitary/adrenal (HPA) axis exercises powerful control over the immune response through the release of mediators such as corticotrophin-releasing hormone (CRH), opioids, catecholamines and glucocorticoids (*Fig. 2*). While the effector mechanisms for some of these mediators are not fully understood, it is known that they act on both the sensory (mast cells) and cognitive (lymphocytes) cells of the immune system.

Glucocorticoids have wide-ranging regulatory effects on the immune system, including: reducing the number of circulating lymphocytes, monocytes and eosinophils; suppressing cell-mediated immunity by inhibiting the release of the pro-inflammatory cytokines IL-1, IL-2, IL-6, IFNγ and TNFα; decreasing antigen presentation; and inhibiting mast cell function. Growth hormone and prolactin, which are produced by the pituitary, are apparently also able to modulate the activity of the immune system. It has been shown that rats which undergo hypophysectomy (destruction of the pituitary) have prolonged allograft survival that is reduced on the reintroduction of prolactin or growth hormone.

Neurotransmitters including adrenaline (epinephrine), noradrenaline (norepinephrine), substance P, vasoactive intestinal peptide (VIP) and 5′-hydroxytrypt-

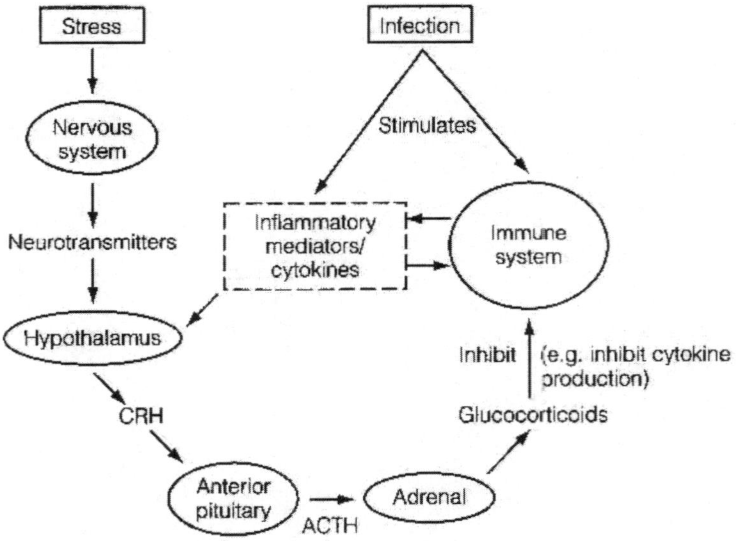

Fig. 2. The interconnectivity between the immune and neuroendocrine systems. Infection or stress can affect, either directly or indirectly, both the immune and the nervous systems. Inflammatory mediators/cytokines released in response to infection not only are involved in the development and regulation of immune responses, but also stimulate the release of immune modulators such as glucocorticoids, which downregulate immune responses. Stress and inflammatory mediators cause the release of corticotrophin releasing hormone (CRH) by the hypothalamus, which stimulates the pituitary to release ACTH. ACTH causes the adrenal gland to release glucocorticoids, which in turn downregulate the immune system.

amine (5HT) can also have both wide-ranging and specific effects on immune function.

Interestingly, the HPA axis is also directly influenced by the immune system as evidenced by the fact that the cytokines IL-1, TNFα and IL-6, which are released during the inflammatory response, directly affect the hypothalamus, anterior pituitary and adrenal cortex. Thus, immune effector mechanisms are tightly integrated into a network that includes the nervous and endocrine systems.

H 感染免疫

H1 微生物世界

要 点

感染及其后果

过去，鼠疫和流感的流行曾引起人群大量死亡，以及社会结构与行为的改变。今天，由人免疫缺陷病毒(human immunodeficiency virus，HIV)、军团菌属、幽门螺杆菌引起的那些疾病，以及抗多药结核病(tuberculosis，TB)和SARS的出现，对免疫系统及人类的发明创造能力提出新挑战。

微生物存在部位及免疫防御

机体细胞外生存的微生物(如许多细菌和真菌)通常由吞噬细胞、补体和特异性抗体应对。然而，细胞内生存的微生物(如病毒、某些细菌和原虫)则需要通过中和抗体、细胞毒性T细胞或NK细胞来控制。

病原体保护机制

微生物已进化出了逃避机体免疫系统多重防御的方法而引起感染。首先，它们可以通过细胞内生存、通过分子模拟(使感染物抗原与宿主抗原在抗原性上无法区分)和通过抗原变异而避免被识别。其次，它们可下调免疫应答的效应组分①。

病原体引起的损伤

病原体可以通过产生毒素直接引起组织损伤，也可以通过过强的免疫应答造成损伤。免疫介导引起宿主损伤的机制包括过敏反应、免疫复合物疾病、坏死和凋亡。

相关主题

固有免疫系统的细胞(B1)	抗体的功能(D8)
固有免疫系统的分子(B2)	克隆扩增和效应功能的发展(F5)

注①：下调免疫应答的效应组分是指某些微生物通过干扰补体活化、抑制吞噬作用、降低抗体应答以及干扰Th1与Th2反应的特性来降低免疫应答的强度，从而使其在体内不被消灭。

H2 对不同生物的免疫

要 点

对细菌的免疫

细胞外生存的细菌可直接通过补体旁路活化或与微生物结合的抗体活化后，通过补体经典途径被杀伤。抗体和补体还可起调理作用，促进吞噬细胞的吞噬与杀伤。而对于细胞内生存的细菌，如结核杆菌，它通过存活于宿主细胞内(如单核细胞和巨噬细胞内)，而逃避免疫系统，所以需要细胞介导的免疫(cell-mediated immune，CMI)应答②。这导致增强单核细胞/巨噬细胞杀伤胞内细菌的细胞因子(如IL-12和INFγ)的释放。

对病毒的免疫

病毒感染的固有免疫系统抑制因子是IFNα和IFNβ。然而，当病毒在宿主细胞内复制时，要根除它们则需要CTL应答。感染后，病毒特异肽在细胞表面MHC分子中表达，并变成CTL的靶。抗体能中和游离的病毒(阻止其附着和感染靶细胞)并增强对病毒的吞噬作用。

对真菌的免疫

对真菌感染(真菌病)的免疫应答不甚了解。抗体在其根除时可能起一些作用，免疫主要包括T细胞和巨噬细胞。

对原虫的免疫

原虫的感染，如疟疾、锥虫病、利什曼病和弓形体病是热带地区及发展中国家人群健康的主要威胁。对原虫的免疫抵抗比较困难，对其防护即需要细胞免疫也需要体液免疫。

对蠕虫的免疫 由于蠕虫的大小及复杂性，很难完成对其免疫保护。应答机制包括抗体（尤其是 IgE）的产生，和包括嗜酸性粒细胞、肥大细胞、巨噬细胞和 CD4 T 细胞的细胞应答。肥大细胞和嗜酸性粒细胞通过 IgE-抗原复合物和 IgA-抗原复合物脱粒，导致急性炎症并释放阳离子蛋白和神经毒素。

相关主题

固有免疫系统的细胞（B1）
固有免疫系统的分子（B2）
固有免疫与炎症（B4）
抗体的功能（D8）
克隆扩增和效应功能的发展（F5）
微生物世界（H1）
免疫系统的缺陷（J1）

注②：对于细胞外存在的细菌，机体可以通过补体的旁路途径，或者通过抗体介导的补体经典活化途径来活化补体，进行攻击，同时补体和抗体促进吞噬细胞的吞噬杀伤作用，共同对细菌进行破坏，杀灭。而对于细胞内的细菌，通过细胞免疫应答，介导 IL-12 和 INFγ 等因子的释放，增强巨噬细胞和单核细胞的杀伤力，消灭被吞噬的细菌。

H3 病原体的防御策略

要　点

为继续存留而战 很久以来，微生物已发展出策略以阻止和/或使宿主免疫防御机制失活。某些病原体通过细胞内栖息、模拟自身抗原、被囊化或改变它们的表面抗原（抗原性变异）来躲避免疫识别。其他的病原体通过抑制补体活化、吞噬作用和/或细胞因子产生，及通过超抗原或免疫抑制来损害效应机制[③]。

躲避识别 病毒、某些细菌和原虫在胞内栖息，防止被固有和适应性免疫系统识别。其他微生物能通过突变（漂移）、核酸重组（抗原性转变）和转换编码细胞表面抗原的基因来改变它们的抗原。还有些微生物表达与自身抗原非常相似的抗原（分子模拟），而另一些则带有受感染宿主的抗原。此外，通过微生物产物的多克隆或寡克隆的活化得以分散淋巴细胞的注意力[④]。

免疫效应机制的失活 某些微生物能够抑制吞噬作用（一种杀伤细胞外微生物的关键性机制）。病毒（如乙肝病毒）抑制受感染细胞产生 IFNα。对有些生物（如密螺旋体）产生低亲和力抗体，而其他可通过产生蛋白酶使抗体失活。一些病毒和细菌还阻断补体活化。HIV 使 CD4 T 细胞失活和某些病毒降低受感染细胞 MHC Ⅰ类分子表达，从而阻断细胞毒性 T 细胞的活性。另一些微生物产生内毒素，可将免疫应答引向一个无效应答，如当防护需要细胞应答时却诱导了体液应答。

相关主题

微生物世界（H1）
对不同生物的免疫（H2）
自身免疫病——发生的机制（L3）

注③：超抗原的作用有很多，这里提到的机制主要是病原体通过产生超抗原躲避免疫应答。如葡萄球菌肠毒素，就是一种超抗原，它能够活化大量的 T 细胞，但是这些活化的 T 细胞为非特异性的，因此可免予被清除。

注④：分散淋巴细胞注意力主要是指活化的淋巴细胞不具有特异性或者产生的抗体是低亲和力的，如葡萄球菌肠毒素激活的 T 细胞对其没有特异性，EB 病毒活化的 B 细胞只能产生低亲和力的 IgM 等。

H1 THE MICROBIAL COSMOS

Key Notes

Infection and its consequences	In the past, epidemics caused by plague and influenza have caused the deaths of large numbers of people as well as causing changes in social structures and behavior. Today, diseases such as those caused by the human immunodeficiency virus (HIV), *Legionella*, *Helicobacter pylori* as well as the emergence of multi-drug-resistant tuberculosis (TB) and SARS virus, present new challenges to the immune system and man's inventiveness.
Microbe habitat and immune defense	Microbes that live outside the cells of the body (e.g. many bacteria and fungi) are usually dealt with by phagocytes, complement and specific antibodies. However, those having an intracellular habitat (e.g. viruses, some bacteria and protozoa) are controlled by neutralizing antibodies, cytotoxic T cells or NK cells.
Pathogen protective mechanisms	Microbes have evolved ways to evade the multiple defenses of the body's immune system and thus cause infection. First, they may avoid recognition by having an intracellular habitat, by molecular mimicry (antigens of the infectious agent are antigenically indistinguishable from host antigens) and by antigenic variation. Second, they may down-modulate the effector arm of the immune response.
Damage caused by pathogens	Pathogens can cause tissue damage directly by production of toxins but also through an overzealous immune response. Mechanisms of immune-mediated damage to the host include anaphylaxis, immune complex disease, necrosis and apoptosis.

Related topics

Cells of the innate immune system (B1)
Molecules of the innate immune system (B2)
Antibody functions (D8)
Clonal expansion and the development of effector function (F5)

Infection and its consequences

As well as being useful, microbes (and larger parasites) are still one of man's greatest threats to survival. In the past, diseases such as tuberculosis (TB) and epidemics caused by plague and influenza have caused the deaths of large numbers of people and changed social structures and behavior. It is estimated that the 1918 flu epidemic killed between 40 and 100 million people and it is suggested that more people died from TB as a result of the Second World War than from the war alone. Today, diseases such as those caused by the human immunodeficiency virus (HIV), *Legionella*, *Helicobacter pylori* as well as the emergence of multi-drug resistant TB and the severe acute respiratory syndrome (SARS) virus, present new challenges to the immune system and man's inventiveness.

Microbe habitat and immune defense

Microbes can invade the host through mucosal surfaces, skin, bites and wounds. Such invasion is usually countered by innate defense mechanisms, which act rapidly. In the event that the infectious agent still survives these first lines of defense, the adaptive immune system responds more specifically, but more slowly, in an effort to eliminate the pathogen. In this way the adaptive and nonadaptive immune systems can be considered as brain versus brawn, respectively. The final pathway of defense usually results in immunological memory so that repeated infection with the causative microbe or parasite is minimized or, as is the case with infectious agents such as smallpox and measles, prevented.

The immune responses to bacteria, viruses, fungi, protozoa and worms differ in the variety of defensive mechanisms used. In general, microbes (e.g. many bacteria and fungi) living outside the cells of the body are more likely to be opsonized by specific antibodies and engulfed by phagocytes or destroyed by the alternative or classical complement pathway, whereas those having an intracellular habitat (e.g. viruses, some bacteria and protozoa) may require the presence of antibodies (neutralization), as well as cytotoxic T cells or NK cells to provide effective protection. The immune response to fungi is poorly understood, and while antibodies may play a role in their elimination, the major mechanism of protection against these microorganisms appears to be through a cell-mediated response (T cells and macrophages). Both humoral and cellular responses are required for protection against protozoa, which are difficult to immunize against. Immune protection against helminths (worms) is difficult to achieve because of size and complexity. The major response mechanisms include the production of antibodies, especially immunoglobulin (IgE), and a cellular response including eosinophils, mast cells, macrophages and CD4 T cells. Both mast cells and basophils degranulate in the presence of IgE antigen complexes; IgA complexes also cause eosinophils to degranulate. Mast cells release histamine, which causes gut spasms and, whereas eosinophils release cationic protein and neurotoxins, helminth antigens direct the immune system to develop a Th2 response that results in the preferential production of IgE.

Pathogen protective mechanisms

Many microbes have evolved ways to evade the multiple and overlapping human immune defense mechanisms and of causing infection. Microbial strategies of escape from immune surveillance are essentially of two kinds. First, some are able to avoid recognition. They do this by having an intracellular habitat, by molecular mimicry (where critical antigens of the infectious agent are antigenically indistinguishable from host antigens) or by antigenic variation. Second, some microbes may modulate the effector arm of the immune response by interference with complement activation, by inhibiting phagocytosis, by decreasing antibody responses and/or by influencing the Th1 vs Th2 nature of the immune response.

Damage caused by pathogens

Pathogenic organisms can cause tissue damage and disease directly through the production of toxins. For example, bacteria and protozoa produce exotoxins and endotoxins. In addition, most viruses have a lytic stage resulting in tissue damage. On the other hand, the immune response to certain infectious microbes may be more destructive than the offending pathogen itself, especially in persistent states (Section K). Some examples are listed in *Table 1*. Mechanisms of immune-mediated damage to the host include anaphylaxis, immune complex disease, necrosis and apoptosis.

Table 1. Pathogens and hypersensitivity

Type I	Echinococcus – hydatid cyst, when it bursts it produces an anaphylactic response
Type II	Cross-reactions of antibodies to shared antigens, e.g. streptococci and heart tissues in rheumatic fever
Type III	Immune complex deposition in kidney, lung, blood vessel or joint causing glomerulonephritis (e.g. streptoccocal infection), bronchiectasis, vasculitis or arthritis, respectively
Type IV	Granuloma formation, e.g. TB and leprosy

H2 IMMUNITY TO DIFFERENT ORGANISMS

Key Notes

Immunity to bacteria	Extracellular bacteria may be killed directly through the alternative complement pathway or, after activation by antibody binding to the microbe, through the classical complement pathway. Antibodies and complement also act as opsonins facilitating engulfment and killing by phagocytes. For intracellular bacteria, e.g. TB bacilli, that evade the immune system by surviving in host cells such as monocytes and macrophages, a cell-mediated immune (CMI) response is required. This results in the release of cytokines such as IL-12 and IFNγ that enhance monocyte/macrophage killing of intracellular bacteria.
Immunity to virus	The innate immune system inhibitors of viral infection are IFNα and β. However when viruses replicate in host cells, a CTL response is required for their eradication. After infection, viral-specific peptides become expressed on the cell surface in MHC molecules and become targets for CTLs. Antibodies can neutralize free virus (prevent its attachment to, and infection of, target cells) and enhance phagocytosis of the virus.
Immunity to fungi	The immune response to fungal infections (mycoses) is poorly understood. While antibodies may have some role in their eradication, immunity principally involves T cells and macrophages.
Immunity to protozoa	Protozoa infections such as malaria, trypanosomiasis, leishmaniasis and toxoplasmosis are a major threat to health in the tropics and in the developing world. Protozoa are difficult to immunize against and protection is thought to require both cellular and humoral immunity.
Immunity to worms	Immune protection against helminths (worms) is difficult to achieve because of their size and complexity. The response mechanisms include the production of antibodies, especially IgE, and a cellular response including eosinophils, mast cells, macrophages and CD4 T cells. Degranulation of mast cells and eosinophils through IgE-antigen and IgA-antigen complexes results in acute inflammation and the release of cationic proteins and neurotoxins.

Related topics

Cells of the innate immune system (B1)
Molecules of the innate immune system (B2)
Innate immunity and inflammation (B4)
Antibody functions (D8)
Clonal expansion and the development of effector function (F5)
The microbial cosmos (H1)
Deficiencies in the immune system (J1)

Immunity to bacteria

A summary of the main effector defense mechanisms against extracellular bacteria is shown in *Fig. 1*. Bacteria that avoid destruction by the classical or alternative complement pathways may be opsonized by acute phase reactants or specific antibodies and engulfed by phagocytes expressing receptors for the Fc region of these antibodies. Both PMNs and macrophages express receptors for IgG as well as IgA. Inflammatory cytokines such as IFNγ can dramatically upregulate expression of these receptors and the efficiency of killing by these effector cells. In addition, the innate pattern recognition receptors expressed by macrophages and dendritic cells are important in cytokine production and initiating responses against bacteria (and other microbes) by the adaptive immune system (Topic B3).

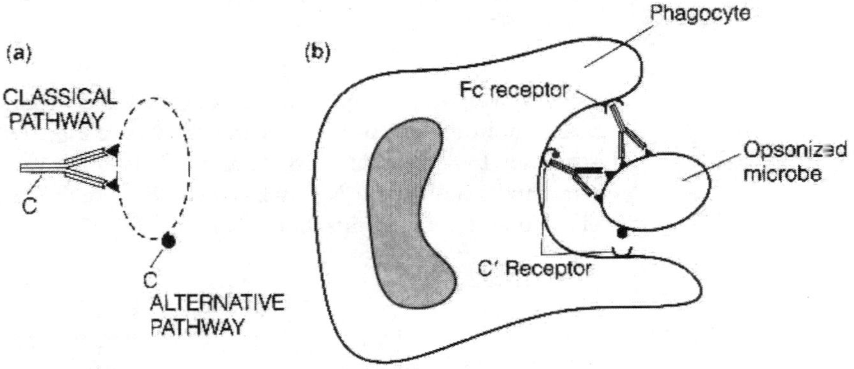

Fig. 1. Defense mechanisms against extracellular bacteria. Bacteria can be killed by (a) complement-dependent lysis with or without antibodies and (b) phagocytosis following opsonization with complement and/or antibody alone.

Some bacteria invade host cells and survive in them, including TB bacilli, *Listeria monocytogenes*, *Salmonella typhi* and *Brucella* species. These **intracellular** bacteria evade the immune system's surveillance by surviving in host cells such as monocytes and macrophages. The immune system counteracts them by mounting a cell-mediated immune (CMI) response to the infection. Cells involved in the CMI response include Th1 and Th2 CD4 cells, CD8 cells, monocytes/macrophages and NK cells. Th1 cells release IFNγ, which makes the monocytes/macrophages more potent at killing intracellular bacteria and also enhances their antigen-presenting capabilities (*Fig. 2*). This CMI response is important not only in the protection against diseases such as TB, but also some viral and fungal infections.

Immunity to viruses

Natural immunity to viral infections is associated with interferons (especially IFNα and β) so called because of their interference with viral replication (Topic B2). IFNγ is probably most effective in protecting against extracellular bacteria through its ability to enhance immune-mediated mechanisms. Since viruses require attachment to host cells before they can replicate and cause infection, antibodies to the virus that prevent attachment represent an important mechanism that protects against viral infection. These protective antibodies may be IgG or IgA as in the case of polio prevention.

Since viruses replicate in cells where they are no longer exposed to circulating antibodies, their eradication depends upon killing the infected host cells.

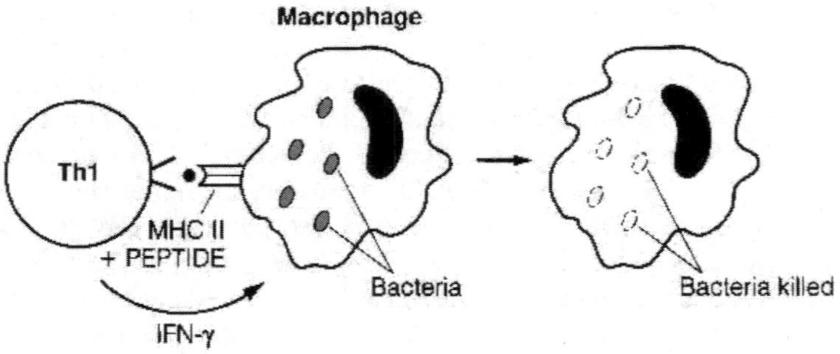

Fig. 2. Defense mechanisms against intracellular bacteria. Macrophages containing intracellular bacteria present microbial peptides on their MHC class II molecules to specific Th1 cells which produce IFNγ. This 'activates' the macrophage resulting in enhanced intracellular killing.

This of course would require a CTL response. As virally infected cells usually express viral peptides in MHC class I on their surface, they become targets for destruction by cytotoxic CD8 T cells. Cells infected by virus also become susceptible to killing by NK cells (Topic B1). In this way, viral replication is prevented and the viral infection eliminated (*Fig. 3*).

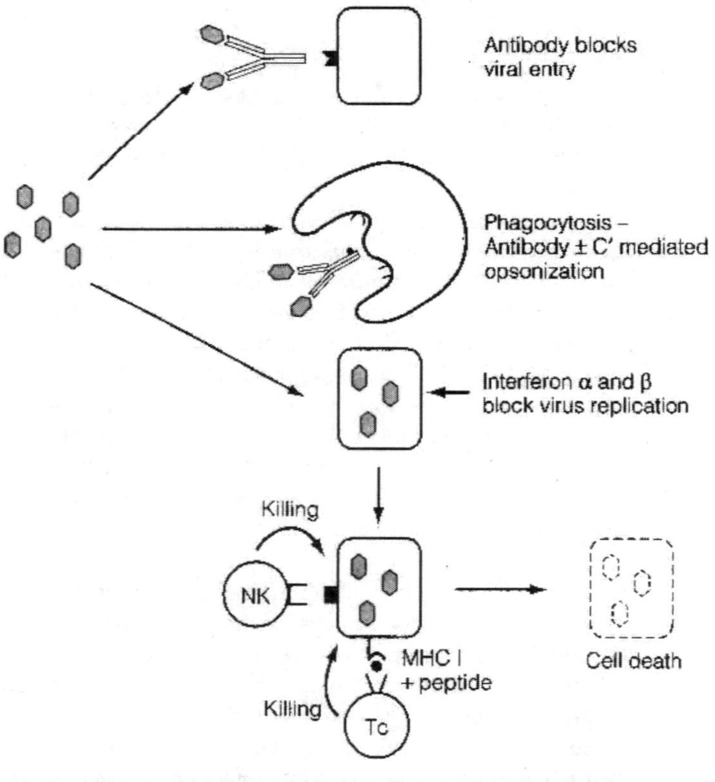

Fig. 3. Defense mechanisms against viruses. Antibodies attach to viruses preventing their entry into cells and opsonize them for phagocytosis. Interferons α and β block viral replication in infected cells. NK cells can kill virus infected cells if they have little or no expression of MHC class I. Tc cells kill virus-infected cells expressing viral peptides in MHC class I.

Immunity to fungi

Fungal diseases (mycoses) are common but are most problematic when associated with immunocompromised individuals (Topic J1). Although the immune response to fungal infections is poorly understood, it is clear that neutrophils and other phagocytic cells are important in removing infections caused by some fungi and that antibodies may have some role in their eradication. It also seems clear that protective immunity is principally cellular, especially in those infections deep within the body. This is particularly evidenced by studies of acquired immune deficiency syndrome (AIDS) patients where low T cell counts are commonly associated with fungal infections.

Immunity to protozoa

Protozoa infections such as malaria, trypanosomiasis, toxoplasmosis, leishmaniasis and amoebiasis are a major threat to health in the tropics and in particular in the developing world. Protozoa are difficult to immunize against and protection is thought to require both cellular and humoral immunity, although the humoral response, and in particular the IgG response, may be the most important.

In malaria, antibodies appear to protect against infection by preventing the merozoites (blood stage) from gaining entrance to red cells. However, there are several different strains of malaria and immunity to one strain or species may not be protective against others. Other innate or nonadaptive immune mechanisms may also be involved in protection against certain malaria infections. For example, individuals lacking the Duffy blood group antigen Fy (a-b-) are immune to *Plasmodium vivax* infection. Also, the hemoglobin structure associated with sickle cell anemia appears to be inhibitory to the intracellular growth of *P. falciparum*.

Trypanosomes continuously challenge the immune system by producing progeny with different antigens. Thus, as the immune system develops a response to antigens on these microbes, they change the structure of some of their surface proteins (switch antigenic coats) such that the antibodies produced in the initial response are no longer reactive or effective in mediating protection against this modified trypanosome. This leads to wave after wave of infection and response.

Toxoplasma acquire protection from the immune system by coating themselves with laminin, an extracellular matrix protein, which prevents phagocytosis and oxidative damage. The cellular response to *toxoplasma* appears to be most effective in combating infection, since patients with low T cell counts, as in HIV infection, are more at risk from infection with *toxoplasma*. Other protozoan diseases such as leishmaniasis have a predilection for infecting macrophages and require a cellular response for eradication. Moreover, a Th1 response seems to be essential for protection, since IFNγ appears to be the most important cytokine for parasite killing.

Immunity to worms

An immune response to worms (helminths) is difficult to achieve and not very effective, probably as a result of the size and complexity of these microbes. Thus, diseases such as those caused by *Schistosoma mansoni* (schistosomiasis) and *Wuchereria bancrofti* (lymphatic filariasis, elephantiasis) represent major problems, especially in the developing world. Although PMNs, macrophages and NK cells may be involved, the main protective mechanism against helminths appears to be mediated by eosinophils and mast cells. While worms are too large to be phagocytosed, they can be coated with IgE, IgA and IgG antibodies. In the event that this happens, the major phagocytic cells as well as eosinophils and mast cells will bind to the parasite's surface through their Fc receptors for these molecules and release their toxic cellular contents. Both mast cells and eosinophils degranulate in the presence of IgE–antigen complexes. When mast cells degranulate they release histamine, serotonin and leukotrienes. These vasoactive amines are neurotransmitters and cause neurovasculature as well as neuromuscular changes resulting in gut spasm diarrhea and the expulsion of material from the intestine. Eosinophils also have IgA receptors and have been shown to release their granule contents when these receptors are cross-linked. On degranulation, eosinophils release powerful antagonistic chemicals and proteins including cationic proteins, neurotoxins and hydrogen peroxide, which also probably contribute to a hostile environment for worm habitation. Helminth infections usually direct the immune system towards a Th2 response and the production of IgE, IgA and Th2 cytokines as well as the chemokine eotaxin. The Th2 cytokines IL-3, IL-4 and IL-5 as well as the chemokine eotaxin are chemotactic for eosinophils and mast cells. *Fig. 4* summarizes the major immune mechanisms for removal of helminths.

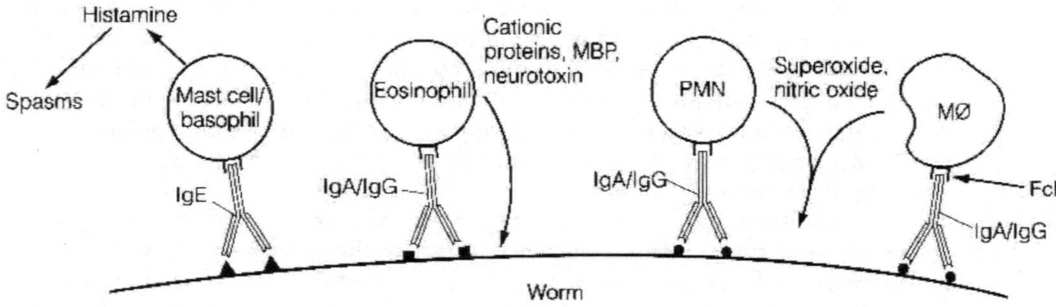

Fig. 4. Defense mechanisms against worms. Worms are usually too large to phagocytose, but coated with specific antibodies they can activate a number of 'effector' cells via their Fc receptor (FcR). IgE-mediated degranulation of mast cells/basophils results in production of histamine, which causes spasms in the intestine where these worms are often found. Eosinophils attach to the worm via IgG/IgA antibodies and release cationic proteins, major basic protein and neurotoxin. PMNs and macrophages attach via IgG or IgA antibodies and release superoxide, nitric oxide and enzymes which kill the worm.

H3 PATHOGEN DEFENSE STRATEGIES

Key Notes

The battle to stay ahead	Over time, microbes have developed strategies to circumvent and/or inactivate host immune defense mechanisms. Some pathogens avoid immune recognition by intracellular habitat, mimicking of self-antigens, encapsulation or by changing their surface antigens (antigenic variation). Other pathogens compromise effector mechanisms by inhibiting complement activation, phagocytosis and/or cytokine production, and through superantigens or immunosuppression.
Avoidance of recognition	The intracellular habitat of viruses, some bacteria and protozoa prevents recognition by innate and adaptive immune systems. Other microbes can change their antigens by mutation (drift), by nucleic acid recombination (antigenic shift) and by switching genes encoding cell surface antigens. Still other microbes express antigens very similar to self antigens (molecular mimicry), while others wear the antigens of the host they are infecting. Furthermore, distraction of lymphoid cells may be achieved through poly- or oligoclonal activation by microbial products.
Inactivation of immune effector mechanisms	Some microbes can inhibit phagocytosis, a critical mechanism for killing extracellular microbes. Viruses such as hepatitis B inhibit the production of IFNα by infected cells. Low-affinity antibodies are produced to some organisms, e.g. treponemes, while others inactivate the antibodies by production of proteases. Complement activation is also blocked by some viruses and bacteria. CD4$^+$ T cells are inactivated by HIV and some viruses decrease expression of MHC class I molecules by infected cells, blocking the activity of cytotoxic T cells. Other microbes produce endotoxins that channel the immune response toward one that is ineffective, e.g. inducing a humoral response when a cellular response is required for protection.

Related topics

The microbial cosmos (H1)
Immunity to different organisms (H2)
Autoimmune diseases – mechanisms of development (L3)

The battle to stay ahead

Immune defense against pathogens is dependent on first being able to recognize the intruder as a threat, and second being able to eliminate it. While the physical and mechanical barriers as well as the adaptive and nonadaptive immune systems are powerful in the prevention of infection, microbes have developed ways of both avoiding recognition and of inactivating components used for their elimination (*Table 1*). Some pathogens avoid immune recognition by intracellular habitat, mimicking of self-antigens, encapsulation or by changing their surface antigens (antigenic variation). Other pathogens compromise effector mechanisms of immunity by inhibiting complement activation, phagocytosis and/or cytokine production. They can release soluble neutralizing antigens,

Table 1. Pathogen defense strategies

Avoidance of recognition	
Intracellular habitat	Viruses, mycobacteria, *Brucella*, *Legionella*
Antigenic variation	
Drift	Viruses undergo mutation to alter antigens, e.g. influenza, HIV
Shift	Recombination with animal viral nucleic acids, e.g. influenza pandemics
Gene switching	Expression of a sequence of different surface antigens, e.g. *Borellia*, *Trypanosoma*
Disguise	
Molecular mimicry	Microbes have antigens in common with self, e.g. *Streptococcus*, bacteroides
Coating with self proteins	Covering of surface with serum proteins, e.g. *Schistosoma*, *Toxoplasma*
Immune distraction	Some microbes, e.g. *Staphylococcus*, produce superantigens which stimulate many different B and T cells, diluting the effects of specific antigens
Inactivation of host immune effector mechanisms	
Phagocytosis	Encapsulation of some bacteria inhibits phagocytosis e.g. *Pneumococci*, *H. influenzae* and *E. coli*.
Cytokines	Inhibition of interferon production e.g. Hepatitis B
Antibodies	Low-affinity antibody production e.g. treponemes Neutralization of antibody by large amounts of soluble antigens, e.g. *Streptococcus pneumoniae*, *Candida* sp. Release of proteases that cleave IgA e.g. *Pseudomonas* sp., *Neisseria gonorrhoeae*, *H. influenzae* Production of proteins that bind to the IgG Fc region and prevent opsonization, e.g. *Staphylococcus* protein A
Complement activation (classical pathway)	Inhibition by incorporation of host complement regulatory proteins into microbial cell wall, e.g. HIV
T cells	CD4 T cells infected and killed, e.g. HIV
Antigen processing and presentation	Inhibition of antigen processing, e.g. measles virus
Regulatory mechanisms	Endotoxins released by some microbes induce a Th2 response that is ineffective against intracellular microbes e.g. *Salmonella typhi*

produce enzymes capable of destroying antibodies or complement, produce superantigens or induce overall immunosuppression.

Avoidance of recognition

Intracellular habitat

Viruses, some bacteria (e.g. mycobacteria, listeria, *Salmonella typhi* and *Brucella* species) and certain protozoa (i.e., malaria-causing *Plasmodium falciparum*, *P. malariae*, *P. ovale* and *P. vivax*) are obligate intracellular organisms, thus evading direct recognition by, and the effects of, the innate and adaptive immune systems.

Antigenic variation

Alteration of cell surface antigens through mutation (**antigenic drift**) is achieved by some viruses, e.g. influenza. This makes it very difficult for the immune system to keep up, as a continuous primary response would need to be generated. The recombination of nucleic acids from human and animal viruses can lead to major **antigenic shifts**, and is known to be responsible for pandemics, e.g. influenza. Other organisms can produce continuous changes in their antigenic coat distracting the immune system, e.g. trypanosomes, *Borrelia recurrentis*. In the case of trypanosoma, at least 100 different surface coats can be expressed in sequence.

Disguise

Some microbes use antigens common or cross-reactive with self to try to look like self antigens (**molecular mimicry**) so as to appear nonimmunogenic. For example, the hyaluronic acid capsule of some streptoccocal species is the same as that of host connective tissue. While this seems an excellent strategy, it can lead to the development of autoimmune disease (Topic L3). *Schistosoma* wears the antigens of the host that it infects, again trying to look like self. In other cases, specific T cells and B cells can be 'distracted' through poly- or oligoclonal activation by microbial products. For example, an enterotoxin of *Staphylococcus* (a 'superantigen'), activates large numbers of T cells independent of their specificity. Similarly, Epstein–Barr virus activates most B cells but they only produce low-affinity IgM antibodies and few are directed to the virus.

Inactivation of immune effector mechanisms

In this approach the microbe attempts to create at least a partial state of immunodeficiency or immunosuppression in the host in order to allow it to survive.

Phagocytosis

Phagocytes play a critical role in the killing of extracellular microbes and do this primarily through phagocytosis. Microbes use different strategies to inhibit several of the stages of phagocytosis (Topic B1). Virulent strains of *Pneumococcus, H. influenzae* and *E. coli* are encapsulated making them difficult to phagocytose. Once engulfed, microbes are normally killed in phagolysosomes through oxygen-dependent and oxygen-independent mechanisms. Some microbes have developed enzymes that inhibit the oxygen burst, an essential event leading to killing. Certain strains of staphylococci have a protein coat (protein A) that can also inactivate IgG and IgA antibodies by binding to their Fc fragment thereby preventing them from acting as opsonins.

Inhibition of cytokines

Some viruses inhibit the production of IFNα by infected cells. This is seen in hepatitis B infection of hepatocytes.

Antibodies

Some organisms, e.g. treponemes, induce low-affinity antibodies, while others, e.g. *Streptococcus pneumoniae* and *Candida*, release large amounts of soluble antigens that bind to antibodies and block their binding to the microbe. In another strategy, microbes produce proteases that destroy antibodies. Bacteria associated with mucosal infections such as *Neisseria gonorrhoeae* and *Pseudomonas* species produce protease enzymes that can destroy IgA, the antibody associated with mucosal protection. Pseudomonas also produces an elastase that inactivates C3b and C5a inhibiting opsonization and chemotaxis.

The complement system

Some organisms block complement activation and the lytic effects of complement. For example, HIV incorporates host complement regulatory proteins in its outer membranes to counteract the activation of complement.

T cells

HIV targets CD4 T cells, infecting and destroying them, effectively disarming the immune system and leaving the host immunodeficient. Some viruses decrease the expression of MHC class I on infected cells thus making it difficult for cognate interactions and killing of the infected cell by $CD8^+$ cytotoxic T cells.

Antigen processing

Measles virus, as well as infecting human T cells, inhibits antigen processing required to generate an immune response against it.

Regulatory mechanisms

Microbes such as S. typhi produce endotoxins that predispose the immune system to develop a Th2 response and thus primarily humoral immunity to the pathogen. However, eradication of these organisms requires a cellular response.

I 疫苗接种

I1 接种原理

要 点

接种原理 接种的主要目的是通过利用无毒的抗原制剂，诱导对感染性微生物的记忆应答，来提供保护性的免疫。产生相应的免疫类型(抗体免疫和/或细胞免疫)是很重要的。

抗体介导的保护作用 免疫接种产生的抗体主要对抗细胞外生物及其产物(如毒素)有效。被动给予的抗体与诱导的抗体有同样的效力。

细胞介导的免疫 由接种诱导的细胞介导免疫(T细胞、巨噬细胞)在预防细胞内细菌和病毒的感染以及真菌的感染时特别重要。

相关主题 抗体应答的细胞基础(E3)　　T细胞在免疫应答中的作用(F1)

I2 免疫接种

要 点

被动免疫接种 被动免疫接种是静脉内或肌肉内给予预先形成的抗体。它可为某些感染，如白喉或破伤风，或意外接触某些病原体(如乙型肝炎病毒)提供迅速的保护。它也为免疫损伤个体提供保护。

主动免疫接种 主动免疫接种是给予含有微生物产物的带有或不带有佐剂的疫苗，以便获得对抗侵入微生物的长期免疫保护。

全身免疫接种 目前在大多数情况下，正常接种途径是肌肉或皮下接种。

黏膜免疫接种 口服免疫接种是脊髓灰质炎和伤寒杆菌疫苗选用的方法。这种免疫接种途径对大多数免疫接种可能是最好的方法，因为几乎所有感染物都是通过黏膜表面进入的。

相关主题 细胞因子(B2)　　抗原制备(I3)
黏膜相关淋巴样组织(C3)　　免疫复合物介导的Ⅲ型超敏反应(K4)

I3 抗原制备

要 点

抗原制备 对抗致病微生物的保护作用需要产生有效的免疫机制。这样，疫苗必须能够相应地以免疫系统为靶，即诱导细胞和/或体液机制。大多数疫苗由减毒生物、死的生物、灭活的毒素或者亚细胞片段组成，最近还有用病毒“载体”中抗原的基因和DNA本身作为疫苗的。

佐 剂 非活疫苗，尤其是由小分子组成的疫苗需包含增强其效力的物质。这些佐剂包括微生物的、合成的以及内源产生的有佐剂活性的制品，但是目前人类中普遍用的仅有铝盐和钙盐。佐剂应该能使抗原缓慢释放，保持抗原的完整性，作用于抗原呈递细胞和诱导细胞毒性淋巴细胞。

DNA疫苗 利用与细菌及细菌蛋白不同的DNA编码抗原作为疫苗已有可能。肌肉内注射环状DNA导致DNA被肌细胞摄入、表达编码的蛋白质和诱导体液与细胞介导的免疫。

重组疫苗 利用分子遗传学技术能够制备确定表位的选择性重组蛋白保护宿主。这种方法克服了用修饰的活疫苗可能发生的并发症问题①。

细胞因子 在免疫接种时可加入细胞因子,使免疫应答根据所加入的与保护有关的细胞因子而倾向 Th1 型应答或倾向 Th2 型应答。细胞因子或者能以由重组技术制成的纯化蛋白加入,或被克隆到载体(病毒或细菌的疫苗)中,在免疫接种时给予②。可用的细胞因子中,有利于 Th1 应答的是 IL-12 或 IFNγ,有利于 Th2 应答的是 IL-4 和 IL-10。

相关主题

固有免疫系统的分子(B2)
细胞介导免疫的前后关系(F6)
抗体应答的细胞基础(E3)

注①:有些致病微生物具有抗原活性的蛋白质,同时又具有生物活性,也就是能够对人体造成损伤,那么通过分子遗传学技术,将有生物活性的蛋白质的抗原决定簇部位的氨基酸序列确定,然后重组形成同样具有免疫原性的多肽结构,但是由于对蛋白质已经进行了修饰,这样它的生物活性消失,不会造成机体损伤。

注②:细胞因子如果以基因克隆的方式插入到疫苗载体中,那么当疫苗进入体内,利用细胞内的蛋白质合成机制形成抗原的同时,细胞因子也被表达,这样体内合成的细胞因子与微生物抗原同时诱导确定需要的免疫应答类型。

I4 病原体和肿瘤疫苗

要 点

细菌疫苗 已开发出针对许多不同类型细菌疫苗:大肠杆菌、嗜血杆菌、肺炎球菌、弧菌、螺杆菌(导致溃疡的细菌),以及 Lyme 氏病螺旋体的疫苗可作为代表。或许更为熟悉的是白喉、百日咳和破伤风(DPT)疫苗,许多幼儿接受这类疫苗,以保护他们不受时常致命的儿童期疾病的侵害。

病毒疫苗 针对感染呼吸道(流感、腺病毒),胃肠道(脊髓灰质炎病毒、轮状病毒),皮肤(黄热病、La Crosse fever)及某些感染生殖道(疱疹)的疫苗已被开发出来。正如细菌的情况一样,病毒疫苗或是修饰的、活的、死的病毒,或是病毒亚单位。

针对其他感染物的疫苗 原生动物寄生虫引起的疾病,如疟疾(疟原虫)、非洲昏睡病(锥虫)和血吸虫病等是大多数第三世界国家的主要疾病。给人和动物接种抗原虫病疫苗的能力,将使人们得以在此病流行地区(此生物总是存在的地方)内生存。

肿瘤疫苗 对抗癌症的瘤苗接种战略正在广泛地研究中。含有肿瘤抗原的疫苗,如与前列腺癌相关的(前列腺特异抗原疫苗)以及与乳腺癌、结肠癌和卵巢癌相关的疫苗如 HER2/neu 为未来提供了希望。

相关主题

B 细胞活化(E2)
对不同生物的免疫(H2)
T 细胞活化(F4)
肿瘤疫苗(N7)

I1 PRINCIPLES OF VACCINATION

Key Notes

Principles of vaccination	The primary goal in vaccination is to provide protective immunity by inducing a memory response to an infectious microorganism using a nontoxic antigen preparation. It is important to produce immunity of the appropriate kind: antibody and/or cellular immunity.
Antibody-mediated protection	Antibodies produced as a result of immunization are effective primarily against extracellular organisms and their products, e.g. toxins. Passively administered antibodies have the same effect as induced antibodies.
Cell-mediated immunity	Cell-mediated immunity (T cells, macrophages) induced by vaccination is important particularly in preventing intracellular bacterial and viral infections and fungal infections.

Related topics The cellular basis of the antibody response (E3) The role of T cells in immune responses (F1)

Principles of vaccination

Edward Jenner, a country physician in England, noticed that dairymaids who frequently contracted cowpox often were immune to the ravages of smallpox, leading him to develop an approach whereby cowpox was used to vaccinate people against smallpox. The term vaccination is derived from the Latin word 'vaccinus' meaning 'from cows'. Vaccination eventually resulted in the complete eradication of smallpox (in 1980) and has been generalized as a reliable method of protection against many pathogens.

The aims of vaccination are to induce memory in T and/or B lymphocytes through the injection of a nonvirulent antigen preparation. Thus, in the event of an actual infection, the infectious agent and/or its toxin is met by a secondary rather than a primary response. The ideal vaccine would protect the individual and ultimately eliminate the disease, but most vaccines simply protect the individual. A more or less standard set of vaccines are now in use worldwide, some of which are (or should be) given to everyone and others to those particularly at risk (*Table 1*). The timing of vaccination depends on the likelihood of infection; vaccines against common infections being given as early as possible, allowing for the fact that some vaccines do not work properly in very young infants.

Antibody-mediated protection

Antibodies either produced as a result of immunization or passively introduced into the host are very effective means of preventing infection. They will be ready and able to bind the infectious agent at the time of infection instead of waiting for the host's immune system to respond. Antibodies can either block

Table 1. Vaccine recommendations

Recommended for	Vaccine	When given/to whom
All	Measles Mumps Rubella	From 1 year (6 months in tropics) boost at 10–14 yrs
	Diphtheria Tetanus Pertussis	From 2–3 months old dip/tet boost at 5 yrs
	Polio (Sabin) (or *Salk)	2–6 months (oral) parenterally
All, unless Mantoux +	BCG	10–14 yrs (at birth in tropics)
Those at risk	Hepatitis B	1–6 months/12 intervals (childhood in tropics)
	Hepatitis A	
	Influenza	Institutions, nurses etc., annual boost needed
	Rabies	Travel, post-exposure: vaccine + antibody
	Meningococcus	Epidemics
	Pneumococcus	Elderly
	Haemophilus	Children
	Varicella-zoster	Children with leukaemia
At risk (travel)	Typhoid	Travelers
	Cholera	Travelers
	Yellow fever	Travelers: boost 10 intervals

* The Salk is the polio vaccine of choice in Holland and Scandinavia.

viral or bacterial antigens from entering host cells by preventing adherence or prevent damaging effects on other cells by neutralizing toxins such as those produced by *Diphtheria* or *Clostridium* species (Topic H2). IgA plays an important role at the mucosal surfaces where it helps to prevent viral or bacterial access to the mucosa lining cells. This is the mechanism by which polio vaccination works.

IgG antibodies are usually effective in the blood. Antibodies can also be transferred across the placenta to provide **passive immunity**. Mothers transfer their preformed IgG antibodies across the placenta to their newborn in order to protect them during the first months of life (Topic C5). This passive transfer can be of a disadvantage in that the presence of the maternal antibody inhibits effective immunization. Thus, immunization has to be delayed until after most of the maternal antibodies have been catabolized.

In pre-antibiotic days, it was common to treat or prevent infection by injecting antibody preformed in another animal, usually a horse or a recently recovered patient. This principle is still in use for certain acute conditions where it is too late to induce active immunity by vaccinating the patient (see Topic J4).

Cell-mediated immunity

While antibodies may play a major role in combating infections, cell-mediated immunity is essential for eradicating certain bacteria, fungi and protozoa (Topic F1): vaccination should therefore be aimed at inducing both cellular and humoral responses to the infectious agent. In certain instances not only are CD4 and CD8 lymphocyte responses desired but it may be more advantageous to specifically target Th1 or Th2 responses e.g., infections with helminths might favour a Th2 type immunity via induction of IgE antibodies, whereas protection against mycobacterial infections may be better obtained by a Th1 response, by producing macrophage activation factors (e.g. IFNγ). CD8 cytotoxic T lymphocytes find and kill infected cells which express proteins that are components of pathogens. The cell that is targeted is determined by the presence of the foreign protein in association with MHC class I molecules. The CD8 T cells lyse the infected cell; hopefully before progeny infectious organisms are fully developed. The CD4 cells are basically the directors of the immune response. These cells interact with foreign antigen expressed with MHC class II molecules and then provide soluble or membrane bound signals for B cells, macrophages or CD8 T cells to help them obtain their full effector cell functions: Ig production by B cells, killing by macrophages and CD8 T cells. Some diseases only require an antibody response for protection or clearance, while others require a cell-mediated immune response. Still other diseases are only resolved if both forms of protection are present.

I2 IMMUNIZATION

Key Notes

Passive immunization — Passive immunization is the administration of preformed antibodies either intravenously or intramuscularly. It is used to provide rapid protection in certain infections such as diphtheria or tetanus or in the event of accidental exposure to certain pathogens such as hepatitis B. It is also used to provide protection in immune compromised individuals.

Active immunization — Active immunization is the administration of vaccines containing microbial products with or without adjuvants in order to obtain long term immunological protection against the offending microbe.

Systemic immunization — At present the normal route of vaccination in most instances is either intramuscularly or subcutaneously.

Mucosal immunization — Oral immunization is the method of choice for polio and *Salmonella typhi* vaccines. However, there is an increasing awareness that this route of immunization may be the best for most immunizations since nearly all infectious agents gain entrance through the mucosal surfaces.

Related topics

Cytokines (B2)
Mucosa-associated lymphoid tissues (C3)
Antigen preparations (I3)
Immune-complex mediated (type III) hypersensitivity (K4)

Passive immunization

Passive immunization is the administration of preformed antibodies, usually IgG, either intravenously or intramuscularly. These antibodies may be derived from individuals who have high titres to particular microbes and are used to provide rapid protection in certain infections such as *Diphtheria, Clostridium* species, rabies etc., or in the event of accidental exposure to certain pathogens such as hepatitis B. Passive immunization is also used to provide protection in immune compromised individuals who are unable to make the appropriate antibody response or in some instances incapable of making any antibody at all, i.e., severe combined immunodeficiency. Antibodies given to immune deficient patients are usually IgG-derived from pooled normal plasma. These antibodies have to be given on a continuous basis, ideally every three weeks, since they are being continuously catabolized and only effective for a short period. Antibodies preformed in animals, notably horses, are also administered for some diseases. However, it is important that with repeated injections of horse antibody, there is the danger of immune complex formation and serum sickness (Topic K4). Antisera are usually injected intramuscularly, but can be given intravenously in extremely acute conditions. Indications for the use of passive immunization by the injection of preformed antibody are shown in *Table 1*.

Table 1. Passive immunization

Infection	Source of antiserum	Indications
Tetanus	Immune human; horse	Post exposure (plus vaccine)
Diphtheria	Horse	Post-exposure
Gas gangrene	Horse	Post-exposure
Botulism	Horse	Post-exposure
Varicella-zoster	Immune human	Post-exposure in immunodeficiency
Rabies	Immune human	Post-exposure (plus vaccine)
Hepatitis B	Immune human	Post-exposure Prophylaxis
Hepatitis A	Pooled human Ig	Prophylaxis
Measles	Immune human	Post-exposure in infants
Snakebite	Horse	Post-bite
Some autoimmune diseases	Pooled human Ig	Acute thrombocytopenia and neutropenia

Active immunization

Administration of vaccines containing microbial products with or without adjuvants in order to obtain long term immunological protection against the offending microbe is termed active immunization. Immunization can be given via two different routes.

Systemic immunization

Systemic immunization is the method of choice at present for most vaccinations. This is usually carried out by injecting the vaccine subcutaneously or intramuscularly into the deltoid muscle. Ideally all vaccines would be given soon after birth, but some are deliberately delayed, for various reasons. The common systemic vaccines for measles, mumps and rubella are usually given at 1 year of age because, if given earlier, maternal antibody would decrease their effectiveness. The carbohydrate vaccines for *Pneumococcus, Meningococcus* and *Haemophilus* infections are usually given at about 2 years of age as before this age they respond poorly to polysaccharides unless they are associated with protein components that can act to recruit T cell help for the development of anti-polysaccharide antibody, e.g. hen egg albumin (Topic I3).

Mucosal immunization

Recent vaccination approaches have focused on the mucosal route as the site of choice for immunization either orally or through the nasal associated immune tissue (NALT: Topic C3). This is because most infectious agents gain entry to the systemic system through these routes and the largest source of lymphoid tissue is at the mucosal surfaces. Moreover, if successful it would obviate the need for, in some instances, painful injections and allow for the self-administration of certain vaccines such as those used for immunization against influenza. Adjuvant vaccines and live vectors have been used to target the mucosal immune system with some success. Attenuated strains of salmonella can act as a powerful immune stimulus as well as acting as carriers of foreign antigens. This approach has been used to immunize mucosal surfaces against herpes simplex virus and human papilloma virus. Furthermore, bacterial toxins, e.g. those derived from cholera, *E. coli* and *Bordetella pertussis,* have immunomodulatory properties and are thus being exploited in the development of mucosally active adjuvants. Pertussis toxin has been shown to augment the costimulatory molecules B-7 on B cells and CD28 on T cells (Topic F4) as well as increasing IFNγ production. Hopefully, oral and nasal vaccines may soon be available to obviate the need for the invasive techniques that are currently in use.

I3 ANTIGEN PREPARATIONS

Key Notes

Antigen preparations

Protection against pathogenic microorganisms requires the generation of effective immune mechanisms. Thus, vaccines must be capable of targeting the immune system appropriately i.e. cellular and/or humoral mechanisms. Most vaccines consist of either attenuated organisms, killed organisms, inactivated toxins, or subcellular fragments and more recently genes for antigens in viral 'vectors', and DNA itself.

Adjuvants

Nonliving vaccines, especially those consisting of small molecules require the inclusion of agents to enhance their effectiveness. These adjuvants include microbial, synthetic and endogenous preparations having adjuvant activity, but at present only aluminum or calcium salts are generally used in humans. Adjuvants should enable antigens to be slowly released, preserve antigen integrity, target antigen presenting cells and induce cytotoxic lymphocytes.

DNA vaccines

The use of DNA encoding antigens as vaccines as distinct from bacteria or bacterial proteins has shown potential. Intramuscular injection of circular DNA results in DNA uptake by muscle cells, expression of the encoded protein and induction of both humoral and cell-mediated immunity.

Recombinant vaccines

Using molecular genetics, selective recombinant proteins of defined epitopes can be prepared that protect the host. This approach overcomes the problem of disease complications which might occur with modified live vaccines.

Cytokines

Cytokines can be added at the time of immunization to skew the immune response to a Th1 or Th2 type depending on which is associated with protection. The cytokines can be added either as purified protein made from recombinant technology, or they can be cloned into the vectors (virus or bacterial vaccine) to be delivered at the time of vaccination. Cytokines that might be useful are IL-12 or IFNγ that favour a Th1 response, or IL-4 and IL-10 that favour a Th2 response.

Related topics

Molecules of the innate immune system (B2)
The cellular basis of the antibody response (E3)
Cell mediated immunity in context (F6)

Antigen preparations

The protective immune response to pathogenic microorganisms requires the generation of specific T and B cell responses and appropriate effector mechanisms. In order to do this, vaccines must be capable of targeting the immune system appropriately. In principle anything from whole organisms to small peptides can be used, but in practice most vaccines consist of either attenuated organisms, killed organisms, inactivated toxins, or subcellular fragments (*Table 1*).

Table 1. Antigen preparations used in vaccines

Type of antigen	Examples	
	Viruses	Bacteria
Normal heterologous organism	Vaccinia (cowpox)	
Living attenuated organism	Measles Mumps Rubella Polio: Sabin Yellow fever Varicella-zoster	BCG Typhoid (new)
Whole killed organism	Rabies Polio: Salk Influenza	Pertussis Typhoid Cholera
Subcellular fragment		
Inactivated toxin (toxoid)		Diphtheria Tetanus Cholera (new)
Capsular polysaccharide		*Meningococcus* *Pneumococcus* *Haemophilus* Typhoid (new)
Surface antigen	Hepatitis B	

There is also a fundamental distinction between live and dead vaccines. Living and nonliving vaccines differ in many important respects, notably safety and effectiveness. Live ones consist of organisms (nearly always viruses) that have been attenuated by growth in unfavourable conditions, forcing them to mutate their genes; mutants that have lost virulence but retain antigenicity are repeatedly selected. Nowadays, mutation is usually 'site-directed' by recombinant DNA technology. Such organisms, which are essentially new strains, can sometimes regain virulence by back-mutation, and can also cause severe disease in immunocompromised individuals. On the other hand they often induce stronger and better localized immunity, do not often require adjuvants or 'booster' injections and provide the possibility of 'herd' immunity in that mutated nonvirulent virus could be transferred to nonimmunized individuals in a local community. Moreover, the immunity induced is usually more appropriate for protection against the pathogenic strain of the organism, e.g. Th1 vs Th2 responses.

Killed organisms or molecules derived for these organisms are used when for some reason stable attenuated organisms cannot be produced. These antigens may however induce weak and/or inappropriate (e.g. antibody vs CTL) responses. Immune memory may be variable or poor, but they are usually safe if properly inactivated. In only one case (polio) is there a choice between effective live and killed vaccines. Recently, it has been shown that the genes for one or more antigens can be inserted into a living vaccine (usually virus) 'vector', and experiments are being performed with totally synthetic peptides, the idiotype network, and even DNA itself.

Adjuvants

Nonliving vaccines, especially those consisting of small molecules, are not very strong antigens, but can be made stronger by injecting them along with some other substance such as aluminum hydroxide, aluminum phosphate, calcium phosphate or hen egg albumin; such substances are called adjuvants. The properties of adjuvants should include the following: (i) the ability to enable antigens to be slowly released so as to prolong antigen exposure time to the immune system; (ii) preserve antigen integrity; (iii) target antigen presenting cells; (iv) induce cytotoxic lymphocytes; (v) produce high affinity immune responses; and (vi) have the capacity for selective immune intervention. A variety of microbial, synthetic, and endogenous preparations have adjuvant activity, but at present only aluminum and calcium salts are approved for general use in man.

Combinations of macromolecules (oils and bacterial macromolecules) are commonly used as adjuvants in experimental animals to promote an immune response. The oil in the adjuvants increases retention of the antigen, causes aggregation of the antigen (promoting immunogenicity), and inflammation at the site of inoculation. Inflammation increases the response of macrophages and causes local cytokine production, which can modulate the costimulatory molecules, needed for T cell activation. Microparticles have also been used as adjuvants in the experimental model; these include latex beads and poly (lactide-co-glycolide) microparticles. Adjuvants are now being designed and tested to determine how to selectively drive Th1 or Th2 responses. Some experimental adjuvants currently under investigation are shown in *Table* 2.

Table 2. Experimental adjuvants currently undergoing assessment

Experimental, but likely to be approved
Liposomes (small synthetic lipid vesicles)
Muramyl dipeptide, an active component of mycobacterial cell walls
Immune-stimulating complexes (ISCOMS) (e.g. from cholesterol or phospholipids)
Bacterial toxins (*E. coli*, pertussis, cholera)
Experimental only
Cytokines: IL-1, IL-2, IFNγ
Slow-release devices; Freunds adjuvant
Immune complexes

DNA vaccines

A few years ago an exciting discovery was made when it was shown that 'naked' cDNA that encoded the hemagglutinin of the flu virus could be inoculated into muscle tissue to stimulate both antibody production and a CTL response that was specific for the flu protein. The potential for this is still unknown, but if this can become a routine method of immunization, then the cost of generating and transporting vaccines should be very low. Other uses of recombinant DNA technology are the cloning of defined epitopes into viral or bacterial hosts. Typically well characterized infectious agents such as vaccinia, polio, or *Salmonella* are used. DNA sequences are cloned into the genome of these agents and are expressed in target structures that are known to be immunogenic for the host. This way the antigen is presented for optimal recognition by the host. Inclusion of cytokines with the vaccine vectors may prove to be an efficient method for ensuring the correct cytokine environment to steer the immune response accordingly. DNA vaccines have potentially a number of advantages over traditional methods of vaccination. These include specificity, the induction of potent Th1 and cytotoxic T lymphocyte responses similar to those observed with attenuated vaccines but without the potential to revert to overt infection.

Recombinant vaccines

Advances in molecular virology and bacteriology have provided the immunologist with many new targets for vaccine development. The last 20 years of study of viral and bacterial pathogenesis have identified the components of the immune system that are protective for many infectious agents. The use of defined epitopes that are protective for vaccines is now possible. The idea is that certain parts of an infectious disease causing organism, such as herpes virus glycoprotein D (glyD), stimulate CTL that are protective. If the host is inoculated with the defined peptide of glyD, they develop CTL responses to the epitope and do not have to worry about resulting disease from vaccination with a modified live vaccine. This approach is also possible for protection to infectious agents that is provided by antibody. In this scenario, both a B cell epitope (the site that the antibody binds to on the infectious agent) and a T cell epitope (the peptide that binds to the MHC Class II to stimulate the CD4 helper cells) must be present, so as to select the appropriate B cells, and to stimulate the specific T cell help.

Cytokines

The effects of cytokines can influence the function of professional antigen presenting cells (APC) enabling these cells with much greater efficiency. Thus, IFNγ and IL-4 causes increased levels of class II molecules to be expressed thereby enhancing their antigen presentation abilities. The use of such effector cytokines is being considered as a useful adjunct in vaccination, as polarization of the immune system to a Th1 or Th2 response may be preferable in some instances, e.g. a Th1 response is the preferred response in tuberculosis whereas a Th2 response is important in protecting against polio. Since Th1 and Th2 responses are mutually inhibitory manipulation of these responses may open up avenues of selective intervention.

14 VACCINES TO PATHOGENS AND TUMORS

Key Notes

Bacterial vaccines

Bacterial vaccines have been developed to many different types of bacteria: *Escherichia, Haemophilus, Pneumococcus, Vibrio, Helicobacter* (ulcer causing bacteria) and Lyme's disease spirochete to name a few. Perhaps more familiar is the diphtheria, pertussis and tetanus (DPT) vaccine that many young children receive to protect them from often fatal childhood diseases.

Viral vaccines

Vaccines have been developed to viruses that infect the respiratory tract (flu, adenovirus), the gastrointestinal tract (polio, roto), the skin (yellow fever, La Crosse fever) and some that infect the reproductive tract (herpes). As with bacteria, viral vaccines are either modified, live, killed, or subunit.

Vaccines to other infectious agents

Protozoan parasites, such as those that cause malaria (*Plasmodium*), African sleeping sickness (*Trypanosoma*) and *Schistosomiasis* are major diseases mostly of the Third World. The ability to vaccinate people and animals to protozoan diseases will allow people to live in areas that are endemic (where the organism is always present) for the disease.

Tumor vaccines

Vaccination strategies against cancer are currently being investigated. Vaccines containing tumor antigens such as those associated with prostate cancer (prostate specific antigens) as well as those associated with the breast, colon and ovarian cancers such as HER2/neu offer hope for the future.

Related topics

B cell activation (E2)
T cell activation (F4)
Immunity to different organisms (H2)
Tumor vaccines (N7)

Bacterial vaccines

Bacterial vaccines have been developed to many different types of bacteria: *Escherichia, Haemophilus, Pneumococcus, Vibrio, Helicobacter* (ulcer causing bacteria) and Lyme's disease spirochete to name a few. Perhaps more familiar is the diphtheria, pertussis and tetanus (DPT) vaccine that many young children receive to protect them from often fatal childhood diseases. Some bacterial vaccines are specific for proteins on the bacteria that are required for their attachment and subsequent invasion of the host. Vaccines can be used to induce immunity to endo- or exotoxins. Vaccines, as typified by BCG (*Mycobacterium tuberculosis*) are used to protect against tuberculosis. Modified, live, killed, and subunit vaccines have been developed for various bacteria. The difference in the forms will be discussed below. T-independent vaccines to carbohydrates such as the capsule of *Pneumococcus* or *Haemophilus* are in use. These vaccines are effective but have limitations because T cell help is not provided for affinity maturation and isotype switching.

Viral vaccines

Vaccines to viruses that infect the respiratory tract (flu, adenovirus), that infect the gastrointestinal tract (polio, roto), that infect the skin (yellow fever, La Crosse fever) and some that infect the reproductive tract (herpes) have been developed. As with bacteria, viral vaccines are either modified-live, killed, or subunit. The recent emergence of HIV virus as a world-wide health hazard has focused the world's attention on viral vaccine development. In fact, some viral vaccines have been developed for viruses that are in the same genetic classification group as HIV. These have proven to be effective, but why not for HIV? This question highlights an important issue in vaccine development. What is a good vaccine? They must be safe, effective, cheap to make and distribute, stable for long-term storage or transport, be insensitive to major changes in temperature and they should provoke an immune response that lasts for a long period of time.

Vaccines to other infectious agents

Protozoan parasites, such as those that cause malaria (*Plasmodium*), African sleeping sickness (*Trypanosoma*) and *Schistosomiasis* are very important diseases mostly of the Third World. The ability to vaccinate people and animals to protozoan diseases will allow people to live in areas that are endemic (the organism is always present) for the disease. Parasites express many antigens which are usually immunogenic, but most do not consistently stimulate protective responses. Of note, parasites have evolved defense mechanisms that allow a continual evolution of the immunogenic epitopes. This is best typified by *Plasmodium* that continually and rapidly develops variants with different surface proteins so that the current immune response is no longer effective. Parasites have also developed mechanisms to shift the focus of the immune response by altering the cytokine profile during the induction phase to one that is not protective (e.g. from Th1 to Th2 as in the case of *Mycobacterium lepri*) (Topic H3).

Tumor vaccines

These vaccines are in their infancy. In principle, the immune system should be able to recognize tumors which may have foreign antigens associated with them through immune surveillance. This works in part, but most tumor associated antigens are either absent or weakly immunogenic through being expressed at low levels. In experimental animals, tumors that are induced by chemicals are more likely to have new or neo-antigens that are immunogenic and are characteristic of the individual tumors. Most new approaches to both direct therapy and vaccines is through targeting the overexpressed products of protooncogenes which have been found in a variety of tumors. For example, the HER2/neu antigen is overexpressed by many prostate and breast tumors. The major challenge for immunologists is to optimize the routes of delivery of these antigens to maximize induction of protective immunity (Topic N7). Clearly of importance is the role of CTLs in immunity to tumors and recently immunogenic peptides have been isolated from class I molecules expressed on myeloma tumor cells which are effective at inducing tumor specific immunity.

J 免疫缺陷——免疫系统不健全

J1 免疫系统的缺陷

要 点

免疫系统的组分 免疫系统的四种组分中(T 细胞、B 细胞、吞噬细胞及补体),每种组分都有其防御某些病原体的重要的功能区。这些组分紧密地结合成一个免疫防御程序,如果其中一种组分缺失或有缺陷就能造成严重的损害。

特异免疫组分的缺陷 病人出现反复的或异常的感染是免疫缺陷的主要指征。虽然缺陷可损害免疫系统的多个组分,但在大多数情况下,缺陷是极其有限的①,并且导致对某些而不是对所有微生物感染的易感性。例如,T 细胞的缺陷倾向造成胞内微生物感染,而其他组分的缺陷则造成细胞外感染。

免疫缺陷的分类 免疫缺陷或是原发性(多为先天性/遗传性)或是继发性(由于其他疾病及其治疗的后果而获得的)。这些可根据特异的免疫组分的异常来确定。

相关主题

血细胞生成——血细胞的发育(A5)
固有免疫系统的细胞(B1)
固有免疫系统的分子(B2)
抗体的功能(D8)
克隆扩增和效应功能的发展(F5)

注①:大多数情况下,缺陷是有限的,就是说一般免疫系统有缺陷时,其主要的四种组分(T 细胞、B 细胞、吞噬细胞及补体)之一出现缺陷,而不是四种组分同时出现缺陷。

J2 原发性/先天性(遗传性)免疫缺陷

要 点

补 体 某些补体成分(特别是 C3)有缺陷的病人易受有荚膜微生物(肺炎链球菌及链球菌)和奈瑟氏球菌属的反复感染。这些病原体经 C3b 的调理作用对于通过吞噬作用清除它们是十分重要的。膜攻击复合体(membrane attack complex, MAC)组分和补体调节分子的缺陷也可分别导致增加对某些感染或炎症的易感性。

吞噬细胞 内在的缺陷包括与分化、化学趋化及胞内杀伤微生物有关的缺陷。外在的或继发的缺陷(非先天的吞噬细胞缺陷)可由抗体或补体缺陷,或抑制吞噬细胞活性而造成②。

体液免疫 原发性抗体缺陷可由 B 细胞发育异常或缺乏辅助性 T 细胞活性而造成。病人患复发的胞外细菌感染。患有重症联合免疫缺陷(severe combined immunodeficiency, SCID)及 Bruton 氏病(无丙种球蛋白血症)的病人,只有很少或无 B 淋巴细胞,且无抗体。在高-IgM 综合征中,CD40 信号有缺陷,而且不能进行 IgM 的类别转换。普通变异型免疫缺陷病(common variable immunodeficiency, CVID)可能由缺乏 B 细胞的终末分化或无 T 细胞的辅助而造成③。

细胞免疫 大多数 T 细胞缺陷严重损害体液免疫及细胞免疫。这些病人有复发危及生命的病毒、真菌、分枝杆菌及寄生虫的感染。在 Di George 综合征中,胸腺胚胎发育有缺陷,只有很少 T 细胞发育。SCID 可能由细胞因子受体 γ 链中的缺陷或缺乏腺苷脱氨酶或嘌呤核苷酸磷酸化酶而引起。

相关主题

血细胞生成——血细胞的发育(A5)
固有免疫系统的分子(B2)
固有免疫和炎症(B4)
抗体的功能(D8)
B 细胞活化(E2)
克隆扩增和效应功能的发展(F5)

注②：抗体或者补体缺陷，使经抗体或补体活化介导的吞噬作用减弱消失，因此可能表现为吞噬细胞的功能降低或者缺陷。

注③：体液免疫缺陷可能是B细胞系统本身的问题，也可能是与体液免疫应答有关的其他组分出现问题（如辅助T细胞，共同刺激分子等），而表现为体液免疫应答的障碍。

J3 继发性（获得性）免疫缺陷

要 点

引起获得性免疫缺陷的因素 继发性或获得性免疫缺陷是最常见的免疫缺陷，主要影响吞噬细胞和淋巴细胞功能。可由HIV感染、营养不良、衰老、细胞毒性药物治疗等引起。

HIV和AIDS 获得性免疫缺陷综合征（AIDS）由人免疫缺陷病毒HIV-1或HIV-2引起。病毒经感染的体液进入机体，并通过单核细胞/MØ（病毒原始宿主）和辅助T细胞的CD4分子进入细胞，显示对这些细胞的向性[④]。趋化因子受体也参与HIVgp120与这些细胞的结合，并对感染是至关重要的。$CD4^+$ T细胞的损耗，最终损伤免疫系统对抗机会感染的能力。

免疫衰老：老化的后果 随着衰老，记忆T细胞增加，但很少能扩增。而且，由于胸腺退化，很少有新的（幼稚的）T细胞进入细胞库，以至免疫系统所有组成成分减少及T细胞和B细胞应答质量降低。B细胞在骨髓中的发育可能也降低。由于免疫能力下降，老年人对预防注射反应也差。

外 伤 外伤患者（如与烧伤或大手术有关的患者）对付病原体的能力降低，可能是由于抑制免疫应答因子释放的结果。

相关主题

固有免疫系统的细胞（B1）
固有免疫系统的分子（B2）
抗体应答的细胞基础（E3）
T细胞库的形成（F3）
T细胞活化（F4）
克隆扩增和效应功能的发展（F5）
老化和免疫系统（免疫衰老）概论（P1）

注④：原文为trophism（营养作用，营养性）可能有误，应为tropism（向性，趋性）。本句应译作"显示对这些细胞的向性"。

J4 免疫缺陷的诊断和治疗

要 点

家 族 史 由于有缺陷的基因可以遗传，因此调查家族史在诊断原发性免疫缺陷上特别重要。

特异免疫组分的评价 为确定合适的治疗方案，对病人免疫缺陷组分的性质进行评价是很重要的。这可通过下述检测达到：有关抗体介导的免疫，可检测Ig类别和B细胞数；有关细胞介导的免疫，可检测T细胞和T细胞亚型数和它们的细胞因子产生；补体活性则可检测总溶血能力和单一补体成分；吞噬作用可通过检测粒细胞和单核细胞数，它们吞噬调理的颗粒、杀伤细菌及对趋化和活化信号的应答等的能力来完成。

抗生素和抗体 抗生素治疗是对感染的标准治疗方法。此外，来自供体库的抗体也可用于抗体缺陷的治疗。

骨髓移植和基因治疗

当能找到 MHC-可匹配的供体时，可用正常个体的细胞代替有问题的细胞/器官，这种方法在慢性肉芽肿疾病(CGD)中，已被用于重建正常吞噬细胞的功能，在重症联合免疫缺陷(SCID)疾病中被用于重建 T 细胞和 B 细胞。胎肝和胸腺移植也被成功地应用。这些缺陷的治疗可能最终涉及一旦在患者的干细胞中鉴定出有问题的基因，就可用正常的基因将其取代。

相关主题

血细胞生成——血细胞的发育(A5)
固有免疫系统的细胞(B1)
免疫测定(D7)
抗体的功能(D8)
克隆扩增和效应功能的发展(F5)
细胞介导免疫的前后关系(F6)
免疫接种(I2)
原发性/先天性(遗传性)免疫缺陷(J2)
排斥机制(M3)

J1 DEFICIENCIES IN THE IMMUNE SYSTEM

Key Notes

Components of the immune system — Each of the four components of the immune system (T cells, B cells, phagocytes, and complement) has its domain of function important to protection against certain pathogens. These components are intimately integrated into a program of immune defense that could be severely compromised if even one were absent or deficient.

Defects in specific immune components — The occurrence of repeated or unusual infections in a patient is a primary indication of immunodeficiency. Although a deficiency may compromise several components of the immune system, in most instances the deficiency is more restricted and results in susceptibility to infection by some but not all microbes. For example, defects in T cells tend to result in infections with intracellular microbes, whereas those involving other components result in extracellular infections.

Classification of immunodeficiencies — Immunodeficiencies are either primary (mostly congenital/inherited), or secondary (acquired as the consequences of other diseases and their treatments). These can be defined on the basis of the specific immune component that is abnormal.

Related topics

Hemopoiesis – development of blood cells (A5)
Cells of the innate immune system (B1)
Molecules of the innate immune system (B2)
Antibody functions (D8)
Clonal expansion and the development of effector function (F5)

Components of the immune system

The multiple interactive cellular and molecular components making up the immune response usually provide sufficient protection against bacterial, viral or fungal infections. However, any situation that results in impaired immune function may contribute to a spectrum of disorders referred to as immunodeficiency diseases. In particular, immunodeficiency is defined as an increased susceptibility to infection.

It is evident from a consideration of the disorders and infections in individuals with selective immunodeficiency that each component of the immune response (T cells, B cells, phagocytes and complement) has its domain of function. These four systems, although somewhat independent, are intimately integrated into a program of immune defense that could be severely compromised if even one were absent or deficient. In particular, the requirements for cell cooperation, the importance of chemotactic stimuli and activating factors emphasize the interdependence of these systems and the potential consequences of an abnormality in any of these systems. However, although the absence of, or an abnormality in one domain may compromise the individual, they need not be life threatening if other components of the immune system can compensate for this deficiency.

Defects in specific immune components

The occurrence of repeated or unusual infections in a patient is a primary indication of abnormalities in immune function and of immunodeficiency. A variety of circumstances may be involved in this impairment of immune function including genetic, tumors, irradiation, cancer chemotherapy, malnutrition, aging, etc. Although it is possible that the deficiency could be global and thus effect several components of the immune system (e.g. as in the case of severe combined immunodeficiency), in most instances the deficiency is restricted to a single component. Such deficiencies result in susceptibility to infection by some but not all microbes. For example, diseases involving defects in T cells predispose to infections with intracellular organisms including mycobacteria, some fungi and viruses, whereas those involving the other components of the immune response tend to result in infections by bacteria that have an extracellular habitat. In other words, infections with particular microbes are a reflection of which components of the immune system are defective. Moreover, it is often possible to define the abnormal immune component in an immune deficiency disease and in the process, discover a considerable amount about the importance of that component in normal immune defense and in its interrelationships with the other components of the immune system. Furthermore, it is important to recognize such abnormalities and to pinpoint them as accurately as possible since correction, if possible, must be tailored to the specific abnormality.

Classification of immunodeficiencies

The immunodeficiency diseases can be classified as either primary – usually **congenital** (the result of a failure of proper development of the humoral and/or cellular immune systems), or secondary – **acquired** (the consequences of other diseases and their treatments). A large number of specific congenital or acquired abnormalities in the immune system have been identified which contribute to patient susceptibility to recurrent infections. These abnormalities range from those that affect the immune system at a very early level, and thus compromise the immune response to many antigens, to those that affect the final stages of differentiation of particular immune cells and hence lead to very selective abnormalities. The primary diseases are very rare whilst the secondary diseases are relatively common. A more pathophysiological description characterizes the specific immune component that is abnormal by defining quantitative or qualitative abnormalities of the cells (lymphocytes, phagocytes) and/or molecules (antibodies, cytokines, complement components) of the immune system.

J2 PRIMARY/CONGENITAL (INHERITED) IMMUNODEFICIENCY

Key Notes

Complement Patients deficient in certain complement components (especially C3) are prone to recurrent infections with encapsulated organisms (*Pneumococcus* and *Streptococcus*) and *Neisseria*. Opsonization of these pathogens by C3b is important for their removal by phagocytosis. Deficiencies in membrane attack complex (MAC) components and in complement regulatory molecules also result in increased susceptibility to certain infections or to inflammation, respectively.

Phagocytosis Intrinsic defects include those associated with differentiation, chemoattraction, and intracellular killing of the microbe. Extrinsic or secondary defects (not an inherent phagocytic defect) may result from antibody or complement deficiency or suppression of phagocytic activity.

Humoral immunity Primary antibody deficiency may result from abnormal development of B cells or from lack of T helper activity. Patients suffer from recurrent extracellular bacterial infections. Those with severe combined immunodeficiency (SCID) and Bruton's disease have few or no B lymphocytes and no antibodies. In hyper-IgM syndrome, CD40 signaling is defective and there is no class switch from IgM. Common variable immunodeficiency (CVID) may result from lack of B cell terminal differentiation or absence of T cell help.

Cellular immunity Most T cell deficiencies result in severely compromised humoral as well as cellular immunity. These patients have recurrent life-threatening viral, fungal, mycobacterial, and protozoan infections. In Di George syndrome, thymus embryogenesis is defective and few T cells develop. SCID may result from defects in the cytokine receptor γ chain or adenosine deaminase enzyme or purine nucleoside phosphorylase deficiency.

Related topics

Hemopoiesis – development of blood cells (A5)
Molecules of the innate immune system (B2)
Innate immunity and inflammation (B4)
Antibody functions (D8)
B cell activation (E2)
Clonal expansion and development of effector function (F5)

Complement

Primary immune deficiencies of the complement system have been described for many of the 21 different complement components and their inhibitors, some in terms of specific gene mutations. Patients with a deficiency of certain of these complement components (especially C3) are prone to recurrent infections with both encapsulated organisms such as *Pneumococcus* and *Streptococcus*, as well as with *Neisseria* (*Table 1*). The attachment of complement to the surface of some of

Table 1. Complement deficiencies

Component deficient	Disease caused/common infections seen
Regulatory components	
C1q inhibitor	Hereditary angiedema (continuous complement activation and consumption)
Decay accelerating factor DAF (CD55)	Paroxysmal nocturnal hemoglobulinuria (lysis of red blood cells)
Complement components	
C1, C2 or C4	Immune complex disease (unable to remove Ag-Ab complexes); C2 deficiency associated with SLE
C3	The most serious; repeated infections with pyogenic bacteria
MAC complement	
component deficiencies C5–8	Meningococcal infections, e.g. *Neisseria*
component deficiency C9	None

these organisms is clearly important for their removal by phagocytic cells. Deficiencies in the later complement components and in the regulatory molecules of the complement system also result in increased susceptibility to certain infections (by meningococcus, e.g. *Neisseria*) or to inflammation, respectively.

Phagocytosis

Defects in phagocytic function can be classified as either intrinsic (related to the inherent properties of the phagocyte) or extrinsic (not the result of an inherent phagocytic defect). Intrinsic disorders related to different stages of phagocyte differentiation and function have been identified, including those associated with stem cell differentiation, chemoattraction to the site of microbial assault, and to intracellular killing of the microbe (*Table 2*). Extrinsic defects may result

Table 2. Phagocytic defects

Defect in	Disease/mechanism
Stem cell differentiation/early development	Neutropenia: too few neutrophils Adhesion to endothelium for margination; leukocyte adhesion deficiency (LAD); due to a lack of expression (through specific gene mutation) of the critical surface adhesion molecule CD18, a leukocyte function associated (LFA) molecule.*
Phagocytosis	Chediak–Higashi syndrome: lack of fusion of phagosome with lysosomes
Defective intracellular killing	Chronic granulomatous disease: defect in genes encoding the four proteins making up the NADPH oxidase system, involved in oxygen-dependent killing within the phagolysosome
IFNγ or IL-12 receptors	Mycobacterial infections; failure to activate NADPH oxidase

*CD18, with CD11 form the C3bi receptor (CR3) that is necessary for binding C3b and thus for binding opsonized microbes, a critical step in the cell's attempt to engulf a bacterium. LFA molecules are present on all effector cell populations (including cytotoxic T cells) and are important in linking effector and target cells as an initial step in cytotoxicity or phagocytosis. Thus, the function of more than just phagocytes is affected by this defect. NADPH, reduced nicotinamide adenine dinucleotide phosphate.

from: (i) deficiency of antibody or complement, i.e. other primary defects; or (ii) suppression of phagocytic activity (e.g. by glucocorticoids or autoantibodies), i.e. secondary defects, to be discussed later.

Humoral immunity

Primary antibody deficiency mainly results from abnormal development of the B cell system. Any of the steps involved in B cell maturation may be blocked or abnormal (*Table 3*). The overall lack of antibodies means that the patients suffer from recurrent bacterial infections, predominately by *Pneumococcus, Streptococcus* and *Haemophilus*. Patients with severe combined immunodeficiency and Bruton's disease have few or no B lymphocytes and therefore few if any antibodies in their circulation. Thus, they are unable to coat the surface of (opsonize) bacteria for which phagocytosis is the primary defense.

Table 3. B cell deficiencies

Stage of differentiation/maturation	Disease
Lack of stem cells	Severe combined immunodeficiency (SCID), also affects T cell development
B cells fail to develop from B cell precursors	Bruton's disease: congenital agammaglobulinemia – mostly X-linked (XLA); due to a defective gene coding for a tyrosine kinase (btk) involved in activation of the pre-B cell to immature B cell (Topic E2); patients have normal T cells
B cells do not switch antibody classes from IgM	Hyper-IgM syndrome: increased IgM but little or no IgG in the circulation, due to defective gene coding for either CD40 on B cells or CD40L on activated T cells (Topic F4)
Common variable immunodeficiency (CVID)	IgG/IgA deficiency 1) B cells do not undergo terminal differentiation; IgA deficiency most common (1/700 people) 2) B cells normal; T cell signaling defective
Transient hypogammaglobulinemia	B cells normal; no $CD4^+$ T cell help early in life

Although some of these disorders are related to basic biochemical abnormalities of the B cell lineage, others are the result of defective regulation by T cells. Thus, humoral immune deficiency may result from the absence of T helper activity. This is seen as one form of common variable immunodeficiency (CVID). Another form of CVID involves B cells that do not respond to signals from other cells. It is also possible that monocyte presentation and/or IL-1 (or other cytokine) production abnormalities may contribute to, or be responsible for, some of these disorders. Moreover, since different classes of immunoglobulin are regulated by different T helper cell subpopulations (e.g. Th1 cells help IgG1 and IgG3 responses; Th2 cells help IgA and IgE responses) selective antibody class (IgA or IgG) deficiencies may result from abnormalities in the number or activities of these T cell subpopulations.

Cellular immunity

Deficiencies caused only by the loss of cellular immunity are very rare, as most T cell deficiencies result in severely compromised humoral immunity as well. T cell defects occurring during development are shown in *Table 4*. Deficiencies in cellular immunity may relate to T effector cells (e.g., cytotoxic T cells), whereas the T helper population may be normal. Children have also been described with an inability to produce or respond to IFNγ. In general, children with T cell deficiencies have recurrent viral, fungal, mycobacterial and protozoan infections.

Table 4. T cell deficiencies during development

T cell deficiency	Disease
Lack of a thymus	Di George syndrome; defect in thymus embryogenesis
Stem cell defect	SCID; 50% have a defect in γ chain used by many cytokine receptors including the IL-2 receptor
Death of developing thymocytes	SCID; 25% have adenosine deaminase enzyme deficiency or purine nucleoside phosphorylase deficiency; toxicity due to build up of purine metabolites which inhibit DNA synthesis

J3 SECONDARY (ACQUIRED) IMMUNODEFICIENCY

Key Notes

Factors causing acquired immunodeficiency

Secondary or acquired immunodeficiency, mainly affecting phagocytic and lymphocyte function, is the most common immunodeficiency. It may result from infection (HIV), malnutrition, aging, cytotoxic therapy, etc.

HIV and AIDS

Acquired immune deficiency syndrome (AIDS) is caused by human immunodeficiency virus, (HIV)-1 or HIV-2. The virus enters the body via infected body fluids and exhibits trophism for monocytes/MØ (primary reservoir for the virus) and helper T cells, gaining entry through the CD4 molecule on these cells. Chemokine receptors are also involved in HIV gp120 binding to these cells and critical to infection. Loss of CD4+ T cells eventually compromises the ability of the immune system to combat opportunistic infections.

Immune senescence: consequences of aging

With aging, memory T cells increase but become less able to expand. Moreover, fewer new (naive) T cells enter the pool due to thymic involution, diminishing the immune repertoire and the quality of T and B cell responses. B cell development in the bone marrow may also decrease. As a result of this reduction in immune capability, the elderly respond less well to vaccination.

Trauma

Patients suffering trauma (e.g., associated with burns or major surgery) are less able to deal with pathogens, perhaps as a result of the release of factors that dampen immune responses.

Related topics

Cells of the innate immune system (B1)
Molecules of the innate immune system (B2)
The cellular basis of the antibody response (E3)
Shaping of the T cell repertoire (F3)
T cell activation (F4)
Clonal expansion and development of effector function (F5)
Aging and the immune system (immunosenescence) (P1)

Factors causing acquired immunodeficiency

Secondary or acquired immunodeficiency is by far the most common immunodeficiency and contributes a significant proportion to hospital admissions. Factors causing secondary immunodeficiency mainly affect phagocytic and lymphocyte function and include the following (*Table 1*).

HIV and AIDS

Acquired immune deficiency syndrome (AIDS) is caused mainly by the retrovirus human immunodeficiency virus (HIV)-1 but also by HIV-2. The virus enters the body via infected body fluids and exhibits trophism for T cells, in particular the T helper population, and for monocytes and macrophages. It

Table 1. Factors causing secondary immunodeficiency

Factor	Components affected
Malnutrition	Protein–calory malnutrition and lack of certain dietary elements (e.g. iron, zinc); world-wide the major predisposing factor for secondary immunodeficiency
Tumors	Direct effect of tumors on the immune system by effects on immunoregulatory molecules or release of immunosuppressive molecules, e.g. TGFβ
Cytotoxic drugs/irradiation	Widely used for tumor therapy, but also kills cells important to immune responses, including stem cells, neutrophil progenitors and rapidly dividing lymphocytes in primary lymphoid organs
Aging	Increased infections; reduced responses to vaccination; decreased T and B cell responses and changes in the quality of the response
Trauma	Increased infections probably related to release of immunosuppressive molecules such as glucocorticoids
Other diseases (e.g. diabetes)	Diabetes is often associated with infections but the mechanism is unclear
Immunosuppression by microbes	Examples include malaria, measles virus but especially HIV; mechanisms involve decreased T cell function and antigen processing/presentation

binds and gains entry into T cells and monocytes (the primary reservoir for the virus) through the CD4 molecule on these cells. Other accessory receptors (chemokine receptors – Topic B2) are involved in viral gp120 binding to T lymphocytes and monocytes, and individuals lacking functioning chemokine receptors do not progress from HIV infection to AIDS. In particular, the chemokine receptors CXCR4 and CCR5 are coreceptors for HIV and are required for productive HIV infection of $CD4^+$ cells including monocytes, macrophages and T helper cells.

The development of AIDS is defined as the occurrence of opportunistic infections (e.g. pneumocystis) or Kaposi's sarcoma (caused by HHV8) in an individual who has been infected with HIV. This is a direct result of the loss of $CD4^+$ helper cells. Damage to the pivotal $CD4^+$ T cell has major effects on the functions of other cells of the immune system (*Fig. 1*). Infection of monocytes and antigen-presenting cells is also likely to be important in the speed of progression of the disease.

Immune senescence: consequences of aging

As one ages, changes occur in immune status (Section P). Reduced responses to vaccination and increased risk of infectious disease in the elderly are the result of reductions in immune function. Most striking of these changes is the involution of the thymus and the subsequent loss of T cell production. Thus, the host is dependent on the pool of T cells generated earlier in life. As one ages, memory T cells increase and naive cells decrease, suggesting that there is an accumulation of activated T cells and fewer naïve cells entering the pool. In addition, the ability of T cells from aged individuals to expand is limited, thus further diminishing cell-mediated immune responses.

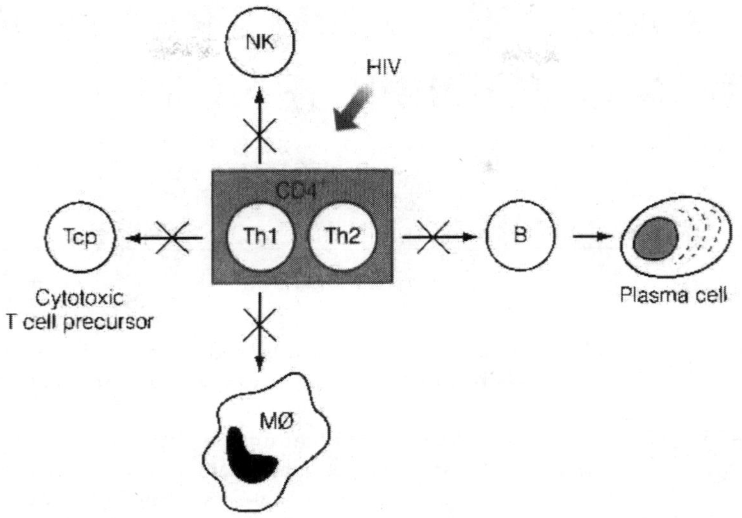

Fig. 1. HIV infection of CD4+ Th cells compromises their ability to help other immune cell populations.

There is also an age-associated reduction in humoral immunity, at least one part of which results in reduced B cell development in the bone marrow and thus B cell diversity. This is manifest as a change in the quality of the antibody response, including a decrease in antibody affinity, a diminished response to vaccines and an increase in autoantibody production (Topic P5). Some of these alterations in humoral immunity may be due to the impaired capacity of T cells to induce the maturation of B cells to produce high-affinity, isotype-switched antibody.

Overall, the immune system appears to shift with age from one dependent primarily on adaptive immune responses to one somewhat more dependent on innate immunity.

Trauma

After significant trauma including that associated with burns or major surgery, the immune system seems less able to deal with pathogens. Although the basis for this apparent immunodeficiency is not understood, it is possible that these traumatic events induce release of other immunomodulatory factors (e.g. gluco-corticoids), which dampen immune responses (Topic G5).

J4 DIAGNOSIS AND TREATMENT OF IMMUNODEFICIENCY

Key Notes

Family history

Since defective genes can be inherited, an investigation into the family history is especially important in the diagnosis of primary immunodeficiencies.

Evaluation of specific immune components

Evaluation of the nature of the immunodeficient components in a patient is important for determining appropriate treatment. This may be achieved by assay of: Ig classes and B cell numbers for antibody-mediated immunity; T cell and T cell subset numbers and their cytokine production for cell-mediated immunity; overall lytic ability and individual components for complement activity; granulocyte and monocyte counts and their ability to phagocytose opsonized particles, kill bacteria, and respond to chemotactic and activation signals for phagocytosis.

Antibiotics and antibodies

Antibiotic therapy is the standard treatment for infections. In addition, antibodies from a pool of donors are used for antibody deficiencies.

Bone marrow transplants and gene therapy

Replacement of faulty cells/organs with cells from normal individuals is used when MHC-compatible donors can be found and has been used to reconstitute normal phagocytic function in chronic granulomatous disease (CGD) and B and T cells in SCID. Fetal liver and thymus grafts have also been successfully used. Treatment for these defects may eventually involve replacing faulty genes, once identified, in the patient's stem cells with a normal gene.

Related topics

Hemopoiesis – development of blood cells (A5)
Cells of the innate immune system (B1)
Immunoassay (D7)
Antibody functions (D8)
Clonal expansion and the development of effector function (F5)
Cell mediated immunity in context (F6)
Immunization (I2)
Primary/congenital (inherited) immunodeficiency (J2)
Rejection mechanisms (M3)

Family history

Since defective genes can be inherited, e.g. defective CD40 and/or CD40 ligand in hyper-IgM syndrome (Topic J2, *Table 3*), it is important to establish any history of family members with similar recurrent episodes of infection. This information on family history is especially important in the diagnosis of primary immunodeficiencies and is valuable for genetic counseling.

Evaluation of specific immune therapy

Recognizing immune defects and pinpointing them is critical, since correction must be tailored to the abnormality. Although the nature of an infection or disorder will provide clues to which immune component is at a disadvantage, in many instances it is not clear which subcomponents are compromised. It is important, therefore, to apply a systematic evaluation of immune function to individuals suspected of immune abnormalities (*Table 1*).

Humoral (antibody) immunity may be initially evaluated by determining the presence and levels of the different antibody classes and subclasses in the serum of a patient using serum immunoelectrophoresis, radial immunodiffusion and/or radioimmunoassay (Topics D6 and D7). Detection of specific antibodies can be determined using skin tests (Topic K5), by agglutination (e.g. for IgM antibodies to blood group substances A and B) and/or enzyme-linked immunosorbent assay (ELISA) (e.g. for specific antibodies after immunization with killed vaccines). It is also important to determine B cell numbers and functional properties using mAbs to surface immunoglobulin and B cell differentia-

Table 1. Evaluation of the different components of the immune system

Evaluation of antibody-mediated immunity

Serum immunoelectrophoresis
Quantitate antibodies in serum and secretions by ELISA or radial immunodiffusion
Assay for specific antibodies:
- Assay by agglutination for IgM antibodies to blood group substances A and B
- Before and after immunization with killed vaccines

Quantitate circulating B cells by flow cytometry with mAbs to surface Ig
Evaluate induction of B cell differentiation *in vitro*
Evaluate the presence of B cells and plasma cells in lymph nodes (biopsy)

Evaluation of cell-mediated immunity

DTH skin tests to common antigens – candida, streptokinase, streptodornase
Determine:
- Total lymphocyte count (60–80% of blood lymphocytes are T cells)
- T cell number in blood (using mAb to CD3 and flow cytometry)
- T cell subpopulation percentages (using mAbs to CD4 and to CD8)

Evaluate lymphocyte proliferation to lectins (PHA, Con A) and alloantigens (MLR)
Analyse T-lymphocyte function:
- Lymphokine production: IFNγ, IL-2, etc
- Helper cell activity and cellular cytotoxicity

Evaluation of the complement system

Assay for total hemolytic complement – CH_{50}, a functional assay
Quantitate individual complement components by immunoassay
Assay neutrophil chemotaxis using C in patient's serum as a chemoattractant

Evaluation of phagocyte function

Determine total granulocyte and monocyte count
Assay for:
- Chemotaxis – using a Boyden chamber
- Phagocytosis – using opsonized particles
- Superoxide generation using nitroblue tetrazolium (NBT) reduction
- Bacterial killing
- Individual enzymes and for cytokines (IL-1 and IL-12)
- Response to activation by IFNγ, GM-CSF, etc

Evaluate ability to process and present antigen

PHA, phytohemagglutinin; Con A, concanavalin A; MLR, mixed lymphocyte reaction.

tion assays, respectively. Lymph node biopsy is used to determine the presence and numbers of B cells and plasma cells in the tissues.

Cell-mediated immunity is often evaluated by skin tests (delayed-type hypersensitivity, DTH, Topic K5) to common antigens (e.g. candida, streptokinase, streptodornase). Total lymphocyte, T cell ($CD3^+$) and T cell subpopulation ($CD4^+$ or $CD8^+$) numbers are also useful in evaluating the potential for cell-mediated immune responses (Topic D7). However, normal numbers of T cells and T cell subpopulations in a patient do not mean that they function normally. Thus, lymphocyte proliferation to lectins (PHA and Con A) and alloantigens (MLR), lymphokine production (e.g. IFNγ, IL-2) and helper and killer cell activities may also need to be carried out.

Both classical and alternative pathways of the complement system can be evaluated for their overall functional activity in red cell lysis assays that determine total hemolytic complement (CH_{50}). Immunoassays can then be used to determine the concentration of individual complement components including those associated with the alternative pathway. Neutrophil chemotaxis assays using complement from a patient's serum as a chemoattractant can be used to evaluate complement chemotactic factors (Topics B2 and D8) such as C5a.

Cells of the phagocyte system are able to respond to chemotactic stimuli and migrate toward a pathogen, recognize the pathogen and mediate its phagocytosis and/or killing. These cells are involved in immune defense both as a result of their own recognition of microbe molecular patterns (Topic B3) and as a result of direction by the humoral, cellular and/or complement systems. Total granulocyte and monocyte blood counts permit determination of their presence in normal numbers. Chemotaxis assays (using Boyden chambers) evaluate their response to chemotactic molecules such as C5a. Assays for phagocytosis (using antibody and/or complement opsonized particles), for superoxide generation (using the reduction of nitroblue tetrazolium (NBT) test), and for bacterial killing are important in determining the functional capability of these cells. Assays for individual enzymes and for cytokines (IL-1 and IL-12) indicate their ability to produce molecules critical to microbe killing and in recruiting other cells and immune mechanisms. Their response to activation by IFNγ, GM-CSF, etc., indicates their ability to be induced to a higher level of cytotoxic ability. Finally, as many of these cells (monocytes, macrophages, dendritic cells) process and present antigen, it may be important to assay their ability to trigger T cells and thus to initiate specific immune responses.

One of the best ways to evaluate immune function involves looking at both the afferent (initiation) and efferent (effector) limb of the immune system of an individual. This can be done by injecting antigen into an individual and determining if a normal response develops. If it does, all of the T and B cell systems are probably intact. Another even more definitive evaluation procedure might be to use a live attenuated vaccine, e.g. polio virus, as this would permit evaluation of the immune response in a very real setting. However, this would never be done as even an attenuated live pathogen could cause a lethal infection in an immunodeficient individual (Topic I3).

Antibiotics and antibodies

Antibiotic therapy is the standard treatment for infections. Children whose immune system produces no antibodies begin to experience recurrent infections after maternal antibody from placental transfer *in utero* has been depleted. These individuals are treated with antibiotics and intravenously with periodic injections of pooled immunoglobulins from normal human serum.

Contamination of immunoglobulin preparations with viruses including HIV and hepatitis B and C must be excluded.

Bone marrow transplants and gene therapy

Replacement of faulty cells/organs with cells and organs from normal individuals is now commonly used when MHC-compatible donors can be found. In particular, bone marrow transplantation has been successfully used for reconstitution of normal phagocytic function in chronic granulomatous disease (CGD) and of B and T cells in SCID. Fetal liver and thymus grafts have also been successfully used. In most cases, such transplants carry the risk of rejection (Topic M3) and require appropriately regulated immunosuppression for their survival. Transplantation of stem cells from normal donors (stem cell therapy) is another very promising approach to the treatment of some of these diseases, and is being aggressively explored at the present time.

A number of genes have already been identified as faulty (Topic J2, *Tables 2–4*) in patients with primary immunodeficiency diseases. Thus, a definitive treatment for these defects may well be gene replacement therapy, in that faulty genes will be replaced in the patient's stem cells with a 'normal' gene. This approach has already been tried for adenosine deaminase (ADA) deficiency and is currently being tried for several of other disorders for which a faulty gene has been identified. The difficulty thus far appears to be in appropriately expressing the normal gene.

K　超敏反应——免疫系统过度反应

K1　定义和分类

要　点

引　言　免疫系统对各种无活性的抗原和感染性生物过度反应时，可发生对宿主组织的损伤。这种超敏反应仅发生在宿主被抗原致敏以后，因此是适应性免疫系统的效应。在自然免疫系统中能发生对微生物抗原的过度反应，虽然目前并没有把这些反应归类为超敏反应。

分　类　早就将超敏反应分为四型，最近又加上一种类型。Ⅰ、Ⅱ、Ⅲ及Ⅴ型依赖于抗体(抗体单独地或与补体一起起作用)，由于它们在几小时内表现出来而被称为速发型超敏反应①。Ⅳ型超敏反应是由T细胞及其活化时产生的细胞因子介导的。由于这种反应至少需要一天才显现，而被称为迟发型超敏反应。

相关主题

固有免疫系统的分子(B2)　　T细胞在免疫应答中的作用(F1)
抗体的功能(D8)　　克隆扩增和效应功能的发展(F5)

注①：Ⅰ、Ⅱ、Ⅲ及Ⅴ型相对于Ⅳ型(即迟发型超敏反应)可以看成是速发的，但实际上速发型超敏反应仅指Ⅰ型超敏反应，因为它在接受抗原刺激后仅几分钟内即表现出来(见本节正文和表1)。

K2　IgE-介导的(Ⅰ型)超敏反应——变态反应

要　点

引　言　这种十分普通的超敏反应类型由IgE介导，并可引起从轻度(如枯草热)到致命(如蜂蜇)的临床表现。有些个体(特应性的个体)具有产生高水平IgE的遗传素质。皮肤试验可用来检测对变应原的敏感性。

致敏期　对特定抗原的致敏取决于引发产生IgE抗体的刺激。这需要$CD4^+$ Th2细胞诱导抗原特异B细胞的类别转换及分泌B细胞生长和分化所需的IL-4。

效应期——IgE-介导的肥大细胞脱粒　开始与特异抗原接触后产生的IgE抗体与在肥大细胞和嗜碱性粒细胞上的IgE受体结合。通过与IgE结合的抗原与其相连的受体发生交联，引起快速脱粒和释放引起局部炎症(过敏反应)的药理介质(如组胺)。在产生全身过敏反应的情况下，需要用肾上腺素(epinephrine)治疗以恢复血压。②

引起Ⅰ型超敏反应常见的抗原　常见的抗原包括草和树的花粉、昆虫毒液、坚果、药物及动物皮屑。真菌及蠕虫抗原也诱发Ⅰ型超敏反应。

药物及免疫疗法(脱敏)　对抗Ⅰ型超敏反应所用的药物抑制炎症介质的产生或释放[非甾类抗炎药物(NSAID)，如阿司匹林和消炎痛，糖皮质激素和色甘酸(cromolyn)③]，或抑制炎症介质的作用以减轻症状(如苯海拉明、氯茶碱苯海拉明、糖皮质激素)。肾上腺素被用于对抗介质的效应，如低血压及支气管痉挛。脱敏作用的目的是诱导IgG免疫应答，和/或转移免疫应答使之远离IgE的产生。这种方法仅仅成功地用在很少的变应原上(如蜂毒)。

相关主题

固有免疫系统的细胞(B1)　　抗体类别(D2)
固有免疫与炎症(B4)　　免疫测定(D7)
基因、T辅助细胞、细胞因子和神经内分泌系统(G5)

注②:组胺等效应介质会引起血管扩张、血压下降,严重时引起休克。因此在治疗时需要使用肾上腺素升高血压。

注③:此处应为色甘酸钠(sodium cromolyn)。

K3 IgG和IgM-介导的(Ⅱ型)超敏反应

要 点

引 言

主要针对细胞抗原(如红细胞)或表面自身抗原的抗体(IgM 或 IgG)可通过调理作用、溶解作用或抗体依赖的细胞毒性引起损伤。Ⅱ型超敏反应也称作细胞毒性超敏反应。

Rh抗原的不相溶性

RhD(rhesus D,RhD)抗原阴性的怀孕母亲能对由父亲遗传的 RhD 抗原应答。它可以通过以前输过带有 RhD^+ 红细胞的血,或主要是在分娩时,当胎儿 RhD^+ 红细胞进入母体循环时发生致敏。在随后妊娠期间,小量穿过胎盘的胎儿的红细胞刺激记忆应答,结果抗 RhD 抗原的 IgG 抗体回流穿过胎盘并破坏胎儿红细胞(新生儿溶血病)。

输血反应

主要血型抗原(A、B)的天然抗体(同种血细胞凝集素)与输入带有靶抗原的红细胞结合,造成严重溶血。由于血型检定,目前输血反应已很少发生。

自身抗原

对种种自身抗原如肺和肾的基底膜(肺出血肾炎综合征),乙酰胆碱受体(重症肌无力)及红细胞(溶血性贫血)产生的抗体可造成组织损伤反应。

药 物

药物(如青霉素)可附着于红细胞上,并引起 IgG 介导的红细胞损伤。

刺激型超敏反应

Ⅱ型超敏反应的一种变异型(有时被称为Ⅴ型),它导致与受体结合,并起天然配体的作用。患突眼性甲状腺肿时,产生的抗体与促甲状腺受体反应,促进甲状腺机能亢进[④]。

相关主题

抗体的功能(D8) 促进自身免疫病发生的因素(L2)
移植抗原(M2) 疾病的发病机理——效应机制(L4)

注④:在刺激型超敏反应中,抗体所起的作用类似于受体的配体(激动剂),与受体结合后会激发细胞内的一系列生化过程,促进相应蛋白的分泌。

K4 免疫复合物介导的(Ⅲ型)超敏反应

要 点

引 言

异质性血清产物(如免疫球蛋白以及微生物和自身抗原)可形成局部或全身的免疫复合物,导致吞噬细胞和补体介导的组织损伤。

Ⅲ型超敏反应发生的机制

组织损伤主要由补体活化及由嗜中性粒细胞释放裂解酶引起。局部损伤(阿尔图斯氏反应,Arthus reaction)可由吸入抗原引起的肺部疾病中见到。抗体与微生物或自身抗原形成的全身性免疫复合物造成免疫复合物在血管内或肾脏(肾小球)的血管内沉积,导致血管炎或肾小球性肾炎。

与Ⅲ型超敏反应有关的疾病

肺部疾病由吸入细菌孢子(农民肺)或禽类血清/粪便蛋白(禽类饲养病)引起。全身性疾病可因链球菌感染(链球菌性肾炎)、自身免疫复合物(如系统性红斑狼疮-systemic lupus erythematosus,SLE)或药物(如青霉素)或在动物体内生成的抗血清而发生[⑤]。

相关主题

固有免疫与炎症(B4) 抗原/抗体复合物(免疫复合物)(D6)
抗体类别(D2) 疾病的发病机理——效应机制(L4)

注⑤：动物体内的抗血清是指在某些情况下，为了迅速阻止生物毒素在体内产生有害效应，而给受害者注射来源于动物的抗毒素抗体，由于这种抗体对于人类而言是异源性的，因此具有免疫原性，可以诱导抗体产生。再次接触这类抗体就可能产生Ⅲ型超敏反应。

K5 迟发型（Ⅳ型）超敏反应

要　点

引　言　Ⅳ型超敏反应在与抗原接触后 24 小时出现，并且是由 T 细胞与树突细胞、巨噬细胞和细胞因子共同介导的。抗原持续存在，如慢性分枝杆菌感染，导致肉芽肿。皮肤接触一些小分子物质（化学物质及植物分子）也能产生迟发型超敏反应。

结核菌素反应　这是一种对纯化的分枝杆菌抗原的"回忆"应答，并用作对结核菌（TB）免疫应答（不一定是治疗的）的皮肤试验的基础。

肉芽肿的产生　由于 T 细胞没有能力杀伤在巨噬细胞内的全部分枝杆菌，因而时常导致对分枝杆菌特异 T 细胞的慢性刺激。产生的细胞因子负责将含有持续存在抗原的巨噬细胞围住，并因此产生肉芽肿。这在对血吸虫、蠕虫应答时也发生，并且至今在尚无明确抗原引起的某些临床情况中也有发现。

接触敏感性　一些小分子量的化学物质（如表带扣中的镍）及从某些植物（有毒的常春藤）中的分子与皮肤接触，能穿透皮肤，与自身蛋白结合，诱导特异的 $CD4^+$ T 细胞应答。所产生的细胞因子诱发局部红、肿，通常在除去抗原后，红、肿消失。

相关主题

固有免疫系统的细胞（B1）
对不同生物的免疫（H2）
T 细胞在免疫应答中的作用（F1）
克隆扩增和效应功能的发展（F5）
基因、T 辅助细胞、细胞因子和神经内分泌系统（G5）

K1 DEFINITION AND CLASSIFICATION

Key Notes

Introduction

Damage to host tissue can occur as an overreaction by the immune system to a variety of both inert antigens and infectious organisms. This hypersensitivity occurs only after antigen sensitization of the host and is therefore the effect of the adaptive immune system. Overreaction to microbial antigens can occur in the natural immune system although these reactions are not currently classified as hypersensitivity reactions.

Classification

Hypersensitivity reactions have long been classified into four types, with an additional type recently added. Types I, II, III and V depend on antibodies, alone or with complement, and because they are evident within hours, are termed immediate hypersensitivities. Type IV is mediated by T cells and the cytokines they produce when activated. As this response requires at least a day to develop, it is termed delayed hypersensitivity.

Related topics

Molecules of the innate immune system (B2)
Antibody functions (D8)
The role of T cells in immune responses (F1)
Clonal expansion and development of effector function (F5)

Introduction

The immune system normally responds to a variety of microbial invaders with little or no damage to host tissues. However, in some situations, immune responses (especially to some antigens) can lead to more severe tissue damaging reactions (immunopathology). This 'overreactivity' by the immune system to antigens is often referred to as hypersensitivity and is by no means restricted to antigens of microbial origin since it also includes both inert and self antigens (autoimmunity). Hypersensitivity reactions are antigen specific and occur after the immune system has already responded to an antigen (i.e. the immune system has been primed). The adverse reactions are therefore mainly the result of antigen-specific memory responses. It is important to note that these responses are part of normal immune defense mechanisms and occur daily as immune cells and molecules come in contact with antigens and/or pathogens that had previously induced an immunity. What is unusual about hypersensitivities is that these normal responses become clinically evident because they are localized and/or involve interactions between large amounts of antigen with antibodies or immune cells. In addition, genetics plays a role in some types of hypersensitivity reactions. Moreover, some antigens can induce more than one type of tissue damaging reaction (hypersensitivity) and penicillin can induce types I, II, III and IV reactions.

Classification

Hypersensitivity reactions occur at different times after coming into contact with the offending antigens, within a few minutes (i.e. immediate), minutes to hours (intermediate) or after many hours (delayed). Generally, the delayed responses are mediated by the cellular components of the immune system (i.e. T cells) whilst the former are the result of the humoral arm of the immune response which includes antibodies and the complement system. The original classification by Gell and Coombs was into four main types, a fifth has since been added. *Table 1* summarizes the main immune system components which contribute to tissue damage. It should be stressed that more than one of these mechanisms can contribute to any one particular disease process.

Table 1. Classification of hypersensitivities

Time of appearance	Type	Immune mechanism
2–30 min (immediate)	I	IgE antibodies (enhancement of acute inflammatory response)
5–8 h (cytotoxic)	II	Antibody and complement
2–8 h (immune complex)	III	Antibody/antigen complexes
24–72 h (delayed)	IV	T cell mediated (can be granulomatous)
(Stimulatory)	V	Antibody mediated

K2 IgE-MEDIATED (TYPE I) HYPERSENSITIVITY: ALLERGY

Key Notes

Introduction

This most common type of hypersensitivity is mediated by IgE and causes mild e.g. hayfever, to life threatening e.g. bee sting, clinical situations. Some individuals (atopic) have a genetic predisposition to make high levels of IgE. Skin tests can be used to test for sensitivity to allergens.

Sensitization phase

Sensitization to a particular antigen is dependent on stimulation of IgE antibody production. This requires $CD4^+$ Th2 cells to induce class switching of antigen specific B cells and to secrete IL-4 for B cell growth and differentiation.

Effector phase – IgE-mediated mast cell degranulation

IgE antibodies produced following initial contact with the specific antigen, bind to IgE receptors on mast cells and basophils. Cross-linking by antigen of the IgE and the receptors with which it is associated results in rapid degranulation and release of pharmacological mediators (e.g. histamine) causing local inflammation (anaphylaxis). In the case of systemic anaphylactic reactions, adrenaline (epinephrine) treatment in required to restore blood pressure.

Common antigens causing type I hypersensitivity

These include grass and tree pollens, insect venoms, nuts, drugs and animal dander. Fungal and worm antigens also induce this type of hypersensitivity.

Drugs and immunotherapy (desensitization)

Drugs used to counteract Type I hypersensitivity inhibit production or release of inflammatory mediators (nonsteroidal anti-inflammatory drugs (NSAIDs), such as aspirin and indomethacin, glucocorticoids and cromolyn) or inhibit the action of inflammatory mediators which then relieve symptoms (benadryl, dramamine, glucocorticoids). Epinephrine is used to counteract mediator effects such as low blood pressure and bronchospasm. The aim of desensitization is to induce an IgG immune response and/or divert the immune response away from production of IgE. This approach has been used successfully for only a few allergens (e.g. bee venom).

Related topics

Cells of the innate immune system (B1)
Innate immunity and inflammation (B4)
Antibody classes (D2)
Immunoassay (D7)
Genes, T helper cells, cytokines and the neuroendocrine system (G5)

evolved to protect us against worm infestations (Topics B4, H2). Allergic reactions can occur to normally harmless antigens (such as pollen or foodstuffs) and microbial antigens (fungi, worms). Some individuals in the population are genetically predisposed to respond to certain antigens by producing IgE to these antigens and are said to be atopic. Testing for allergy (Prausnitz-Kustner test) involves introduction of the allergen intradermally. A positive skin test occurs in the form of a wheal (fluid accumulation) and flare (redness) reaction at the site of injection.

Sensitization phase

Sensitization to a particular antigen is dependent on stimulation of IgE antibody production. Thus, B cell antigen receptors specific for the allergen bind, internalize, process and present the antigen in MHC class II molecules. $CD4^+$ Th2 cells recognize the antigen presented by these B cells and induce class switching of antigen-specific B cells. These T cells also secrete IL-4 which is important for B cell growth and differentiation (Topics B2, E3 and F5) (*Fig. 1*). Why certain individuals become sensitized to particular antigens by producing IgE is unclear, but the possibilities include: (i) the genetics of the individual; (ii) environmental factors (pollution) that condition mucosal tissues of the immune system to produce IL-4 which then predisposes a Th2 response; and (iii) that regulation of the response through Th1 cells is defective (Topics F5, G5).

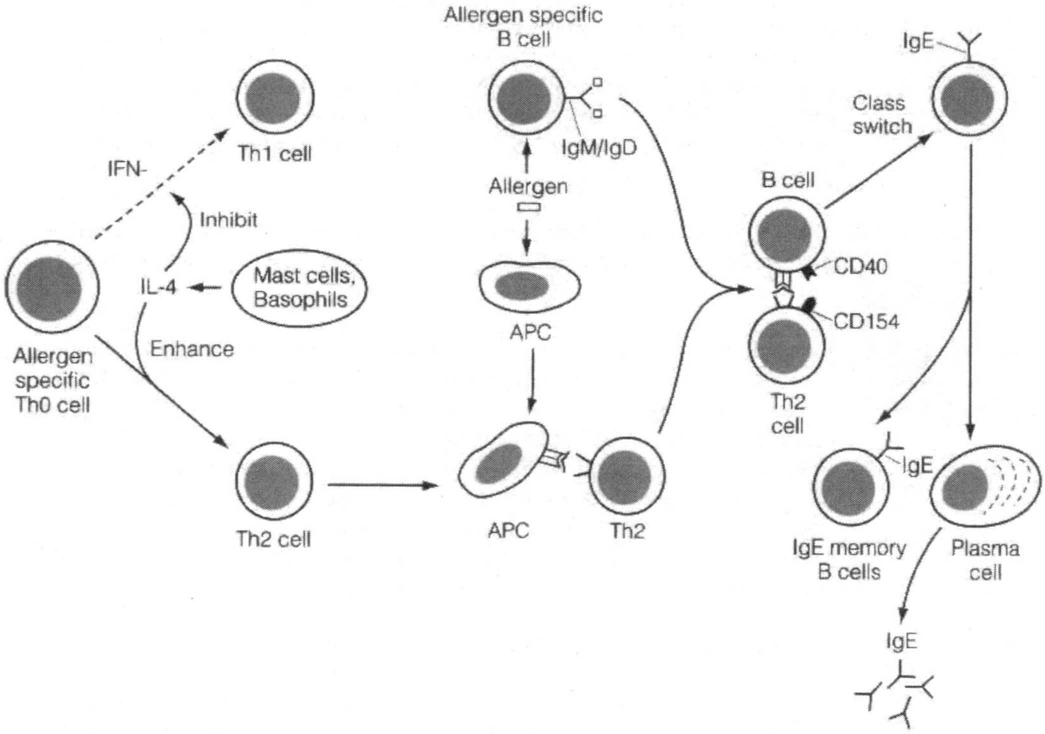

Fig. 1. IL-4 induces IgE responses. In an environment high in IL-4 (perhaps from mast cells) relative to IFNγ, an allergen-specific Th0 cell differentiates into a Th2 cell rather than a Th1 cell. APCs present allergen peptides to this Th2 cell, inducing its activation and proliferation. An allergen specific B cell which has internalized allergen then presents allergen peptides in MHC class II to this Th2 cell. The Th2 cell stimulates antibody class switch (through triggering of b cell CD40 by CD154 on the T cell) and releases IL-4 which induces class switch to IgE antibodies. The IgE producing b cell proliferates and differentiates into IgE expressing B memory cells and IgE producing plasma cells.

Effector phase – IgE-mediated mast cell degranulation

Specific IgE antibodies produced as a result of previous contact with antigen (allergen) diffuse throughout the body, eventually coming in contact with mast cells and basophils. These cells have high affinity receptors for the Fc region of IgE and therefore bind to these antibodies. This does not have any effect on the mast cells directly until the specific antigen (allergen) is reintroduced into the body and comes into contact with the mast cell bearing the IgE antibodies in sufficient numbers to crosslink the antibodies on the cell surface (*Fig. 2*). The mast cells now immediately release granules (degranulate) which contain large amounts of pharmacological mediators (*Table 1*). These substances have a direct effect on nearby blood vessels causing vasodilation and an influx of eosinophils, which in turn release mediators that cause a prolonged 'late phase' reaction. Locally, e.g. in the nose, mediator release results in the symptoms of redness, itching and increased secretions by mucosal epithelial cells leading to a runny nose. Systemic release of histamine and other substances released by mast cells can lead to severe vasodilation and vascular collapse resulting in life-threatening systemic anaphylactic reactions which require treatment with epinephrine to restore blood pressure.

Leukotrienes, histamine, prostaglandins and platelet activating factor released from mast cells are key mediators of type I hypersensitivity. One way of classifying this growing body of inflammatory mediators is by their effects on target cells and tissues (*Table 1*).

Common antigens causing type I hypersensitivity

There are many antigens which can cause allergic (type I hypersensitive) reactions (*Table 2*). The most common allergic response is probably to pollens (allergic rhinitis: hayfever). Antigens from some invading organisms can also give rise to allergic reactions. These include fungal spores, viruses and worms. Systemic release of worm antigens from hydatid cysts binding to serum IgE can

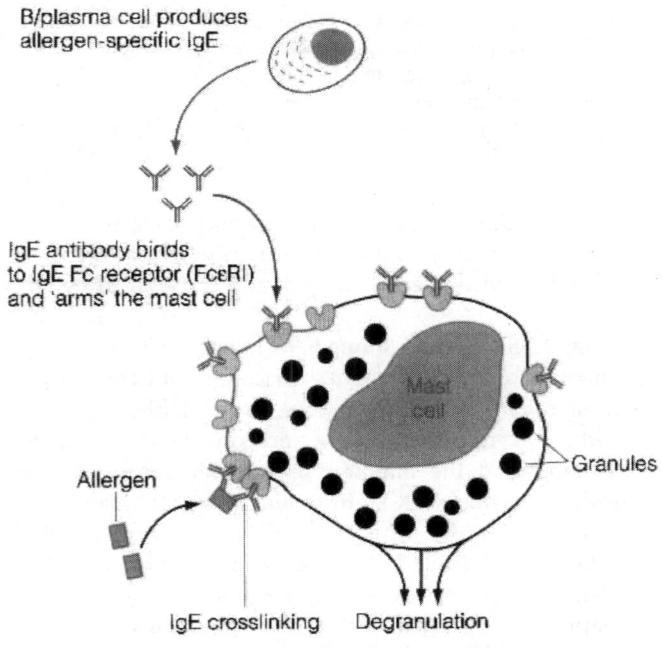

Fig. 2. IgE-mediated mast cell degranulation. Allergen binds to and crosslinks cytophilic (cell bound) IgE, signaling FcεR to trigger mast cell activation and degranulation with release of histamine, leukotrienes, etc.

Table 1. Inflammatory mediators classified by their effects on target cells

Mediators with pharmacologic effects on smooth muscle and mucous glands

1. *Histamine*. Binds to two types of receptors on target cells, H1 and H2 receptors. Acting on H1 receptors, histamine contracts smooth muscle (e.g. in airways), increases vascular permeability and mucous secretion by goblet cells. Via H2 receptors, histamine increases gastric secretion, and feeds back to decrease mediator release by basophils and mast cells
2. *Slow reacting substance of anaphylaxis (SRS-A)*. These cysteinyl-leukotrienes (LTC_4, LTD_4, LTE_4), are potent constrictors of peripheral airways (i.e., bronchoconstrictors) and also cause leakage of post capillary venules, leading to edema. Leukotrienes are derived from the membrane fatty acids of mast cells, neutrophils and macrophages
3. *Prostaglandins*. A variety of effects are manifested by this large family of related compounds. Prostaglandin D_2 is produced by mast cells and causes bronchial constriction. Prostaglandin I_2 is produced by endothelial cells and probably synergizes with LTB4 to cause edema
4. *Platelet activating factor (PAF)*. A low molecular weight lipid which causes platelet aggregation with release of vasoactive mediators (serotonin) and smooth muscle contraction
5. *Kinins*. Bradykinin (a nonapeptide) and lysyl-bradykinin (a decapeptide) cause increased vascular permeability, decreased blood pressure and contraction of smooth muscle

Mediators which are pro-inflammatory by chemotactic properties

1. *Eosinophil chemotactic factors of anaphylaxis (ECF-A)*. Includes histamine and tetrapeptides from mast cell granules
2. *Neutrophil chemotactic factor of anaphylaxis (IL-8)*. A granule-derived protein of mast cells which attracts and activates neutrophils
3. *Late-phase reactants of anaphylaxis*. Mediators that cause delayed inflammatory cell infiltration
4. *Leukotriene B4 (LTB_4)*. Derived from membrane fatty acids, a potent chemotactic factor for PMNs, eosinophils and macrophages, causes adhesion of leukocytes to post capillary venules, degranulation and edema

Mediators which cause tissue destruction

1. *Toxic oxygen and nitrogen radicals*. (e.g., superoxide and nitric oxide). Released from PMNs, macrophages and mast cells.
2. *Acid hydrolases*. From mast cells
3. *Major basic protein*. A very destructive protein from the larger eosinophil granule.

cause anaphylaxis leading to vascular collapse and death if left untreated. Allergic asthma is an important disease which can be triggered by a number of different environmental antigens and is mediated by IgE in its early stages.

Drugs and immunotherapy (desensitization)

Drugs used to treat immediate hypersensitivity act at one of two levels: (i) inhibitors of the production or release of inflammatory mediators. These include nonsteroidal anti-inflammatory drugs (NSAIDs) such as aspirin and indomethicin, synthetic steroids (glucocorticoids) such as dexamethasone and prednisolone, and the inhibitor of histamine release, cromolyn. (ii) Inhibitors of mediator action such as histamine receptor antagonists. Benadryl, dramamine, chlortrimaton and dimetane are representative H1-blocking agents, which are most useful for relief of the sneezing, rhinorrhea (runny nose) and itching eyes associated with hay fever. They are not useful for bronchial asthma or systemic anaphylaxis, where mediators other than histamine play a more important role. Glucocorticoids also inhibit some of the actions of inflammatory mediators. Other drugs such as **epinephrine** and theophyline are used to counteract mediator effects such as low blood pressure and bronchospasm.

Table 2. Allergens

Pollens	Insect venoms	Microbes	Animals and foods	Drugs
Grass	Bee	Mold	Serum	Penicillin
Timothy	Wasp		Vaccines	Salicylates
Rye	Ant		Nuts	Anesthetics
Ragweed			Seafood	
			Hair	
Tree			Danders	
Plane				
Birch				

Desensitization is used to divert the immune response away from a predominantly Th2 driven IgE antibody response and toward a Th1 driven IgG response. This involves injection or ingestion of allergen in low and increasing amounts. Success has been achieved with only a few allergens e.g. bee venom. An IgG response, which would be driven by Th1 cells, could have two significant effects: (i) Larger amounts of IgG would be produced than IgE and this excess IgG antibody would bind and remove the antigen before it could bind IgE on the mast cells or basophils and trigger degranulation; (ii) IgG would also remove antigen before it could bind to and stimulate Th2 driven IgE producing B cells, thus decreasing the amount of antigen specific IgE produced (*Fig. 3*).

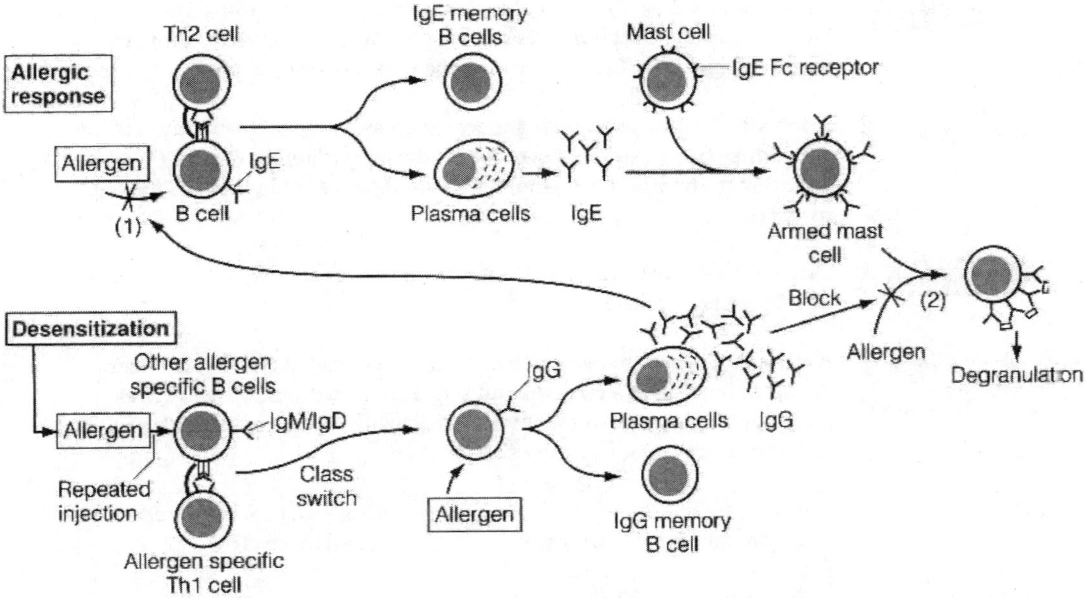

Fig. 3. Desensitization. In an individual with IgE antibody to an allergen, there are memory cells which respond to allergen by differentiating into plasma cells which produce allergen specific IgE (Topic T2, Fig. 1). This IgE binds to IgE Fc receptors on mast cells which degranulate when allergen is reintroduced and crosslinks IgE on these cells. Repeated injections of allergen is intended to induce an IgG response by stimulating allergen specific B cells which have not yet undergone a class switch. In particular, allergen specific Th1 cells would provide help to these B cells inducing class switch to IgG. This IgG would be produced in larger quantity than IgE and compete effectively for the allergen when it is reintroduced, preventing the allergen from stimulating IgE memory B cells (1) and removing the allergen before it can bind IgE on mast cells (2).

K3 IgG AND IgM-MEDIATED (TYPE II) HYPERSENSITIVITY

Key Notes

Introduction	Antibody (IgM or IgG) directed mainly to cellular antigens (e.g. on erythrocytes) or surface autoantigens can cause damage through opsonization, lysis or antibody dependent cellular cytotoxicity. Also called cytotoxic hypersensitivity.
Rhesus incompatibility	Pregnant mothers who are rhesus D (RhD) antigen negative can respond to RhD antigen inherited from the father. Sensitization occurs either through prior blood transfusion with RhD+ erythrocytes or mainly at parturition when fetal erythrocytes pass into the maternal circulation. During subsequent pregnancies, small numbers of fetal erythrocytes that pass across the placenta stimulate a memory response with the result that IgG antibodies to RhD antigen pass back across the placenta and destroy the fetal erythrocytes (hemolytic disease of the newborn).
Transfusion reactions	Natural antibodies (isohemagglutinins) to major blood group antigens (A, B) bind to transfused erythrocytes carrying the target antigens resulting in massive hemolysis. This is now rare due to blood group typing.
Autoantigens	Antibodies to a variety of self antigens such as basement membranes of lung and kidney (Goodpasture's syndrome), the acetylcholine receptor (myasthenia gravis) and erythrocytes (hemolytic anemia) can result in tissue damaging reactions.
Drugs	Drugs such as penicillin can attach to erythrocytes and cause IgG-mediated damage to erythrocytes.
Stimulatory hypersensitivity	A variant of type II hypersensitivity (sometimes called type V), for example, it results in binding to a receptor and acting as the natural ligand. Graves disease, antibodies are present which react with the thyroid stimulating receptor, stimulating hyperthyroidism.

Related topics

Antibody functions (D8)
Transplantation antigens (M2)
Factors contributing to the development of autoimmune disease (L2)
Disease pathogenesis – effector mechanisms (L4)

Introduction

Antibody alone or together with complement can cause hypersensitive reactions. These reactions can be against foreign (often erythrocytes) or autoantigens and usually result in the direct lysis or removal of cells. Type II hypersensitivity is therefore also termed cytotoxic hypersensitivity. Diseases caused by this type of hypersensitivity often involve erythrocytes (anemias) and self cells (autoimmune diseases). Cell death (or lysis) is mediated through normal mechanisms by which antibodies and complement carry out their function including phagocytosis, lysis and antibody dependent cellular cytotoxicity (Topic D8).

Rhesus incompatibility

Rhesus D (RhD) antigen is carried by erythrocytes. Children born to RhD– mothers and RhD+ fathers may express RhD on their erythrocytes. Prior to pregnancy, the mother can become sensitized to RhD antigen through blood transfusion and during pregnancy and especially at birth by the baby's RhD+ erythrocytes coming into contact with the mother's immune system. Some pass across the placenta but most are released into the maternal circulation during placental shedding. Since RhD is not present in the mother, her immune system responds to it as a foreign antigen and makes antibodies (*Fig. 1*). This is usually not a problem during the first pregnancy but in subsequent pregnancies small amounts of erythrocytes passing across the placenta stimulate a memory response leading to specific anti-RhD antibody production. IgG antibodies pass across the placenta and bind to the fetal erythrocytes leading to their opsonization and lysis. This results in hemolytic anemia of the newborn if not prevented. This is often call hemolytic disease of the newborn

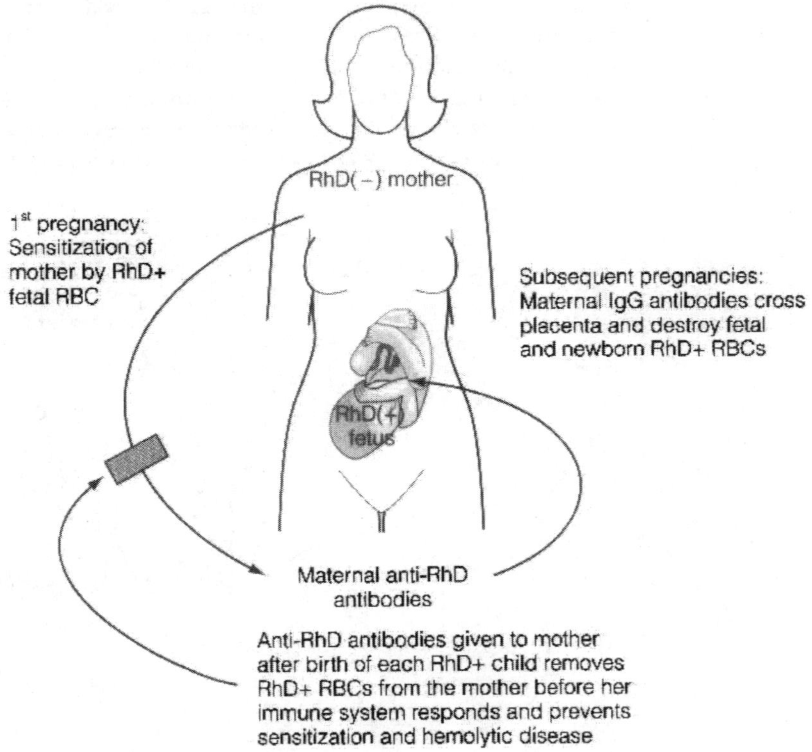

Fig. 1. RhD antigen and hemolytic disease of the newborn. RhD– mothers who give birth to RhD+ infants become immunized at birth with RhD antigen on fetal red blood cells (RBCs) which pass into the mother's circulation. This results in IgG antibodies to RhD which cross the placenta during subsequent pregnancies and destroy fetal and newborn RhD+ RBCs. This can be prevented by giving the mother anti-RhD antibodies immediately after birth of each RhD+ infant or during pregnancy in order to destroy RhD+ RBCs before they stimulate an active immune response in the mother.

(HDN). Generally, mothers at risk are detected during early stages of pregnancy and monitored thereafter. At termination of each pregnancy with an RhD+ fetus, RhD(–) mothers are given antibodies to RhD which is thought to remove the fetal erythrocytes from the blood stream and suppress the development of a subsequent immune response.

Transfusion reactions

It is common practice to give blood transfusions in cases of severe blood loss. The major blood group antigens A and B are expressed at the surface of erythrocytes and we have natural antibodies (mostly IgM) to these antigens (isohemagglutinins Topic M2). Individuals who are blood group A have antibodies to B antigens, those who are blood group B will have anti-A antibodies and those who are AB will have neither. Those who are blood group O will have both antibodies. It is therefore important to do blood group typing on transfusion donors and recipients. In most cases, this is done accurately but occasionally accidents occur whereby blood is given to a recipient who has the reactive isohemagglutinins. This can result in a transfusion reaction which manifests itself as (a complement mediated) massive intravascular life-threatening hemolysis.

Autoantigens

Antibodies can be made to self antigens when there is breakdown of tolerance to self (Topics M3 and L3). These autoantibodies can cause tissue damaging reactions. In Goodpasture's disease, autoantibodies to the lung and kidney basement membranes cause inflammation and hemorrhage at the site of antibody binding. Antibodies to the acetylcholine receptor cause loss of receptors (*Fig. 2*) reducing conduction of nerve impulses across the neuromuscular junctions (myasthenia gravis). Autoantibodies to erythrocytes result in their lysis and/or removal, leading to autoimmune hemolytic anemia.

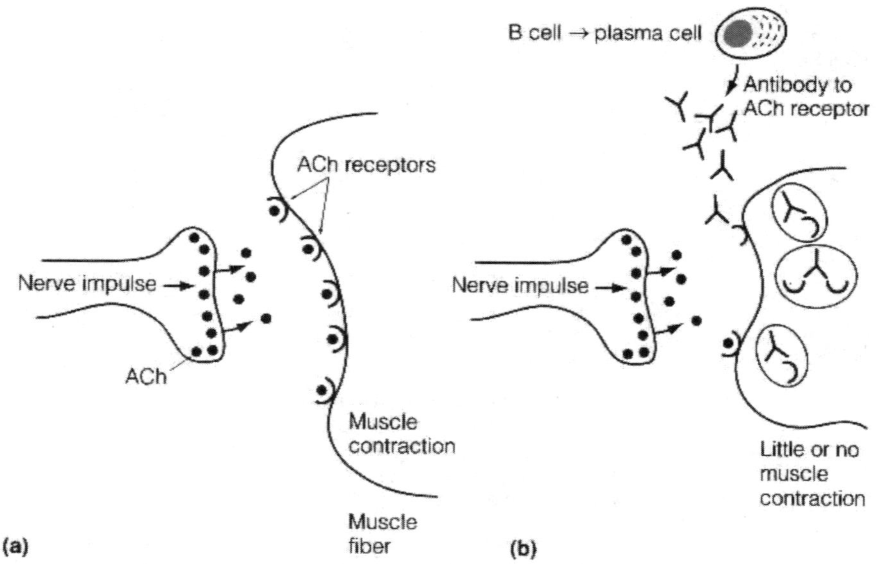

Fig. 2. Myasthenia gravis. (a) Normal stimulation of muscle contraction. Nerve impulses trigger release of acetylcholine (ACh) from the nerve ending. The ACh then binds to ACh receptors on muscle cells triggering their contraction. (b) Autoantibodies to the ACh receptor bind to these receptors on muscle cells and cause their internalization and degradation so that when ACh is released as the result of a nerve impulse, there are few ACh receptors with which to bind, thus, muscle contraction does not occur or is diminished.

Drugs

Penicillin, as well as inducing an immediate type hypersensitivity through IgE can also stimulate an IgG response. IgG can then bind to penicillin attached to erythrocytes which induces hemolysis in the presence of complement. This disappears when the drug is removed.

Stimulatory hypersensitivity

Since this relatively newly described type of hypersensitivity is antibody mediated it can be considered as a variant of type II hypersensitivity. In this case, the autoantibodies are directed to hormone receptor molecules and function in a stimulatory fashion, like the natural ligand i.e. the hormone itself. The classical example is Graves' disease where antibodies to the thyroid stimulating receptor result in overactivity of the thyroid (*Fig. 3*).

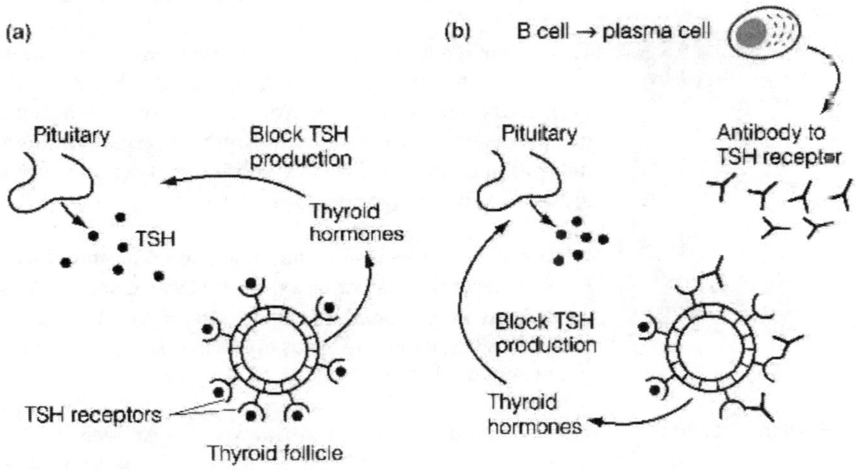

Fig. 3. Graves' disease. (a) The pituitary makes thyroid stimulating hormone (TSH) which binds to TSH receptors on cells of the thyroid follicle and triggers them to make thyroid hormones. In turn, these thyroid hormones inhibit production of TSH by the pituitary as a form of normal feedback regulation of TSH production by thyroid hormones.
(b) Autoantibodies to TSH receptor bind TSH receptors and trigger the thyroid follicle cells to release thyroid hormones which stop the pituitary from making TSH. However, they have no effect on production of the autoantibody which continues to stimulate thyroid follicle cells to make thyroid hormones, thus causing hyperthyroidism.

K4 IMMUNE-COMPLEX-MEDIATED (TYPE III) HYPERSENSITIVITY

Key Notes

Introduction	Immune complexes can form to foreign serum products e.g. immunoglobulin, as well as microbial and self antigens, either in local sites or systemically, leading to phagocytic and complement mediated damage.
Mechanisms of type III hypersensitivity	Tissue damage is caused mainly by complement activation and release of lytic enzymes from neutrophils. Local damage (Arthus reaction) can be seen in pulmonary disease resulting from inhaled antigen. Systemic antibody complexes with microbial or autoantigens result in immune complex deposition in blood vessels (vasculitis) or in the renal vessels (glomeruli) of the kidneys leading to glomerulonephritis.
Diseases associated with type III hypersensitivity	Pulmonary diseases result from inhalation of bacterial spores (Farmer's lung) or avian serum/fecal proteins (bird fancier's disease). Systemic disease can occur from streptococcal infections (streptococcal nephritis), autoimmune complexes (e.g. systemic lupus erythematosus (SLE)) or drugs (e.g. penicillin) or antisera made in animals.

Related topics

Innate immunity and inflammation (B4)
Antibody classes (D2)
Antigen/antibody complexes (immune complexes) (D6)
Disease pathogenesis – effector mechanisms (L4)

Introduction

Normally, immune complexes are removed by phagocytic cells and there is no tissue damage. However when there are large amounts of immune complexes and they persist in tissues, they can cause damage which may be localized within tissues (Arthus reaction) or systemic. This type of hypersensitivity can be induced by microbial antigens, autoantigens and foreign serum components.

Mechanisms of type III hypersensitivity

Much of the tissue damage is the result of complement activation leading to neutrophil chemoattraction and release of lytic enzymes by the degranulating neutrophils (Topic B1). Local deposition of immune complexes results in an Arthus reaction (*Fig. 1*). Immune complexes (usually small) can also cause systemic effects such as fever, weakness, vasculitis, arthritis and edema and glomerulonephritis. An example of this is when passive antibodies are given to patients to protect them against microbial toxins such as tetanus toxin (Topic J4). An antibody response can develop (serum sickness) against the horse anti-tetanus toxin and forms immune complexes with them. Serum immune complexes can deposit in blood vessels (vasculitis) or can become trapped in the blood vessels of the kidneys leading to glomerulonephritis.

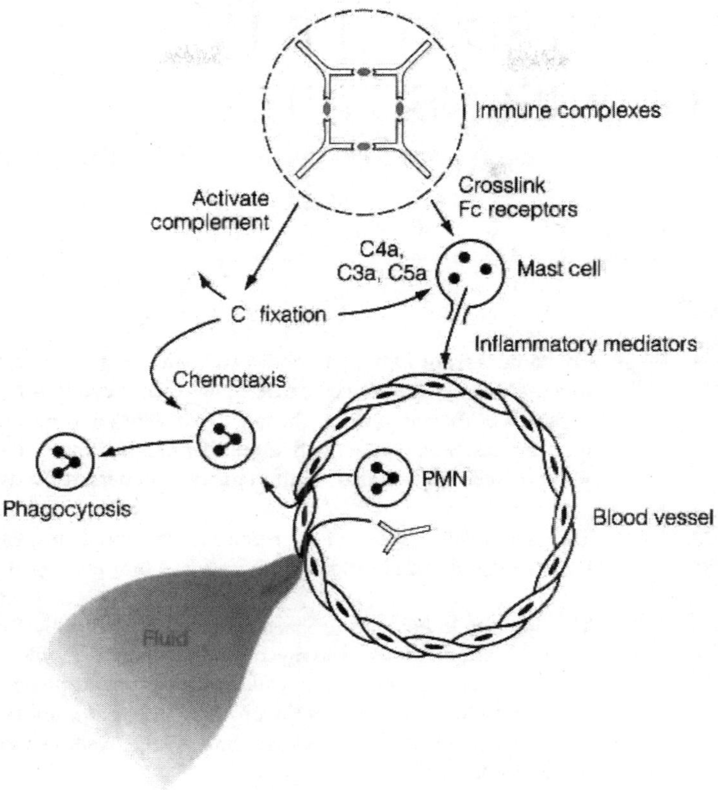

Fig. 1. The Arthus reaction. Small immune complexes in the skin directly trigger Fc receptors and activate complement resulting essentially in an acute inflammatory response mediated through mast cells. Small immune complexes can also lodge in blood vessels and induce vasculitis or glomerulonephritis in the kidney.

Diseases associated with type III hypersensitivity

A list of some diseases mediated by type III hypersensitivity is shown in *Table 1*. IgG antibodies complexed with inhaled antigens cause local damage in the airways of the lung (which also includes pneumonitis and alveolitis). Immune complexes made against antigens encountered systemically cause a variety of symptoms and in particular kidney damage through deposition.

Table 1. Diseases mediated by type III hypersensitivity

Site of reaction	Antigens	Disease
Localized (inhaled)	Bacterial spores	Farmer's lung
	Fungal spores	
	Pigeon serum/fecal proteins	Bird fancier's disease
Systemic	Microbes including	
	Streptococcus	Streptococcal nephritis
	Hepatitis B	
	Epstein–Barr virus	
	Malaria	
	Autoantigens e.g. DNA	Systemic lupus erythematosus
	Drugs – penicillin, sulphonamides	Drug allergy

K5 Delayed (type IV) hypersensitivity

Key Notes

Introduction

This occurs from 24 h after contact with an antigen and is mediated by T cells together with dendritic cells, macrophages and cytokines. The persistent presence of the antigen e.g. chronic mycobacterial infections, results in granulomas. Skin contact with a number of small molecules (chemicals and plant molecules) can also result in delayed hypersensitivity.

The tuberculin reaction

This is a 'recall' response to purified mycobacterial antigens and is used as the basis of a skin test for an immune response (not necessarily curative) to TB.

The production of granulomas

The inability to kill all mycobacteria in macrophages by T cells often results in a chronic stimulation of the mycobacterial specific T cells. The cytokines produced are responsible for 'walling off' the macrophages containing the persistent antigens and thus the production of granulomas. This also occurs as a response to shistosomula worms and is seen in some clinical conditions with, as yet, undefined antigens.

Contact sensitivity

Contact with a number of small molecular weight chemicals (e.g. nickel in a watch strap buckle) and molecules from some plants (poison ivy) can penetrate the skin, bind to self proteins and induce a specific $CD4^+$ T cell response. The resulting cytokines induce a local redness and swelling which usually disappears on removal of the antigen.

Related topics

Cells of the innate immune system (B1)
The role of T cells in immune responses (F1)
Clonal expansion and development of effector function (F5)
Genes, T helper cells, cytokines and the neuroendocrine system (G5)
Immunity to different organisms (H2)

Introduction

Unlike type 1 (immediate) hypersensitivity, this hypersensitivity reaction, the only type transferable by cells rather than antibodies, was shown to begin at least 24 h after contact with the eliciting antigen. It was first associated with T cell mediated immune responses to *Mycobacterium tuberculosis* (MTb) and was therefore initially termed 'bacterial hypersensitivity'. Such responses often lead to the production of granulomas some weeks later. This delayed type of hypersensitivity (DTH) now covers a range of T cell mediated responses including those induced by small molecules coming into contact with the skin – contact hypersensitivity. In addition to T cells, the key players in this type of sensitivity are dendritic cells, macrophages and cytokines. This type of hypersensitivity also plays a role in several clinical situations where there is persistence of antigen which the immune system is unable to remove, leading to chronic inflammation.

The tuberculin reaction

Initial experiments by Koch showed that patients with tuberculosis (TB) given subcutaneous injection of mycobacterial antigens derived from MTb, resulted in fever and sickness. This 'tuberculin reaction' is now the basis of a 'recall' test to determine if individuals have T cell mediated reactivity against TB. In this test (Mantoux test) small amounts of the purified protein derivative (PPD) of tuberculin derived from MTb organisms are injected into the skin and the site examined up to 72 h later. A positive skin test shows up as a firm red swelling which is maximal at 48–72 h after injection and is mediated by dendritic cells and an influx of both T cells and macrophages into the site of injection (*Fig. 1*).

The production of granulomas

We now know that $CD4^+$ T cells control intracellular microbial infections such as mycobacteria and some fungi (Topic F5). The problem is that mycobacteria, in addition to some other intracellular infections, have escape mechanisms to prevent their elimination (Topic H3). Thus, the macrophage activation factors produced by $CD4^+$ T cells are not always effective (*Fig. 2*). Antigen therefore persists and leads to the 'chronic' stimulation of $CD4^+$ T cells and continuous production of cytokines. These mediate fusion of the macrophages containing the microbes and fibroblast proliferation, finally resulting in a 'walling off' of the offending microbes in a granuloma. This chronic inflammatory state is seen in both TB and in the tuberculoid type of leprosy caused by *Mycobacterium leprae* (Topic H2). Granulomatous reactions also occur with shistosomula

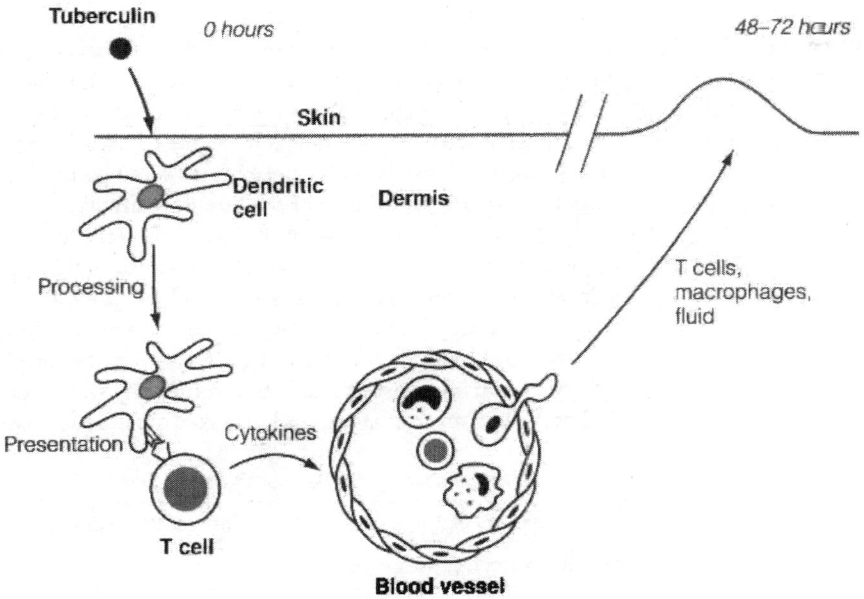

Fig. 1. The tuberculin reaction (delayed-type hypersensitivity). Tuberculin protein introduced into the dermis is processed and presented by dendritic cells to T cells via MHC class II molecules. Cytokines produced by the T cells alter local endothelial cell adhesion molecules allowing monocytes to enter the site of injection and develop into macrophages. T cells and macrophage products result in edema (fluid) and swelling. A positive skin test shows up as a firm red swelling which is maximal at 48–72 h after injection.

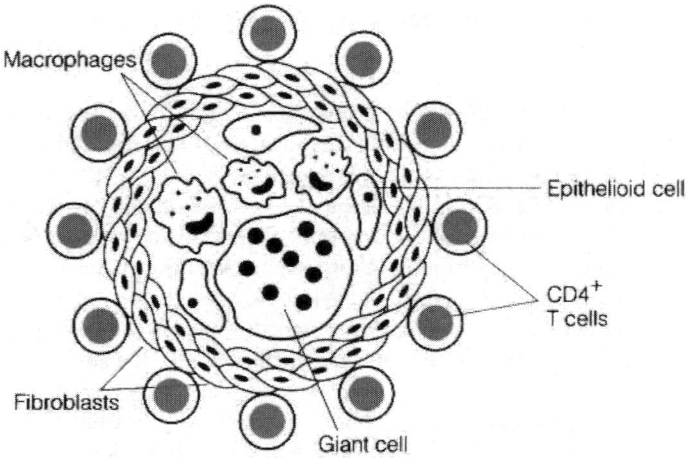

Fig. 2. Granulomas. Immune granulomas are formed in response to chronic stimulation of CD4+ T cells by persistent nondegradable antigens including mycobacteria. They consist of epithelioid cells, macrophages and giant cells which are 'walled off' by fibroblasts surrounded by an outer layer of CD4+ T cells. Cytokines produced by the different cells all contribute to the granuloma formation which is the immune system's way of isolating the nondegradable microbes from the rest of the body.

infections and in some clinical situations where the antigens have not yet been defined (e.g. sarcoidosis and Crohn's disease). Non-immune granulomas are produced by persistent particles such as asbestos that cannot easily be removed from the body by phagocytosis.

Contact sensitivity

A number of small molecules penetrating the skin can give rise to contact sensitivity, seen clinically as dermatitis. Some chemical agents and plant products shown to produce contact sensitivity are listed in *Table 1*. Classical examples of contact sensitivity include reactions against metal fasteners on watch straps and rashes seen in response to poison oak. Removal of contact with the agent usually results in resolution of the hypersensitivity.

Sensitization against these molecules is thought to be mediated through binding to skin proteins and through the powerful antigen presenting properties of skin dendritic cells, Langerhans cells, which present antigen on MHC class II molecules to $CD4^+$ Th1 cells (*Fig. 3*). The subsequent contact sensitivity reaction involves presentation of the antigens to memory $CD4^+$ T cells which release cytokines causing vasodilation, traffic into the site of non-specific $CD4^+$ T cells and activated macrophages, and localized pustule formation.

Table 1. Agents causing contact sensitivity

Chemicals: nickel, turpentine, some cosmetics, formaldehyde
Plants: poison ivy, poison oak

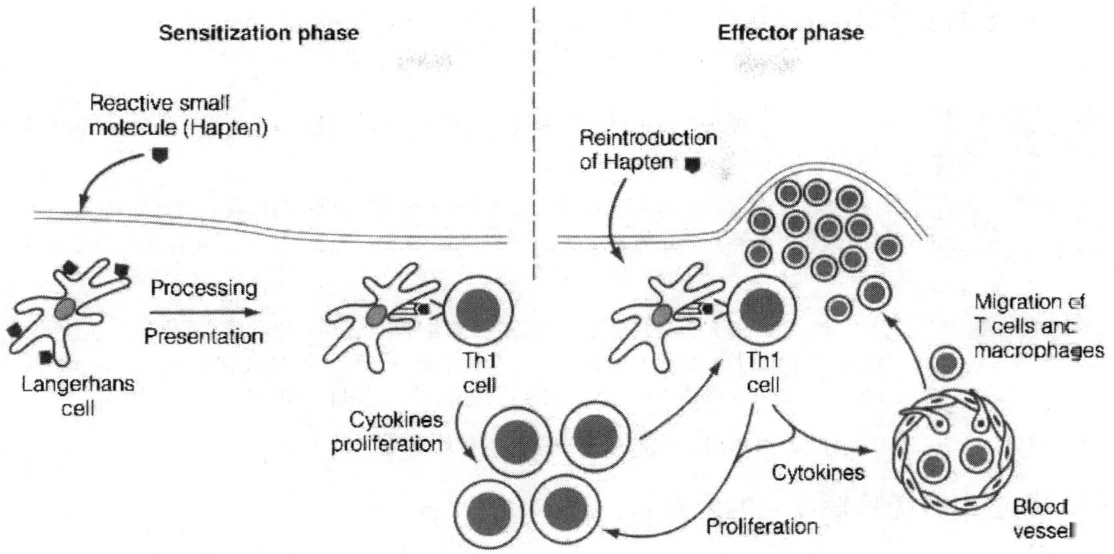

Fig. 3. Contact sensitivity mediated through Langerhans cells. In the sensitization phase, reactive small molecules, haptens (e.g. pentadecacatechol associated with poison ivy), which come in contact with the skin, bind to self proteins (including those on Langerhans cells) and are internalized, processed and presented by Langerhans cells to T cells. These proliferate to form clones of Th1 cells specific for hapten modified self peptide. When hapten is reintroduced, the modified self peptide is again presented on Langerhans cells in MHC class II. Memory T cells eventually find and respond to these antigens by releasing cytokines (e.g. IFNγ) which attract primarily Th1 cells and monocytes to this area and upregulate expression of adhesion molecules on endothelial cells that result in passage of Langerhans cells into the tissues.

L 自身免疫和自身免疫疾病

L1 自身免疫的病谱及流行

要 点

自身免疫和自身免疫疾病

自身免疫是一种对自身抗原产生的获得性免疫反应。当自身免疫应答导致组织损伤时，就发生自身免疫疾病。

自身免疫状态的病谱

自身免疫疾病可以是器官特异的，如糖尿病是以胰腺为靶器官，或全身性的(非器官特异的)，如多个器官受累的系统性红斑狼疮(SLE)。与这些疾病有关的发病机理可能主要由抗体、T细胞或由它们联合介导。

流 行

大约有3.5% 的人患自身免疫疾病，其中突眼性甲状腺肿/甲状腺机能抗进、Ⅰ型糖尿病、恶性贫血、类风湿性关节炎(RA)、甲状腺炎、白斑、多发性硬化症(multiple sclerosis，MS)及SLE等占94% 。女性比男性更容易发生自身免疫病。

相关主题 中枢耐受和外周耐受(G2) 抗原制备(L3)

L2 促进自身免疫病发生的因素

要 点

自身免疫病是多因素的

自身免疫病是由于破坏自身耐受而发生的。诱发和/或促进自身免疫病发生的因素包括年龄、遗传、性别、感染及自身抗原的性质。这些因素的联合对疾病的发生可能很重要。

年龄和性别

在老年人中自身抗体是较普遍的，并且女性发生自身免疫病的危险比男性更大。在SLE和突眼性甲状腺肿中，女性与男性之比分别为10∶1和7∶1的倾向性。雌性小鼠自身免疫病发生率较高，与激素起重要作用是一致的。

遗传因素

抗原特异的自身免疫现象集中在某些家族。特定的HLA基因与某种自身免疫病有关，并且特定的HLA单元型可预测发生特定自身免疫病的相对危险性。基因多态性和/或突变也起一定的作用，正如发现Fas缺陷的Lpr小鼠发生SLE样自身免疫和某些补体成分的基因突变①，导致SLE危险性增加所证实。

感 染

许多感染物(EBV、支原体、链球菌、克雷伯氏菌属、疟疾等)与特定的自身免疫病有关，并在其病因学上可能是重要的②。

自身抗原的性质

靶抗原常是高度保守的蛋白质，如热激蛋白(HSP)、应激蛋白、酶或它们的底物。例如在腹腔疾病中，酶——组织转谷氨酰氨酶(tissue transglutaminase，tTG)是一种自身抗原，而它的底物——麦醇溶蛋白(一种麦类蛋白)是此病的诱导物。在这一特定情况下，除去"诱导物"，即使酶仍然存在，也导致失去对tTG的应答。

药物和自身免疫反应

某些药物通过尚不明了的机制引发自身免疫反应。例如接受普鲁卡因胺的病人发生SLE样症状并有抗核抗体，但在停止给药后抗核抗体消失。

免疫缺陷

有缺陷的免疫应答可使感染或炎症持续存在，它能导致自身免疫病的发病率增加。例如，补体成分C2、C4、C5或C8有缺陷的病人，自身免疫病的发病率增加，或许是由于免疫复合物的清除效率低所致。

相关主题 基因、T辅助细胞、细胞因子和神经内分泌系统(G5)
原发性/先天性(遗传性)免疫缺陷(J2)

注①：补体成分的突变可以引起相应的免疫缺陷，解释可见"免疫缺陷"部分。

注②：感染因素诱发的自身免疫病，往往是由于感染物的特定抗原结构或者与机体抗原结合后形成的新抗原能够诱导自身抗体，从而诱导对自身抗原的免疫应答。

L3 自身免疫病——发生的机制

要 点

自身耐受的破坏

引起自身免疫的机制尚不清楚，但可能包括分子模拟，由 Th1 和 Th2 细胞产生的抗自身应答的调节有缺陷、多克隆活化、自身抗原经微生物及药物的修饰、自身抗原效应性的变化及独特型网络失调。

分子模拟和 T 细胞旁路

针对一种不仅在微生物而且在宿主组织中完全相同或几乎完全相同的表位，可产生免疫应答，结果造成以与清除病原体同样活化的效应机制侵袭宿主组织。例如，在心肌和链球菌 A 族之间的一种交叉反应抗原，诱发抗心肌的自身抗体，结果易引发风湿热。

Th 细胞介导的调节有缺陷

微生物感染不是诱导 Th1，就是诱导 Th2 细胞因子。Th1 应答导致促炎细胞因子产生，而 Th2 应答与抗炎细胞因子及抗体形成有关。在某些自身免疫疾病中，出现或者 Th1 应答占优势，或者 Th2 应答占优势，而且这些亚型相对贡献的变化(如在妊娠中所见的)能影响 RA 和 SLE 病的活动性③。

微生物抗原引起的多克隆活化

有些微生物或它们的产物并不依赖它们抗原的特异性来激活淋巴细胞，即它们是多克隆激活剂，如 LPS 和 EBV。患感染性单核细胞增多症的患者产生针对几种自身抗原(包括 DNA)的 IgM 抗体。由于未发生类别转换产生 IgG 自身抗体 (需 Th 细胞)，所以很可能 T 细胞未参与或它们的活动受到抑制。

微生物及药物对细胞表面的修饰

外源抗原(如病毒及药物)可吸附在细胞表面或以半抗原样方式与表面抗原起化学反应以改变它们的特异性。例如，血小板减少和贫血在药物诱发的自身免疫病中是相当普通的。血小板减少在病毒感染后的患儿中也常见，并且可能与病毒抗原或免疫复合物与血小板表面的联合有关。

正常隐蔽的自身抗原的效应性

由于耐受诱导主要发生在胚胎发育期间，所以在这个时期不存在的或在解剖上与免疫系统分隔的抗原不被识别为自身抗原。这类抗原包括眼睛的晶体蛋白和与中枢神经系统、甲状腺和睾丸有关的分子④。

独特型网络失调

对激素免疫应答产生的抗独特型抗体可与激素受体相互作用，并因而引发疾病。动物试验已证实这种机制的存在。临床的例子包括产生抗胰岛素及乙酰胆碱受体的抗体引起的那些疾病。

相关主题

抗原(A4)
中枢耐受和外周耐受(G2)
基因、T 辅助细胞、细胞因子和神经内分泌系统(G5)
抗原和抗体的调节(G4)
病原体防御策略(H3)

注③：Th1 和 Th2 分别与不同类型的自身免疫病相关联，当机体处于 Th1 应答占优势时，与 Th1 相关的自身免疫病就加重，如 RA；而当 Th2 应答占优势时，与 Th2 相关的自身免疫病就加重，如 SLE。

注④：胚胎发育的过程中，眼睛的晶体蛋白和中枢神经系统、甲状腺和睾丸有关的分子不能和免疫系统接触，因此针对这些抗原的特异性的 T 细胞和 B 细胞能够不受“阴性选择”，而存活下来。成为日后潜在的引发自身免疫损伤的基础。

L4 疾病的发病机理——效应机制

要 点

自身免疫病中的组织损伤反应

自身抗体一旦产生，它们对组织破坏的机制与引起保护性应答的机制是相同的，即吞噬作用、补体活化及干扰分子功能。可能不但包括 T 细胞和 B 细胞，还有炎性细胞因子、免疫复合物、吞噬细胞及补体成分。这种情况下，它们被认为是对自身抗原的超敏反应。在抗微生物和自身免疫应答之间主要的差别是在自身免疫病中自身抗原总是存在，并且不能从体内清除掉。自身抗原的去除最终引发丧失自身抗体。

自身抗体可直接介导细胞破坏

自身抗体可单独或与补体一起与自身细胞结合,引起主要通过由吞噬细胞上的 Fc 及 C3 受体的调理作用介导的损伤。例如,IgG 自身抗体在自身免疫性溶血性贫血(HI-HA)中与红细胞结合,或在免疫血小板减少性紫癜(ITP)中与血小板结合,并介导这些自身细胞的吞噬作用。

自身抗体可调节细胞功能

对某些自身细胞表面分子产生的抗体或能干扰或能增强细胞的功能活性。例如,在重症肌无力中,抗乙酰胆碱受体的抗体阻断它们与乙酰胆碱有效的相互作用。在突眼性甲状腺肿中,抗甲状腺激素(TSH)受体的抗体过度刺激甲状腺。

自身抗体可形成损伤性免疫复合物

循环中的免疫复合物,无论是由自身抗原还是由外源抗原所组成的,均能通过补体活化和激发有 Fc 受体的细胞释放介质,造成组织损伤(Ⅲ型超敏反应)。免疫复合物可沉积在肾小球中(尤其是在 SLE 中),导致肾脏损伤,或沉积在血管中,导致血管炎。

细胞介导的免疫在发病机理上的作用

虽然已将自身抗体与自身免疫病紧紧地联系起来,但明确的是细胞介导的免疫既使不对所有的自身免疫失调,也在某些疾病的发病机理方面起必不可少的作用。炎性 T 细胞浸润是器官特异性疾病(如糖尿病和多发性硬化症)的标志。通过研究显示,T 细胞能转移特定的自身免疫病,表明细胞介导的免疫在发病机理上的重要性。

相关主题

固有免疫系统的细胞(B1)
抗体的功能(D8)
IgG 和 IgM-介导的(Ⅱ型)超敏反应(K3)
免疫复合物介导的(Ⅲ型)超敏反应(K4)
迟发型(Ⅳ型)超敏反应(K5)

L5 自身免疫病的诊断和治疗

要 点

诊 断

自身免疫病通过临床及实验室的标准进行诊断,标准因每种疾病而不同。对各种各样的自身抗原产生的自身抗体使用组织切片、免疫荧光技术及 ELISA 检测。这得以检测作为 SLE 特征的双链 DNA 的 IgG 抗体和在 RA 病人体内发现的类风湿因子。对乙酰胆碱受体或 TSH 受体的自身抗体能用 ELISA 检测。

替代疗法

在某些情况下,关键的自身抗原受自身免疫过程损害需要予以替代。在甲状腺自身免疫的情况中,病人用甲状腺激素治疗。患重症肌无力时,给予破坏乙酰胆碱酶的抑制剂。患糖尿病时,给予胰岛素以替代由于胰岛细胞损伤而失去的胰岛素。

抑制自身免疫过程

自身免疫病的理想治疗方法是恢复对自身抗原特异的免疫耐受。然而,时常不只一种抗原参与,并且在不断发展的免疫应答期间,很难达到诱导耐受的目的。目前的治疗是以抑制自身免疫应答为目标。这些包括用以减轻炎症的非特异的阿司匹林类药物(非类固醇抗炎药——NSAID)或糖皮质激素,和去除自身抗体的血浆去除术。细胞毒性药物、环孢菌素和抗 T 或 B 细胞的 mAb 也被用于调节或消除自身反应的淋巴细胞。以细胞因子(或它们的受体)为靶的药物也已证明在 RA 治疗中是相当有指望的。

相关主题

单克隆抗体(D5)
抗原/抗体复合物(免疫复合物)(D6)
免疫测定(D7)

L1 THE SPECTRUM AND PREVALENCE OF AUTOIMMUNITY

Key Notes

Autoimmunity and autoimmune disease

Autoimmunity is an acquired immune reactivity to self antigens. Autoimmune diseases occur when autoimmune responses lead to tissue damage.

Spectrum of autoimmune conditions

Autoimmune diseases may be organ specific, e.g. diabetes mellitus where the pancreas is the target organ, or systemic (nonorgan specific), e.g. systemic lupus erythematosus (SLE), where multiple organs may be involved. Pathogenesis associated with these diseases may be mediated primarily by antibody, by T cells or a combination thereof.

Prevalence

Approximately 3.5% of individuals have autoimmune disease, 94% of which are accounted for by Graves' disease/hyperthyroidism, type I diabetes, pernicious anemia, rheumatoid arthritis (RA), thyroiditis, vitiligo, multiple sclerosis (MS) and SLE. Women are more likely than men to develop autoimmune disease.

Related topics Central and peripheral tolerance (G2) Antigen preparations (I3)

Autoimmunity and autoimmune disease

The immune system has the capacity to mount an immune response to virtually all molecules and/or cells. Although the capacity to respond to self antigen is present in all of us, in most instances such responses result in tolerance or anergy (Section G), indicating that mechanisms must exist to prevent or subdue autoimmune responses. Moreover, autoreactive T and B cells as well as autoantibodies are found in people who do not have autoimmune diseases, demonstrating that immunological autoreactivity alone is not sufficient for the development of disease. The mechanisms currently thought to prevent/dampen autoimmune responses include inactivation or deletion of autoreactive T and B cells, active suppression by cells or cytokines, idiotype/anti-idiotype interactions, and the immunosuppressive adrenal hormones, the glucocorticoids. When dampening mechanisms fail or are overridden, a response directed against self-antigen can occur, resulting in autoimmune diseases that range from those which are organ specific (diabetes and thyroiditis) to those which are systemic (non-organ specific) such as systemic lupus erythematosus and rheumatoid arthritis.

Several important cofactors in the development of autoimmune disease have been identified and include genetics (e.g. HLA associations), gender, and age. Characteristics of the antigen and how it is 'presented' to the immune system are also important. For example, injection of animals with chemically modified thyroid protein or with normal protein plus Freund's adjuvant (Topic I3) can give rise to severe thyroiditis that is due to immune recognition of normal thyroid proteins. Infection by organisms including Epstein Barr virus (EBV) or mycoplasma can provoke autoantibody production in otherwise normal persons. In addition, certain drugs such as procainamide which is used to treat cardiac arrhythmias, or toxic substances such as mercuric chloride and polyvinyl chloride can induce autoimmune pathology. Moreover, the attack by immune effectors on virus or drug antigens that results in inappropriate tissue damage, may also be considered an autoimmune-like disease (Section K).

Spectrum of autoimmune conditions

That autoimmune diseases involve immune recognition of specific antigens is evidenced by organ-specific diseases including thyroiditis, diabetes mellitus, multiple sclerosis (MS) and inflammatory bowel disease. Antigens shared by multiple tissue sites are apparently involved in systemic autoimmunity in diseases such as SLE, RA, systemic vasculitis and scleroderma. It is also clear that a given individual may develop autoimmune disease of more than one type (e.g. thyroid autoimmune disease is sometimes associated with gastric autoimmunity). Furthermore, the pathogenesis associated with autoimmune disease may be mediated primarily by antibody (e.g. hemolytic anemia), primarily by cellular immunity (e.g. MS) or by a combination of antibody and cell mediated immunity (e.g. RA).

Prevalence

Autoimmune diseases are quite prevalent in the general population, where it is estimated that approximately 3.5% of individuals are afflicted. The most common are Graves' disease/hyperthyroidism, type I diabetes, pernicious anemia, RA, thyroiditis, vitiligo, MS and SLE, which together account for 94% of all cases. Overall, women are 2.7 times more likely than men to develop an autoimmune disease, but the female:male ratio can be as high as 10:1 in SLE (Topic O3).

L2 FACTORS CONTRIBUTING TO THE DEVELOPMENT OF AUTOIMMUNE DISEASE

Key Notes

Autoimmune diseases are multifactorial

Autoimmune diseases arise as the result of a breakdown in self-tolerance. Factors predisposing and/or contributing to the development of autoimmune diseases include age, genetics, gender, infections and the nature of the autoantigen. Combinations of these factors are probably important in the development of autoimmune disease.

Age and gender

Autoantibodies are more prevalent in older people and women have a greater risk than men for developing an autoimmune disease. In SLE and Graves' disease, there is a female/male bias of 10 : 1 and 7 : 1, respectively. A higher incidence in female mice of autoimmune diseases is consistent with hormones playing an important role.

Genetic factors

Antigen-specific autoimmune phenomena cluster in certain families. Particular HLA genes are associated with certain autoimmune diseases and particular HLA haplotypes predict the relative risk of developing a particular autoimmune disease. Gene polymorphisms and or mutations also play a role, as evidenced by the findings that Fas deficient Lpr mice develop SLE-like autoimmunity and that mutations in genes for certain complement components lead to an increased risk of SLE.

Infections

Many infectious agents (EBV, mycoplasma, streptococci, klebsiella, malaria, etc.) have been linked to particular autoimmune diseases and may be important in their etiology.

Nature of the autoantigens

Target antigens are often highly conserved proteins such as heat shock proteins (HSPs), stress proteins, enzymes, or their substrates. For example, in coeliac disease the enzyme tissue transglutaminase (tTG) is an autoantigen and its substrate, gliadin (a wheat protein), is the inducer of the disease. In this particular case, removal of the 'inducer' results in loss of response to tTG even though the enzyme is still present.

Drugs and autoimmune reactions

Certain drugs can initiate autoimmune reactions by unknown mechanisms. For example, patients receiving procainamide develop SLE-like symptoms and have antinuclear antibodies which disappear following discontinuation of the drug.

Immunodeficiency

A deficient immune response may allow persistence of infection or inflammation, which can lead to an increased incidence of autoimmune disease. For example, patients deficient in the complement components C2, C4, C5 or C8 have an increased incidence of autoimmune diseases, perhaps because of inefficient clearance of immune complexes.

Related topics	Genes, T helper cells, cytokines and the neuroendocrine system (G5)	Primary/congenital (inherited) immunodeficiency (J2)

Autoimmune diseases are multifactorial

Autoimmune diseases arise as the result of a breakdown in tolerance to self antigens. Moreover, autoimmune diseases are multifactorial in that their development, in most cases, probably results from combinations of predisposing and/or contributing factors. The factors known to predispose and/or contribute to the development of autoimmune diseases include (*Table 1*): genetics – inheritance of a particular HLA haplotype increases the risk of developing disease; gender – more females than males develop disease; infections – EBV, mycoplasma, streptococci, klebsiella, malaria, etc., have been linked to particular autoimmune diseases; the nature of the autoantigen – highly conserved enzymes and heat shock proteins (HSPs) are often target antigens and may be cross-reactive with microbial antigens; drugs – certain drugs can induce autoimmune-like syndromes; and age – most autoimmune diseases occur in adults.

Table 1. Summary of factors contributing to development of autoimmune diseases

Genetics	Some diseases are HLA associated
Gender	Females generally more prone than males
Infections	Some common infections e.g. EBV, streptococcus, malaria, etc.
Nature of autoantigen	Often conserved antigens e.g. heat shock proteins and enzymes
Drugs	Some drugs e.g. procainamide, hydralazine induce SLE-like symptoms
Age	Higher incidence in aged population

Age and gender

Autoantibodies are more prevalent in older people and animals, perhaps due to less stringent immunoregulation by the aging immune system. Few autoimmune diseases occur in children, the majority being in adults. Women have a greater risk than men for developing an autoimmune disease. In SLE and Graves' disease, there is a female/male bias of 10:1 and 7:1 respectively, whereas ankylosing spondylitis is almost exclusively a male disease. Taken together, these facts suggest that the neuroendocrine system plays an important role in the development of these diseases. This is supported by animal studies where it has been shown that female mice of a particular strain spontaneously develop SLE. This can be prevented by removing their ovaries (estrogen source) or by treating them with testosterone. Similarly, male mice that are more resistant to developing the disease lose this resistance if castrated (Topic O3).

Genetic factors

Antigen-specific autoimmune phenomena cluster in certain families. For example, thyroid-reactive antibodies are much more common in genetically related family members of a person with autoimmune thyroid disease than in the population at large. The role of the MHC (presumably in presenting autoantigenic peptides) is evidenced by the strong association between HLA type and incidence of certain autoimmune diseases. The possession of particular HLA haplotypes predicts the relative risk of developing a particular autoimmune disease (*Table 2*). Polymorphisms and/or mutations of many other genes involved in lymphocyte activation or suppression are also likely to play a

Table 2. Some autoimmune diseases showing HLA association (Caucasians)

Disease	HLA	Risk*
Ankylosing spondylitis	B27	90
Reiter's disease	B27	36.0
Systemic lupus erythematosus	DR3	15
Myasthenia gravis	DR3	2.5
Juvenile diabetes mellitus (insulin dependent)	DR3/DR4	25
Psoriasis vulgaris	DR4	14
Multiple sclerosis	DR2	5
Rheumatoid arthritis	DR4	4

*Based on a comparison of the incidence of the autoimmune disease in patients with a given HLA type with the incidence of the autoimmune disease in patients without this HLA type.

crucial role. For example, in Lpr autoimmune mice, an autosomal recessive mutation in the Fas apoptosis gene leads to progressive lymphadenopathy and hypergammaglobulinemia, with production of multiple SLE-like autoantibodies. Complement deficiency due to mutations in genes for C2, C4, C5 and C8 results in increased risk of SLE, demonstrating the importance of complement in the clearance of immune complexes.

Infections

Many infectious agents (EBV, mycoplasma, streptococci, klebsiella, malaria, etc.) have been linked to particular autoimmune diseases. Lyme arthritis, for example, is initiated by chronic infection with spirochetes of the genus *Borrelia* (e.g. *Borrelia burgdorferi*) which are transmitted by deer ticks from deer and rodents to people. Some microbial antigens also have structures similar to self-antigens and induce autoimmune responses through 'antigenic mimicry' (see below).

Nature of the autoantigens

Target antigens for autoimmune disease can be cell surface, cytoplasmic, nuclear or secreted molecules (*Table 3*). They are often highly conserved proteins such as HSPs, stress proteins, enzymes or their substrates (*Table 4*). Of importance, the primary immune response to microbial infections includes a strong response to HSPs, followed by a response to a microbe specific component. Since HSPs are highly conserved, a dominant immune response to these antigens may confer on the host an ability to respond generally to other microbial infections. However, microbial and human HSPs have high sequence homology as well. Thus, an immune response to microbial HSP may induce a cross reactive response to human HSP. Target autoantigens are often enzymes (*Table 4*). For example, in coeliac disease the enzyme tissue transglutaminase (tTG) is an autoantigen and its substrate, gliadin (a wheat protein), is the inducer of the disease. Antibodies to both wheat proteins and tTG are found in patients with this disease. However, removal of the wheat protein from the diet leads to the removal of the immune response to tTG as well as to the wheat proteins, although tTG is still present.

Drugs and autoimmune reactions

Certain drugs can initiate autoimmune reactions by unknown mechanisms. For example, antinuclear antibodies appear in the blood of the vast majority of patients receiving prolonged treatment with procainamide for ventricular arrythmias, and nearly 10% develop an SLE-like syndrome which resolves following discontinuation of the drug.

Table 3. Antigens targeted in autoimmune disease.

Organ specific diseases		Nonorgan specific diseases	
Disease	Antigen(s)	Disease	Antigen(s)
Addison's disease	Adrenal cortical cells (ACTH receptor, 17α and 21 hydroxylase)	Ankylosing spondylitis	Vertebral
Autoimmune hemolytic anemia	RBC membrane antigens	Chronic active hepatitis	Nuclei, DNA
Graves' disease	TSH receptor	Multiple sclerosis	Brain/myelin basic protein
Guillain–Barré syndrome	Peripheral nerves (gangliosides)	Rheumatoid arthritis	IgG (rheumatoid factor) connective tissues
Hashimoto's thyroiditis	Thyroid peroxidase thyroglobulin/T4	Scleroderma	Nuclei, elastin, nucleoli, centromeres, topoisomerase 1
Insulin-dependent diabetes mellitus (IDDM)	β cells in the pancreas (GAD, tyrosine phosphatase)	Sjögren's syndrome	Exocrine glands, kidney, liver, thyroid
Pemphigus	Epidermal keratinocytes	Systemic lupus erythematosus	Double stranded DNA, nuclear antigens
Pernicious anemia	Intrinsic factor	Wegener's granulomatosis	Proteinase 3
Polymyositis	Muscle (histidine tRNA synthetase)		
Primary biliary cirrhosis	Pyruvate dehydrogenase		
Several organs affected			
Goodpasture's syndrome	Basement membrane of kidney and lung (type IV collagen)		
Polyendocrine	Multiple endocrine organs (hepatic-cytochrome p450; intestinal-tryptophan hydroxylase)		

Table 4. Enzymes as autoantigens

Enzyme	Disease
Pyruvate dehydrogenase	Primary biliary cirrhosis
Glutamic acid decarboxylase	Insulin dependent diabetes
Myeloperoxidase	Glomerulonephritis
Thyroid peroxidase	Autoimmune thyroiditis
17α and 21 hydroxylase	Addison's disease
Proteinase 3	Wegener's granulomatosis
Tyrosinase	Vitiligo
Transglutaminase	Coeliac disease

Immunodeficiency A deficient immune response may allow persistence of infection or inflammation. This possibility is supported by the observation that immune deficiency syndromes are associated with autoimmune abnormalities. For example, patients deficient in the complement components C2, C4, C5 or C8 have an increased incidence of autoimmune diseases (see Genetic factors). There are also diseases where paradoxically immunodeficiency and autoimmunity coexist. An example of this is in common variable immune deficiency (Topic J2) where autoantibodies to platelets are sometimes found. Autoimmune diseases are also more common in patients with IgA-deficiency (Topic J2).

L3 AUTOIMMUNE DISEASES – MECHANISMS OF DEVELOPMENT

Key Notes

Breakdown of self-tolerance

The mechanisms that lead to autoimmunity are unclear but may include molecular mimicry, defective regulation of the anti-self response through Th1 and Th2 cells, polyclonal activation, modification of self antigens through microbes and drugs, changes in availability of self antigen and dysregulation of the idiotype network.

Molecular mimicry and the T cell bypass

An immune response may be generated against an epitope that is identical, or nearly identical, in both a microbe and host tissue, resulting in attack on host tissue by the same effector mechanisms activated to eliminate the pathogen. For example, a cross-reactive antigen between heart muscle and Group A *Streptococci* predisposes to the development of rheumatic fever as a result of inducing autoantibodies to heart muscle.

Defective regulation mediated via Th cells

Microbial infection induces either Th1 or Th2 cytokines. The Th1 response leads to the production of the pro-inflammatory cytokines, while the Th2 response is associated with anti-inflammatory cytokines and antibody formation. Predominance of Th1 or Th2 responses occurs in some autoimmune diseases and changes in the relative contribution of these subsets (e.g. as seen in pregnancy) can influence disease activity in RA and SLE.

Polyclonal activation via microbial antigens

Some microbes or their products activate lymphocytes independently of their antigenic specificity, i.e. are polyclonal activators, e.g. LPS and EBV. Patients with infectious mononucleosis produce IgM antibodies to several autoantigens including DNA. Since a switch to production of IgG autoantibodies (which requires Th cells) does not occur, T cells are probably not involved or are inhibited in their action.

Modification of cell surfaces by microbes and drugs

Foreign antigens, e.g. viruses and drugs, may become adsorbed onto the surfaces of cells or react chemically with surface antigens in a hapten-like manner to alter their specificity. For example, thrombocytopenia and anemia are relatively common in drug-induced autoimmune disease. Thrombocytopenia is also common in children following viral infections, and may involve association of viral antigens or immune complexes with the surface of platelets.

Availability of normally sequestered self-antigen

Since tolerance induction occurs mainly during embryonic development, antigens which are absent or anatomically separated (sequestered) from the immune system during this period are not recognized as self. Such antigens include the lens proteins of the eye, and molecules associated with the central nervous system, the thyroid and testes.

Dysregulation of the idiotype network

Anti-idiotypic antibodies resulting from an immune response to a hormone could interact with the receptor for the hormone, and thus initiate disease. Animal experiments have verified the existence of this mechanism. Clinical examples include those resulting from development of antibodies to insulin and acetylcholine receptors.

Related topics

Antigens (A4)
Central and peripheral tolerance (G2)
Regulation by antigen and antibody (G4)
Genes, T helper cells, cytokines and neuroendocrine system (G5)
Pathogen defense strategies (H3)

Breakdown of self-tolerance

The mechanisms that lead to autoimmunity are unclear and involve many factors. In an ideal immune response only foreign antigens activate immune effector mechanisms, the foreign antigens are selectively cleared without damage to the host and immune effector mechanisms are turned off when they are no longer needed. Thus, the immune response may require the orderly interaction of at least four distinct cell types (antigen presenting cells, CTLs, Th cells, and B cells; Topics E3, F2 and F5) that communicate by direct cell to cell contact and through cytokines. Although these interactions are usually well controlled, a defect could result in specific adaptive immune responses to self antigens which cause autoimmune disease. The various mechanisms which may explain breakdown of tolerance to self and how reactions may be initiated to autoantigens include molecular mimicry, defective regulation of the anti-self response through Th1 and Th2 cells, polyclonal activation, modification of self antigens through microbes and drugs, changes in the availability of self antigen and dysregulation of the idiotype network.

Molecular mimicry and the T cell bypass

The adaptive immune response continuously monitors microbial infections and responds accordingly. In some cases, however, a response may be generated against an epitope that is identical, or nearly identical, in both a microbe and host tissue, resulting in attack on host tissue by the same effector mechanisms which are activated to eliminate the pathogen. One example is rheumatic heart disease, which is due to an epitope that is common to heart muscle and Group A *Streptococci* (*Fig. 1*). In this case, previously anergized anti-self B cells (which also crossreact with *Streptococci*) may be reactivated by receiving co-stimulatory signals from microbe-specific T cells. The B cell interacts with the microbial antigen through its antigen receptor and presents microbial peptides to anti-microbial T cells which then provide help and activate the anti-self B cells (*Fig. 2*). Self reactive B cells also become activated if the self antigen forms a complex with a microbial antigen. In this event, the self reactive B cell can endocytose microbial antigens along with the self antigen and present microbial peptides to T cells. The microbe specific T cell in this instance will provide help to the self reactive B cell in the form of costimulatory molecules and cytokines leading to breakdown in tolerance (Topic G1).

Defective regulation mediated via Th cells

The initial response to a microbial infection is usually associated with predominantly either Th1 or Th2 cytokines (Topic G5). The Th1 response leads to the production of the pro-inflammatory cytokines IFNγ, IL2, and TNFα, followed by the release of the anti-inflammatory cytokines TGFβ, IL-4 and IL-10 from Th2 cells. The Th2 response is associated with anti-inflammatory cytokines and

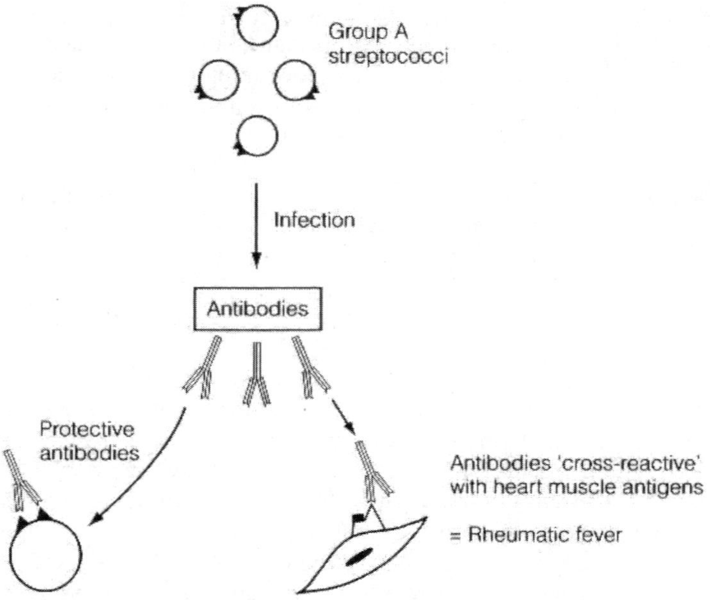

Fig. 1. Group A streptococci and rheumatic fever. Antibodies to a streptococcal antigen 'cross-react' with heart muscle antigen leading to damage and rheumatic fever. Disease abates when the bacteria are eliminated and antibody production ceases.

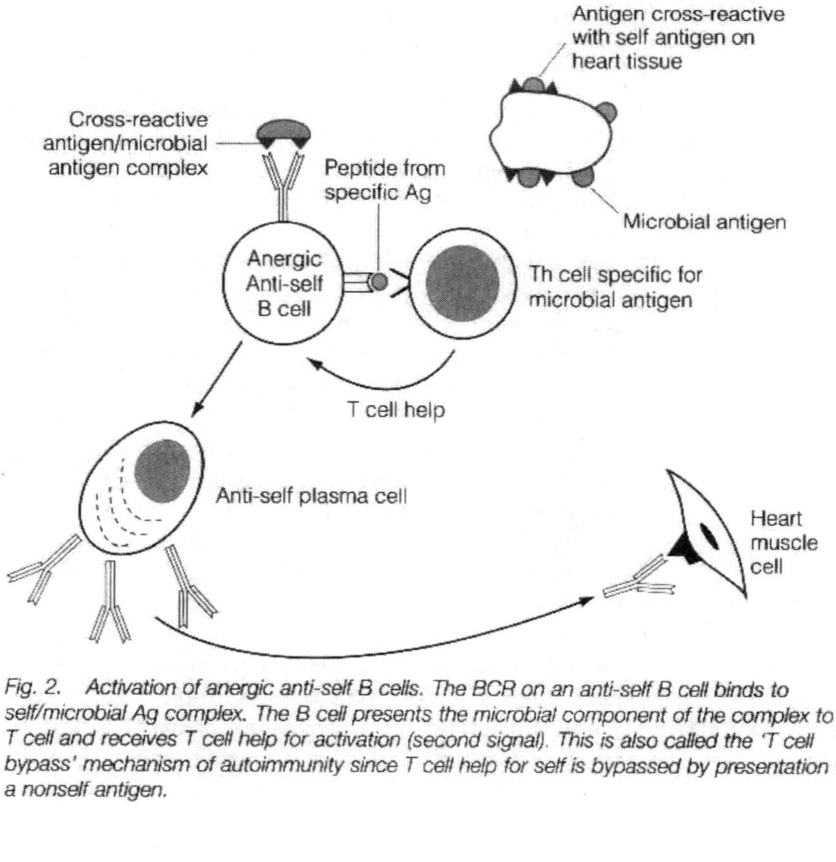

Fig. 2. Activation of anergic anti-self B cells. The BCR on an anti-self B cell binds to self/microbial Ag complex. The B cell presents the microbial component of the complex to a T cell and receives T cell help for activation (second signal). This is also called the 'T cell bypass' mechanism of autoimmunity since T cell help for self is bypassed by presentation via a nonself antigen.

antibody formation. That polarized Th1 or Th2 responses may be involved in autoimmune pathogenesis is suggested by the observation that during pregnancy, a period when Th2 cytokines predominate, the Th1 autoimmune disease RA is decreased, whereas the Th2 autoimmune disease SLE is exacerbated.

Polyclonal activation via microbial antigens

Some microbes or their products activate lymphocytes independently of their antigenic specificity, i.e. are polyclonal activators. An example of this is endotoxin or lipopolysaccharide (LPS), which is produced mainly by Gram-negative bacteria. Another example involves EBV, which has been linked to autoimmunity in a small subset of infected individuals. Most patients with infectious mononucleosis, which is caused by EBV, develop IgM autoantibodies against several cellular antigens including DNA (*Fig. 3*). Since a switch to production of IgG autoantibodies, which requires Th cells, does not occur, T cells are probably not involved or are inhibited in their action. Moreover, on recovery, when the strong EBV stimulus is removed, autoantibodies disappear. Clearly, multiple factors are important for maintenance of long term tolerance to self, and a defect or impairment of immunoregulation following infection can result in activation and expansion of autoreactive clones.

Modification of cell surfaces by microbes and drugs

Foreign antigens may become adsorbed onto the surfaces of cells or react chemically with surface antigens in a hapten-like manner to alter their immunogenicity. Thrombocytopenia (low platelet levels) and anemia (low red blood cell levels are relatively common examples of drug-induced autoimmune disease. Thrombocytopenia is also common in children following viral infections, and may involve association of viral antigens or virus–antibody immune complexes with the surface of platelets. Similarly, an autoimmune-like situation may result when microbial antigens become actively expressed on the surfaces of infected or transformed cells, especially during viral infection. Although the immune

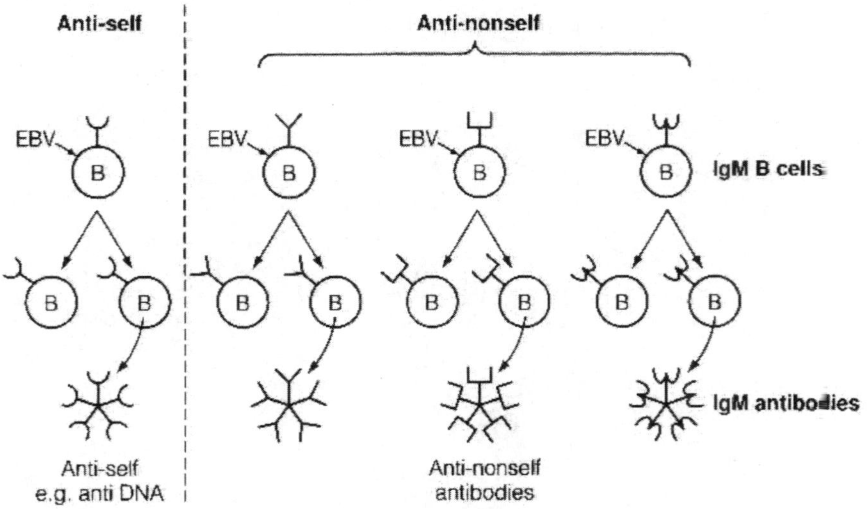

Fig. 3. Autoantibodies produced through polyclonal activation of B cells. B cells of all specificities including self, which have not been eliminated by central tolerance mechanisms, may be polyclonally activated (e.g. by EBV infection) to synthesize and release the antibodies they are programed to produce, perhaps including some autoantibodies. Transient production of the antibodies normally subsides after the microbe is eliminated or controlled.

response that subsequently develops normally results in removal of these infected cells, in some cases the tissue destruction associated with elimination of these antigens may result in immunologically mediated disease which is much more serious than the infection itself. For example, mice infected *in utero* or at birth with lymphocytic choriomeningitis virus (LCMV) become tolerant to the virus and harbor it for life without overt disease symptoms. However, if normal adult mice are exposed to LCMV, the infection is invariably fatal. In X-irradiated or neonatally thymectomized (i.e. immunosuppressed) mice, the viral infection is not lethal. Thus, lethal neurological damage results, not from the virus itself, but from the immune response to LCMV-infected cells.

Availability of normally sequestered self antigen

Since tolerance induction occurs mainly during embryonic development, antigens which are absent or anatomically separated (sequestered) from the immune system during this period are not recognized as self. These antigens are either present in too low amounts to stimulate autoimmunity or are sequestered in immunologically privileged sites. In later life, these antigens may be released as a result of trauma or infection. They may then stimulate lymphocytes that have escaped tolerance, and induce the development of autoimmune disease. Antigens which fit this model include those found in the lens of the eye, central nervous system, thyroid and testes. For example, after vasectomy blocks the release of sperm through spermatic ducts, antibodies to spermatozoa are produced. In addition, trauma to the lens in one eye results in autoantibodies that can damage the nontraumatized eye.

Dysregulation of the idiotype network

Another mechanism by which autoantibodies may arise is through a failure of idiotype/anti-idiotype control (Topics D4 and G4). Anti-idiotypic antibodies resulting from an immune response to a hormone could interact with the receptor for the hormone, and thus initiate disease (*Fig. 4*). Many animal experiments have verified the existence of this mechanism. Possible clinical examples include those resulting from development of antibodies to insulin and acetylcholine receptors (Topic K3).

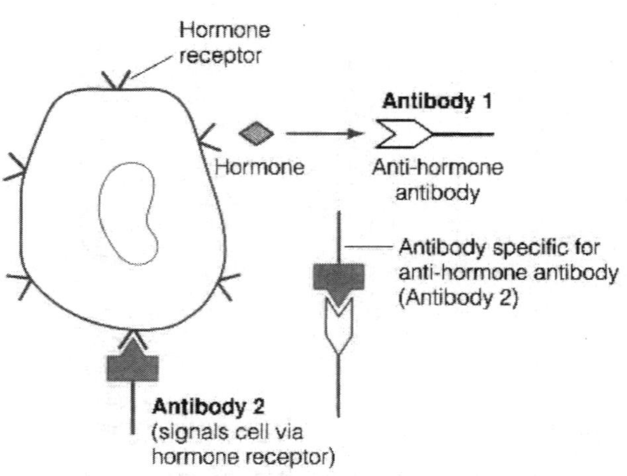

Fig. 4. Antireceptor anti-idiotypic antibody in the development of autoimmune disease. Antibody 1 is directed towards the receptor-binding region of a ligand (e.g. a hormone). Antibody 2 is directed towards the idiotype of antibody 1. Antibody 2 can thus bind the receptor, potentially resulting in autoimmunity.

L4 DISEASE PATHOGENESIS – EFFECTOR MECHANISMS

Key Notes

Tissue damaging reactions in autoimmune diseases

Once autoantibodies have been produced, their mechanisms of tissue destruction are the same as the mechanisms that lead to protective responses – phagocytosis, complement activation and interference with molecular function. Both T and B cells may be involved as well as inflammatory cytokines, immune complexes, phagocytes and complement components. In this case they are considered as hypersensitivity reactions to self antigens. The main difference between anti-microbial and autoimmune responses is that, in autoimmune disease, autoantigen is always present and cannot be removed from the body. Removal of the autoantigen results in eventual loss of autoantibodies.

Autoantibodies can directly mediate cell destruction

Autoantibodies can bind to self cells and, either alone or with complement, cause damage mediated mainly through opsonization via Fc and C3 receptors on phagocytic cells. For example, IgG autoantibodies bind to red blood cells in autoimmune hemolytic anemia (AIHA) or to platelets in immune thrombocytopenic purpura (ITP) and mediate phagocytosis of these self cells.

Autoantibodies can modulate cell function

Antibodies to certain self cell surface molecules can either interfere with or enhance the functional activity of the cell. For example, Abs to the acetylcholine receptor in myasthenia gravis block their effective interaction with acetylcholine. In Graves' disease, Abs to the TSH receptor overstimulate the thyroid.

Autoantibodies can form damaging immune complexes

Circulating immune complexes, whether composed of autologous or foreign antigens, can result in damage to tissue by complement activation and by triggering release of mediators from Fc receptor-bearing cells (type III hypersensitivity). Immune complexes can deposit in the glomeruli, especially in SLE, leading to kidney damage or, in blood vessels, to vasculitis.

Cell mediated immunity in pathogenesis

Although autoantibodies have been most firmly linked to autoimmune disease it is clear that cell mediated immunity plays an essential part in pathogenesis in some, if not all autoimmune disorders. Inflammatory T cell infiltrates are a hallmark of organ-specific diseases such as diabetes and multiple sclerosis. Their importance is indicated by studies showing that T cells can transfer particular autoimmune diseases.

Related topics

Cells of the innate immune system (B1)
Antibody functions (D8)
IgM and IgG-mediated (type II) hypersensitivity (K3)
Immune-complex mediated (type III) hypersensitivity (K4)
Delayed (type IV) hypersensitivity (K5)

Tissue damaging reactions in autoimmune diseases

The inflammatory processes underlying the tissue damage that occurs in autoimmune disease are complex and may include all of the components of the immune system. The inflammatory infiltrate usually consists of T cells, macrophages, neutrophils, B cells, mast cells and in some instances plasma cells. However, the nature of the primary insult, whether microbial or other, and site of the target tissue may influence the type of cellular infiltrate. For example, increased numbers of mast cells, eosinophils, lymphocytes and plasma cells may be a feature of gastrointestinal associated autoimmune diseases such as coeliac disease and Crohn's disease, whereas, in the pancreas of the diabetic the cellular infiltrate may be mainly mononuclear cells i.e., lymphocytes and macrophages. Some autoimmune diseases such as Goodpasture's syndrome are caused by autoantibodies to lung and kidney basement membranes which leads to renal failure. Immune complexes become deposited in the kidney also leading to kidney failure in SLE (Topic K4). Paradoxically, immunodeficiency is often associated with an increased incidence of autoimmune disease. Thus, the immune system may be an antagonist as well as a protagonist of autoimmunity. Autoimmune diseases are driven by antigen and when this is removed in experimental animals or man the autoimmune response subsides, e.g. removal of the thyroid gland in Hashimoto's thyroiditis removes the source of autoimmune stimulation and autoantibodies are no longer produced.

Autoantibodies can directly mediate cell destruction

Autoantibodies can bind to self cells and either alone or with complement cause damage. This can be mediated through opsonization via Fc receptors or C3 receptors on phagocytic cells. An example of this is IgG autoantibodies binding to red blood cells in autoimmune hemolytic anemia (AIHA), or to platelets in

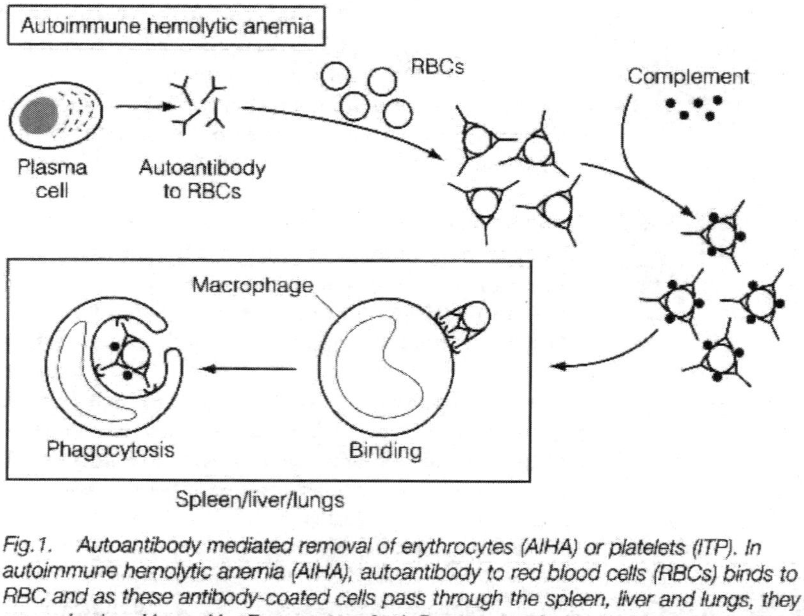

Fig. 1. Autoantibody mediated removal of erythrocytes (AIHA) or platelets (ITP). In autoimmune hemolytic anemia (AIHA), autoantibody to red blood cells (RBCs) binds to the RBC and as these antibody-coated cells pass through the spleen, liver and lungs, they are recognized and bound by Fc receptors for IgG on macrophages in these organs. The RBCs are phagocytosed by these macrophages and destroyed. Similarly, in idiopathic thrombocytopenia (ITP), which is mediated by autoantibody to platelets, the antibody-coated platelets are removed and destroyed. Complement may also play a role in lysing autoantibody coated RBCs or platelets and/or in opsonizing these self cells for phagocytosis by macrophages.

immune thrombocytopenic purpura (ITP; *Fig. 1*). The Fc mediated mechanism appears to be more important, since successful therapy (e.g. with the immunosuppressive steroid hormones glucocorticoids or corticosteroids) coincides with decreased Fc receptors on monocytes and macrophages, but not with lower autoantibody titers. Furthermore, the injection of high amounts of nonimmune IgG decreased cell destruction, an effect partly due to blocking of the Fc receptors on the body's phagocytes. Autoantibodies can also bind directly to cells in tissues. For example, in Goodpasture's syndrome, IgG antibodies bind to the basement membranes of kidney and lungs attracting phagocytes, which release enzymes that damage these tissues (frustrated phagocytosis).

Autoantibodies can modulate cell function

Antibodies to certain self cell surface molecules can either interfere with or enhance the functional activity of the cell. For example, myasthenia gravis (MG) is characterized by weakened and easily tired muscles. Serum antibodies directed against muscle, and in particular antibodies to the acetylcholine receptor, play a key role. These antibodies not only block the acetylcholine binding sites, but appear to act by cross-linking the receptor so that it becomes non-functional (Topic K3, *Fig. 2*). This is an example of type II hypersensitivity. The opposite is true in Graves' disease, an autoimmune thyroid disease in which autoantibodies stimulate rather than inhibit receptor function. Both thyroid growth-stimulating immunoglobulin (TGSI: an example of type V hypersensitivity) and thyrotropin binding-inhibitory immunoglobulin (TBII) have been demonstrated. TBII, by binding to receptors for thyroid stimulating hormone (TSH), thyrotropin, stimulates the thyroid gland to make high levels of thyroid hormone resulting in hyperthyroidism. IgG autoantibiodies can cross the placenta and can cause transient hyperthyroidism in the newborns of women who have Graves' disease and MG in the newborns of mothers with MG. It would appear that in MG and Graves' disease, only B-cells specific for a few bodily components are activated. The defect may therefore lie with a very small subset of T or B cells. Since total antibody titer does not correlate well with disease state, antibody class and subclass (e.g. C' binding or nonbinding) may be a crucial consideration.

Autoantibodies can form damaging immune complexes

Circulating immune complexes, whether composed of autologous or foreign antigens, can result in damage to tissue by complement activation and triggering release of mediators from Fc receptor-bearing cells (type III hypersensitivity). Immune complexes may also perturb normal immunoregulation, perhaps through triggering of Fc receptors on lymphocytes. For example, although SLE may involve some target cell-specific autoantibodies (e.g. to erythrocytes), the most life-threatening manifestation of SLE is usually kidney damage, which results from the deposition of soluble immune complexes in the glomeruli. Some immune complexes may deposit in blood vessels leading to vasculitis. Since autoantibodies are produced to many bodily components, there may be a generalized defect in self tolerance similar to the Fas/FasL apoptotic defects seen in certain autoimmune (LPR and GLD) strains of mice. Antibodies to T cells are common as well, and may contribute to progression of the disease.

Cell mediated immunity in pathogenesis

Although autoantibodies have been most firmly linked to autoimmune disease, it is clear that cell mediated immunity plays an essential part in pathogenesis in some, if not all autoimmune disorders. In particular, T cells not only play a helper role in the development of autoimmune disease but also a direct role in tissue inflammation. For example, inflammatory T cell infiltrates are a hallmark of organ-specific diseases such as diabetes and MS, and are also present in skin lesions in SLE. However, a clear understanding of their involvement in autoimmune pathogenesis has been complicated by the MHC restricted nature of T cell recognition and the difficulty in isolating these T cells and in identifying their target antigens. In animal models, using inbred populations, it has been possible to clone autoimmune T cells that are able to transfer the autoimmune disease to other animals. For example, injection of myelin basic protein has been shown to induce experimental allergic encephalomyelitis (EAE) in rats, a disease very like MS in humans. Both encephalogenic and tolerogenic peptides to which T cells bind have been identified and either disease or protection against disease can be transferred to other rats of the same inbred strain with different cloned T cells. In general, clones making Th2 cytokines are protective whereas those making Th1 cytokines elicit disease. Thus, it is clear that T cells play a central role in both pro- and anti-inflammatory aspects of autoimmune disease, and that their MHC restriction, peptide specificity, and Th1/Th2 cytokine profile are important contributors to pathogenesis.

L5 DIAGNOSIS AND TREATMENT OF AUTOIMMUNE DISEASE

Key Notes

Diagnosis	Diagnosis of autoimmune disease is through clinical and laboratory criteria that differ for each disease. Autoantibodies to a variety of autoantigens are detected using tissue sections, immunofluorescence techniques and ELISA. This allows the detection of the IgG Abs to double stranded DNA which are characteristic of SLE, and of rheumatoid factor found in RA patients. Autoantibodies to the acetyl choline receptor or the TSH receptor can be detected by the ELISA.
Replacement therapy	In some cases, critical self antigens are compromised by the autoimmune process and may need to be replaced. In the case of thyroid autoimmunity, the patient is treated with thyroid hormones. In myasthenia gravis, inhibitors of enzymes which break down acetylcholine are given. In diabetes, insulin is given to replace that lost by damage to the islet cells.
Suppression of the autoimmune process	The ideal treatment of an autoimmune disease is to reinstate specific immune tolerance to self antigen. However, more than one autoantigen is often involved and induction of tolerance is very difficult to achieve during an ongoing immune response. Current treatments are aimed at suppressing the autoimmune response. These include nonspecific aspirin-like drugs (nonsteroidal anti-inflammatory drugs; NSAIDs) or glucocorticoids, used to dampen inflammation, and plasmapheresis to remove autoantibodies. Cytotoxic drugs, cyclosporin and MAbs to T or B cells are also used to modulate or eliminate autoreactive lymphocytes. Drugs targeting cytokines (or their receptors) have also demonstrated considerable promise in RA.
Related topics	Monoclonal antibodies (D5) Antigen/antibody complexes (immune complexes) (D6) Immunoassay (D7)

Diagnosis

Diagnosis of autoimmune diseases is through clinical and laboratory criteria that differ for each disease. In the clinical laboratory, autoantibodies to a variety of autoantigens are detected using tissue sections, immunofluorescence techniques and ELISA (Topic D7). For example, sera containing antinuclear antibodies (ANA), which are characteristic of a number of autoimmune diseases, can be detected on thyroid tissues as can antibodies to thyroid peroxidase which are characteristic of Hashimoto's thyroiditis. Patients with SLE have IgG antibodies to double stranded DNA in their serum, whilst 70% of patients with RA are seropositive for rheumatoid factor – an autoantibody directed to the Fc region of IgG. Autoantibodies to the acetylcholine receptor or the TSH receptor can be detected by ELISA. Antibodies to neutrophil cytoplasmic antigen

(ANCA) are detected by immunofluorescence on normal neutrophils, which if present indicates a diagnosis of Wegener's granulomatosis.

Replacement therapy

In some cases the autoantigen that is being removed either directly by the autoimmune response (e.g. pernicious anemia, autoimmune thyroiditis or indirectly by immune damage (e.g. diabetes) may need to be given back to the patient. This includes platelets in autoimmune thrombocytopenias, thyroid hormones in thyroid autoimmunity, B12 in pernicious anemia and insulin in insulin-dependent diabetes.

Suppression of the autoimmune process

The 'Holy Grail' for the treatment of autoimmune diseases is to reinstate specific immune tolerance to the particular autoantigen. More than one autoantigen is often involved and induction of tolerance is very difficult to achieve during an ongoing immune response (Topic G3). Therefore, current treatment is essentially aimed at reducing specific inhibition of the ongoing inflammatory response (*Table 1*). Nonspecific aspirin-like drugs (nonsteroidal anti-inflammatory drugs; NSAIDs) or glucocorticoids are often used to dampen inflammation. Removal of autoantibodies and immune complexes from the blood and replacement of patient plasma with plasma from normal donors (plasmapheresis) can be useful but has a short-lived effectiveness. Cytotoxic drugs such as those used to treat tumors are used in severe cases of autoimmune disease to eliminate the autoantigen specific T and B cells which are the origin of the disease. Similarly, lymphoid irradiation has been used to treat drug-resistant RA patients with some success. Drugs that more specifically target immune cells include cyclosporin A, which inhibits cytokine release by T cells, and monoclonal antibodies directed to T cells or B cells, which could eliminate lymphocytes responsible for the disease. However, care has to be taken to avoid elimination of important immune cells leading to secondary immunodeficiency (Topic J3).

Table 1. Therapy of autoimmune diseases

Current	
Replacement of targeted autoantigen	E.g. thyroid hormone for thyroid autoimmune disease; insulin for type II IDDM.
Nonsteroidal anti-inflammatory drugs (NSAIDs) e.g. aspirin, ibuprofen	Inhibit prostaglandins – RA and others
Corticosteroids e.g. prednisone	Anti-inflammatory
Cytotoxic drugs	
Azathioprine	Inhibits cell division, suppresses T cells
Cyclophosphamide	Blocks cell division, inhibits antibody production
Cyclosporin A	Inhibits T cell cytokine IL-2 production
Experimental/in clinical trials	
Monoclonal antibodies to CD4/CD20	In drug-resistant RA
Inhibitors of TNFα	In drug-resistant RA
Peptides of HSP	IDDM
Antigen given via the oral route to re-establish tolerance	
Myelin basic protein	Treatment of multiple sclerosis
Collagen	Treatment of RA

Drugs targeting cytokines such as inhibitors of IL-1 and monoclonal antibodies to, or soluble receptors for, TNFα have also shown considerable promise in suppressing the inflammatory process in RA and slowing down progression of the disease.

Recent studies have shown that peptide vaccines of self heat shock proteins ameliorate insulin dependent diabetes melitus in a murine model and prevent further damage to the islet cells of the pancreas (Topic L2). This might lead the way to a new approach to treatment of autoimmune diseases in man.

Another approach being developed involves the introduction of antigen via the oral route (mucosal surface) in an attempt to reintroduce specific tolerance (e.g. in RA and MS). There is also experimental evidence that antibodies specific for the autoantibody-producing B cell clones (anti-idiotypic antibodies) may offer effective treatment in the future. Other experimental treatments include targeting the CD40L induced on T cells during cognate interactions with antigen with the idea of removing specific T cell help for autoreactive B cells. This shows promise in re-inducing at least a partial tolerance to the autoantigens.

M 移　　植

M1　移植问题

要　点

历史的回顾	我们早期关于移植排斥的大部分知识是第二次世界大战期间用皮肤移植治疗伤口而获得。动物实验导致首次确定抗原是移植排斥的原因。
移植的类型	移植或是从机体的一部分到另一部分(自体组织移植),或到同物种的另一个成员(同种异体移植),或在物种间交叉(异种移植)。临床通常用的同种异体移植,包括血液、心脏、肾脏和肝脏。
排斥的主要问题	主要的移植抗原是ABO血型和人类白细胞抗原(HLA)系统的那些抗原,它们是多态性的,即由几个可能的等位基因编码的。抗体和细胞介导免疫(CMI)是移植排斥的主要原因。通过亲属之间移植、组织分型、免疫抑制可以减少排斥的可能性。骨髓移植能够导致移植物抗宿主反应。
相关主题	抗原(A4)　　移植抗原(M2) 抗原的T细胞识别(F2)

M2　移植抗原

要　点

血型抗原	主要的血型抗原是ABO系统的抗原。这些糖类抗原在红细胞和某些其他组织上存在。大多数个体都有识别这些抗原的抗体(同种血细胞凝集素)。因此,A血型的个体具有B血型的抗体,而B血型的个体具有A血型的抗体。从一种血型向另一种血型输的血将被排斥①。
主要组织相容性复合体抗原	主要组织移植抗原由多态性的MHC基因座(人类是HLA)编码。六个不同基因座(A、B、C、DP、DQ、DR)中的两个等位基因(出自许多可能组合)的遗传,意味着两个个体的所有HLA抗原完全相同的机率非常小(1/3500万)。
次要组织相容性抗原	次要移植抗原包括非-ABO血型和与性染色体有关的抗原。这些抗原通常比MHC抗原"弱",并且可能是排斥作用后期免疫系统的靶抗原。
相关主题	抗原(A4)　　抗原的T细胞识别(F2) 基因、T辅助细胞、细胞因子和神经内分泌系统(G5)

注①:这里所指的一种血型向另一种血型输血仅仅是指A型与B型之间的交换输血。

M3　排斥机制

要　点

排斥是一种适应性免疫应答	将移植物给予曾排斥过有同样移植抗原移植物的受体,则该移植物会被更迅速地排斥。这是由于对这些抗原的特异性的记忆应答(适应性免疫系统的特性)所致。
同种异体移植的排斥机制	适应性免疫系统识别供体组织上表达的不匹配的HLA等位基因产物,并对排斥作用负责。发生抗体介导还是T细胞介导(CMI)的排斥,取决于移植组织的来源,如皮肤主要为CMI介导的排斥,而肾脏则为抗体和CMI共同介导。在供体与受体之间HLA不匹配的数目(即移植抗原数)通常决定排斥作用的强度。

异种移植的排斥 由于人类供体的供不应求，而考虑用动物的器官/组织作为替代来源。猪被认为是合适的，因为猪的许多内脏器官的大小可与人的相比。但是人类有对猪细胞表面存在的糖类的天然血球凝集素，与抗 ABO 抗原的那些血球凝集素类似，因而会产生超急性排斥问题。

供体排斥宿主组织 除宿主排斥移植组织外，骨髓移植物中的 T 细胞也受不匹配宿主 HLA 刺激，导致移植物抗宿主反应。在贫血症、新生儿代谢性疾病、原发性免疫缺陷和某些肿瘤，尤其是白血病的情况中，用骨髓作为干细胞来源时，需要注意避免这种应答。

相关主题 抗体应答的细胞基础(E3)　移植排斥的预防(M4)　T 细胞在免疫应答中的作用(F1)　免疫系统的缺陷(J1)

M4　移植排斥的预防

要　点

家族移植 由于 HLA 基因的遗传模式，家族内的移植大大减少 HLA 不匹配。由父母提供给子女的移植物至少有 50% 的 HLA 等位基因是匹配的，而由兄弟姐妹之间提供的移植物则有 25% 的机会有完全相同的 HLA 等位基因。

组织分型 移植物供体和受体的 HLA 的分型均可通过抗体或“分型”细胞来检测。现在有些实验室也使用分子遗传技术。

交叉配血 交叉配血被用于检测受体中预先形成的针对供体组织的抗体。这通过将受体的血清与供体的淋巴细胞混合来测定。

免疫抑制 通常必须利用药物抑制免疫系统以帮助维持移植物。使用的药物包括皮质类固醇、细胞毒药物(如咪唑硫嘌呤)和环孢菌素 A。

“胎儿移植”的特殊情况 胎儿是异体移植物，在大多数情况下由于机体自身抑制排斥过程而不被排斥。可能涉及一些有关的机制包括滋养层缺乏常规的 HLA 表达，滋养层表达补体抑制蛋白，以及胎盘中产生免疫抑制分子。

相关主题 抗体的功能(D8)　排斥机制(M3)

M1 THE TRANSPLANTATION PROBLEM

Key Notes

Historical perspective Much of our early knowledge about transplantation rejection was gained during the Second World War when skin grafts were given to treat wounds. Animal experiments led to the first definition of antigens responsible for transplant rejection.

Types of grafts Transplants are either from one part of the body to another (autografts), to a member of the same species (allografts), or across species (xenografts). Allografts that are commonly used clinically include blood, heart, kidney and liver.

The major problem of rejection The major transplantation antigens are those of the ABO blood groups and the human leukocyte antigen (HLA) system which are polymorphic, i.e. are coded for by several possible alleles. Antibodies and cell mediated immunity (CMI) are responsible for graft rejection. The likelihood of rejection can be reduced by transplanting within families, tissue typing, and immunosuppression. Bone marrow transplantation can result in graft versus host reactions.

Related topics Antigens (A4); T cell recognition of antigen (F2); Transplantation antigens (M2)

Historical perspective

Skin grafts were used to treat major wounds acquired during the Second World War, and it was from this experience that the early concept of transplantation rejection was founded. This led to the now widely known fact that transplantation of donor organs/tissues to another individual usually results in rejection, unless histocompatible tissues (based on specific tissue typing) and immunosuppression are used. Early experiments in mice in the 1950s and 60s defined the role of the major histocompatibility molecules in graft rejection. Transplantation is now common medical practice and many different organs/tissues are transplanted (*Table 1*).

Types of grafts

Tissues/organs transplanted from one part of the body to another (autograft) are not rejected since they are self. Transplants of tissue/organs from an individual within the same species are called allografts (e.g. human to human) or

Table 1. Commonly transplanted organs/tissues

Allografts	Autografts
Kidney, pancreas, heart (heart/lung), skin, cornea, bone marrow, liver, blood	Skin, bone marrow

from one species to another are called xenografts (e.g. pig to human). Human transplants are usually allografts but xenografts are now being considered as an alternative due to inadequate supplies of human donor organs/tissues.

The major problem of rejection

That the immune system is responsible for the rejection process has been demonstrated in animal models and in humans. The immune mechanisms used for rejection are the same as those used in immune responses to invading microbes and are essentially adaptive immune responses. The cause of the problem is genetic polymorphism, and in particular that the transplantation antigens are mainly polymorphic gene products, e.g. blood groups and major histocompatibility complex (MHC) molecules, which vary among different individuals within the same species. Rejection can be minimized by using familial donors, tissue typing and immunosuppressive drugs. Bone marrow transplantation given as a source of stem cells can result in graft versus host reactions.

M2 Transplantation antigens

Key Notes

The blood group antigens

The major blood group antigens are those of the ABO system. These carbohydrate antigens are present on erythrocytes and some other tissues. Most individuals have antibodies (isohemagglutinins) which recognize these antigens. Thus, blood group A individuals have antibodies to blood group B, and blood group B individuals antibodies to blood group A. Blood transfused from one group to the other would be rejected.

The major histocompatibility complex antigens

The main tissue transplantation antigens are encoded by the polymorphic MHC locus (HLA in man). The inheritance of two alleles (out of many possible) at six different loci (A, B, C, DP, DQ, DR) means that the chance of all HLA antigens of two individuals being exactly the same is very low (1 in 35 million).

Minor histocompatibility antigens

Minor transplantation antigens include non-ABO blood groups and antigens associated with the sex chromosomes. These are usually 'weaker' than the MHC antigens, and are probably the antigens targeted by the immune system in late onset rejection.

Related topics

Antigens (A4)
T cell recognition of antigen (F2)
Genes, T helper cells, cytokines and the neuroendocrine system (G5)

The blood group antigens

The major blood group ABO antigens are mainly present on the surfaces of erythrocytes and the genes encoding them are polymorphic, i.e. there is more than one allele coding for the gene product. This is in contrast to most proteins, e.g. albumin, which are coded for by nonpolymorphic genes or genes which lack allelic variation. The major blood group alleles A and B, code for enzymes which create different sugars on proteins and lipids on the surface of erythrocytes. Blood group O is a null allele and does not add sugars. These alleles are inherited in a simple Mendelian inheritance pattern and are codominantly expressed (i.e. both allelic products are expressed on the erythrocyte surface, *Table 1*). An individual can either be homozygous (the same) or heterozygous (different) for the inherited alleles.

The major problem with transplanting blood is that all of us have antibodies (isohemagglutinins) to these blood group antigens (*Table 1*). The reason for development of these antibodies is unclear, but is probably due to cross-reactivity

Table 1. Blood group antigens and isohemagglutinins

Blood group	A	B	AB	O
Genotype	AA or AO	BB or BO	AB	OO
Isohemagglutinins	Anti-B	Anti-A	None	Anti-A and B

of AB antigens with those of certain ubiquitous microbes (see Topic E3). Transplantation of blood to a recipient who has serum isohemagglutinins can result in a severe transfusion reaction mediated by a type II hypersensitivity reaction (Topic K3).

The major histocompatibility complex antigens

These are the major barrier to transplantation of nucleated cells. As previously described, MHC molecules are expressed on all nucleated cells of the body and their physiological function is to direct T cells to carry out their function. However, like the locus coding for the major blood group antigens and unlike the majority of other gene products, genes coding for MHC molecules are polymorphic. In contrast to the ABO system, each MHC locus can encode for a very large number of different allelic forms and to further increase the complexity, there are six different loci. In humans, this locus is found on chromosome 6 (*Fig. 1*) and encodes HLA, since the antigens were first discovered in humans on leukocytes.

The combinations of the many different allelic forms which are codominantly expressed means that the chances of two individuals having a completely identical set of alleles is extremely remote (1 in 35 million). Thus the different allelic products of the donor organ/tissue will be foreign to the recipient who does not have them and will therefore generate an immune response to them. An example of alleles that might be expressed by donors/recipients is shown in *Table 2* and the

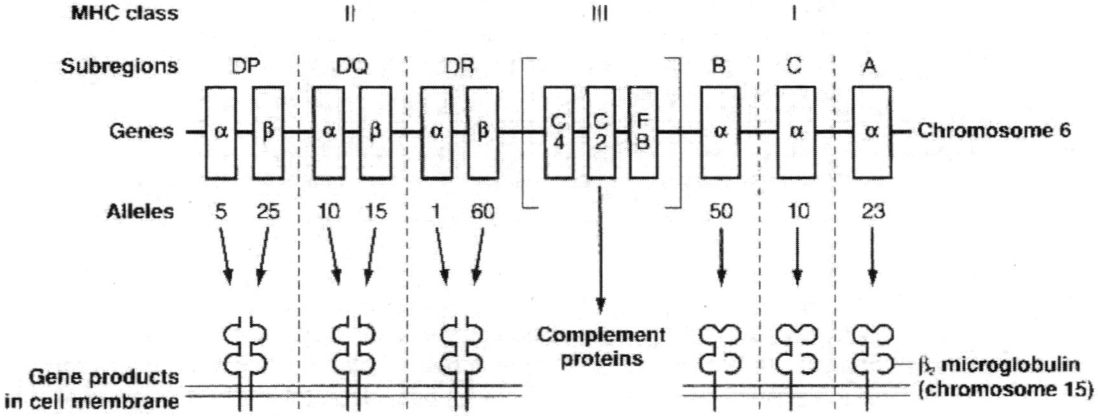

Fig. 1. The human major histocompatibility locus. Class I and Class II human leukocyte antigens (HLA) are encoded by three (A, B and C) and six genes (DP, DQ and DR), respectively. Each gene can be coded by many different alleles, the products of which, if different from self, are recognized as transplantation antigens. Thus, there are millions of different combinations of the different allelic products. The class III HLA locus encodes complement proteins.

Table 2. Human leukocyte antigens (HLA) alleles of a hypothetical donor and recipient

Locus	Donor	Recipient	Alleles to which the recipient's immune system responds
HLA-A	A2/A2	A6/A2	None*
HLA-B	B21/B26	B23/B8	B21, B26
HLA-C	C5/C8	C9/C4	C5, C8
HLA-DR	DR4/DR6	DR8/DR3	DR4, DR6
HLA-DP	DP3/DP1	DP2/DP1	DP3
HLA-DQ	DQ3/DQ3	DQ4/DQ2	DQ3

* The recipient's immune system sees A2/A2 as self.

target of the recipient 's immune system would be the products of the mismatched alleles.

Minor histocompatibility antigens

There are a number of minor transplantation antigens that include non-ABO blood groups and antigens associated with the sex chromosomes. These are usually 'weaker' than the MHC antigens, and are probably the antigens targeted by the immune system in late onset rejection (Topic M3).

M3 REJECTION MECHANISMS

Key Notes

Rejection is an adaptive immune response	Transplants given to recipients that have previously rejected a graft having the same transplantation antigens, are rejected more rapidly. This is due to a specific memory response to these antigens, a property of the adaptive immune system.
Mechanisms of rejection of allografts	The adaptive immune system recognizes the mismatched HLA allelic products expressed on donor tissues and is responsible for rejection. Both antibody and T cell mediated (CMI) rejection occurs depending on the source of tissue for the transplant, e.g. skin, mainly CMI and kidney, antibodies and CMI. The number of HLA mismatches between donor and recipient (i.e. transplantation antigens) usually determines the strength of rejection.
Xenotransplant rejection	Due to the inadequate supply of human donors, animals are being considered as an alternative source of organs/tissues. The pig is deemed appropriate, since the size of many of its internal organs is comparable with that of man. Hyperacute rejection problems have arisen due to the presence in the pig of cell surface sugars to which humans have natural hemagglutinins, similar to those against ABO antigens.
Donor rejection of host tissues	In addition to host rejecting graft tissue, T cells in bone marrow grafts are stimulated by mismatched host HLA leading to a graft versus host reaction. Care to avoid this response is required in using bone marrow as a source of stem cells in cases of anemia, metabolic diseases of the newborn, primary immunodeficiency and some tumors, especially leukemias.
Related topics	The cellular basis of the antibody response (E3) The role of T cells in immune responses (F1) Prevention of graft rejection (M4) Deficiencies in the immune system (J1)

Rejection is an adaptive immune response

The immune system treats mismatched transplants in the same way as microbes. Thus, if a patient rejects a transplant through transplantation antigens, it will reject a second graft carrying the same or shared transplantation antigens much faster. This 'second set' rejection in due to the sensitization by the first graft and a memory response on subsequent exposure. This is a property of the adaptive immune system.

Mechanisms of rejection of allografts

Graft rejection is mediated by both cell mediated (T cell) and humoral immune mechanisms (antibodies). Furthermore, the number of mismatched alleles also determines the magnitude of the rejection response. The more mismatches, the larger the number of antigens to which an immune response can be made. Thus in Topic M2, *Table 2* above, the recipient's immune response could respond to eight different donor transplantation antigens. Although both T cell mediated responses and antibodies can be generated against the foreign antigens, the rejection of particular types of graft may be preferentially mediated more through antibodies than through T cell mediated immune (CMI) responses and vice versa (*Table 1*). In general, immune responses against transplantation antigens mediated by preformed antibodies result in a rapid rejection (hyperacute).

Allografts can show three main types of rejection patterns. The best studied transplant being the kidney (*Table 2*).

Table 1. Main mechanisms of rejection of different kinds of grafts

Organ/tissue	Mechanism(s)
Blood	Antibodies (isohemagglutinins)
Kidney	Antibodies, CMI (T cell)
Heart	Antibodies, CMI (T cell)
Skin	CMI (T cell)
Bone-marrow	CMI (T cell)
Cornea	Usually accepted unless vascularized, CMI (T cell)

- *Hyperacute rejection* occurs within a few minutes or hours and is believed to be mediated by pre-existing circulating antibody in the recipient to antigens of the donor. Unlike other transplants, the kidney has ABO coded sugar antigens expressed on the endothelial cells of the blood vessels. Thus, if the donor has a different blood group from the recipient, the antibodies will result in a type II hypersensitivity reaction in the kidney graft (Topic K3). Graft recipients might also have some memory responses to HLA through rejection of a previous graft. In addition, multiparous women recipients may have been sensitized to paternal HLA expressed by their child's cells. This could occur during pregnancy and at parturition when small amounts of blood of the newborn may get into the maternal circulation. Prior transfusion with blood containing some leukocytes of a recipient can also result in priming to HLA alleles.
- *Acute rejection* occurs within the first weeks or months following transplantation. The graft shows infiltrates of activated lymphocytes and monocytes. Antibody may be a factor in the process, but the effector mechanism is primarily through cytotoxic T cells or helper/delayed type hypersensitivity T cells (Topic K5) and monocytes/macrophages.
- *Chronic rejection* is the gradual loss of function of the grafted organ occurring over months to years. The lesion often shows infiltration with large numbers of mononuclear cells, predominantly T cells. The mechanism of rejection is not clear but following transplantation, memory (and primary) responses which generate antibody and cellular immunity to HLA may take some time, especially since the patient will be immunosuppressed to improve graft 'take' (see later) and there might be only a limited number of mismatched alleles. Furthermore, minor transplantation antigens may eventually produce a significantly large immune response to result in rejection.

Table 2. Kidney graft rejection

Type of rejection	Time to rejection	Cause
Hyperacute	Within hours	Preformed antibodies (anti-ABO and/or anti-HLA)
Acute	Weeks to months	Cell-mediated ($CD8^+$, $CD4^-$ T cells)
Chronic	Months to years	Cell-mediated ($CD8^+$ T cells), antibodies to tissue antigens

Xenotransplant rejection

The inadequate supply of donor organs/tissues has led to consideration of animals as donors. In particular, the pig appears to be a suitable source of transplantable tissues since the size of many of the internal organs is comparable with that of man. However, a major unforeseen problem is that pig cells have sugars which are not found on human cells and to which humans have serum IgM hemagglutinating antibodies (similar to the ABO isohemagglutinins, *Table 1*, Topic M2). Thus, pig organs will be rejected through a hyperacute mechanism due to preformed hemagglutinins which activate complement resulting in lysis of the grafted cells. Strategies planned to prevent this include:

- Trying to inactivate the gene encoding the glycosyltransferase responsible for the sugar residues.
- Introducing genes into the pig which code for molecules which inhibit the lytic component of complement activation (see Topic D8, G1).

Even if these strategies are successful, there is still the problem of the MHC molecules expressed by pig tissues. The use of nonhuman sources of grafts have additional problems. These include ethical issues and the possibility of transferring unknown viruses that, in the long-term, could enter the germ-line.

Donor rejection of host tissues

Although most transplant rejection is the result of the immune system of the recipient recognizing and responding to the donors' HLA (host versus graft response), in the case of bone marrow transplants there is an additional problem in that the graft (the bone marrow) contains viable active lymphocytes. In particular, T cells may recognize recipient cells as foreign and produce a graft versus host reaction (*Table 3*). More specifically, donor T cells may recognize mismatched HLA alleles and respond to them.

Table 3. Host versus graft and graft versus host reactions

Host versus graft reaction	Graft versus host reaction
Response to donor HLA by host immune system	Response to recipient HLA by donor T cells

This often results in skin rashes and gastrointestinal problems and may be quite serious. The pathology is probably mediated by inflammatory cytokines released from the donor T cells. In some cases it can be alleviated by cyclosporin A treatment. Bone marrow stem cells are given for a number of clinical conditions to provide functional genes. These conditions include some primary immunodeficiency diseases, anemias, tumors and metabolic diseases (*Table 4*). Other conditions in which bone marrow grafts are being tested are for breast cancer and rheumatoid arthritis following heavy chemotherapy/irradiation to remove the tumor and lymphoid cells, respectively.

Table 4. Clinical conditions for which bone marrow grafts are given

Anemias	Metabolic diseases	Immunodeficiency diseases	Tumors
Fanconi's anemia	Gaucher's disease	Reticular dysgenesis	Acute lymphoblastic leukemia
	Thalassemias	Severe combined	Acute myeloid leukemia
Aplastic anemia	Osteopetrosis	Chronic granulomatous disease	Acute chronic myeloid leukemia
		Wiskott-Aldrich syndrome	Chronic lymphocytic leukemia

M4 PREVENTION OF GRAFT REJECTION

Key Notes

Familial grafting — Due to the inheritance pattern of the HLA genes, transplantation within families reduces greatly HLA mismatches. Transplants from parents to siblings have at least a 50% match of HLA alleles, whilst sibling to sibling grafts have a 25% chance of having identical HLA alleles.

Tissue typing — Typing of the HLA of both transplant donor and recipient can be done by antibodies or 'typing' cells. Molecular genetic based techniques are also now used by some laboratories.

Cross-matching — Cross-matching is used to test for preformed antibodies in the recipient directed to donor tissues. This is measured by mixing serum from the recipient with blood lymphocytes from the donor.

Immunosuppression — Suppression of the immune system by drugs is usually necessary to aid in maintenance of the graft. The drugs used include corticosteroids, cytotoxic drugs (e.g. azathioprine) and cyclosporin A.

The special case of the 'fetal transplant' — The fetus is an allograft, and yet in most cases it is not rejected due to the body itself suppressing the rejection process. There are probably several mechanisms involved including lack of expression of conventional HLA on the trophoblast, complement inhibitory proteins expressed by the trophoblast and immunosuppressive molecules produced in the placenta.

Related topics Antibody functions (D8) Rejection mechanisms (M3)

Familial grafting

Transplantation within families significantly reduces allele mismatches because of the inheritance patterns of HLA (*Fig. 1*). In general, there is little crossover within the locus and the whole locus is usually inherited *en bloc*. Thus, if parents donate grafts to their children there is equal to or greater than (due to chance) 50% match of the HLA alleles. If siblings (brothers and sisters) donate to each other there is a one in four chance of a complete match. Thus, if you need a transplant, make sure you come from a family with lots of brothers and sisters! Other tissue antigens that trigger far less vigorous rejection responses (minor histocompatibility antigens) are encoded outside the MHC locus and include male specific antigens. In fact, mismatches of minor transplantation antigens can be important in determining the fate of grafts between HLA matched donor and recipient, especially as it relates to chronic rejection over a longer period of time.

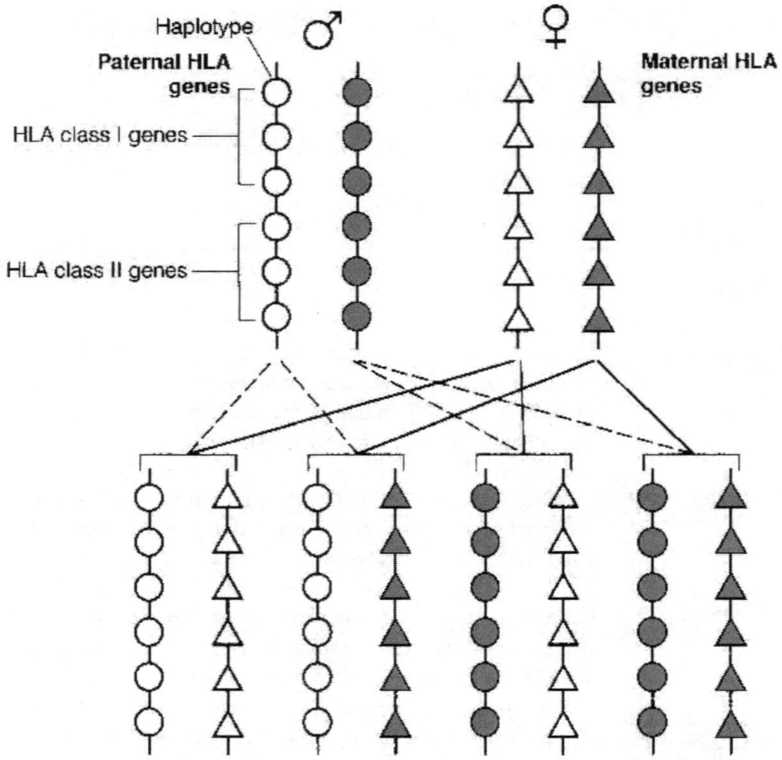

Fig. 1. Inheritance of HLA genes. Each individual receives one set of HLA genes from each parent (i.e. they receive one haplotype from each parent). Because of their position on the chromosomes, alleles are inherited en bloc. Grafts from parents to siblings and vice versa have at least 50% of matched alleles whilst sibling to sibling grafts have a 1 in 4 chance of a complete match.

Tissue typing

If a familial donor is not available, then the extent of the mismatches between alleles must be determined by tissue typing, in order to best match donor and recipient. In this context, one of the most useful assays involves cytotoxic antibodies (usually mAbs) to individual HLAs. The principal of the antibody method depends on the surface expression of the HLA. Donor and recipient blood for typing are enriched for B cells (they express both class I and II HLA) and specific cytotoxic antibodies are added. Binding of the antibody to a surface HLA in the presence of complement results in the direct killing of the B cells (*Fig. 2*). These can be microscopically scored. Using a panel of antibodies, it is possible to HLA type for the majority of alleles.

Many HLA typing labs are now turning to identification of the HLA genes inherited via molecular genetics based tests that utilize the restriction fragment length polymorphism (RFLP) or polymerase chain reaction (PCR) amplification techniques. These technologies determine the nucleotide sequence of the HLA genes in question and give unequivocal results. Outside its use in tissue typing for transplants, this technology has been particularly important in identifying minor polymorphisms within the HLA-D regions which might be associated with susceptibility to particular kinds of diseases (Topic L2).

Typing can also be done using the 'mixed lymphocyte' reaction also called 'mixed lymphocyte response', which primarily identifies HLA-D class II antigens.

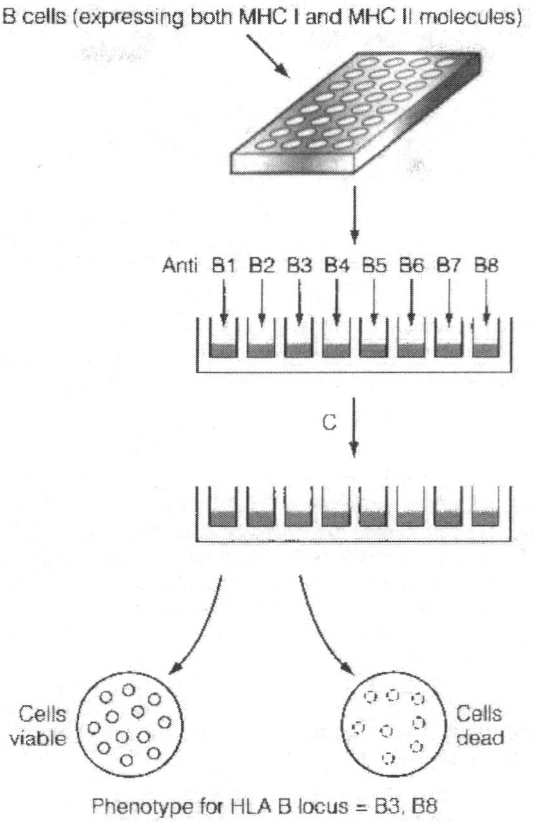

Fig. 2. Tissue typing. B cells obtained from the blood of the donor/recipient to be typed are placed in microplates and antibodies to the different MHC allelic products added together with complement. These include antibodies to HLA A, B and C loci and some D antigens. Only antibodies to B1 to B8 are shown here to illustrate the concept. Following incubation at 37°C, lysis (cell death) of the B cells occurs in those wells where antibodies have attached to the B cells. Thus, in this example, lysis of the B cells indicated that the donor was heterozygous for the B locus – B3 and B8.

In this case, 'typing cells' (usually cell lines carrying specific homozygous HLA-D allelic products) are treated with a drug to inhibit their proliferation. They are then mixed with the potential recipient's blood lymphocytes and cultured for 3–5 days. If the recipient's T cells do not carry the typing cell's HLA, they will proliferate in response to 'foreign' HLA since they will not have been eliminated by negative selection in the thymus (Topic G2). By using panels of typing cells, it is possible to determine the HLA type of the donor and recipient.

Matching of HLA for liver transplants does not appear to be of major advantage, probably due to the weak expression of HLA by hepatic cells.

Cross-matching

Cross-matching is used to check that there are no preformed antibodies to donor HLA in the recipient. Blood lymphocytes from the donor are mixed with serum from the recipient (*Fig. 3*). Anti-donor antibodies are detected by lysis of the cells (mediated by complement) or by using fluorescent staining and flow cytometry. The presence of such antibodies is contraindicatory to the use of the

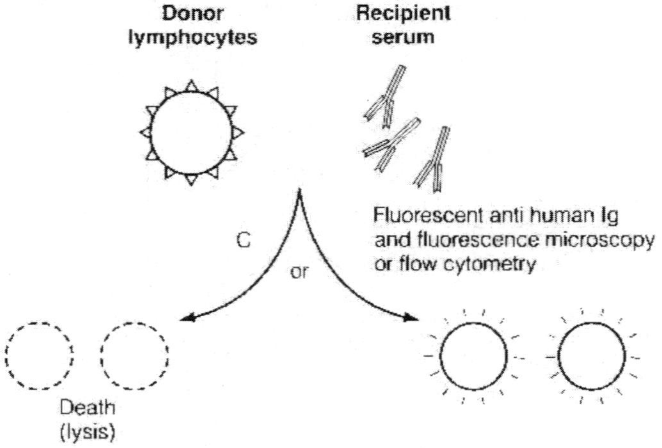

Fig. 3. Cross-matching. Serum from the potential recipient is mixed with donor lymphocytes and is evaluated for lysis (see Fig. 2), in the presence of complement, or stained with fluorescent antibodies to human immunoglobulin (Topic D7) and assayed by fluorescence microscopy or flow cytometry. Dead cells or positive fluorescence signifies the presence of antidonor antibodies which could lead to a hyperacute rejection of the graft. This is contraindicatory to the use of this donor/recipient combination. This assay identifies HLA antibodies in the recipient serum. Cross-matching for blood groups is also carried out for renal transplants.

tissues from that donor. Crossmatching for blood groups is also important for renal transplants (Topic M3).

Immuno-suppression

In the vast majority of cases, there will be some allelic mismatches and some donor minor histocompatibility antigens, therefore the immune system of the recipient has to be suppressed to avoid rejection. The mainstay drug treatment is a mixture of corticosteroids, synthetic cytotoxic drugs and cyclosporin A (a fungal nonapeptide). The mechanisms of immunosuppression by these and other drugs used are shown in *Table 1*. Not surprisingly, a major problem with these drugs is that by inhibiting the immune response against the graft they can also lead to increased susceptibility to infections (see Topic J1). In fact, infection and rejection are the main reasons for the failure of kidney grafts to be main-

Table 1. Drugs used to suppress graft rejection

Drug	Mechanism(s) of immunosuppression
Corticosteroids	
Prednisone	Blocking of migration of neutrophils: Inhibition of IL-1, IL-6 and IL-2 production
Cytotoxics	
Azathioprine	Kills cells at division
Methotrexate	
Cyclophosphamide	
Immunophilins	
Cyclosporin A	Inhibits IL-2 production and/or responses to IL-2
FK506	
Rapamycin	

tained. Other drugs, e.g. anti-lymphocyte antibodies, which kill the recipient's lymphocytes, are also used by some transplant teams.

The special case of the 'fetal transplant'

The fetus is a chimera carrying HLA alleles from both parents. It is therefore effectively an allograft in close apposition to maternal tissues. The main potential mechanisms for prevention of rejection are shown (*Fig. 4*) for a recently implanted embryo (day 14), but also play an important role throughout gestation.

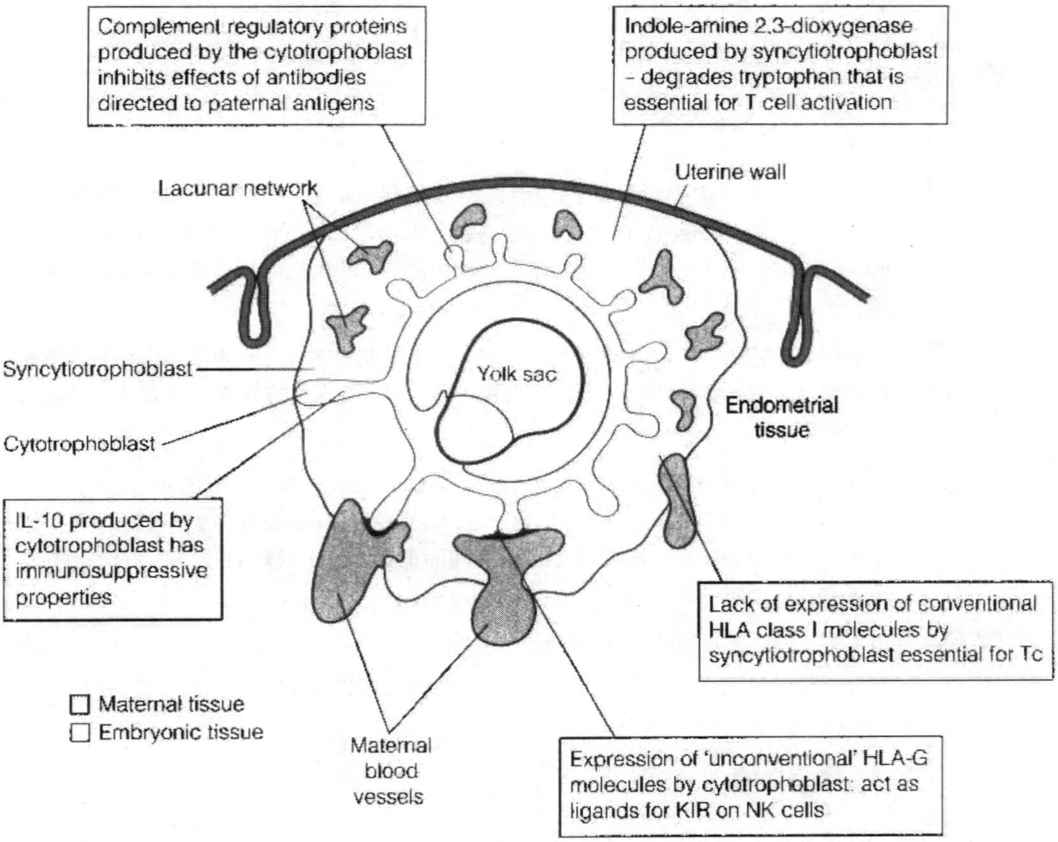

Fig. 4. Mechanisms for preventing the rejection of an embryonic/fetal allograft. During pregnancy, there is a bias towards a Th2 response mediated through estrogen and progesterone, and this is also thought to contribute to the maintenance of the fetal allograft (Topic O3).

N 肿瘤免疫学

N1 肿瘤的起源和宿主抗瘤防御

要 点

肿瘤的起源及宿主抗瘤防御	虽然大多数人类肿瘤的病因仍是未知的，但目前清楚的是辐射、多种病毒和化学致癌物能诱发肿瘤，肿瘤病人可发生免疫应答或被诱发抗这些肿瘤相关抗原的免疫应答。这些应答在肿瘤的消退中很重要。近来根据这些发现已经建立起有希望的治疗方法，这些方法至少在治疗某些肿瘤时是有效的。疫苗也可能应用于治疗肿瘤。
相关主题	细胞因子和细胞的肿瘤免疫治疗（N5） 抗体的肿瘤免疫治疗（N6）

N2 肿瘤抗原

要 点

引 言	肿瘤细胞与正常细胞可根据它们的抗原的质与量的差异区别开。肿瘤特异抗原（tumor-specific antigen，TSA）为肿瘤细胞特有，但罕见，而肿瘤相关抗原（tumor-associated antigen，TAA）也在正常细胞上存在和常见。肿瘤抗原可根据其来源及性质分类。
病毒或化学物诱导的肿瘤抗原	致癌的 DNA 和 RNA 病毒编码病毒抗原，该抗原被肿瘤表达并为同一病毒诱发的所有肿瘤所共有。然而，由于 DNA 的随机突变，化学物诱导的肿瘤经常表达该肿瘤独有的抗原①。
癌胚抗原	某些抗原，如癌胚抗原（carcinoembryonic antigen，CEA）和甲胎蛋白（alpha-fetoprotein，AFP）分别与胃肠道（gastrointestinal，GI）肿瘤及肝癌高度相关。它们不是肿瘤细胞所特有的，因为它们也在胚胎发育期间的正常细胞中发现，和以较低的水平存在于正常人的血清中。
分化抗原	由于许多肿瘤都是由一个单个细胞扩增而来，所以肿瘤将表达发生恶变时细胞的类型与分化阶段的正常抗原特征②。这得以更清楚地认识肿瘤以及它们的分类和预后。
相关主题	抗原（A4） 免疫测定（D7） 单克隆抗体（D5）

注①：同一病毒诱发的肿瘤表达相同的病毒抗原，而不同化学物甚至同一化学物诱导的同一肿瘤表达不同的抗原，如：乙肝病毒（HBV）可以诱发肝细胞癌，这些由 HBV 诱发的肝癌都会表达 HBV 的抗原，但是由化学物诱发的肝癌，由于化学物诱导的突变发生部位不同，其肿瘤细胞表面表达的抗原则会不同。

注②：一个细胞在不同的分化阶段可表达出不同的表面抗原，因此在细胞出现恶性转化时，将会保留该细胞恶性转化之前的表面抗原，根据肿瘤细胞表面的抗原可以推断其祖代细胞发生恶变时的分化阶段。

N3 对肿瘤的免疫应答

要 点

免疫监视 观察到在免疫缺陷的动物和人中，淋巴和上皮细胞的肿瘤发生率增高，推测免疫系统可不断地监视瘤细胞，并消灭它们。已提出NK细胞在某些肿瘤发展的早期搜寻并消灭它们。

效应机制 特异抗肿瘤免疫可在肿瘤病人中发生，这在很大程度上就像对病原体和外源抗原应答的同一种方式。与肿瘤细胞有关的TSA和TAA被加工并与MHCⅠ类分子结合及呈递，使它们成为细胞毒性T细胞可能的靶[③]。NK细胞杀死不表达MHCⅠ类分子的肿瘤细胞。通过补体活化，通过巨噬细胞和PMN介导的吞噬作用，通过ADCC，和/或诱导细胞凋亡能杀死抗体包被的肿瘤细胞。

肿瘤逃避 肿瘤细胞逃避被免疫系统杀伤的机制包括：① 诱导对肿瘤抗原的耐受；② 生成未曾与免疫系统应答的抗原的肿瘤细胞；③ 肿瘤抗原表达的调变；④ 肿瘤抑制抗肿瘤的免疫力[④]；⑤ 由于缺乏MHCⅠ类分子的表达，可能导致的肿瘤较弱的免疫原性；⑥ 在肿瘤细胞上表达Fas配体(FasL)，它可能诱导效应细胞发生细胞凋亡。

相关主题 固有免疫系统的细胞(B1)　　中枢耐受和外周耐受(G2)
抗体应答的细胞基础(E3)　　免疫系统的缺陷(J1)
克隆扩增和效应功能的发展(F5)

注③：此时肿瘤细胞本身就类似抗原呈递细胞，由于肿瘤细胞本身也会表达MHCⅠ类分子，同时出现的新的肿瘤抗原与其共同展现在细胞表面时，T细胞系统能够被激活，发挥效应机制。当然除此之外，体液免疫系统和非特异性免疫也在肿瘤免疫应答中发挥作用。

注④：肿瘤细胞能够产生一些细胞因子，抑制机体的免疫力，自然会抑制抗肿瘤免疫强度。

N4 免疫诊断

要 点

分 类 与特定分化阶段相关抗原的单克隆抗体(mAb)有时可用于对肿瘤起源及其在正常细胞分化阶段进行分类[⑤]。这些信息得以预测现行治疗成功的可能性。

监 测 mAb有时用于测定病人血清中TAA(癌胚抗原、PSA、CA-125、CA-19-9)的变化速率，作为估量肿瘤进展和缓解期的一种方法。用细胞学分析的方法，某些TAA(如细胞角蛋白、MUC-1)的mAb可用于搜寻微转移灶。

造 影 有时能用相应TAA特异同位素结合的mAb进行肿瘤病人体内肿瘤转移灶的定位与成像。

相关主题 血细胞生成——血细胞的发育(A5)　　免疫测定(D7)
单克隆抗体(D5)

注⑤：这里是指正常细胞发生恶性转变时所处的细胞分化阶段。

N5 细胞因子和细胞的肿瘤免疫治疗

要 点

免疫刺激和细胞因子	非特异免疫刺激物诱导产生细胞因子的免疫应答可激活效应细胞，但介导肿瘤细胞溶胞的能力有限。细胞因子对发展免疫力是很重要的，但使其在肿瘤治疗中有效，可能需要与特异免疫治疗联合使用。
淋巴因子激活的杀伤(LAK)细胞	把来自肿瘤病人的淋巴细胞培养在 IL-2 中，使其扩增并激活成细胞毒性 LAK 细胞，主要是 NK 细胞。然后将带有或不再带有 IL-2 的 LAK 细胞注射回病人体内。
肿瘤浸润淋巴细胞(TIL)	TIL 是从病人肿瘤样本中分离出来的 $CD8^{+}$ T 细胞，其中一些与肿瘤抗原反应。这些细胞经 IL-2 扩增与活化后，带有或不再带有 IL-2 注射回病人体内，这些细胞将寻找肿瘤细胞的部位，并杀伤肿瘤细胞。与应用 LAK 治疗一样，若使用高剂量的 IL-2，则有明显的毒性。
巨噬细胞激活的杀伤(MAK)细胞	从肿瘤病人外周血中分离出来的单核细胞，在再注射给病人之前，在体外用活化这些细胞的细胞因子培养，以增强细胞毒性。
相关主题	固有免疫系统的细胞(B1) 固有免疫系统的分子(B2) 克隆扩增和效应功能的发展(F5)

N6 抗体的肿瘤免疫治疗

要 点

mAb 对肿瘤的特异性	大量的抗人肿瘤制备的 mAb 都不是真正肿瘤特异的。已鉴定的 TSA 包括：① B 细胞肿瘤的独特型抗体；② 表皮生长因子受体(EGF-R)的突变型，它在胞外功能区有一处缺失。根据与肿瘤发展有关的易位分析的结果，目前正在鉴定其他的一些 TSA。
单独用抗体的肿瘤治疗	mAb 通过细胞凋亡或补体活化、ADCC 或吞噬作用杀伤肿瘤细胞。几种人源化的 mAb 已经证实有效，包括下述分子的 mAb：① HER2/neu，用于乳腺癌的治疗；② CD20，用于 B 细胞肿瘤的治疗。因此，如果 mAb 是人的或人源化的，与在该肿瘤上高表达的一种抗原反应，则将它们用于治疗轻度疾病和用于免疫系统功能健全的病人可能是有用的。
用免疫毒素(IT)的肿瘤治疗	IT (immunotoxin，IT)是与毒素或放射性同位素连接的 TAA 的 mAb。与毒素偶联的 mAb 被内在化，在胞内可抑制关键的细胞过程[⑥]。与放射性同位素偶联的 mAb，由于高能粒子的衰变和释放，造成 DNA 损伤而介导杀伤。
用双特异性抗体(BsAb)的肿瘤治疗	BsAb (bispecific antibody，BsAb)是由两种不同的共价连接的特异性基因工程分子，一种针对 TAA，另一种是杀伤细胞上的起动分子。在体内，BsAb 与免疫效应细胞结合，武装它们以搜寻和杀伤肿瘤细胞。
类似移植的骨髓净化	用于治愈某些病人肿瘤所必需的大剂量化疗和辐射对造血干细胞是有毒的。因此，有时用骨髓移植。在骨髓移植时，从病人体内取出含有干细胞的血液或骨髓后，用大剂量化疗或辐射治疗病人。然后，应用与该肿瘤相关抗原的 mAb 清除病人自己干细胞中污染的肿瘤细胞，并将其再注射回患者体内，使他们获救。
相关主题	血细胞生成——血细胞的发育(A5) 同种异型和独特型(D4) 单克隆抗体(D5) 移植问题(M1)

注⑥：毒素通过单克隆抗体的指引，直接达到具有相应抗原的细胞部位，进入细胞，对细胞存活的关键环节进行干扰，最终消灭肿瘤细胞。

N7 肿瘤疫苗

要 点

预防与治疗疫苗 开发治疗癌症的疫苗是一个非常活跃的研究领域。预防疫苗诱导与肿瘤发生相关病毒的免疫，另一种方法设计的疫苗用以增强/诱导肿瘤病人体内的有效免疫。

用肿瘤和肿瘤抗原免疫接种 用杀死或照射过的病人肿瘤细胞或相应的TAA及它们的肽进行试验，以诱导病人对主要与肿瘤相关抗原的抗肿瘤免疫力。免疫接种TAA的DNA或肽，可诱导较强的CTL应答。

用转染的肿瘤免疫接种 用共同刺激分子转染的肿瘤细胞，增强这些细胞的免疫原性和诱导CTL应答的能力。用细胞因子转染的肿瘤细胞吸引、扩增和活化对肿瘤抗原有反应的免疫细胞。

用载有TAA的APC免疫接种 由于未成熟的树突细胞(DC)最能摄取抗原，而成熟的DC呈递抗原最好，所以大力开发最适宜来自体内的DC负载和成熟的条件，以便当再次将其引入病人体内时，能诱导强烈的CTL抗肿瘤应答⑦。

相关主题 克隆扩增和效应功能的发展(F5) 对病原体和肿瘤的疫苗(I4) 抗原制备(I3)

注⑦：将体内树突细胞的前体细胞取出(血液中)，然后在体外诱导形成未成熟DC，此时与TAA抗原共同孵育，使其获得最大的吞噬量，进一步将吞噬了TAA抗原的未成熟DC诱导形成成熟的DC，再输回到病人体内，让其发挥最强的抗原呈递效果。

N1 ORIGIN AND HOST DEFENSE AGAINST TUMORS

Key Notes

Origin and host defense against tumors

While the etiology of most human tumors is still unknown, it is now clear that radiation as well as a variety of viruses and chemical carcinogens can induce tumors and that immune responses in tumor-bearing patients can develop, or be induced to develop, against antigens associated with these tumors. These responses may be important in tumor regression. Promising therapeutic approaches based on these findings have recently been developed which are efficacious in the treatment of at least some tumors. Vaccines are also likely to become available for therapy of tumors.

Related topics

Cytokine and cellular immunotherapy of tumors (N5)

Immunotherapy of tumors with antibodies (N6)

Origin and host defense against tumors

The origin and host response to tumors is currently the focus of extensive basic and clinical research. With regard to origin, a large number of environmental factors have been shown to be carcinogenic and/or mutagenic in animals. Several tumors have, in fact, been associated with exposure to certain substances (asbestos with mesotheliomas in shipyard workers, hydrocarbons with scrotal cancer in chimney sweeps). Viruses are also known to induce tumors in animals. In humans, the Epstein–Barr DNA virus is involved in Burkitt's lymphoma and nasopharyngeal carcinoma, and the hepatitis B virus in liver cancer. The human T cell leukemia virus (HTLV) is involved in certain forms of lymphocytic leukemia and human herpes virus 8 (HHV8) causes Kaposi's sarcoma.

In many instances host immune responses develop against tumors and in some instances may be protective. Based on the development of a clearer understanding of tumor immunology, numerous immunotherapeutic approaches have been explored for the treatment of cancer. Although the results from the use of monoclonal antibodies (mAbs), derivatized mAb, lymphokine-activated killer (LAK) cells, tumor-infiltrating lymphocytes (TILs), cytokines, etc., were initially less promising than hoped, much has been learned about these immunological approaches and how best to use them. In fact, several promising therapeutic approaches have recently been developed which are efficacious in the treatment of at least some tumors. It is very likely that many other effective immunotherapeutic approaches will also soon be available for the treatment of cancer.

N2 Tumor antigens

Key Notes

Introduction	Tumor cells can be distinguished from normal cells by quantitative and qualitative differences in their antigens. Tumor-specific antigens (TSA) are unique to tumor cells but are rare, whereas tumor-associated antigens (TAA) are also on normal cells and more common. Tumor antigens can be classified based on their origin or nature.
Virally or chemically induced tumor antigens	Oncogenic DNA and RNA viruses code for viral antigens which are expressed by the tumor, and are shared by all tumors induced by the same virus. However, because of random mutagenesis of DNA, chemically induced tumors often express antigens unique to the individual tumor.
Oncofetal antigens	Antigens such as carcinoembryonic antigen (CEA) and alpha-fetoprotein (AFP) are highly associated with gastrointestinal (GI)-derived tumors and hepatomas, respectively. They are not unique to tumor cells since they are also found in normal cells during embryonic development and at low levels in normal human serum.
Differentiation antigens	Since many tumors result from the expansion of a single cell, a tumor will express the normal antigens characteristic of the type and differentiation stage of the cell that became malignant. This has permitted a clearer understanding of tumors as well as their classification and prognosis.
Related topics	Antigens (A4) Monoclonal antibodies (D5) Immunoassay (D7)

Introduction

A number of properties distinguish tumor from normal cells, including their invasiveness, loss of growth contact inhibition and their lack of response to regulation. In addition, there is considerable evidence for quantitative and qualitative differences in antigens associated with normal vs tumor cells. These antigens can be divided into tumor-specific antigens (TSA), those unique to tumor cells, or tumor-associated antigens (TAA), and those also found on some normal cells. Another classification system is based on the origin or nature of the antigens and includes viral, chemical, oncofetal and differentiation antigens.

Virally or chemically induced tumor antigens

In animal models, oncogenic DNA viruses (*Table 1*) code for both cell surface and nuclear antigens which become expressed by the tumor. RNA tumor viruses induce tumor cell surface antigens which are viral proteins (*Table 1*). Thus, these antigens are shared by all tumors induced by the same virus. On the other hand, because of the random mutagenesis of DNA that occurs, chemically induced tumors express antigens which are unique to the individual tumor.

Table 1. Virally induced/associated tumors

Tumor viruses	Human tumor
RNA	
Human T cell lymphotrophic virus-1 (HTLV)	Adult T cell leukemia/lymphoma
DNA	
Epstein–Barr (EBV)	B cell and Hodgkins lymphomas, nasopharyngeal carcinoma
Human papillomavirus (HPV)	Cervical carcinomas
Hepatitis B virus (HBV)	Hepatocellular carcinoma
Herpesvirus 8 (HHV8)	Kaposi's sarcoma

Oncofetal antigens

Although highly associated with some tumors, both on their cell surface and in the serum, oncofetal antigens are not unique to tumor cells since they are also found on cells during embryonic development and are found at very low levels in normal human serum (*Table* 2).

Table 2. Examples of oncofetal antigens

Antigen	MW (kDa)	Nature	Associated tumor
Carcinoembryonic antigen (CEA)	180	Glycoprotein	Gastrointestinal, breast
Alpha-fetoprotein (AFP)	70	Glycoprotein	Hepatomas

Carcinoembryonic antigen (CEA) and alpha-fetoprotein (AFP) are two such antigens. CEA is expressed (both on the cells and in the extracellular fluids) by many gastrointestinal (GI)-derived tumors including colon carcinoma, and pancreatic, liver or gall bladder tumors as well as by breast cancers. It is also expressed by the gut, liver and pancreas of human fetuses (2–6 months). AFP is found in secretions of yolk sac and fetal liver epithelium as well as in the serum of patients with hepatomas (liver tumors). These oncofetal antigens are thus not TSA nor is their presence, even at high concentration, in the serum diagnostic of cancer, because high levels can result from non-neoplastic diseases including chronic inflammation of the bowel or cirrhosis of the liver. However, the quantitation of these molecules in the serum can be used to evaluate the tumor burden and effectiveness of drug treatment.

Differentiation antigens

Some normal cellular antigens are expressed at specific stages of cell differentiation. These differentiation antigens can also be found on tumor cells and can be detected using mAbs (Topic D5). Moreover, since most tumors result from the expansion of a single cell arrested at some point in its differentiation, mAb to differentiation antigens are used to determine the approximate stage of differentiation at which the malignant event occurred. This in turn permits the most appropriate therapy based on a clearer understanding and classification of the malignancy. Using this approach, for example, it has been found that most T cell leukemias are derived from early thymocytes or prothymocytes. Similar approaches have been applied to B cell tumors and other malignant states (*Table* 3).

*Table 3. Differentiation antigens on lymphoid and myeloid malignancies**

Acute		Chronic	
Disease	Markers	Disease	Markers
common ALL	CD10 (CALLA), CD19, TdT (n)	B-CLL	CD19, CD20, CD5
null ALL	CD19, TdT (n)	HCL	CD19, CD20, TRAP
Pre-B cell ALL	CD19, IgM (m;cyt)	PLL	CD19, CD20,
T cell ALL	CD7, CD3 (cyt), TdT (n)	Sezary	CD3, CD4
Myeloid leukemia	CD13, CD33, myeloperoxidase	T-CLL	CD3, CD8

*ALL, acute lymphocytic leukemia; CALLA, common ALL antigen; CLL, chronic lymphocytic leukemia; T-CLL, T cell CLL; HCL, Hairy cell leukemia; PLL, pro-lymphocytic leukemia ; TdT, terminal deoxynucleotidyl transferase; n, nuclear; cyt, cytoplasmic; m, membrane; Sezary, *Mycosis fungoides*.

N3 IMMUNE RESPONSES TO TUMORS

Key Notes

Immune surveillance

It is supposed that the immune system surveys constantly for neoplastic cells and destroys them as suggested by the observation of increased incidence of tumors of lymphoid or epithelial cells in immunodeficient animals and humans. NK cells have been proposed to search for and eliminate certain tumors early in their development.

Effector mechanisms

Specific antitumor immunity appears to develop in tumor-bearing patients in much the same way as it does to pathogens or foreign antigens. Both TSA and TAA associated with tumor cells appear to be processed and presented in association with MHC class I molecules, making them potential targets for cytotoxic T cells. NK cells kill tumor cells not expressing MHC class I. Antibody-coated tumor cells can be killed by complement activation, by MØ and PMN-mediated phagocytosis, by ADCC, and/or by induction of apoptosis.

Tumor escape

Mechanisms by which tumor cells may escape killing by the immune system include: (i) induction of tolerance to tumor antigens; (ii) development of tumor cells lacking antigens to which the immune system has responded; (iii) modulation of tumor antigen expression; (iv) tumor suppression of antitumor immunity; (v) poor immunogenicity of the tumor perhaps resulting from lack of expression of MHC class I; (vi) expression of Fas ligand (FasL) on tumors, which may induce apoptosis of effector cells.

Related topics

Cells of the innate immune system (B1)
The cellular basis of the antibody response (E3)
Clonal expansion and development of effector function (F5)
Central and peripheral tolerance (G2)
Deficiencies in the immune system (J1)

Immune surveillance

It is supposed, but difficult to prove, that the immune system surveys constantly for neoplastic antigens associated with a newly developing tumor and destroys the cells bearing them. Evidence supportive of this possibility comes from the observation of increased tumor incidence in immunodeficient animals or humans. However, congenitally athymic mice do not have high tumor rates, suggesting that the T cell system may not be involved in surveillance for most tumors. Moreover, congenitally immunodeficient and immunosuppressed patients have high rates of tumors only of lymphoid or epithelial cells. Thus, a less-specific tumor surveillance system, perhaps NK cells, may search for and eliminate certain types of tumor cells early in their development. The best evidence for a surveillance mechanism involving T cells comes from experimental mouse models with virus-induced tumors but here the response is essentially directed to viral antigens and not tumor antigens.

Effector mechanisms

If a tumor evades the surveillance system, it might then be recognized by the specific immune systems. In models of chemically and virally induced tumors, the tumor-associated antigens are immunogenic and trigger specific cellular and antibody responses against the tumor. This immunity may be protective and can be passively transferred with immune cells. In tumor-bearing patients as well, it is possible to demonstrate antitumor antibody, which may mediate some tumor cell lysis.

It is likely that antitumor immune responses develop in tumor-bearing patients in much the same way as they do to pathogens or foreign antigens. Thus, antitumor antibodies and T cells are generated and, along with more non-specific immune defense mechanisms, play a role in tumor immunity. More specifically, it is likely that both TSA and TAA are associated with tumor cells and, after their intracellular synthesis, are processed and presented in association with MHC class I molecules, making them potential targets for cytotoxic T cells. Overall, the potential effector mechanisms which may be involved in human tumor cell lysis *in vivo* are the same as those used in microbial immunity (*Table 1*).

Table 1. Potential tumor immune effector mechanisms

Killing by specific cytotoxic T cells recognizing TAA or TSA peptides associated with MHC class I
Antibody induction of apoptosis
Killing mediated by antibody and complement
Antibody-dependent cellular cytotoxicity (ADCC) mediated by MØ, PMNS or lymphocytes with Fc receptors
Phagocytosis by activated macrophages
Killing by natural killer (NK) cells. These cells have surface Fc receptors for IgG (FcγRIII). They are activated for antitumor activity by IFNγ and/or IL-2 and kill antibody coated tumor cells. Cells lacking, or with decreased expression of, MHC class I molecules are particularly susceptible to NK cell killing.

Tumor escape

If tumors possess immunogenic antigens which eventually stimulate specific immune responses, how do they escape rejection? The various possibilities which may explain tumor cell escape from the immune system include:

- *Tolerance to tumor antigens.* This might happen if the antigen is a TAA and thus also associated with normal cells and/or if the antigen is presented in a form or under conditions such that T cells are rendered unresponsive to it.
- *Selection for tumor-antigen-negative variants.* If antigens associated with tumor cells are able to elicit strong effective immune responses, tumor cells bearing these antigens would be rapidly eliminated, and only those tumor cells lacking, or with decreased amounts of, these antigens would survive.
- *Modulation of tumor antigen expression.* Binding of antibody to antigens on the surface of tumor cells may result in rapid internalization of antigen and its loss from the cell surface, permitting the tumor cell to escape temporarily from further detection by antibody and thus from FcR-bearing effector cells.
- *The tumor may immunosuppress the patient.* Tumors may release molecules such as TGFβ or IL-10 which have immunosuppressive properties (see Topic B2).
- *The tumor may have low immunogenicity.* Tumor cells having little or no MHC

class I on their surface are able to avoid recognition by cytolytic T cells. Although these tumor cells are more susceptible to NK cells, NK cells do not have memory and thus there may be insufficient expansion of these cells to deal with a large tumor burden.

- *Tumor cells sometimes express Fas ligand (FasL).* When FasL on the tumor interacts with Fas on T cells, T cell apoptosis may result (see Topic F5).

N4 IMMUNODIAGNOSIS

Key Notes

Classification	MAbs to antigens associated with a particular differentiation state can sometimes be used to classify the origin of the tumor and its stage in normal cell differentiation. This information permits prediction of the likelihood of success of current therapy.
Monitoring	MAbs can sometimes be used to determine the rate of change of TAA (oncofetal antigens, PSA, CA-125, CA-19-9) within the serum of a patient as a measure of tumor progression and duration of remission. Using cytological analysis, mAbs to certain TAA (e.g. cytokeratin, MUC-1) can be used to search for micrometastases.
Imaging	Radioconjugated mAbs specific for an appropriate TAA can sometimes be used to locate and image metastases in a tumor-bearing patient.
Related topics	Hemopoiesis – development of blood cells (A5); Monoclonal antibodies (D5); Immunoassay (D7)

Classification

Numerous mAbs have been developed against tumor cells. Thus far, few of these antibodies are absolutely tumor specific. Therefore, binding of mAbs to tissues from a patient will not necessarily indicate the presence or location of a tumor. However, because tumors often appear to be monoclonal in origin (develop from a single cell that has undergone a malignant event) and to have characteristics of the cell of origin, mAbs to antigens associated with a particular differentiation state can be used to classify the origin of the tumor and the stage in normal cell differentiation most similar to that of the tumor cell (Topic N2). One of the most prominent uses of this approach is in the subgrouping of leukemias (*Fig. 1*).

In particular, mAbs have permitted the definition of a large number of markers associated with lymphoid and myeloid cell populations, and with different stages of their differentiation. Information obtained using panels of such mAb permits classification of some types of tumors, and as a result, it is possible to develop patterns of tumor cell progression and responsiveness to therapy for tumors subclassified in this way. Thus, it becomes possible to predict, for a particular tumor subtype, whether or not current therapy will be effective, and if it is not, the need to pursue a different therapeutic approach (*Table 1*).

Monitoring

MAbs to TAA can sometimes be used to monitor the progression of tumor growth in a patient. Oncofetal antigens, because of their presence in serum, are useful for this purpose. That is, because they are normally only present at very low levels in normal human serum, the presence of large amounts of CEA and AFP may indicate a gastrointestinal or liver tumor, respectively. However, since

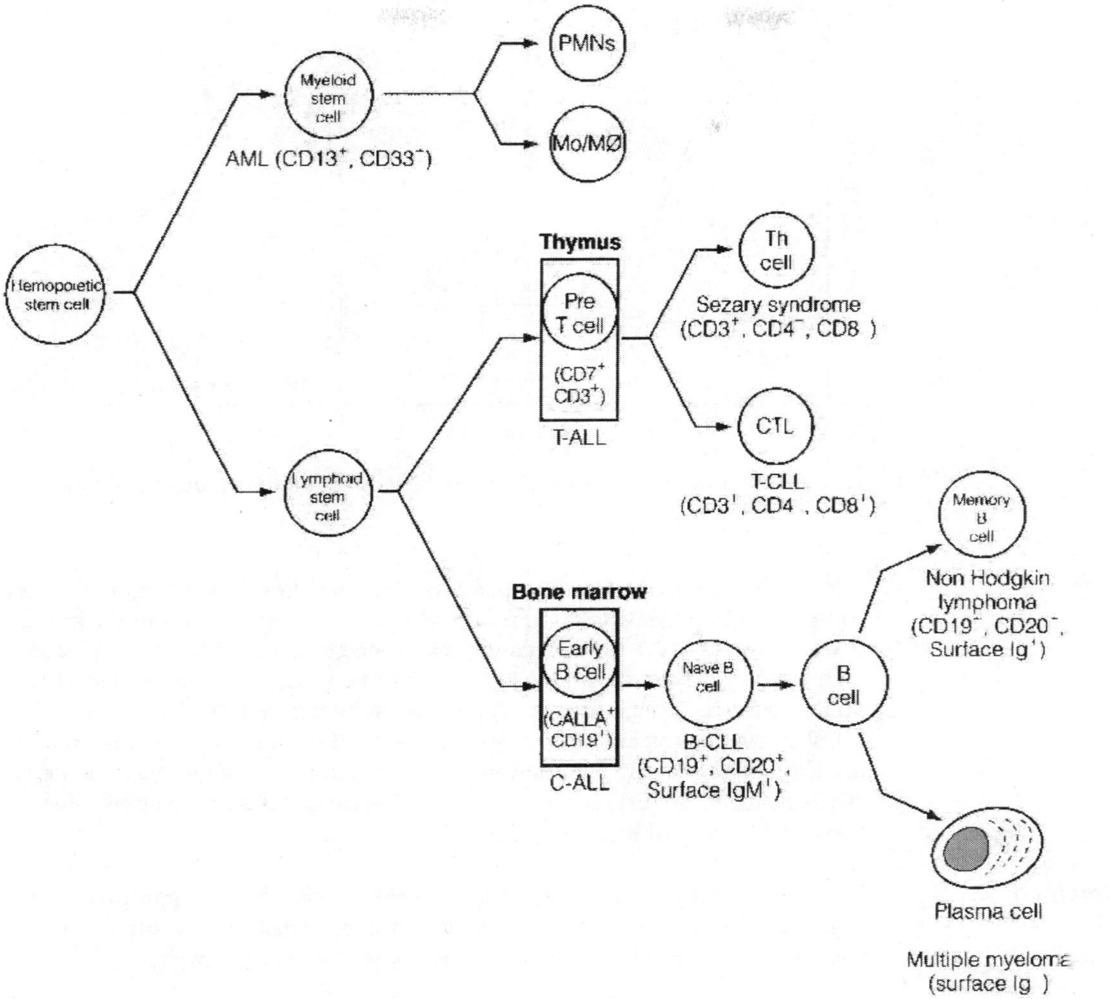

Fig. 1. Subgrouping of leukemias. AML, acute myeloid leukemia; T-ALL, thymic acute lymphoblastic leukemia; T-CLL, T-cell chronic lymphocytic leukemia; c-ALL, common acute lymphoblastic leukemia; B-CLL, B-cell chronic lymphocytic leukemia. Each myeloid or lymphoid tumor expresses a set of markers (molecules) typical of normal myeloid or lymphoid cells at a particular stage of their differentiation.

Table 1. Acute lymphocytic leukemias (ALLs)

Name	% of ALLs	Markers	Prognosis
Common ALL (CALLA)	60%	CD10, CD19	
Pre- B cell ALL	20%	CD19, IgM (cyt)	POOR
T cell ALL	20%	CD7, CD3	

ALL, acute lymphocytic leukemia; cyt, cytoplasmic.

conditions other than tumors elevate the level of these molecules in the serum, their levels are most useful in tumor-bearing patients whose serum level of the oncofetal protein is known. Relapses or duration of remission can be followed by monitoring the rate of change of the amount of oncofetal antigen in the serum (*Fig*. 2).

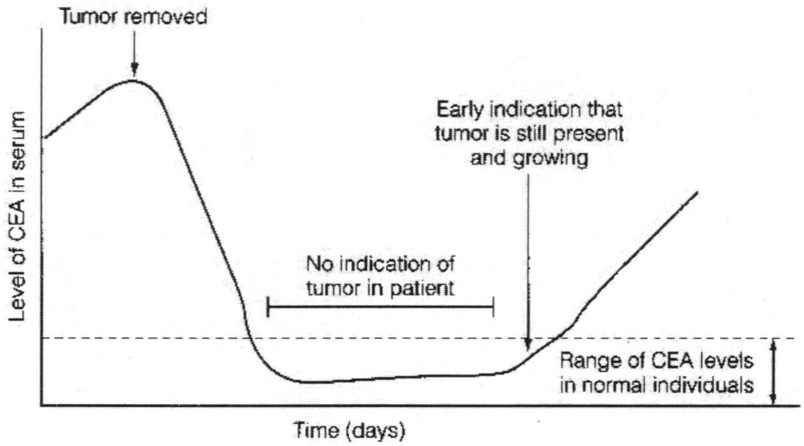

Fig. 2. Monitoring serum levels of CEA in a cancer patient with a CEA expressing tumor.

In addition, quantitation of other TAA are used to monitor tumor presence and growth in patients with other tumor types. The serum levels of the mucins CA-125 and CA-19-9 (both high-molecular-weight proteoglycans) in a patient with ovarian cancer are useful in following the status and progression of this tumor. Prostate-specific antigen (PSA) is similarly useful in prostate cancer.

Using cytological analysis, mAbs to certain TAA (e.g. cytokeratin) can be used to search for micrometastases in bone marrow or lymph node. Similarly, another mucin, MUC-1, is expressed on breast carcinomas in a pattern different from that on normal breast epithelium.

Imaging

By linking a radioisotope (e.g. ^{131}I) to a mAb specific for an appropriate TAA (e.g. CEA), and intravenously injecting this construct into a tumor-bearing patient, it is possible to image tumor metastases using scintigraphy.

N5 CYTOKINE AND CELLULAR IMMUNOTHERAPY OF TUMORS

Key Notes

Immunostimulation and cytokines

Nonspecific immunostimulants induce cytokine-producing immune responses that activate effector cells, but have limited ability to mediate tumor cell lysis. Cytokines are critical to the development of immunity, but to be effective in tumor therapy, they will probably need to be used in conjunction with specific immunotherapy.

Lymphokine-activated killer (LAK) cells

Lymphocytes from a tumor-bearing patient are cultured in IL-2 to expand and activate cytotoxic LAK cells, primarily NK cells. They are then infused into the patient with or without more IL-2.

Tumor-infiltrating lymphocytes (TILs)

TILs are $CD8^+$ T cells isolated from patient tumor samples, some of which react with tumor antigens. After expansion and activation with IL-2, these cells are infused into the patient with or without more IL-2, with the goal that they will home to tumor cell sites and kill tumor cells. As with LAK therapy there is significant toxicity if high doses of IL-2 are used.

Macrophage-activated killer (MAK) cells

Monocytes isolated from peripheral blood of tumor-bearing patients are cultured *in vitro* with cytokines which activate these cells for enhanced cytotoxicity before reinjection into the patient.

Related topics

Cells of the innate immune system (B1)
Molecules of the innate immune system (B2)
Clonal expansion and development of effector function (F5)

Immunostimulation and cytokines

Initially, immunotherapy in humans utilized nonspecific immunostimulants such as BCG and *C. parvum*, which resulted in some tumor cell killing but overall did little to reduce the tumor cell burden. These results probably reflect the development of strong immune responses against antigens associated with these microbes, including production of cytokines capable of activating immune effector cells. The resulting activated cells (e.g. macrophages) then mediated increased tumor cell lysis. When recombinant cytokines became available, they were tried, but again with limited success. Thus, although cytokines are critical to the development of specific immune responses, when used alone they primarily enhance nonspecific activation of immune cells (Topic B2). To be effective antitumor agents they will probably need to be used in concert with induction of more specific immune responses to the tumor.

Lymphokine-activated killer (LAK) cells

This approach involves expansion and activation of cytotoxic cells outside the body, which are then reinjected (*Fig. 1*), and is based on the fact that most tumor-bearing patients have lymphocytes reactive to their tumor.

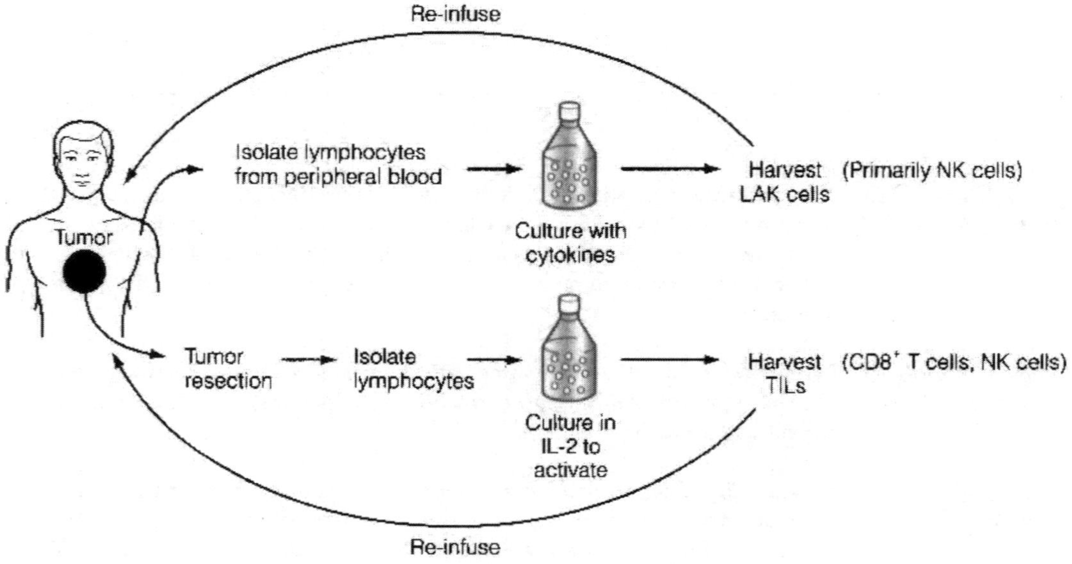

Fig. 1. Therapy with LAK cells and TILs.

Peripheral blood lymphocytes from a tumor-bearing patient are cultured in IL-2 to expand and activate cytotoxic LAK cells. These are primarily NK cells and thus do not have the specificity of T cells, but rather react with and kill tumor cells which express little or no cell surface MHC class I molecules (*Table 1*). LAK cells are then infused back into the patient with or without more IL-2. Although some tumor regression occurs with this approach, significant toxicity is evident if high doses of IL-2 are used.

Table 1. Natural killer (NK) cells

1. Activated for anti-tumor activity by IFNγ and/or IL-2
2. Specificity:
Have cell surface receptors for the Fc portion of Ig (FcγRIII)
Have cell surface receptors for certain self molecules
3. Mediate killing of:
Antibody-coated, virus-infected or tumor cells
Virus-infected or tumor cells with little or no MHC class I

Tumor-infiltrating lymphocytes (TILs)

As with LAK cells, TILs are obtained from tumor-bearing patients, expanded and activated with IL-2 (*Fig. 1*). In particular, TILs are lymphocytes isolated from patient tumor samples that are primarily $CD8^+$ T cells, at least some of which are thought to be specific for tumor antigens. They are also infused back into the patient with or without more IL-2. TIL therapy induces tumor regression in some patients and especially in patients with renal cell carcinoma.

Again, there is significant toxicity if high doses of IL-2 are used to maintain the active status of the TIL cells *in vivo*.

Macrophage-activated killer (MAK) cells

Another immunotherapeutic approach involves the use of cytokines and activated macrophages. Monocytes are isolated from peripheral blood of tumor-bearing patients and cultured *in vitro* with cytokines (e.g. IFNγ) which activate these cells for enhanced cytotoxicity before reinjection into the patient. Although these cells are highly cytotoxic and phagocytic, they are relatively nonspecific, and may require co-injection with antibody to TAAs to be most effective.

N6 IMMUNOTHERAPY OF TUMORS WITH ANTIBODIES

Key Notes

Specificity of mAbs to tumors	The vast majority of mAbs prepared against human tumors are not truly tumor specific. The TSAs which have been identified include: (i) idiotypes of antibody on a B cell tumor; and (ii) a mutant form of epidermal growth factor receptor (EGF-R) which has a deletion of an extracellular domain. Additional TSAs are now being identified as a result of analysis of translocations associated with tumor development.
Tumor therapy with antibodies alone	MAbs kill tumor cells by apoptosis or through complement activation, ADCC or phagocytosis. Several humanized mAbs have demonstrated efficacy including mAbs to: (i) HER2/neu for treatment of breast cancer; and (ii) CD20 for therapy of B cell tumors. Thus, mAbs may be useful if they are human or humanized, react with an antigen highly expressed on the tumor, are used to treat minimal disease and are used in patients whose immune system is fully functional.
Tumor therapy with immunotoxins (ITs)	ITs are mAbs to TAA that are linked to a toxin or radioisotope. MAbs coupled to toxin are internalized where they inhibit critical cellular processes. Radioisotope-coupled mAbs mediate killing by DNA damage from decay and release of high-energy particles.
Tumor therapy with bispecific antibodies (BsAbs)	BsAbs are engineered molecules which have two different covalently linked specificities, one against a TAA, the other to a trigger molecule on a killer cell. *In vivo*, BsAbs bind to immune effector cells, arming them to seek out and kill tumor cells.
Purging of bone marrow for analogous transplants	The high doses of chemotherapy or irradiation necessary to cure some patients of their tumor are toxic to hemopoietic stem cells. Thus, bone marrow transplants are sometimes used in which stem cell-containing blood or bone marrow is taken from the patient, after which the patient is treated with high doses of chemotherapy or irradiation. The patient is then rescued by infusion of their own stem cells that have been purged of contaminating tumor cells using mAbs to antigens associated with the tumor.

Related topics

Hemopoiesis – development of blood cells (A5)
Allotypes and idiotypes (D4)
Monoclonal antibodies (D5)
The transplantation problem (M1)

Specificity of mAbs to tumors

Considerable effort has been expended on the development of mAbs to TSA, since it was thought that only mAbs specific for tumor cells would be useful in the diagnosis and treatment of tumors. However, few if any mAbs prepared against human tumors have been found to be truly tumor specific. Examples of antigens which could be considered to be TSA include:

- The idiotype of the antibody on a B cell tumor (e.g. CLL). The first successful use of an mAb in tumor therapy involved treatment of a patient with anti-idiotype antibody prepared specifically against the patient's tumor. DNA coding for idiotypes is currently being explored as a potential way to immunize patients against their own B cell tumor (Topic N7). This approach could also be used to treat T cell tumors based on their expression of a unique binding site.
- A mutant form of the epidermal growth factor receptor (EGF-R) which has a deletion of an extracellular domain. That this molecule is antigenic and uniquely expressed on tumors may be the basis for an antibody-based therapeutic agent or for a vaccine to induce a CTL response.
- As information becomes available on the mutations and translocations associated with various tumors, unique gene products are being identified that serve as TSAs.

Tumor therapy with antibodies alone

Although mAbs can cause tumor cell lysis through complement activation, by targeting NK cells, Mo, and/or MØ ADCC or phagocytosis, or by inducing apoptosis, the use of mAbs to treat human tumors has had, until recently, little success. To some extent these failures probably resulted from: (i) the lack of specificity of the mAb utilized; (ii) the presence of soluble forms of the antigen in the serum that effectively interfered with the interaction of antibody with the tumor cell; (iii) modulation and loss of the antibody–antigen complexes from the tumor cell surface before antibody-mediated killing could occur; (iv) outgrowth of (selection for) tumor cells not expressing the antigen; and (v) the use of mouse mAbs, which do not interface well with human effector molecules (complement) and cells (NK cells, macrophages, PMNs), and being foreign, induced a human anti-mouse antibody (HAMA) response that eventually compromised the effectiveness of the mAb.

Nonetheless, the clearer appreciation that developed on how to use mAbs more effectively in cancer therapy has resulted in a renaissance in antibody therapy (*Fig. 1*).

Many trials are currently ongoing with human or humanized mAbs (Topic D5). In addition, several mAbs have been approved by the US FDA for treatment of different cancers (*Table 1*), including a mAb to HER2/neu (Herceptin) which has been approved for treatment of breast cancer and a mAb to CD20 (Rituximab) a molecule expressed on B cells and B cell tumors. This anti-CD20 mAb may also be of significant utility in the treatment of antibody-mediated autoimmune diseases. Other mAbs still in clinical trials are also demonstrating efficacy as indicated by tumor regression in some patients. Thus, there is growing optimism that mAbs

Table 1. Monoclonal antibodies approved for cancer therapy

Name (date approved)	Specificity	Tumor
Herceptin (98)	HER2/neu	Breast
Rituximab (97)	CD20	B cell lymphoma
Campath (01)	CD52 (on B and T cells)	B cell CLL
Mylotarg (00) mAb-toxin	CD33	AML
Zevelin (02) mAb-radionuclide	CD20	B cell lymphoma

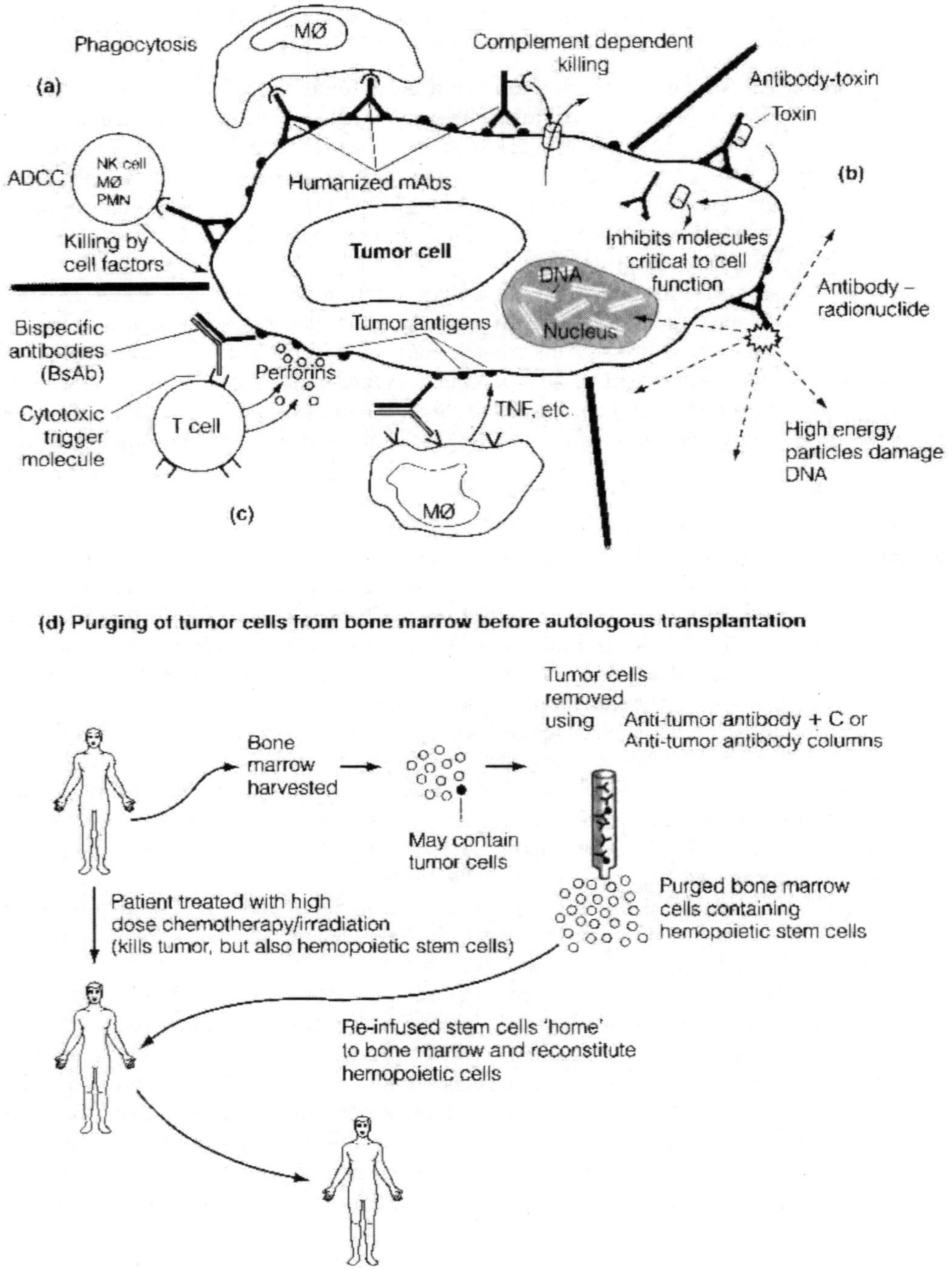

Fig. 1. Antibody-based tumor therapy. (a) antibody alone; (b) antibody toxin/radionuclides constructions; (c) bispecific antibodies; (d) purging of tumor cells from bone-marrow or stem cell populations.

will be very useful tumor therapeutic agents, especially if: a) they are human or humanized to permit long-term use; b) the antigen to which they react is expressed at a high level on the tumor; c) the mAb is used to treat minimal disease; and d) the patient's immune system is fully functional.

Tumor therapy with immunotoxins (ITs)

Many studies, including clinical trials, have used mAbs to which toxins or radioisotopes have been coupled (*Fig. 1*). Thus, when injected into a patient, ITs would not need to activate patient effector mechanisms. Rather, ITs would seek out and bind to tumor cell antigens, and mediate their own lethal hit. Toxins such as ricin are very potent inhibitors of critical intracellular processes, with a single molecule able to kill a cell. It is essential, however, that the targeting mAbs react with a TAA that is internalized on binding of IT. Mylotarg, an IT in which a humanized mAb to CD33 has been conjugated to the toxin calicheamicin, has been approved for treatment of patients with acute myeloid leukemia.

Radioisotope-coupled mAbs mediate killing by DNA damage from decay and release of high-energy particles. This kind of IT will kill bystander cells (those nearby) which may result in killing of normal cells, but also of adjacent tumor cells which do not express the targeted antigen. The development of useful ITs has taken more time than initially anticipated due to toxic side effects, but many of the problems have been solved and some ITs are now in late-stage clinical trials. The same anti-CD20 mAb which has been approved for therapy of B cell lymphoma has also been coupled to a radionuclide, yttrium, and the resulting immunotoxin (Zevelin) has been approved for therapy of B cell lymphoma.

Tumor therapy with bispecific antibodies (BsAbs)

Directing or redirecting immune effector cells is also being explored as a way to enhance the ability of a patient's own immune system to reject their tumor. BsAbs, consisting of the binding sites of two different covalently linked mAbs, have been engineered as anti-tumor therapeutics. One specificity of this BsAb is to a TAA (e.g. HER2/neu), the other to a trigger molecule on a killer cell (e.g. CD64 on macrophages). When injected into a tumor-bearing patient, the BsAb binds to the immune effector cell thereby arming it to seek out, and kill, tumor cells. Several BsAbs have shown considerable promise and one is now in late-stage clinical trials for therapy of ovarian cancer.

Purging of bone marrow for autologous transplants

Much of cancer therapy involves the use of cytotoxic drugs and/or irradiation, both of which primarily target dividing cells. Although effective for many patients, a significant number are not cured and eventually succumb to their tumor, partly because the amount of chemotherapy or irradiation a patient can receive is limited by the toxicity of these agents to normal cells and especially hemopoietic stem cells (cells that give rise to platelets, PMNs, lymphocytes, etc.). In order to be able to increase the dosage of chemotherapy or irradiation, bone marrow transplants are sometimes used in conjunction with chemotherapy and irradiation. In particular, stem-cell-containing blood or bone marrow is first taken from the cancer patient. The patient is then treated with doses of chemotherapy or irradiation high enough to kill all tumor cells, but doses likely to kill all hemopoietic stem cells as well. The patient is then 'rescued' by infusion of their own stem cells which repopulate the bone marrow (Topic E1). Autologous marrow is commonly given because donor marrow of identical MHC types is not often available (Topic M2). However, because tumor cells may contaminate the stem cell populations harvested before therapy, mAbs to antigens associated with the tumor are used to purge the marrow so that these cells are not returned to the patient to re-establish the tumor. This approach has been successfully used in the treatment of some tumors, including myeloid leukemia.

N7 Tumor vaccines

Key Notes

Prophylactic vs therapeutic vaccines	The development of vaccines for treatment of cancer is a very active area of research. Prophylactic vaccines induce immunity to viruses associated with tumor development; other approaches are designed to enhance/induce effective immunity in tumor-bearing patients.
Immunization with tumors and tumor antigens	Killed or irradiated patient tumor cells or appropriate TAAs and their peptides are being tested for induction of patient anti-tumor immunity to antigens that are primarily tumor associated. Immunizing with DNA or peptide for the TAA may induce a stronger CTL response.
Immunization with transfected tumors	Transfecting tumor cells with co-stimulatory molecules enhances their immunogenicity and ability to induce a CTL response. Tumor cells transfected with cytokine genes attract, expand and activate immune cells reactive to tumor antigens.
Immunization with APCs loaded with TAA	Since immature dendritic cells (DC) are best able to ingest antigen and mature DCs are best at presenting antigen, considerable effort is directed at determining optimal conditions for loading and maturing DCs *ex vivo* so they induce strong CTL anti-tumor responses when re-introduced into the patient.
Related topics	Clonal expansion and development of effector function (F5) Antigen preparations (I3) Vaccines to pathogens and tumors (I4)

Prophylactic vs therapeutic vaccines

Numerous approaches are being used to develop vaccines for use in the treatment of cancer. Prophylactic approaches focus on the use of vaccines that induce immunity to viruses known to be associated with the development of a tumor. Hepatitis B vaccines would prevent infection by this virus and reduce the incidence of liver cancer. Human papilloma virus (HPV) vaccines would prevent the development of cervical carcinoma. Vaccines developed against specific viral proteins of HPV are currently in clinical trials. In contrast, most other tumor vaccine approaches are designed to enhance or induce effective tumor immunity in patients who have already developed cancer.

Immunization with tumors and tumor antigens

A variety of approaches have been explored for inducing or enhancing a patient's immunity to their tumor. These include injecting killed or irradiated tumor cells from the patient, an approach which has had little success. The identification of appropriate TAAs (those expressed at low levels on normal cells and high levels on tumors), and their potentially immunogenic peptides has resulted in their use in vaccines to focus the patient's immune system to respond to antigens that are primarily tumor associated. As with immunization using whole cells, these antigens would most likely induce a T helper cell rather than a more desirable CTL response, as they would enter APCs by the exogenous pathway and be presented on MHC class II molecules (Topic F2). However, it is now clear that the APC-presenting antigen to the CTL needs first to be conditioned by interaction with a T helper cell before it can effectively induce a CTL response (Topic F6). Moreover, antigens entering by the exogenous pathway may in some instances be presented on MHC class I molecules and initiate a CTL response.

Still another approach that is being very actively pursued involves immunizing with DNA encoding the TAA or peptide, either alone or in an appropriate expression vector. This DNA introduced into a cell would be integrated, expressed, and translated into proteins in the cytosol, some of which would be degraded to peptides for loading onto MHC class I molecules and thus the potential induction of a CTL response.

Immunization with transfected tumors

Since most kinds of tumor cells do not express the co-stimulatory molecules (e.g., B7.1, B7.2) that are important to the induction of an immune response, studies have been carried out to determine if transfecting tumor cells with these molecules would enhance their immunogenicity. In fact, B7-transfected tumor cells induced a strong CTL response against the tumor. Furthermore, these CTLs were sometimes able to lyse parent tumor cells not expressing B7, because once activated, CTLs do not need the B7 co-stimulatory signals to kill.

Another approach involves transfecting tumor cells from a patient with a cytokine gene, as certain cytokines expressed by the tumor may attract, expand and activate cells of the immune system and induce or enhance immunity to tumor antigens. In experimental models, tumor cells transfected with cytokine genes (e.g., IL-2, IFNγ, GM-CSF) are able to induce immunity to the tumor resulting in its regression or rejection. IL-2 may, for example, enhance the development of cytotoxic cells to TAAs from their precursors (e.g. in melanoma).

Immunization with APCs loaded with TAA

A very active area of tumor vaccine research at the present time involves loading of patient dendritic cells *in vitro* with TAA and re-injection of these cells into the patient. This approach has the benefit that potential APCs can be isolated from a patient's peripheral blood and manipulated such that their antigen-presenting capabilities are optimal. In particular, monocytes readily obtained from the peripheral blood of a patient can be induced with cytokines to differentiate into immature dendritic cells (*Fig. 1*). Since immature DCs are best able to ingest antigen and mature DCs are best at presenting antigen, loading of monocyte-derived immature DCs followed by cytokine-induced differentiation of these cells to mature DCs is more readily accomplished *in vitro* than *in vivo*. These mature, loaded APCs are then reintroduced into the patient, fully able to stimulate T cells. Many research groups are currently trying to define the optimal conditions for obtaining immature DCs, for loading and maturing them, and for their reintroduction into the patient.

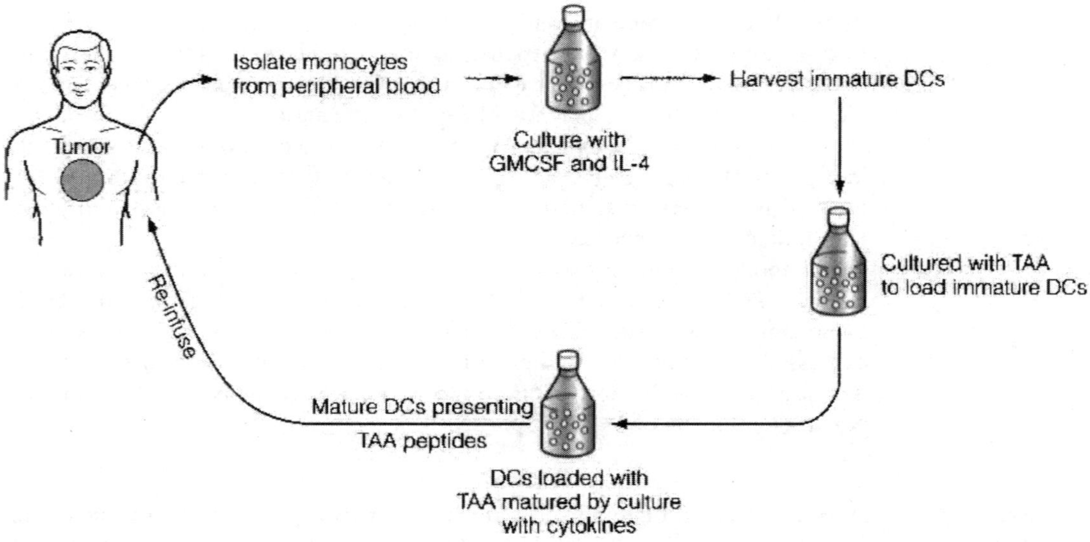

Fig. 1. Dendritic cell vaccines.

O 性别和免疫系统

O1 概论

要 点

概 论

认识到在免疫功能方面存在着与性别有关的差异已有一段时间了。女性血清IgG和IgM水平比男性高，对感染介质的初次和再次应答比男性好，自身免疫疾病的频率也比男性增加。性激素对免疫系统有重要的影响。雌激素与增加B细胞合成免疫球蛋白有关，而睾酮与抑制B细胞活性有关。除了生殖道以外，两性淋巴组织的解剖学分布都是相同的。在女性体内，高度有组织的淋巴样组织分布在整个生殖道内，并且似乎受与月经和妊娠有关激素的影响。

相关主题

黏膜相关淋巴样组织(C3) 抗体应答的细胞基础(E3)
抗体类别(D2) 不同组织中的抗体应答(F4)

O2 与生殖道相关的免疫细胞和分子

要 点

女性生殖道

女性生殖道包含所有与相应的免疫应答有关的细胞。这些细胞分布遍及阴道、子宫颈、子宫内膜等生殖道和输卵管的上皮层中。在管腔中发现了IgA和IgG两类保护性抗体。

月经周期期间的免疫改变

在月经周期期间，子宫内膜的NK细胞和T细胞不仅有数量上的亦有功能上的改变。这些改变被认为与月经周期中雌二醇和孕酮的显著的波动有关。

妊娠期间与免疫有关的改变

妊娠可被看成是一种免疫特许状态。这种免疫特许接受胎儿同种异体移植，并且被认为是在与妊娠有关的激素调节的影响之下。免疫改变包括朝Th2-型细胞因子格局转变①。

哺乳期乳腺在免疫防御中的作用

与哺乳期乳腺的腺泡有关的浆细胞担负产生IgA，并将IgA分泌到对新生儿保护非常重要的初乳和乳汁中。

男性生殖道

男性生殖道下部(阴茎，尿道)类似于其他的黏膜部位，在其固有层中有丰富的$CD4^+$和$CD8^+$ T淋巴细胞(虽然CD8 T细胞占优势)。巨噬细胞也是常见的，而树突细胞又限于尿道的远端部。偶然会在输精管和副睾的上皮细胞中发现淋巴细胞，主要是$CD8^+$ T细胞。在精液中发现源出于尿道和前列腺浆细胞的IgA抗体。

相关主题

固有免疫系统的细胞(B1) 抗体类别(D2)
固有免疫系统的分子(B2) 抗体的功能(D3)
淋巴细胞(C1) 不同组织中的抗体应答(F4)
黏膜相关淋巴样组织(C3)

注①：在妊娠过程中，胚胎发育类似于一个异物在体内生长，这就需要机体能够调整局部的免疫应答来保证个体的发育，因此子宫局部的免疫因子与细胞种类与非妊娠状态必然会不同，目前免疫系统的变化与妊娠过程的具体机理还不清楚。

O3 性激素在免疫系统中的功效

要 点

雌激素和孕酮对免疫功能的影响	在实验体系中雌激素和孕酮无论在体内还是在体外都对免疫功能有影响。雌激素与增加免疫球蛋白合成有关，而孕酮与细胞因子产生由 Th1 型转变为 Th2 型有关。
睾酮对免疫功能的影响	睾酮在某些免疫功能上似乎与雌激素有相反的作用，因为有资料显示它抑制 B 细胞合成免疫球蛋白，并且与防某些自身免疫病有关。
与性别有关的自身免疫：性激素的作用	已发现大多数自身免疫病在女性中比男性中频率高。这启示性激素在这些疾病的发生和维持中起关键作用。

相关主题 B 细胞活化(E2) 促进自身免疫病发生的因素(L2)
基因、T 辅助细胞、细胞因子和神经内分泌系统(G5)

O1 OVERVIEW

Key Note

Overview

Gender-associated differences in immunological function have been recognized for some time. Females have marginally higher levels of serum IgG and IgM, a better primary and secondary response to infectious agents and an increased frequency of autoimmune diseases compared to males. Sex hormones have important effects on the immune system. Estrogens are associated with increased B cell synthesis of immunoglobulins while testosterone is associated with suppression of B cell activity. The anatomical distribution of lymphoid tissue is the same in both sexes with the exception of the reproductive tracts. In the female, highly organized lymphoid tissue is distributed throughout the reproductive tract and appears to be influenced by hormones associated with menstruation and pregnancy.

Related topics

Mucosa-associated lymphoid tissues (C3)
Antibody classes (D2)
The cellular basis of the antibody response (E3)
Antibody responses in different tissues (E4)

Overview

Before the advent of antibiotics there was an increase in prevalence of infectious disease (morbidity) and mortality in male children compared to females and while the mortality has decreased, morbidity is still greater in male children. In recent years a better understanding of the effect of gender on the immune system has thrown some light on the basis of these findings. For example, there is a tendency for levels of serum IgG and IgM antibodies to be higher throughout life in females compared with males. This could contribute to the decreased susceptibility to infection and general trend in heightened immune response to microbial infections compared to males (*Table 1*).

Both increased primary and secondary responses to microbial infections such as *E. coli*, *Brucella*, measles, rubella and hepatitis B have also been reported. Perhaps as a consequence of their tendency to heightened immune response, females have a much higher frequency of autoimmune diseases pre- and post-puberty compared to their male counterparts. These autoimmune diseases include juvenile arthritis, Hashimoto's thyroiditis, systemic lupus erythematosus (SLE), primary biliary cirrhosis and rheumatoid arthritis (Topic L2). In

Table 1. Gender-associated immunological differences

	Female	Male
Susceptibility to infection	<	>
Immune response to infection	>	<
Frequency of autoimmune disease	High	Low

certain strains of mice (New Zealand Black), female mice are much more susceptible to the human equivalent of SLE than their male counterparts. Furthermore, male mice that have had an orchidectomy (removal of the testes) develop the same incidence as females, whilst ovariectomy (removal of the ovaries) has a protective effect in females. This provides strong evidence for the role of sex hormones on the adverse immune response in autoimmune diseases. Indeed, experimental evidence suggests that sex hormones in females modulate the immune system at all stages of life from prenatal to post menopause. In addition, they have been shown to have pivotal and different immunological functions in the developmental phase of the immune system and in its functional activity. In experimental systems it has been shown that estrogens are associated with increased B cell synthesis of immunoglobulins whilst testosterone is associated with suppression of B cell activity. Sex hormones appear to have major influences on immune cell types and function during the menstrual cycle and pregnancy. During cycle, NK cells increase in numbers in the late secretory phase compared to the late proliferative phase and in pregnancy there is an increase in the numbers of $\gamma\delta$ T cells. The anatomical distribution of lymphoid tissue is the same in both sexes with the exception of the reproductive tracts. In the female highly organized lymphoid tissue is distributed throughout the reproductive tract and appears to be influenced by hormones associated with menstruation and pregnancy. The male, in contrast, has only occasional lymphocytes distributed throughout his reproductive tract. The lymphoid tissue associated with the reproductive tracts is part of the mucosa-associated immune system (Topic C3).

O2 IMMUNE CELLS AND MOLECULES ASSOCIATED WITH THE REPRODUCTIVE TRACTS

Key Notes

The female reproductive tract	The female reproductive tract contains all of the cells associated with an appropriate immune response. These are distributed throughout the reproductive tract in the vagina, cervix, endometrium and in the epithelial layers of the fallopian tubes. Protective antibodies of both IgA and IgG classes are found in the lumen of the tract.
Immunological changes during the menstrual cycle	There are both numeric and functional changes in NK cells and T cells in the endometrium during the menstrual cycle. These changes are thought to be related to the marked fluctuations in estradiol and progesterone during the cycle.
Immune-associated changes during pregnancy	Pregnancy can be considered an immune privileged state. This immune privilege permits acceptance of the fetal allograft and is thought to be under the influence of pregnancy-associated hormonal regulation. Immunological changes include a shift towards a Th2-type cytokine profile.
The role of the lactating breast in immune defense	Plasma cells associated with the acini of the lactating breast are responsible for the production and secretion of IgA into colostrum and breast milk that is important for protection of the newborn.
The male reproductive tract	The lower male reproductive tract (penile urethra) resembles other mucosal sites in that it has abundant $CD4^+$ and $CD8^+$ T lymphocytes in the lamina propria (although CD8 T cells predominate). Macrophages are also frequent and dendritic cells restricted to the distal tip of the urethra. Occasional lymphocytes, mainly $CD8^+$ T cells, are found among the epithelial cells in the vas deferens and epididymis. IgA antibodies derived from plasma cells in the urethra and prostate glands are found in the seminal fluid.

Related topics

Cells of the innate immune system (B1)
Molecules of the innate immune system (B2)
Lymphocytes (C1)
Mucosa-associated lymphoid tissues (C3)
Antibody classes (D2)
Antibody functions (D8)
Antibody responses in different tissues (E4)

The female reproductive tract

Localization of immune cells in the tract

The female reproductive tract (FRT) is composed of vagina, cervix, uterus (containing endometrium), ovaries and fallopian tubes (*Fig. 1*). The vagina and

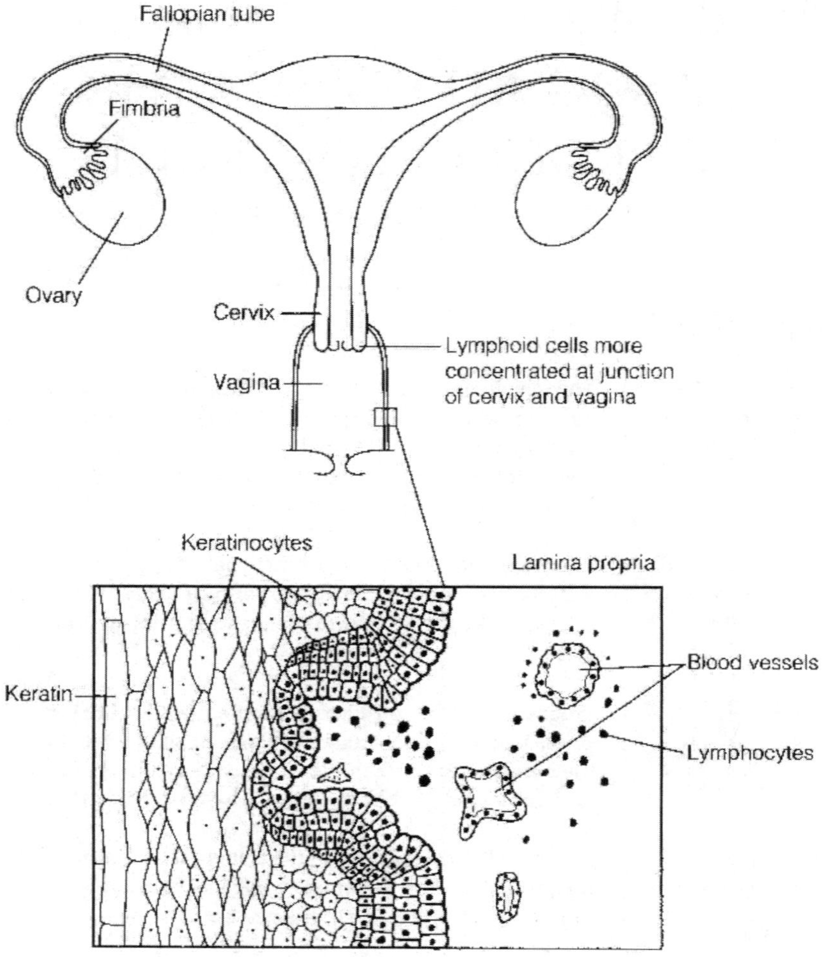

Fig. 1. The female reproductive tract.

the outer portion of the cervix contain a highly vascularized mucosal layer and can act as a portal for microbial infection. The mucosal layer is an important barrier against infection. It contains immunologically reactive tissues that can mount local responses to foreign antigens in the same way as other mucosal surfaces. Active sites of mucosal immunity (Topic C3) include the cervix and vagina, although IgA plasma cells have been found in the fallopian tubes, endometrium, as well as in the cervix and vagina. Plasma cells, $CD4^+$ and $CD8^+$ lymphocytes, and MHC class II positive dendritic cells are distributed throughout the lower reproductive tract in both epithelial and sub-epithelial layers of the cervix and the vagina. Unlike the ileum of the gastrointestinal tract, no epithelial M cells have been found in the FRT for efficient transport of antigens into the subepithelial layers (Topic C3). The majority of lymphocytes appear to be located at the junction of the cervix and vagina. The cells in the epithelial layer of the cervix are mainly $CD8^+$ T cells and those in the subepithelial layer are mainly $CD4^+$ T cells. Most of the cells associated with the immune response in the female reproductive tract are summarized in *Table 1*.

Table 1. Cells of the immune system associated with the female reproductive tract

NK cells	Endometrium
CD4, CD8 T cells	Vagina, cervix, endometrium, fallopian tubes
γδ T cells	Endometrium
B cells	Endometrium
Plasma cells	Vagina, cervix, endometrium, fallopian tubes
Macrophages	Vagina, cervix, endometrium
Dendritic cells	Vagina, cervix

Immunity in the FRT

IgG and IgA are both normally found in secretions of the cervix and vagina. IgA is derived locally from IgA plasma cells while IgG is thought to be mainly derived from the serum, although some local IgG production does take place. IgA is transported across the mucosal surfaces of the tract via poly Ig receptors on specialized epithelial cells (Topic E4). It is less certain how IgG is transported, although it is likely that there are IgG Fc receptors on specialized epithelial cells that can carry out this activity. Interestingly, the levels of IgG are usually higher than those of IgA in the non-pregnant female reproductive tract but vary during cycle. This is unusual at mucosal sites, e.g. intestine, where mostly secretory IgA is found in the secretions (Topic D2). The FRT, like other mucosal surfaces, is constantly open to the outside world and therefore direct exposure to pathogens (Topic C3). Vaginal immunization gives rise to both IgA and IgG responses to the immunizing antigen in both the vagina and cervix, confirming the ability of the lower reproductive tract to respond to foreign antigens. Independent of immunization, post-menopausal women tend to have higher concentrations of IgA and IgG in the cervix than non-immunized pre-menopausal women. Since the vagina is an efficient site for immunization, it could be expected that sexually active women would mount potent responses to sperm antigens and other proteins associated with the male ejaculate. For the most part, however, this appears not to be the case, as females are unresponsive to sperm antigens perhaps as the result of tolerance induction (Topics G2 and G3). In addition, the high concentrations of prostaglandins (which have potent immunosuppressive properties) in seminal fluid may inhibit immune responses. Antibodies to sperm antigens are produced in some women and this can lead to infertility.

Immunological changes during the menstrual cycle

As described earlier, NK cells, $CD4^+$ T cells, $CD8^+$ T cells, B cells and macrophages are distributed throughout the endometrium. The number of NK cells increases from the late proliferative phase (LP) and is maximal at the late secretory phase (LS) at which time it constitutes the largest number of lymphocytes. *Figure 2* shows the different phases of the cycle.

T cell numbers appear to remain relatively unchanged during the cycle, although the ratio of CD8 to CD4 T cells is lower at the LS phase compared to the LP phase. Between the LP phase and LS phase of the menstrual cycle, NK cells increase from 20% to 80%, whereas T cells decrease from 50% to less than 10%. In contrast, a group of potential regulatory cells, NKT cells, are increased in the late secretory phase of the menstrual cycle and are unusual in that they have NK cell markers as well as CD3 but not CD4 or CD8 (Topic C1). No classical MHC class II positive dendritic cells are present in the uterus. Changes in cell populations are summarized in *Table 2*. Organized lymphoid aggregates are also found in the

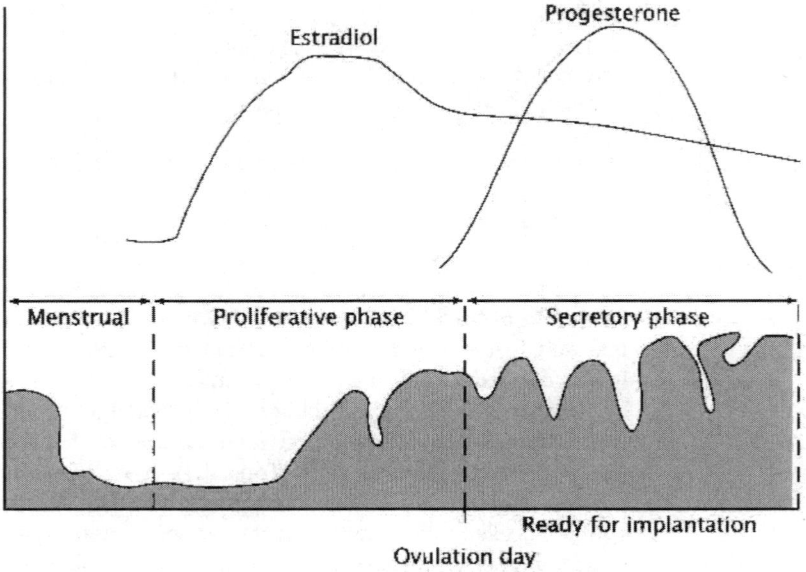

Fig. 2. Endometrial thickening during the menstrual cycle.

Table 2. Changes in lymphocyte populations during the menstrual cycle

	Late proliferative phase	Late secretory phase
NK cells	20%	80%
T cells	50%	<10%
NKT cells	lower	higher

endometrium. They have a core of B cells surrounded by more numerous T cells and an outer halo of monocytes/macrophages. The T cells in these lymphoid aggregates are mainly $CD8^+$. The number and size of the aggregates increase during the menstrual cycle and their absence in post-menopausal women suggests that they are hormonally influenced. The function of these aggregates is at present unknown. The phagocytic activity of mononuclear cells decreases during the early phase of the cycle compared to the later phase, whereas T cell responses to *Candida* antigens are reduced during the secretory phase. Interestingly, this appears to be the time of increased susceptibility to *Candida albicans* infections. Taken together, the marked fluctuations in estradiol or progesterone during the menstrual cycle may influence not only the accumulation of different populations of immune cells but also their response to microbial antigens.

Immune-associated changes during pregnancy

Following implantation of the blastocyst, there is an increase in estradiol and progesterone, the latter being essential for maintaining the pregnant state. This prepares the uterus for reception and development of the fertilized ovum and induces changes in the endometrium resulting in a modified mucosa (decidua) (*Fig. 3*). Changes occur in immune cell populations in the endometrium and in the overall immune system presumably to provide an 'immune privileged state' for the maintenance of the fetal 'transplant' (Topic M4). During the first trimester of pregnancy, endometrial NK cells account for between 60–80% of

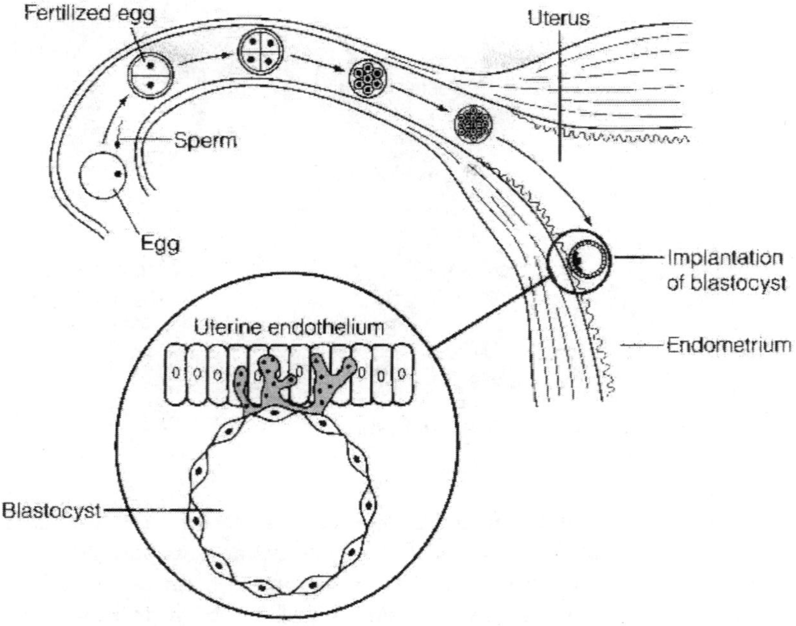

Fig. 3. Fertilization and implantation of the blastocyst.

the immune cells and these rapidly decrease after the second trimester. The remainder of the immune cell population consists of approximately 12% $CD3^+$ T cells of which $CD4^+$ and $CD8^+$ are expressed in equal numbers, γδ T cells, NKT cells and a small percentage of B cells.

During the early phases of pregnancy, Th2 lymphocytes are the dominant T lymphocyte subset in the decidua. Th2-type cytokines, such as IL-4, IL-6, induce the release of human choriogonadotrophin (HCG) from trophoblasts, which in turn stimulates the production of progesterone from the corpus luteum. The decidua (part of the placenta) itself secretes IL-6, IL-10, IL-13 and TGFβ and diminishes the secretion of Th1-type cytokines. Moreover, trophoblasts are a source of IL-4 and IL-10. Thus Th2-type T cells and placenta-derived Th2 cytokines may contribute to the maintenance of pregnancy by modulating the immune (e.g. Th1 cell function: Topic G5) and endocrine systems. Interestingly, in animal models of pregnancy, Th1-type cytokines such as IFNγ have been shown to be associated with spontaneous abortion.

The role of the lactating breast in immune defense

Hormonal changes during pregnancy prepare the female breast for the supply of milk to ensure the healthy development of the newborn child. The importance of breast feeding in the prevention of respiratory and gastrointestinal infections has been emphasized by the World Health Organization and they have predicted that increasing breast feeding by 40% would reduce respiratory and gastrointestinal death by approximately 50% worldwide in children under the age of 18 months.

Localization of immune cells in the lactating breast

The female breast is composed of fatty and connective tissue, milk ducts and lobules (see *Fig. 4*). The lobules contain the specialized epithelial cells for

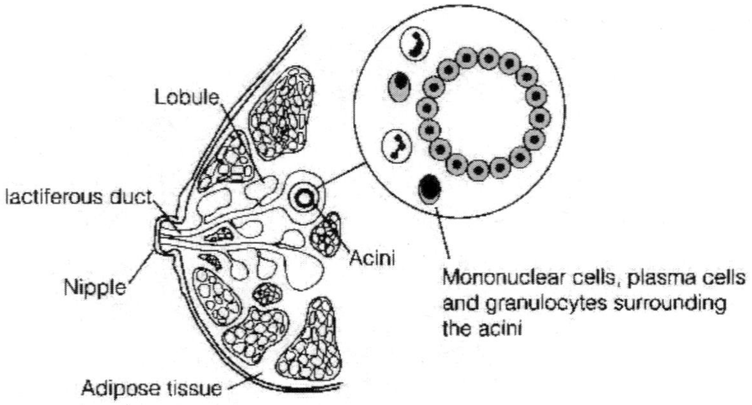

Fig. 4. The lactating breast.

producing milk and are surrounded by stroma or lamina propria containing capillaries, lymphatics, mononuclear cells and granulocytes. The initial secretions from the breast (colostrum) contain between 10^6 and 10^7 leukocytes/ml and reduce to between 10^4 and 10^5/ml in mature milk. Colostrum and breast milk also contain a variety of cytokine and growth factors (*Table 3*). It is presently unclear how these factors and cells contribute to protection in the hostile environment of the infants' intestine.

Table 3. Cytokines and growth factors present in colostrum and breast milk

- TGF-β
- EGF
- Colony-stimulating factor
- IL-1
- IL-6
- TNF-α

Antibodies in colostrum and breast milk

The lactating breast is an important site of mucosal immunity. In humans, approximately 80% of plasma cells in the lactating breast contain IgA. This immunoglobulin, in addition to other factors such as cytokines, growth and nutritional factors provide help to the newborn in thriving and preventing infection. **Secretory IgA** is produced by plasma cells derived from B cells that originally homed to the breast under hormonal influences from other mucosal surfaces such as the respiratory or gastrointestinal tracts – major portals of microbial entry (Topic C3). Lymphocytes entering the breast tissue contain homing molecules to allow them to enter mucosal tissue (Topic C4). Like secretion across the intestinal wall, IgA dimers are bound by the polymeric immunoglobulin receptors located on the basolateral surface membranes of mammary gland epithelial cells. The antibody receptor complex is then internalized and transported to the apical surface of the cell. Since these secretory IgA antibodies are derived from B cells that have originated from other mucosal surfaces such as the respiratory or gastrointestinal tracts, they usually have specificity against microbial antigens found in these tissues. The concentration of IgA is greatest in colostrum, the initial secretion from the breast. These levels fall rapidly postpartum in the breast milk to the equivalent of serum IgA concentrations. While IgA in the serum is mainly IgA1 (85%) compared to IgA2 (15%), breast IgA contains more IgA2 than IgA1 and is similar to intestinal IgA (Topic D2). The importance of IgA2 in the secretions may be related to its increased resistance to degradation by proteases produced by microbial pathogens (*Pseudomonas* sp., *Neisseria* sp., *Haemophilus influenzae* and *Streptococcus pneumoniae*, etc.) found in the mucosa. The mechanisms by which ingested IgA functions to protect against infection presumably involve blocking of attachment and entry of microbes (Topic D8). This passive IgA-mediated immunity is especially important immediately after birth because, as described previously, production of IgA by the infant only begins after birth (Topic C5). Many of the IgA antibodies found in breast milk are also directed against antigens derived from the mother's diet. Thus, in addition to protecting against microbial infection these antibodies may also protect against absorption of certain food antigens in early development. Small amounts of IgM and even smaller amounts of IgG are also found in breast milk. The mechanism of transport of these immunoglobulins across the breast epithelial cells is unclear.

The male reproductive tract

The penile urethra is the first point of contact of microbes entering the lower male reproductive tract (*Fig. 5*). It resembles other mucosal sites in that there are abundant $CD4^+$ and $CD8^+$ T lymphocytes in the lamina propria and epithelium (although $CD8^+$ T cells predominate). These cells are mainly of the memory phenotype (CD45RO), and many of them carry mucosa-associated homing molecules (Topic C4). Macrophages are also frequent within the lamina propria but dendritic cells are restricted to the distal tip of the urethra where they are intraepithelial in location. IgA plasma cells are also found in the lamina propria and home there from other mucosal surfaces. As in the gut, epithelial cells with poly Ig receptors transport the IgA into the lumen. IgA plasma cells are also found in the prostate gland and the secreted IgA derived from both these sites is found in the seminal fluid.

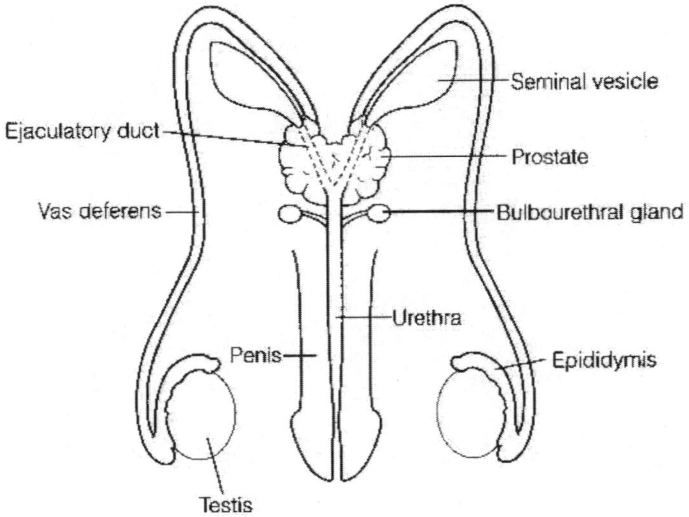

Fig. 5. The male reproductive tract.

Only occasional lymphocytes, mainly CD8 cells, and macrophages are found further up the reproductive tract amongst the epithelial cells in the vas deferens and epididymis. Thus, the urethral mucosal tissue is an extremely important site of immunological protection against ascending microbial infections.

O3 FUNCTIONAL EFFECTS OF SEX HORMONES ON THE IMMUNE SYSTEM

Key Notes

Effects of estrogen and progesterone on immune function

In experimental systems, the hormones estrogen and progesterone have effects on immune function both *in vivo* and *in vitro*. Estrogens are associated with increased immunoglobulin synthesis and progesterone with a shift from Th1- to Th2-type cytokine production.

The effect of testosterone on immune function

Testosterone would appear to have a contrary effect to estrogens on some immunological functions in that it has been shown to inhibit immunoglobulin synthesis by B cells and is associated with protection against some autoimmune diseases.

Gender-associated autoimmunity: the role of sex hormones

Most autoimmune diseases are found with higher frequency in females than in males. This would suggest that sex hormones may play a pivotal role in the development and/or maintenance of these diseases.

Related topics

B cell activation (E2)
Genes, T helper cells, cytokines and the neuroendocrine system (G5)
Factors contributing to the development of autoimmune disease (L2)

Effects of estrogen and progesterone on immune function

Estrogen and progesterone are the main female sex hormones. Estrogen is the term used collectively to denote a group of steroid hormones, which includes estradiol, estriol and estrone. Estradiol is produced by the ovaries and progesterone is produced by the corpus luteum and the uterine endometrium. Experimental studies *in vitro* and *in vivo* have shown several diverse effects of estrogen (and progesterone) on the immune system (*Table 1*). NK cells, monocytes/macrophages and T and B cells all have cell surface estrogen receptors. B cell immunoglobulin production is enhanced in the presence of estrogen. This is probably due to the direct effect of estrogen on B cells and/or plasma cells, as well as to enhancement of a Th2 cytokine response. Consistent with this finding, the anti-estrogen drug Tamoxifen causes an increase in the production of IL-2 and IFNγ in animal models, while reducing the levels of the Th2-associated cytokine IL-10. Similar effects are seen with progesterone suggesting that both of these hormones can regulate immune responses (Topic G5). That estrogens can directly activate some lymphocyte populations is indicated by their ability to stimulate lymphocyte proliferation *in vitro* and influence the expression of lymphocyte surface molecules. Estradiol has also been shown to suppress the cytotoxic activity of NK cells and downregulate IFNγ production. In experi-

Table 1. Effects of estrogen on the immune system

Enhances immunoglobulin synthesis
Induces Th2 type responses*
Decreases NK cell cytotoxicity*
Downregulates IFNγ production
Prevents Fas-dependent apoptosis of CD4 Th2 cells

*Progesterone also has these effects.

mental models, estrogen has been shown to influence development of T and B cells. Thymic stromal cells and immature thymocytes express estrogen receptors and their absence in knockout mice results in decreased thymic size. Estrogen also inhibits the synthesis of thymosin α1, a thymic hormone, produced by thymic epithelial cells. Since thymosin α1 has a role in the maintenance of thymic homeostasis, the inhibition of this hormone may have a role in involution of the thymus.

In addition to preparing the uterine endometrium for implantation, progesterone has some effects on immune cells similar to those of estrogens (*Table 1*). Thus, the decreased NK cell function and biased Th2 response throughout pregnancy mediated by these two hormones is likely to reduce the potential 'rejection' of the fetal allograft mediated through a Th1-type mechanism (Topic M4).

The effect of testosterone on immune function

Testosterone is the main male-associated sex hormone and is produced mainly by the testes. Receptors for testosterone appear to have a similar distribution to estrogen receptors on cells associated with the immune system. The effects of testosterone on the immune system can be similar to those of estrogens but can also be different and even opposite. Testosterone, like estrogen, has a profound effect on thymic development leading to regression. In animal models, removal of the testes (orchidectomy) or removal of the ovaries (oophorectomy), causes thymic enlargement (hypertrophy) after birth. The mechanisms whereby testosterone and estrogen cause the thymus to regress are not fully understood but would appear to involve the thymocytes and thymic epithelial cells both of which have receptors for estrogen and testosterone.

Testosterone has also been shown to induce $CD4^+$ T cells to produce IL-10 (*Table 2*). This would tend to suppress Th1 cell responses leading to decreased cell-mediated immunity. Unlike the effects of estrogen, *in vitro* B cell differentiation to mitogens (Topic E2) is inhibited and not enhanced by testosterone. In addition, one of the mechanisms by which lymphocytes are regulated is through Fas-mediated cell death through apoptosis (Topic G2). Testosterone promotes, while estrogen prevents, Fas-dependent apoptosis of Th2 cells by reducing the expression of the apoptosis-suppressing mitochondrial proteins. Interestingly, there is now evidence that lymphocytes can produce small amounts of testosterone but the significance of this is currently unclear.

Table 2. Effect of testosterone on the immune system

Induces IL-10 from CD4 cells
Inhibits B cell responses to mitogens
Promotes Fas-dependent apoptosis of CD4 Th2 cells

Gender-associated autoimmunity: the role of sex hormones

Apart from anatomical differences giving rise to increased frequencies of urinary tract infections in the female, the major gender-associated diseases are those caused by autoimmunity. Autoimmune diseases are disproportionately more common in females than in males (*Table 3*) with few exceptions. For example, ankylosing spondylitis is mainly a male autoimmune disease. The observation that autoimmune diseases are more frequently found in females than males and occur more frequently post puberty suggests a major immunological role for sex hormones in these conditions. Moreover, post-menopausal women have less clinical disease activity than their pre-menopausal counterparts. This may be as a result of the changing hormone profiles seen in women post menopause where estrogen levels are reduced and it has been shown that both IL-2 and IFNγ levels are increased compared to women in the pre-menopausal state. Hormone replacement therapy has been shown to reverse this decreased clinical disease activity in post-menopausal women. Clinical activity in SLE is also known to cycle with menses. Moreover, pregnancy can ameliorate certain autoimmune diseases. For example in RA, symptoms of the disease are markedly reduced during pregnancy. This is further support for the concept that hormones altered during pregnancy can have a major influence on the immune system.

Table 3. Incidence of autoimmune diseases in females compared with males

Hashimoto's disease	30-1
Sjögren's syndrome	9-1
Systemic lupus erythematosus	9-1
Primary biliary cirrhosis	9-1
Antiphospholipid syndrome	9-1
Chronic active hepatitis	8-1
Mixed connective tissue disease	8-1
Graves disease	6-1
Rheumatoid arthritis	3-1
Scleroderma	3-1
Type 1 diabetes	2-1
Multiple sclerosis	2-1
Myasthenia gravis	2-1
Coeliac disease	2-1

In animal models of diabetes such as the non-obese diabetic (NOD) mouse or the BB rat, diabetes develops spontaneously but the severity of the disease is much more common in the female of the species. This severity can be reduced by gonadectomy (removal of reproductive organs) in female mice or treatment with testosterone. Sjögren's syndrome, which is primarily a female autoimmune disease, is also found in hypogonadal males. In mouse models of Sjögren's syndrome, treatment with testosterone delays disease progression. Taken together the greater predisposition of autoimmune diseases in females would appear to be related to the effects of the different sex hormones on the autoimmune response.

P 老化和免疫系统(免疫衰老)

P1 概论

要 点

概 论	目前已清楚人类老化可发生固有和适应性免疫系统的缺损,并且免疫系统的效应全面下降(称为免疫衰老)。T 细胞功能退化,抗体亲和力降低,对接种疫苗的应答减少。另外,影响免疫效应性的神经和内分泌网络有改变。总的说来,感染更为常见,随之发病率和死亡率增加,并且出现恶性肿瘤的倾向增加。
相关主题	固有免疫系统的细胞(B1) 淋巴细胞(C1) 基因、T 辅助细胞、细胞因子和神经内分泌系统(G5) T 细胞在免疫应答中的作用(F1) 抗体结构(D1)

P2 初级淋巴组织和淋巴细胞随老化发生变化

要 点

血细胞生成与老化	随着年龄增加,产生的祖代细胞数量减少。这一点可在产生免疫系统特化细胞的器官——骨髓和胸腺中均可见到。
胸腺退化与老化	与老化相关的主要免疫事件之一是胸腺退化。这在青春期后即开始并持续到衰老,并且减少胸腺输出成熟 T 细胞。
老化时 AICD 与细胞凋亡	老龄时,T 细胞的 Fas(CD95)和 FasL(CD95L)表达有所增加。在老年个体血清中也可发现可溶性 FasL(sCD95L)的水平增加。这可能导致活化诱导的细胞死亡(AICD)和细胞凋亡增加,并且可以解释在老龄人中见到淋巴细胞数量比较低的原因[①]。
相关主题	血细胞生成——血细胞的发育(A5) 淋巴器官与组织(C2) T 细胞库的形成(F3) 中枢耐受和外周耐受(G2)

注①:FasL 可以与淋巴细胞(主要是 T 细胞)表面的 Fas 相结合,然后诱导淋巴细胞发生细胞凋亡。因此老年人血液内游离的可溶性 FasL(sCD95L)的水平增加,可与血液中的淋巴细胞表面的 Fas 结合,促进淋巴细胞的死亡,使淋巴细胞数目减少。

P3 老化对固有免疫的影响

要 点

老化与固有免疫	巨噬细胞,嗜中性粒细胞和 NK 细胞是固有免疫系统的主要组分。它们在出生时立即行使功能,并延续到整个生命中,虽然随着老化出现某些变化。
老化与嗜中性粒细胞	老龄个体的嗜中性粒细胞中发生吞噬功能的缺损。这导致不能抵抗某些微生物的感染(例如由金黄色葡萄球菌引起的感染)。
老化与单核细胞/M∅功能	老龄个体的单核细胞/巨噬细胞与年青个体的比较,显示出种种改变。这些改变包括增加细胞因子产生和减少吞噬的活性。
老化与 NK 细胞	老龄时 NK 细胞数量和功能基本上是完整的,虽然某些细胞因子可能减少。
相关主题	固有免疫系统的细胞(B1) 固有免疫系统的分子(B2)

P4 老化对 T 细胞免疫的影响

要 点

老龄时 T 细胞表型	在老龄个体中，记忆 T 细胞数量增加，而幼稚 T 细胞数量减少。有迹象表明，在记忆 T 细胞群中 T 细胞活化增加时，T 细胞总数随 $CD4^+$ 和 $CD8^+$ T 细胞丧失而趋向减少。
老化时 T 细胞受体的利用	老化时 T 细胞受体多样性减少。T 细胞受体表达减少更多地与 $CD8^+$ T 细胞相关而不是更多地与 $CD4^+$ T 细胞相关②。
T 细胞对促细胞分裂原及抗原的应答	老化时 T 细胞对促细胞分裂原及抗原的应答降低。这种降低与一些内源性的和外源性的缺损，包括在抗原呈递，信号发射和细胞因子表达方面的缺损相关。

相关主题　T 细胞在免疫应答中的作用(F1)　T 细胞活化(F4)　抗原的 T 细胞识别(F2)

注②：$CD4^+$ T 和 $CD8^+$ T 细胞在细胞成熟过程中，通过可变区基因的重组产生 TCR 的多样性，随着衰老，这种基因重组发生减少，尤其是在 $CD8^+$ 的 T 细胞更为明显，因此 T 细胞受体多样性减少。

P5 老化对体液免疫的影响

要 点

老化对体液免疫的影响	老龄时无论 B1 还是 B2 细胞的数量均有所减少。超突变减少③，并且有增加自身抗体和不能产生高亲和性抗体的倾向。

相关主题　抗体结构(D1)　T 细胞活化(E2)　B 细胞活化(F4)

注③：超突变是产生抗体多样性的基础，超突变减少，导致抗体的多样性减少。

P6 免疫衰老与发病率、死亡率和寿命

要 点

免疫衰老与疾病	老龄时，结核病、肺炎、尿道感染、败血症(在血流中存在细菌)更为普遍。流感，鼻病毒，巨细胞病毒(cytomegalovirus，CMV)的感染更频繁，且发病率和死亡率更高。这与包括免疫衰老在内的一些因子有关。
免疫应答基因与老化	免疫应答基因(尤其是 HLA 基因)在帮助免疫系统有效地对微生物感染应答时是重要的。不同的 HLA 单元型可能发生更高的死亡率或更长的寿命④。
免疫衰老与神经和内分泌系统	免疫衰老随内分泌和神经系统的衰老而变得复杂。这不仅表现为免疫功能下降，而且也表现在与神经和内分泌系统老化相关的变化，以及它们的相互作用的变化。

相关主题　抗原的 T 细胞识别(F2)　不同生物的免疫(H2)

注④：HLA 基因的 CLASS Ⅰ类和 CLASS Ⅱ类基因编码分子与抗原呈递有关，随着衰老，CLASS Ⅰ类和 CLASS Ⅱ类基因表达减少，使抗原呈递过程受到影响，导致免疫应答能力减弱。

P1 OVERVIEW

Key Note

Overview

It is now clear that as humans age defects in both innate and adaptive immune systems occur and the overall effectiveness of their immune system decreases (termed *immunosenescence*). T cell function is reduced, the affinity of antibodies decreases and the response to vaccination is diminished. In addition, there are changes in neural and endocrine networks that influence immune responsiveness. Overall, infections are more common with an increase in morbidity and mortality, and there is an increased predisposition to malignancies.

Related topics

Cells of the innate immune system (B1)
Lymphocytes (C1)
Antibody structure (D1)
The role of T cells in immune responses (F1)
Genes, T helper cells, cytokines and the neuroendocrine system (G5)

Overview

A decline in immune competence is well recognized in the elderly. Aged people show a decline in many aspects of protective immunity including a tendency to produce lower-affinity antibodies, a failure to generate long-lasting immunity to vaccination and a loss of delayed-type hypersensitivity to antigens previously encountered in life (*Table 1*). Bacterial and viral diseases such as tuberculosis and herpes zoster (shingles), respectively, are found much more frequently in the elderly compared to young adults. Septicemia (infectious microbes in the bloodstream) is also more common in the elderly. Pneumonia is more prevalent and more often fatal and other viral and bacterial infections are more common in older people leading to an increase in morbidity and mortality. This decline in immune competence is not solely a result of a defective immune system, as it is also a result of changes in the endocrine and nervous systems, as well as nutritional and other factors including the general state of health of the older individual.

Table 1. Microbial infections associated with aging

Tuberculosis	Shingles
Pneumonia	Influenza
Urinary tract infections	Cytomegalovirus (CMV)

Malignancies are seen much more frequently in older people and while many of these may be related to inappropriate DNA translational events, a defective immune system may also be responsible since there is an association between immune deficiency and increased malignancy (Topic J3).

Defects in all compartments of the immune system have been reported in the elderly. While studies are often contradictory, reliable data indicate that defects develop in T and B cell immunity as well as in the phagocytic component of immunity. Increased NK cell numbers and decreased $\gamma\delta$ T cell function are also a feature of aging (Topic B1). IL-6 and IL-10 production by monocytes is increased with aging as well as the pro-inflammatory cytokines IL-1β and TNFα. MHC molecules are expressed at lower density on a variety of cells and fewer T cells expressing CD28, important for T cell signaling, are found in the elderly (Topic F1). Antibody responses are usually of lower affinity and auto-antibodies are found much more frequently. Hemopoiesis is impaired with fewer progenitor cells produced. Thymic involution is well established in the elderly with fewer T cells entering the vascular pool and hence secondary lymphoid organs. AICD and apoptosis are increased. Age-related changes in hormonal and neurotransmitter function may also have an impact on immune function and may determine morbidity, mortality and longevity.

P2 DEVELOPMENTAL CHANGES IN PRIMARY LYMPHOID TISSUE AND LYMPHOCYTES WITH AGE

Key Notes

Hemopoiesis and aging	With increasing age, the number of progenitor cells produced decreases. This is seen in the bone marrow and in the thymus, organs that give rise to the specialized cells of the immune system.
Thymic involution and aging	One of the major immunological events associated with aging is the involution of the thymus. This begins after puberty and continues to senescence and decreases the thymic output of mature T cells.
AICD and apoptosis in aging	There is an increase in the expression of Fas (CD95) and FasL (CD95L) on T cells in the elderly. Increased levels of soluble FasL (sCD95L) are also found in the serum of aged individuals. This may lead to an increase in activation-induced cell death (AICD) and apoptosis and may explain the lower numbers of lymphocytes seen in the elderly.

Related topics

Hemopoiesis – development of blood cells (A5)
Lymphoid organs and tissues (C2)
Shaping of the T cell repertoire (F3)
Central and peripheral tolerance (G2)

Hemopoiesis and aging

Hemopoiesis (blood cell and platelet development) is maintained during aging although at a reduced level. The proliferative capacity of cells of the bone marrow peaks during middle age and decreases thereafter. This is associated with a decrease in colony-stimulating factors (Topic B2), a decrease in the number of progenitor cells produced and an increase in apoptosis. There is a decreased capacity to deal with severe bleeding in the elderly, suggesting a decline in the function of bone marrow stem cells. This may be a result of diminished numbers of stem cells produced or micro-environmental changes in hormones, stromal cells or cytokines responsible for stem cell growth and differentiation. These changes probably also contribute to immunosenescence in that there would be fewer progenitor cells committed to the maturation processes of the immune system leading to fewer naïve lymphocytes entering the vascular pool and secondary lymphoid tissues. Even though there are fewer progenitor cells in the marrow, hemopoiesis has been achieved with progenitor cells from aged individuals in autograft treatments for multiple myeloma and other malignant blood disorders.

Thymic involution and aging

One of the most obvious effects of aging on the immune system is the involution of the thymus. This begins in adolescence and progresses to near total atrophy in the elderly where lymphoid tissue is replaced by fat. There is an approximate 3% decrease per year in the size of the thymus until middle age and an approximate 1% decrease per year thereafter (*Fig. 1*). As a result of this, the number of T cells entering the vascular pool and secondary lymphoid organs and tissues decrease with age. Data from studies on the rearrangement of genes encoding the T cell receptor have suggested that there is continuing thymic function in the elderly and that adult memory T cells in the periphery have undergone many replications.

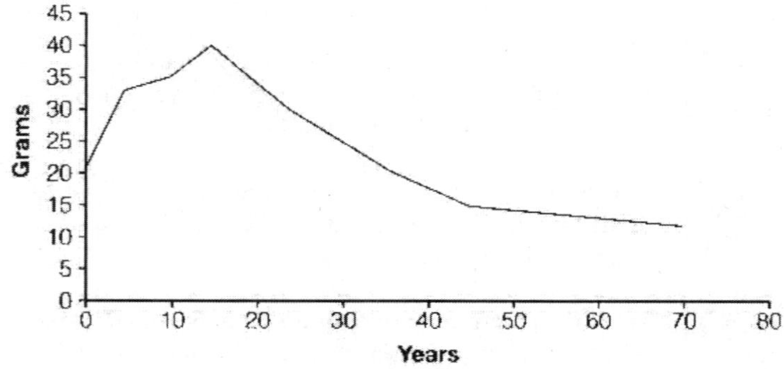

Fig. 1. Average thymus weight change with age.

That changes occur in the thymus during aging is also indicated by observations on the recovery of $CD4^+$ T cells following chemotherapy or therapy with anti-CD4 antibodies. The $CD4^+$ T cells return to normal levels faster in younger individuals than adults and are mainly of the naïve phenotype (CD45RA) compared with those with a memory phenotype (CD45R0) in the elderly.

Thymic atrophy is probably under the control of many factors including T cell cytokines, thymic hormones and products of both the nervous and endocrine systems. Thymic involution is thought to result in the failure of the thymic microenvironment to support lymphopoiesis. Significant cytokine changes occur in the thymus during aging, including increases in IL-6 and macrophage colony-stimulating factor (M-CSF), and decreases in IL-2, IL-10 and IL-13. Other important thymic cytokines such as IL-7 and IL-15 remain stable during the aging process. Thymic status may also be under the control of signals from the nervous and endocrine systems. There is an age-associated increase in acetylcholinesterase-positive structures in the human thymus. In rodent models, older mice have increased noradrenergic sympathetic nerves and a 15-fold increase in the concentration of noradrenaline. The significance of this finding is presently unclear but does point to a role for the nervous system in thymic function especially in old age.

AICD and apoptosis in aging

The number of cells expressing Fas (CD95) and Fas ligand (CD95L) are increased in the elderly. In contrast, there is a decreased expression of CD95 in those of advanced age (>90).

Moreover, the amount of soluble CD95L is increased in older individuals compared to young. There is also an increased expression of CD95L on both

$CD4^+$ and $CD8^+$ T cells in the aged, and a strong correlation between the levels of CD95L on these cells and activation-induced cell death (apoptosis: Topic F5). In the elderly Fas-mediated apoptosis is increased in both 'memory' and 'naïve' T cells, although it is observed much more frequently in the 'memory' subset, and is associated with a reduced level of the anti-apoptotic mitochondrial proteins. Furthermore, lymphocytes in the elderly are more susceptible to TNFα-induced apoptosis than those in newborn blood. These findings suggest that AICD and apoptosis may contribute to immunosenescence by reducing the numbers of lymphocytes (*Table 1*).

Table 1. Factors that influence immunosenescence

- Hemopoietic failure
- Thymic involution
- Endocrine senescence
- Neural senescence
- Apoptosis

P3 EFFECTS OF AGING ON INNATE IMMUNITY

Key Notes

Aging and innate immunity	Macrophages, neutrophils and NK cells are the major components of the innate immune system. They function immediately after birth and continue to do so throughout life although some changes occur with aging.
Aging and neutrophils	Functional phagocytic defects occur in neutrophils of aged individuals. This leads to an inability to combat certain microbial infections, e.g., those caused by *Staphylococcus aureus*.
Aging and monocyte/MØ function	Monocytes/macrophages from aged individuals show changes compared to those of young adults. These changes include increased cytokine production and diminished phagocytic activity.
Aging and NK cells	NK cell numbers and function are essentially intact in the aged although some cytokines may be reduced.
Related topics	Cells of the innate immune system (B1) Molecules of the innate immune system (B2)

Aging and innate immunity

Macrophages, neutrophils and NK cells are the major components of the innate immune system. Innate immunity functions immediately after birth and although its activity persists throughout life, some functional changes occur with aging. While many innate pattern recognition receptors (PRR) for bacterial components are not affected by aging, the activity of other important components of innate immunity do change. In particular, the generation of superoxide by neutrophils and monocytes during phagocytosis tends to decrease. In contrast to innate immunity, adaptive immunity is not completely mature at birth, but peaks at puberty and declines thereafter (*Fig. 1*).

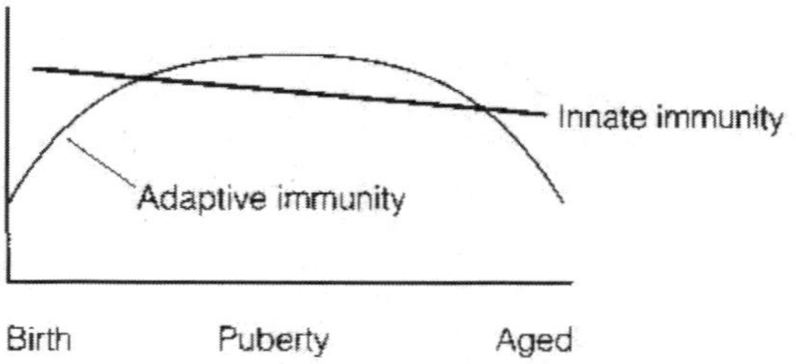

Fig. 1. Changes in innate and adaptive immunity over time.

Aging and neutrophils

Changes in neutrophil function occur in the elderly, including reduced superoxide production in response to staphylococcal infections and reduced ability to respond to survival factors such as GM-CSF, G-CSF (Topic B2). There is also a marked reduction with aging in the expression of CD16 (an IgG/antigen complex receptor) by these cells (Topic B1). Taken together these factors may contribute to the inability of elderly patients to deal effectively with microbial infections and in particular with staphylococcal infections.

Aging and monocyte/MØ function

Monocytes from older adults frequently show signs of activation and secrete increased levels of IL-6 and IL-10 compared to monocytes from young adults. In the elderly, macrophages produce less superoxide, a molecule associated with intracellular killing (Topic B1). Accessory cell function is critical for T cell activation. This is achieved by presenting antigens through class I and class II HLA antigens. HLA class I molecules (Topic M2) are less well transcribed (as measured by levels of mRNA) in monocytes from the elderly compared to those from younger controls, and may give rise to less-efficient antigen presentation and poorer immune responses, especially those involving cytotoxic $CD8^+$ T cells (Topic F5).

Monocytes express the molecule CD14 (Topic B1) that is involved in activation via LPS and is therefore important in protection against Gram-negative bacteria. The percentages of monocytes bearing CD14 decrease with age and there is an increase in the number of monocytes expressing low-density CD14. Compared with the monocytes expressing the higher density of CD14, they have increased production of IL-6, IL-10 and decreased cytotoxicity. LPS-stimulated monocytes from the elderly produce less C-CSF, GM-CSF, IL-8, TNFα and IL-1 but normal levels of IL-12 (Topic B2). Taken together these data suggest that an inappropriate microenvironment for antigen presentation and T cell proliferation could contribute to poorer responses made against Gram-negative bacteria in the aged (*Table 1*).

Table 1. Changes in monocyte function in the aged

Decreased CD14 expression
Decreased cytotoxicity
Decreased superoxide production

Aging and NK cells

Studies on peripheral blood NK cells indicate that their numbers generally increase in the elderly and that they appear to function normally. However, NK cells in the elderly only release 25% of the IFNγ released by NK cells from young adults on a cell-to-cell basis. In mouse models of aging, similar results are found for peripheral blood NK cells, although NK cells from spleen and lymph nodes of older animals have a profound loss of NK function. Whether this is true in humans has yet to be ascertained.

P4 THE EFFECTS OF AGING ON T CELL IMMUNITY

Key Notes

T cell phenotypes in the elderly	In aged individuals memory T cells are increased while naïve T cells are reduced in number. While there is evidence for increased T cell activation in the memory T cell population, total T cell numbers tend to be reduced with a loss of both $CD4^+$ and $CD8^+$ T cells.
T cell receptor usage in the aged	T cell receptor diversity is reduced in the aged. Reduced T cell receptor expression is associated more with $CD8^+$ T cells than with $CD4^+$ T cells.
T cell responses to mitogens and antigens	T cell responses to mitogens and antigens are reduced in the aged. This reduction is related to a number of intrinsic and extrinsic defects including defects in antigen presentation, signaling and cytokine expression.
Related topics	The role of T cells in immune responses (F1); T cell recognition of antigen (F2); T cell activation (F4)

T cell phenotypes in the elderly

Total T cell numbers are lower by approximately 30% in the aged (>60 years) compared to young adults (<35 years). Moreover, the composition of T cells is also different. Most T cells in young adults resemble 'naïve' ($CD45RA^+$) cells, and in newborn blood nearly 100% are naive. In contrast, there are more primed or 'memory' T cells (CD45RO) and less 'naïve' cells in the elderly. Furthermore, these memory T cells appear to be more activated, based on the increased number of these cells that express CD25 and HLA-DR. Even so, there tend to be fewer $CD3^+$ T cells as well as a decrease in the expression of CD3. This decrease is of both $CD4^+$ T cells and $CD8^+$ T cells, although the CD4/CD8 ratio does not differ significantly with age.

CD28 is critical as a 'second signal' for both $CD4^+$ and $CD8^+$ T cell activation (Topic F5). The number of $CD28^+$ T cells and the density of its expression generally decreases in the elderly. Since centenarians have higher numbers of $CD8^+$ T cells expressing CD28 than in the average elderly individual, it is possible that prolonged survival could be associated with number of $CD28^+$ T cells. In addition, because T cells undergoing excessive replication, such as that seen in Crohn's disease, show a decrease in CD28 expression, the decreased expression of CD28 on cells from aging individuals may also be the result of excessive T cell replication (replication senescence; *Table 1*).

T cell receptor usage in the aged

T cell repertoire changes are also associated with aging. Although the $CD4^+$ T cell population remains polyclonal during aging, the $CD8^+$ population more frequently develops clonal expansions thus skewing the repertoire in favor of the TCRαβ chains (Topic F3) represented by the expansions. However, these

Table 1. *Major T cell changes associated with aging*

- Reduced T cell numbers
- Increase in memory T cells (CD45RO)
- Decrease in naïve T cells (CD40RA)
- Decrease in proliferative responses to mitogens and antigens
- Decrease in DTH
- Decreased expression of CD3, CD154 and CD28
- Increased expression of CD25 and HLA-DR

expansions do not seem to be associated with childhood illnesses or vaccination in these individuals in earlier life. The ability to be successfully vaccinated against influenza in the aged is also related to the wider repertoire of different TCRs to which they make a response. Thus, in those elderly who are unresponsive to influenza vaccination, there is a marked restriction of the TCR-Vβ usage by their CD8$^+$ cells. A restricted TCR repertoire in some individuals could therefore contribute to impaired immune responses to microbes in the aged. CD8$^+$ T cells are also important in maintaining immune surveillance against tumors and thus a restriction in available TCR repertoires could help explain the increased incidences of malignancies that are seen in the elderly (Topic J3).

T cell responses to mitogens and antigens

In the elderly, T cell proliferation in response to PHA, anti-CD3 or IL-2 is diminished. This reduced proliferation may be a result of an intrinsic defect in T cells, defective accessory cell function, or inappropriate signaling through cell surface receptors. Resting T cells require signaling through the TCR and co-stimulatory molecules such as CD28 (by B7). The lack or inefficiency of this second signal may lead to apoptosis or anergy. In the elderly it has been shown that T cells expressing CD28 are reduced and CD154 and CD3 expression are also downregulated in both naïve and memory cells. Such age-associated changes in the expression of these co-stimulatory molecules could have profound effects on the immune response leading to immunosenescence.

There is also a defect at the level of signaling (Topic F4). Defective phosphorylation of tyrosine residues mediated by lck and ZAP70 in CD4$^+$ T cells of the elderly, suggests that T cell activation via the T cell receptor is impaired (see *Fig. 4*, Topic F4).

Most studies on cytokine secretion in the elderly are equivocal, although it is generally agreed that IL-2 secretion is reduced. Similarly, IL-2 receptor expression is also decreased on elderly T cells. As IL-2 is important for lymphocyte expansion, a deficit in IL-2 or its receptor could lead to a loss of the stimulatory effect of this cytokine and thus poor proliferative responses to an antigen.

P5 The effects of aging on humoral immunity

Key Note

The effect of aging on humoral immunity — In the elderly there is a reduction in the number of both B1 and B2 cells. Hypermutation is decreased and there is a tendency toward an increase in autoantibodies and toward a failure to produce high-affinity antibodies.

Related topics — Antibody structure (D1); B cell activation (E2); T cell activation (F4)

The effect of aging on humoral immunity

Several alterations in the B cell compartment are associated with aging, including a reduction in the total number of B cells, and of both the B1 and B2 subsets (Topic C1). Although the amount of antibody in the circulation does not appear to decrease significantly (*Table 1*), there are changes in the quality of the antibody response, including:

- A decrease in antibody affinities.
- A diminished ability to produce antibodies to vaccines (e.g. influenza) and to novel antigens.
- A change in the isotype of antibody responses. For example, in the young, antibody responses to influenza vaccine are primarily of the IgG1 subclass, whereas in the elderly they are of the IgG3 subclass.
- Hypermutation associated with increased antibody diversity appears to be impaired.
- An increase in autoantibody production especially rheumatoid factor, antidsDNA, antihistones and anticardiolipin antibodies (Section L). Although found more frequently, these autoantibodies seem to be of low specificity and of unknown pathological significance.

Some of these events may be related to dysfunctional T cell help and in particular to defective co-stimulation. Thus, these changes could result from deficient T cell signaling through B7-CD28 and/or CD40L–CD40 interactions.

Table 1. Normal ranges for serum immunoglobulin concentrations in European Caucasians in different age groups

	IgG		IgA		IgM	
	Males	Females	Males	Females	Males	Females
20–35 yrs	6.7–12.5	6.8–12.6	0.8–2.6	0.7–2.4	0.6–1.6	0.7–2.0
40–45 yrs	6.7–12.4	6.8–12.7	1.0–3.2	0.8–2.7	0.6–1.6	0.7–2.0
60–75 yrs	6.7–12.5	6.8–12.6	1.0–3.0	0.8–2.6	0.5–1.5	0.6–1.7

The restriction in antibody repertoire may also be related to a failure of development of precursor B cells in the bone marrow.

It is also interesting that there is some evidence for a decrease in IgE-mediated allergies with age and an increase in salivary IgG and IgA levels, perhaps reflecting changes in mucosal immunity. Moreover, gastrointestinal immunosenescence is associated with deficits in differentiation and homing of IgA plasmablasts to the lamina propria and the initiation and regulation of local antibody production.

P6 IMMUNOSENESCENCE AND MORBIDITY, MORTALITY AND LONGEVITY

Key Notes

Immunosenescence and disease	Tuberculosis, pneumonia, urinary tract infections and septicemia (bacteria in the bloodstream) are much more common in the elderly. Infections with influenza, rhinovirus and cytomegalovirus (CMV) are much more frequent and morbidity and mortality greater. This is related to a number of factors including immunosenescence.
Immune response genes and aging	Immune response genes (especially HLA genes) are important in helping the immune system respond effectively to microbial infections. Different HLA haplotypes may confer greater mortality or longevity.
Immunosenescence and the nervous and endocrine systems	Immunosenescence is complicated by senescence of the endocrine and nervous systems. This is shown not only as a decline in immune function but also by changes associated with aging of the neural and endocrine systems and their combined interactions.

Related topics T cell recognition of antigen (F2) Immunity to different organisms (H2)

Immunosenescence and disease

The incidence of microbial disease and malignancies are increased in the elderly compared to the young. Tuberculosis, pneumonia, urinary tract infections and septicemia (bacteria in the bloodstream) are much more common. Morbidity associated with gastroenteritis caused by *Salmonella* and other enteric bacteria such as *E. coli 0157* is greater. Infections with influenza, rhinovirus and CMV are much more frequent and morbidity and mortality greater. There is a ten-fold increase in the incidence of TB in the elderly. In some studies the major cause of death in individuals >80 years is infections.

Deficiencies in any component of the immune system can lead to a predisposition to infections. However, it appears that defects in NK cell numbers and function are related to death due to infections: NK activity is well preserved in centenarians. Shingles is a good indicator of immunosenescence and suggests decreased functional activity in both the T cell and NK cell compartments. Decreased T cell function can readily be shown by DTH tests to recall antigens (Topic J4). However, other factors such as nutritional status, stress, gender and previous vaccination history must be considered. Individuals who are malnourished are prone to vaccination failure. Autoantibodies are increased in the elderly although not necessarily associated with pathology (Topic P5). In fact

SLE becomes milder in patients as they age, as does primary Sjögrens syndrome. Immunosenescence may have some benefits in some clinical situations. Acute graft rejection to kidney, heart or liver is less in the elderly and the incidence of asthma and specific IgE responses to allergens decreases.

Immune response genes and aging

The immune response genes that encode the HLA molecules involved in presenting microbial antigenic peptides to T cells are the HLA class I and class II genes (Topic G5). The cellular expression of these genes is decreased in the elderly compared to younger controls. This may give rise to less-efficient antigen presentation and poorer immune responses. There is also an increase in the presence of soluble class I MHC molecules in the elderly, the significance of which is unclear.

Certainly, the number and kind of the different HLA types inherited determine to a significant degree the nature, extent and effectiveness of an individual's immune response. Thus, although there are no changes in these genes during aging, longevity or lack thereof, is to some extent influenced by these genes. For example, some HLA haplotypes are frequently associated with autoimmunity, e.g. HLA-DR3 – diabetes and HLA-DR4 – rheumatoid arthritis (Topic L1). In contrast, the inheritance of some IR genes is associated with longevity in some populations. However, immune response (IR) genes alone probably do not dictate mortality or longevity. Rather, it is likely that a combination of factors, including exercise, diet, stress, environment and other genetic components such as those associated with increased synthesis of pro- or anti-inflammatory cytokines will determine morbidity, mortality and longevity.

Immunosenescence and the nervous and endocrine systems

The immune, endocrine and nervous systems influence each other through cytokines, hormones and neurotransmitters. During aging, changes occur in all areas of these interactive systems. Some pro-inflammatory cytokines such as IL-1 and TNFα are frequently increased and can affect the HPA axis. There is a loss of dehydroepiandrosterone (DHEA), dehydroepiandrosterone sulfate (DHEAS), progesterone and aldosterone. Growth hormone, melatonin and the sex hormones estrogen and testosterone are all reduced. It is not clear if these hormones influence immunosenescence, although some circumstantial evidence suggests that they do. For example, cortisol, a stress-related hormone, is increased in aging and is a powerful anti-inflammatory. Estrogen stimulates immune function and testosterone is inhibitory. In mouse models, melatonin improves the DTH response, prevents thymic involution and increases antibody responses.

Supplementation of DHEA and DHEAS, which are reduced in the elderly, results in enhanced lymphocyte mitogenic responses and in the number and activity of NK cells, but there is no improvement in antibody responses to 'flu' vaccines. Leptin is another hormone that is known to affect the pro- and anti-inflammatory cytokine response. While commonly associated with obesity, increased leptin levels are known to affect the Th1/Th2 balance by increasing the proinflammatory cytokine response. Leptin levels are increased by estrogen and decreased by testosterone. Since these hormones decrease with age, changes in leptin levels may contribute to the T cell cytokine status.

The autonomic nervous system also changes during aging. The sympathetic response is increased, although there is a decrease in sympathetic innervation; these events are accompanied by an increase in noradrenaline (norepinephrine) in the circulation. Cortisol and noradrenaline are thought to induce a Th2 type response. Cortisol increases immunoglobulin production and IL-4, IL-5 and IL-10 secretion, whereas noradrenaline inhibits IL-2, IL-12 and IFNγ synthesis, although stimulating IL-6 and IL-10 (*Fig. 1*). Moreover cortisol increases noradrenaline production from sympathetic nerve terminals. The expression of dopamine D3 receptors on lymphocytes is also rapidly reduced during aging. Dopamine induces T cell adherence to fibronectin, which is important in T cell trafficking. Taken together these findings show the interplay between the nervous, endocrine and immune system and the associated changes during senescence (*Table 1*).

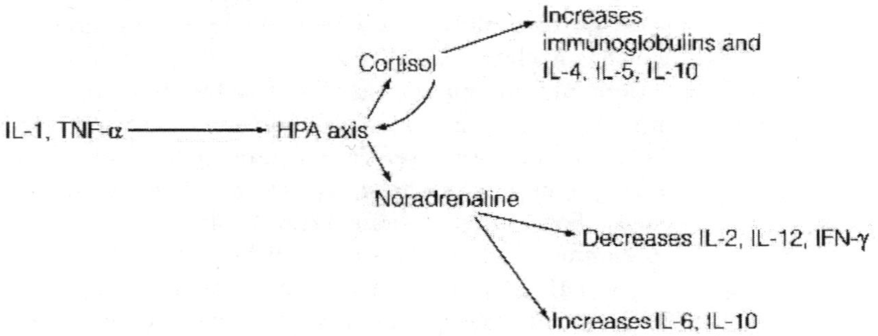

Fig. 1. Interplay between the immune, endocrine and nervous systems.

Table 1. Hormonal changes associated with aging

• Cortisol	Increased
• Noradrenaline (norepinephrine)	Increased
• Melatonin	Decreased
• DHEA, DHEAS	Decreased
• Growth hormone	Decreased
• Estrogen	Decreased
• Testosterone	Decreased

FURTHER READING

A large number of textbooks in immunology are now available which are good reference books for those interested in more detail. In addition, specific detailed information can often be obtained through the WEB and through specialist journal databases, including Medline, PubMed etc.

General textbooks

Abbas, A.K. and Lichtman, A.H. (2003) *Cellular and Molecular Immunology*, 4th edn., W.B. Saunders Company, Philadelphia, USA.

Janeway, C.A., Travers, P., Walport, M. and Shlomchik, M. (2001) *Immunobiology*, 5th edn., Garland Publishing, London, UK.

Kuby, J., Goldsby, R., Kindt, T.J. and Osbourne, B.A. (2002) *Immunology*, 5th edn., W.H. Freeman, Oxford, UK.

Playfair, J.H.L. and Lydyard, P.M. (2000) *Medical Immunology for Students*, 2nd edn. Churchill Livingstone, Edinburgh, UK.

Roitt, I.M., Brostoff, J. and Male, D. (eds.) (2001) *Immunology*, 6th edn., Mosby, London, UK.

Roitt, I.M. and Delves, P. J. (2001) *Essential Immunology*, 10th edn., Blackwell Scientific, Oxford, UK.

Sharon, J. (1998) *Basic Immunology*, William and Wilkins, Baltimore, USA.

MULTIPLE CHOICE QUESTIONS

The following pages contain multiple choice questions for self assessment. They are presented in the style of the US Medical Boards part 1 but are used universally in examinations. The questions are based on the material presented in the corresponding Sections into which they are grouped. Answers to these questions can be found on page 313. To make the most effective use of these questions do not try to answer them immediately after reading or reviewing the material on which they are based. Rather, let the knowledge settle overnight and then try the questions. Choose the single best answer.

A–E

1. **Tears contain ...**

A IgA
B IgG.
C lysozyme.
D all of the above.

2. **Macrophages ...**

A circulate in the blood stream.
B produce nitric oxide.
C have receptors for IgM.
D are the first leukocytes to arrive at the site of a skin infection.
E are the main immune cells for dealing with viruses.

3. **Phagocytosis ...**

A is carried by cells of the adaptive immune system.
B is restricted to macrophages.
C is important in bacterial infections.
D is a process that does not involve energy.
E results in division of the cell.

4. **Molecules directly involved in NK cell mediated killing include ...**

A muramyl dipeptide.
B granzyme A and B
C complement.
D IFNγ.
E superoxide.

5. **Opsonins include ...**

A perforin.
B magainins.
C C9.
D IFNγ.
E C3b

6. **Dendritic cells are characterized by ...**

A the presence of major basic proteins.
B expression of CD3.
C expression of IgM molecules.
D their ability to release histamine.
E their interface between the innate and adaptive immune systems.

7. **Both mast cells and basophils ...**

A are phagocytic
B circulate in the blood stream.
C are found primarily in lymph nodes.
D have receptors for IgM antibodies.
E release histamine.

8. **Activation of the alternate pathway involves ...**

A C1.
B C3.
C C2.
D C4.

9. Control of the activated complement components results from ...

A agglutination.
B immune adherence.
C instability and inactivation of some of these components.
D mobility of phagocytes.

10. All of the following are true about acute phase proteins EXCEPT ...

A they include C-reactive protein.
B they include complement proteins.
C they are mainly produced in the liver.
D they function to limit tissue damage.
E they are not induced by cytokines.

11. Complement inhibitory proteins include the following EXCEPT ...

A decay accelerating factor (DAF).
B CD59 (protectin).
C membrane cofactor protein (MCP).
D ICAM-1.

12. B cells are distinguished from T cells by the presence of ...

A CD3.
B CD4.
C CD8.
D surface Ig.
E Class I MHC antigen.

13. Lymphocytes of the mucosal immune system ...

A are normally primed in the lamina propria of the intestine.
B home mainly to mucosal sites and not systemic lymphoid organs.
C make up less than 10% of the lymphoid tissues in the body.
D mainly produce IgG antibodies.
E are only of the T cell type.

14. Newborns ...

A receive IgM antibodies from the mother through placental transfer.
B have virtually a full complement of maternal IgG antibodies.
C have very few lymphocytes in their circulation.
D respond to antigens as well as adults.
E receive maternal B cells.

15. Rearrangement of VH genes begins during ...

A the pre-B cell stage.
B the pro-B cell stage.
C maturation of B cells into plasma cells.
D development of dendritic cells.
E thymus development.

16. All of the following are true about the development of blood cells EXCEPT ...

A cytokines are required
B IL-7 is involved in T cell development.
C M-CSF is required for granulocyte development.
D B cell development takes place mainly in the bone-marrow.

17. Allotypes are ...

A antigenic determinants which segregate within a species.
B critical to the function of the antibody combining site.
C involved in specificity.
D involved in memory.

18. IgE ...

A is bound together by J chain.
B binds to mast cells through its Fab region.
C differs from IgG antibody because of its different H chains.
D is present in high concentration in serum.

19. **Ig heavy chains are ...**

A encoded by a Constant region exon, Variable exon, Diversity exon, and Joining exon.
B not glycosylated
C not important to binding of antigen.
D expressed by T cells.

20. **The Fab portion of Ig ...**

A binds to an Fc receptor.
B contains the J chain.
C contains the idiotype of the Ig.
D mediates biological effector functions of Ab molecules (e.g. complement fixation).

21. **Cells destined to become IgA producing plasma cells do not ...**

A migrate from mucosal areas on stimulation with antigen.
B home to any mucosal area
C produce secretory component.
D produce J chain.

22. **IgA ...**

A is present in milk and saliva
B is involved in hay fever.
C activates complement by the classical pathway.
D crosses the placenta

23. **Antibody dependent cell mediated cytotoxicity (ADCC) ...**

A is carried out by B cells.
B is the main mechanism for killing intracellular microbes.
C involves Fc receptors on the effector cells.
D is primarily mediated by IgE antibody.

24. **The Fc region of antibody ...**

A contains both heavy and light chains.
B is required for antigen binding.
C is not a requirement for placental transmission.
D is not important for triggering of IgE mediated hypersensitivity.
E generally confers biological activity on he various molecules.

25. **Human IgM ...**

A crosses the placenta
B consists of 3 subunits linked together by a J chain.
C protects mucosal surfaces.
D is largely restricted to the circulation.
E is the antibody produced by high affinity plasma cells.

26. **Immunoglobulin light chains ...**

A are joined to heavy chains by peptide bonds.
B can be present as both κ and λ chains as part of a single Ig molecule.
C are not found in every major immunoglobulin class.
D all have the same amino acid composition.
E are present in the Fab fragment of IgG.

27. **The fixation of complement by an antigen-antibody reaction can lead to . .**

A formation of a factor chemotactic for mononuclear cells.
B enhanced phagocytosis.
C activation of T cells.
D increased synthesis of antibody.

28. **Both interleukin 1 and 2 ...**

A are produced by the same cell.
B require complement for their biological activity.
C act on T cells.
D trigger histamine release.

29. Tumor necrosis factor ...

A decreases macrophage effector functions.
B increases expression of adhesion molecules on endothelial cells.
C decreases vascular permeability.
D decreases blood flow.

30. Cytokines that directly elevate body temperature include ...

A IL-10.
B TGFβ
C IL-4.
D IL-5.
E IL-6.

31. A B cell can express on its cell surface ...

A membrane IgM and IgD at the same time.
B both types of light chain.
C secretory component.
D IgG that can bind several different unrelated antigens.

32. All of the following are true about receptors of the innate immune system, EXCEPT that they ...

A include those of the Toll family.
B recognize molecular patterns associated with groups of microbes.
C include CD14 and scavenger receptors.
D include MHC molecules.
E do not include Igα and Igβ.

33. On the B cell surface, receptors for antigen are associated with ...

A CD3γ chains.
B Igα and Igβ.
C MHC class II molecules.
D MHC class I molecules.
E Toll receptors.

34. Direct causes of inflammation include ...

A TGFβ.
B histaminase.
C ICAM-1.
D VCAM.
E LPS.

35. Which of the following is a known inhibitor of inflammation ...

A TNFα.
B nerve growth factor.
C protein C.
D neuropeptide Y.
E reactive oxygen species.

36. Clonal selection ...

A necessitates that proteins are multideterminant.
B requires that each antigen reactive cell have multiple specificities.
C involves binding of Ab Fc regions to mast cells.
D explains specificity and memory in immunity.

37. Stimulation of B cells to proliferate and differentiate requires ...

A B cell immunoglobulin binding of peptide in association with T cell MHC class II.
B binding of CD40 on B cells by its ligand on T cells.
C IFNγ.
D B cell surface antibody binding to C3b.

38. Type 1 thymus-independent antigens characteristically are ...

A small peptides.
B bacterial proteins.
C viral nucleic acids.
D bacterial polysaccharides.
E haptens.

39. Among the steps of maturation of a pre-B cell to a plasma cell, the only one that does not require antigen is ...

A affinity maturation.
B development of memory.
C clonal selection or tolerance.
D recombination of the V, D, J gene loci.
E tolerance.

40. Reaction between an IgG anti-albumin monoclonal antibody and albumin might result in ...

A precipitation.
B lattice formation.
C agglutination.
D complex formation.

41. ELISA assay ...

A results in cell lysis.
B uses a radiolabeled second antibody.
C involves addition of substrate which is converted to a colored end-product.
D requires sensitized red blood cells.

42. Monoclonal antibodies produced by hybridoma technology ...

A are usually of human origin.
B are each the result of immortalization of a single monocyte.
C usually have specificity predetermined by prior immunization.
D are prepared by fusion of T lymphocytes and myeloma cells.

F–I

43. Helper T cells are distinguished from cytotoxic T cells by the presence of ...

A CD2.
B CD4.
C CD3.
D IL-2 receptor.
E Class II MHC antigen.

44. T-cells in lymph nodes ...

A occur predominantly in the medullary region.
B are only of the cytotoxic type.
C are phagocytic
D are absent in Di-George syndrome.
E express surface immunoglobulin.

45. IFNγ ...

A is produced by all nucleated cells of the body.
B induces Th2 responses.
C can activate macrophages.
D was discovered because of its effect on tumors.

46. Viral replication within cells is inhibited by ...

A IL-13.
B IL-1.
C IFNα
D TNFα
E IL-4.

47. Cytotoxic T cells generally recognize antigen in association with ...

A class II MHC determinants.
B class I MHC determinants.
C class III MHC determinants.
D HLA-DR determinants.

48. The T cell antigen receptor ...

A recognizes epitopes on linear peptides associated with MHC determinants.
B has Ig light chains.
C is made up of a heavy chain and β2 microglobulin.
D recognizes conformational epitopes on the native antigen.

49. TCR gene rearrangement ...

A takes place primarily in the bone marrow.
B is antigen independent.
C involves immunoglobulin.
D requires costimulation by antigen presenting cells.

50. The class I MHC processing pathway primarily ...

A processes antigens that are present in the cytosol.
B processes antigens from the extracellular environment.
C generates peptides, complexes them with class I MHC molecules for presentation to helper T cells.
D generates peptides, complexes them with class I MHC molecules for presentation to NK cells.

51. The endogenous pathway of antigen presentation involves ...

A mostly peptides derived from extracellular pathogens.
B presentation of antigen on MHC class II molecules.
C presentation of antigen to cytolytic T cells.
D presentation of antigen to Th1 cells.
E presentation of antigen to B cells.

52. Potent chemotactic factors (chemotaxins) for neutrophils include ...

A C-reactive protein.
B C3b.
C arachidonic acid.
D LTB4.
E IFNα.

53. All of the following are true about class switching of antibodies EXCEPT that ...

A particular Th subsets are required.
B it occurs in germinal centers of lymph nodes.
C cytokines are required.
D it occurs in patients with Di George syndrome.
E it does not occur in patients with a genetic defect in CD40L.

54. The following are required for, or are sequelae of clonal selection EXCEPT ...

A recognition of antigen by specific antigen receptors on lymphocytes.
B proliferation of cells triggered by specific antigens.
C activation of T lymphocytes by superantigens.
D generation of T cell dependent B cell memory responses.

55. T cells do not ...

A make IL-2.
B respond to IL-4.
C respond to IL-2.
D mediate their functions solely by cell to cell contact.

56. Th1 cells do not ...

A express CD4.
B produce IFNγ.
C activate macrophages.
D bind soluble antigen.

57. CD8 positive cells ...

A can be classified into Th1 and Th2 subgroups based on their biological function.
B do not produce IFNγ.
C can recognize and kill virus infected cells.
D can bind free virus.
E do not require direct cell to cell contact with their targets for killing.

58. CTL ...

A do not mediate cytotoxicity of other T cells infected with virus.
B mediate killing by insertion of perforin into the membrane of the target cell.
C do not need to recognize MHC antigens on the target cell to kill.
D recognize antigens with MHC class II antigens.
E normally help B cells to make antibodies.

59. Superantigens ...

A activate large numbers of T cells by directly binding to the TCRβ chain and class II MHC
B are high molecular weight antigens that can trigger T cell proliferation in the absence of antigen presenting cells.
C can activate all B cells by binding to IgM.
D can only trigger $CD8^+$ T cells.

60. Molecules involved in lymphocyte activation include all of the following EXCEPT ...

A CD3.
B CD79b.
C CD14.
D lck.
E CD28.

61. Stimulation of antigen-specific T cells by appropriately presented antigen alone results in ...

A induction of cytotoxicity.
B production of IL-2 but not other cytokines.
C activation resulting in cell division.
D anergy.

62. The stage in B-cell development at which tolerance can be most easily induced is ...

A memory B.
B pre-B.
C immature B.
D mature B.
E plasma cell.

63. Mechanisms whereby peripheral tolerance may be maintained include all of the following EXCEPT ...

A the absence of co-stimulation by CD80 or CD86.
B treatment with glucocorticoids.
C failure of cytokine signalling.
D apoptosis of activated T cells induced by Fas ligand on other cells.
E the absence of co-stimulation by CD154

64. Properties of antigen that may influence its role in the induction of tolerance include ...

A its nature.
B its route of administration.
C the dose of antigen.
D maturity of the immune system.
E all of the above.

65. The process involved in allowing T cells to survive in the thymus is ...

A positive selection.
B negative selection.
C apoptosis.
D necrosis.
E complement inactivation.

66. All of the following are true of the tolerant state EXCEPT ...

A its induction is dependent on the immunologic maturity of the individual.
B it is observed when CD28-B7 interactions are blocked.
C it is generally dependent on the presence of antigen.
D its maintenance does not involve activation induced cell death (AICD).

67. Central tolerance takes place in ...

A lymph nodes.
B thymus.
C spleen.
D liver.
E pancreas.

68. One reason why different individuals can mount T cell responses to specific peptides and others cannot is because ...

A they lack the expression of class I or class II MHC molecules on specific cell types.
B the peptides that can be presented by the MHC molecules that a person inherited are limited.
C of an imbalance in the CD4/CD8 T cell ratio.
D of mutations in the constant region of MHC class I genes.

69. The main cytokine responsible for immunosuppressing Th1 responses is ...

A IL-1.
B IL-2.
C IL-4.
D IL-10.
E TNFα

70. Which of the following cell types (or their products) is least effective against extracellular bacterial pathogens?

A B cells.
B cytotoxic T cells.
C helper T cells.
D neutrophils.
E macrophages.

71. Complement components facilitate immunity to extracellular pathogens by all of the following mechanisms EXCEPT ...

A opsonizing the pathogen.
B mediating the chemotaxis of inflammatory cells to the site of infection.
C increasing vascular permeability to increase access to the site of infection.
D binding to T cells inducing their activation.

72. Extensive cooperation between phagocytes and lymphocytes is essential *in vivo* for ...

A elimination of inert carbon particles (e.g. a splinter).
B elimination of non-encapsulated bacteria (e.g. *S. epidermidis*, a normal skin bacterium).
C NK cell killing of tumor cells.
D elimination of encapsulated bacteria (e.g. pneumococci).

73. A tetanus booster shot results in the increased production of ...

A tetanus-specific NK cells.
B T cells that recognize tetanus toxoid but not tetanus toxin.
C antibodies which neutralize tetanus toxin.
D T-cells which kill *Clostridium tetani*.

74. **For adjuvants to be effective, they need to do all of the following EXCEPT ...**

A prolong antigen exposure.
B enhance release of TGFβ.
C induce high affinity responses.
D increase quantitative response.

75. **DNA vaccines can be effective if they ...**

A can be engineered to contain DNA motifs that have an adjuvant effect.
B encode expression of antigen.
C encode expression of appropriate cytokines.
D all of the above.

76. **Polysaccharides are rarely effective vaccines by themselves because they ...**

A have repeating B cell epitopes.
B lack classical T cell epitopes.
C only induce CTL responses.
D are usually the same in people and bacteria.

77. **Vaccines may fail to induce a protective response because they induce ...**

A humoral immunity when cell mediated immunity is needed.
B IgM but not IgG or IgA.
C production of IL-4 when IFNγ is needed
D all of the above.
E items A and B only.

78. **An antibody to CD40 would be expected to enhance vaccine effectiveness by ...**

A blocking CD40 signalling on dendritic cells.
B activating CD40 signalling on dendritic cells.
C linking dendritic cell CD40 to lymphocyte CD154 (CD40 ligand).
D inducing dendritic cell apoptosis.
E none of the above.

J–L

79. **An anti-idiotypic antibody was infused into a patient with autoimmune hemolytic anemia. This treatment improved the anemia for 2 days, followed by recurrence of the anemia. The improvement was most likely related to binding of anti-idiotypic antibody to ...**

A the B-cells making the autoantibody.
B plasma cells making the autoantibody.
C autoantibody specific T helper cells.
D circulating serum autoantibody alone.

80. **The presence of 70% CD3 positive lymphocytes in the peripheral circulation of a patient indicates that the patient has normal ...**

A humoral immunity.
B cellular immunity.
C numbers of B lymphocytes.
D numbers of T lymphocytes.

81. **HIV infects all of the following EXCEPT ...**

A monocytes.
B T cells.
C macrophages.
D B cells.

82. **The receptor through which HIV infects is ...**

A CD2.
B CD3.
C CD4.
D CD5.

83. Immunoglobulin deficiency can be detected by …

A flow cytometry.
B DTH skin test.
C mixed lymphocyte response (MLR).
D serum protein electrophoresis.

84. Cell-mediated immune responses are …

A enhanced by depletion of complement.
B suppressed by cortisone.
C enhanced by depletion of T cells.
D suppressed by antihistamine.
E enhanced by depletion of macrophages.

85. Treatments for immunodeficiency would not include …

A antibiotics.
B bone marrow transplantation.
C interleukins.
D anti-CD4 antibody.

86. Immediate hypersensitivity usually involves …

A mast cells.
B antibodies to mast cells.
C platelets.
D IgG.

87. Mast cell products mediate some of the symptoms of immediate hypersensitivity by increasing …

A IgE receptors.
B secretion of IgE.
C capillary leakage.
D secretion of IgG.

88. Therapy for immediate hypersensitivity includes injection of antigen (allergen) to …

A induce wheal and flare.
B increase T cells making IL-4.
C cause anaphylaxis.
D increase T cells making IFNγ.

89. Slow-reacting substance of anaphylaxis (SRS-A) constricts airways and arteries and increases bronchial mucus production. The chemical nature of SRS-A is …

A histamine.
B leukotrienes.
C prostaglandin D2.
D thromboxane.
E chondroitin sulfates.

90. The predominant antigen presenting cell in contact hypersensitivity (e.g. poison ivy) is the …

A T lymphocyte.
B B lymphocyte.
C basophil.
D Langerhans cell.
E NK cell.

91. The cutaneous response of delayed hypersensitivity …

A can be passively transferred by antibody.
B shows erythema (redness) and induration 1–2 days after injection of the antigen.
C depends upon the attachment of IgE antibody to mast cells.
D is mediated by B lymphocytes.

92. Anti-RhD antibody …

A is not given to RhD negative mothers after birth of an RhD positive infant.
B does not react with RhD antigens on RBC.
C does not block the development of active immunity to RhD antigen.
D is obtained from RhD negative women.

93. Inflammation resulting from IgG–antigen complexes ...

A requires IgM to activate complement.
B involves complement activation.
C produces the rash of poison ivy.
D requires T cells.

94. Immune complex disease ...

A requires cytotoxic T cells.
B requires neutrophils.
C usually involves IgE.
D usually involves IgA.

95. Serum sickness occurs only ...

A when anti-basement-membrane antibodies are present.
B in cases of extreme excess of antibody.
C when IgE antibody is produced.
D when soluble immune complexes are formed.
E in the absence of neutrophils.

96. Both immune complex disease and delayed type hypersensitivity involve ...

A phagocytic cells.
B IgG or IgM antibodies.
C NK lymphocytes.
D B cells.

97. Hemolytic disease of the newborn due to RhD incompatibility depends upon the ...

A mother possessing RhD antigens not present on the baby's red cells.
B inability of the baby to react against the mother's red cells.
C transplacental passage of IgM anti-RhD antibodies.
D transplacental passage of IgG anti-RhD antibodies.
E production of cytotoxic antibodies by the baby.

98. Delayed hypersensitivity as typified by the Mantoux reaction to tuberculin is mediated by ...

A lymphocytes.
B polymorphonuclear cells.
C anaphylactic antibodies.
D complement binding antibodies.
E antigen–antibody complexes.

99. Complement receptors on red blood cells and Fc receptors on platelets probably facilitate ...

A immune phagocytosis of immune complexes by red blood cells and platelets.
B immune pinocytosis of immune complexes by red blood cells and platelets.
C the synthesis of gamma interferon by the platelet.
D the elimination of immune complexes by phagocytic cells.

100. The broad spectrum of autoantibody formation in patients with systemic lupus erythematosus is probably indicative of ...

A excess production of macrophages.
B failed regulation of a multi-specific B-cell clone.
C the presence of many auto-reactive B-cell clones.
D heterozygosity at the HLA B locus.

101. The clinical disease most likely to involve a reaction to a hapten in its etiology is ...

A systemic lupus erythematosus after treatment with glucocorticoids.
B hemolytic anemia after treatment with penicillin.
C juvenile diabetes after treatment with insulin.
D rejection of kidney graft after treatment with cyclosporin.

102. IgG antibodies against 'self' proteins ...

A are only found in patients with tumors.
B are only produced in the spleen.
C can cross the placenta.
D are more common in men.

103. Goodpasture's disease involving lesions in the kidney and in lung alveoli is caused by ...

A deposition of soluble antigen–antibody complexes.
B cell mediated hypersensitivity to kidney antigens.
C IgE antibodies to proximal tubules.
D antibodies to basement membranes.
E non-specific reactions due to a high level of serum IgG.

M–P

104. Tumors induced by chemical carcinogens ...

A express unique TSA.
B express TSA that are the same for all tumors induced by the same carcinogen.
C do not usually express MHC antigens.
D can be treated by immunosuppression.

105. Host antibody against a tumor would most likely be directed against ...

A MHC class II antigens.
B viral antigens.
C differentiation antigens.
D MHC class I antigens.

106. Tumor immune surveillance may be mediated by ...

A mast cells.
B neutrophils.
C Langerhans cells
D NK cells.

107. The HLA typing in a paternity case is as follows:

mother:	A8	B3	C2	DR10
	A23	B8	C4	DR5

potential father #1: A2,3; B8,27; C2,11; DR3,9
child: A3,23; B8,27; C2,4; DR5,10

Based on this information potential father #1 should ...

A be convinced that the child is his because a crossover generating a recombinant maternal haplotype explains the only discrepancy.
B sue the hospital for mixing up newborns because the child cannot belong to either him or the mother.
C review his knowledge of immunogenetics and determine his haplotypes from his previous children's HLA types because without this information he cannot be sure if he is the father of this latest child.
D determine the HLA type of potential father #2.

108. Graft survival can be enhanced *without* generalized immunosuppression by ...

A matching for HLA antigen.
B anti-thymocyte globulin.
C cyclosporin A therapy.
D steroids or cytotoxic drugs.

109. The mixed lymphocyte reaction ...

A can be used to determine if two individuals have HLA-D differences.
B if carried out with the cells of identical twins, would show a marked increase in proliferation because the cells are antigenically compatible.
C is carried out with the cells from both individuals treated with mitomycin C or X-ray to eliminate extraneous proliferation.
D is assayed by measuring cell lysis.

110. Immunosuppression is not induced by ...

A antihistamines.
B removal of lymphoid tissue.
C use of anti-lymphocyte antibodies.
D cytotoxic drugs.

111. Bone marrow engraftment is a unique type of organ transplantation because ...

A MHC differences are not recognized.
B minor histocompatibility differences are the only antigenic differences that can lead to rejection.
C graft versus host disease may occur.
D immunosuppression is never required.

112. A major transfusion reaction may occur if the recipient ...

A has antibodies to transfused cells.
B has T cells reactive to blood group antigens.
C is RhD compatible.
D is AB positive.

113. The most acute form of graft rejection (termed hyperacute rejection) results from ...

A occlusion of blood vessels by proliferating endothelial cells.
B killing of grafted tissue by cytotoxic T cells.
C occlusion of blood vessels as a result of coagulation.
D attack by natural killer cells.

114. In some instances, a graft made between two unrelated donors, who are perfectly matched at HLA-A, B, C, and D, is still rejected. The possible cause of this rejection is ...

A β2-microglobulin differences.
B mismatching of immunoglobulin allotypes.
C prior sensitization to major histocompatibility antigens.
D minor histocompatibility differences.

115. The immune effector system responsible for acute graft rejection is ...

A cytotoxic T lymphocytes.
B mast cells.
C activated macrophages.
D complement.

116. An HLA haplotype is ...

A the total set of MHC alleles present on each chromosome.
B a specific segment of the MHC locus.
C genes outside the MHC locus that contribute to rejection.
D one allele of HLA-B.

117. Graft rejection ...

A occurs between identical twins.
B rarely involves T lymphocytes.
C can be accelerated by a previous graft from the same donor.
D can be prevented by immunostimulation.
E is mainly prevented by matching at the HLA A, B or C loci.

118. The antigenic component of a vaccine for melanoma is a 20 amino acid peptide. This peptide ...

A could induce both T cell tolerance and T cell activation.
B would be expected to work for most people.
C would be expected to work for a subset of people.
D items A and C only.

119. Major histocompatibility antigens are not ...

A linked with a number of autoimmune diseases.
B important for interactions between T and B cells during an immune response.
C the only antigens which result in graft rejection.
D important for graft versus host reactions.

120. HLA disease association ...

A means that the particular HLA antigen or haplotype involved causes the disease.
B may in some instances be useful in diagnosis.
C means that every person with that HLA type will contract the disease.
D may suggest that genes near the MHC locus code for T cell antigen receptors specific for self antigens.

121. The major immunoglobulin class found in colostrum is ...

A IgG.
B IgA.
C IgM.
D IgE.
E IgD.

122. B cells found in the lactating breast are likely to have homed from the ...

A Spleen.
B Bone marrow.
C Liver.
D Gastrointestinal tract.
E Thymus.

123. NK cells are more numerous during ...

A Early secretory phase of the menstrual cycle.
B Late secretory phase of the menstrual cycle.
C Early proliferative phase of the menstrual cycle.
D Late proliferative phase of the menstrual cycle.

124. The major T cell change associated with aging is ...

A Increased numbers of CD4 cells.
B Increased numbers of CD8 cells.
C Increased numbers of memory T cells.
D Increased numbers of B cells.

125. Which of the following is associated with aging ...

A Increase in antibody affinity.
B Decrease in antibody affinity.
C Increased response to vaccination.
D Increased response to novel antigens.

ANSWERS

1. D
2. B
3. C
4. B
5. E
6. E
7. E
8. B
9. C
10. E
11. D
12. D
13. B
14. B
15. B
16. C
17. A
18. C
19. A
20. C
21. C
22. A
23. C
24. E
25. D
26. E
27. B
28. C
29. B
30. E
31. A
32. D
33. B
34. E
35. C
36. D
37. B
38. D
39. D
40. D
41. C
42. C
43. B
44. D
45. C
46. C
47. B
48. A
49. B
50. A
51. C
52. D
53. D
54. C
55. D
56. D
57. C
58. B
59. A
60. C
61. D
62. C
63. B
64. E
65. A
66. D
67. B
68. B
69. D
70. B
71. D
72. D
73. C
74. B
75. D
76. B
77. D
78. B
79. D
80. D
81. D
82. C
83. D
84. B
85. D
86. A
87. C
88. D
89. B
90. D
91. B
92. D
93. B
94. B
95. D
96. A
97. D
98. A
99. D
100. C
101. B
102. C
103. D
104. A
105. B
106. D
107. D
108. A
109. A
110. A
111. C
112. A
113. C
114. D
115. A
116. A
117. C
118. D
119. C
120. B
121. B
122. D
123. B
124. C
125. B

Appendix I SELECTED CD MOLECULES

CD	Cell distribution	Function
1a,b,c	thymocytes, Langerhans cells, DCs, B cells (CD1c)	MHC-class I like molecule; presents lipid antigens
2	T cells, NK cells	also called LFA2; adhesion, binds to CD58 (LFA3)
3	All T cells	signalling molecules associated with TCR
4	T cell subset	binds to MHC II; activation; co-receptor for HIV
5	T and B cells	binds to CD72; negative regulation of B cells
8	T cell subset	binds to MHC I; co-receptor for activation
10	T and B cell progenitors	also called CALLA; metalloproteinase
11a	leukocytes	subunit of LFA-1; associated with CD18; adhesion
11b	myeloid and NK cells	also called Mac-1, CR-3; adhesion; binds to CD50, 54, 102
11c	myeloid cells	also called CR-4; adhesion; binds to CD54, C3bi
11d	leukocytes	associated with CD18; adhesion; binds to CD50
14	myeloid cells	binds LPS/LPS binding protein complex; activation
15	G, M	CHO on cell surfaces; binds to CD62E/L/P
16	NK cells, G, M subset	low affinity FcR for IgG (FcγRIII); act and phagocytosis
18	leukocytes	Integrin; β2 subunit associates with CD11a, b, c, d
19	B cells	part of the BCR; complexes with CD21; involved in activation
20	B cells	ion channel?; involved in activation
21	B cells, FDC	also called CR2; complement receptor
22	resting B cells	binds to sialo-conjugates (BL-CAM); act; negative regulation
23	B cells, act M, eos, FDC, Pt	low affinity FcR for IgE (FcεRII)
25	act T, B cells and act M	also called TAC ; IL2 receptor α chain
27	thy, T, NK act B cells	binds CD70; co-stimulator for T and B cell activation
28	T cells, act B cells	binds to B7.1 (CD80) and B7.2 (CD86); co-stimulatory for T cells
29	leukocytes	binds to FN, collagen
30	act T, B and NK cells, M	binds CD30L; involved in activation
31	M, Pt, G, T cell subset, End	also called PECAM-1; binds to endothelial cells
32	Mac, G, B, Eos	FcR for IgG (FcγRII)
33	myeloid progenitors, M	binds sialoconjugates
34	hemopoietic precursors	also called My 10; binds CD62L
35	G, M, B, some T/NK, eryth	also called CR1, C3b/4bR; complement receptor; binds C3b, C3bi, C34b;
40	B, DC, Mac	binds to T cell CD40L (CD154); co-stimulatory for B/class switching; cytokine production by MAC and DCs.
45	leukocytes	also called LCA; phosphatase; 2 main isoforms – RA and RO
45RA	leukocytes	on T cells RA is associated with naïve cells
45RO	leukocytes	on T cells RO is associated with antigen experienced (memory) cells
46	leukocytes	also called membrane co-factor protein (MCP); complement inhibition; binds to C3b and 4b to permit degradation by Factor 1
49	broad distribution	multiple families: integrins associated with CD29; bind coll and lam (VLA-1,2), coll and FN (VLA-3, VLA-5) and V-CAM-1 (VLA-4) and lam (VLA-6)
50	broad distribution	also called ICAM-3; binds integrins CD11a/CD18 (LFA-1)
52	thymocytes, T,B cells (not PC), M,G	also called CAMPATH-1; molecule not characterized
54	broad distribution	also called I-CAM-1; binds LFA-1 and Mac-1; receptor for rhinovirus
55	broad distribution	also called Decay Accelerating Factor (DAF); inhibits complement; binds C3b and disassembles C3/C5 convertase

CD	Cell distribution	Function
56	NK cells, act T cells	also called N-CAM, NKH1
58	broad distribution	also called LFA-3; binds to CD2
59	broad distribution	also called protectin; inhibits complement; blocks assembly of the membrane attack complex
62E	End	also called ELAM-1 and E-Selectin; binds sialyl-Lewis^x
62L	B, T, M, NK cells	also called LAM-1, L-Selectin, LECAM-1; binds CD34
62P	Pt, megakaryocytes, End	also called P-selectin; binds CD162 on lymphocytes, M and N
64	M, Mac, act G	high affinity FcR for IgG (FcγRI)
71	all proliferating cells	transferrin receptor
72	B cells	binds to CD5; involved in activation
79a	B cell	Igα chain; signalling molecule for BCR
79b	B cells	Igβ chain; signalling molecule for BCR
80	B cells, Mac, DC	also called B7-1; co-stimulator for CD28/CTLA-4
86	act B cells, Mac, DC	also called B7-2; co-stimulator for CD28/CTLA-4
89	M, Mac, G	FcR for IgA (FcαR)
95	broad distribution	also called FasL; binds to Fas and involved in induction of apoptosis
106	End	also called VCAM-1; ligand for VLA-4
152	act T cells	also called CTLA-4; binds to CD80, CD86
154	act CD4+T cells	also called CD40L; binds to CD40 on B cells and DC
158a	NK cells, T cell subset	Killer Inhibitory Receptor (KIR)
178	act T cells, other cells	also called FasL; binds to CD95

CD (Cluster of differentiation) antigens are defined by groups of monoclonal antibodies that recognize leukocyte-derived molecules with a common molecular mass and cellular distribution. A series of workshops are organized frequently to define different CDs. Abbreviations: **act**, activated; **B**, B cell; **BCR**, B cell receptor; **CHO**, carbohydrate; **coll**, collagen; **CR**, complement receptor; **DAF**, decay accelerating factor; **DC**, dendritic cells; **End**, endothelial cells; **Eo**, eosinophil; **EPC**, epithelial cell; **Eryth.** erythrocytes; **FcR**, Fc receptor; **FIB**, fibrinogen; **FN**, fibronectin; **G**, granulocyte; **HIV**, human immuno-deficiency virus; **ICAM**, intercellular adhesion molecule; **LAM**, Leukocyte Adhesion Molecule; **Lam**, laminin; **LCA**, leukocyte common antigen; **LFA**, leukocyte function antigen; **VLA**, very late antigen; **LPS**, lipopolysaccharide; **MHC**, major histocompatibility complex; **M**, monocyte; **Mac**, macrophage; **N**, neutrophils; **NK**, natural killer cell; **Pt**, platelet; T, T cell; **Thy**, thymocytes; **MCP**, membrane cofactor protein; **VN**, vitronectin; **VCAM**, vascular cell adhesion molecule

Appendix II THE PRINCIPAL CYTOKINES

Cytokine	Main source	Action
IL1α and β	Mac, Epc	activates T cells and Mac; fever
IL2	T cells	T cell growth factor, causes T cell proliferation
IL3	T cells	growth of many cell types
IL4	T cells, mast cells	B cell activation; class switch to IgE; suppresses Th1 cells
IL5	T cells, mast cells	B cell growth factor; eosinophil growth
IL6	T cells, Mac, End	T and B cell growth, production of APP
IL8	T cells	chemokine; attracts PMNs and monocytes
IL9	T cells	mast cell growth factor
IL10	T cells, Mac, EBV ACT B cells	inhibits Mac function and production of other cytokines
IL11	BM stromal cells	involved in hemopoiesis
IL12	APC, Mac, B cells	activates NK cells; induces Th1 cells
IL13	T cells	B cell growth factor; suppresses Th1 and Mac inflammatory cytokines
IFNα	most nucleated cells	antiviral; enhances MHC class I expression
IFNβ	most cells, especially fibroblasts	antiviral; enhances MHC class I expression
IFNγ	T cells, NK cells	enhances MHC class II expression; activates Mac; induces IgG class switching; suppresses Th2 cells
TGFβ	T cells, monocytes	inhibits cell growth; anti-inflammatory; induces IgA secretion
TNFα	Mac, T cells	pro-inflammatory; causes shock and endothelial activation
TNFβ (LT)	T cells, B cells	cytotoxic; activates endothelial cells
G-CSF	monocytes, fibroblasts	induces granulocyte growth
GM-CSF	Mac, T cells	induces differentiation of myelomonocytic lineage especially dendritic cells
M-CSF	BM stromal cells	stem cell factor (SCF-1); induces monocyte growth and differentiation

ACT, activated; **APC**, antigen presenting cells; **APP**, acute phase proteins; **BM**, bone marrow; **EBV**, Epstein Barr virus; **End**, endothelial cells; **endo**, endothelial; **Epc**, epithelial cells; **G-CSF**, granulocyte colony stimulating factor; **GM-CSF**, granulocyte monocyte colony stimulating factor; **IFN**, interferon; **IL**, interleukin; **LT**, lymphotoxin; **M-CSF**, monocyte colony stimulating factor; **Mac**, macrophages; **SCF**, stem cell factor; **TGF**, transforming growth factor; **TNF**, tumor necrosis factor

Glossary

Active/passive immunization. Active immunization requires that the immune system of the host participate in the protective immune response against a microbe (e.g. following vaccination), whereas passive immunization results when 'preformed' antibodies made in another person or animal are injected into the host.

Acute phase proteins. Found in the blood soon after the onset of an infection, they limit damage caused by the organism and implement repair; mainly produced by the liver, they include CRP, mannose binding lectin, etc.

ADCC. Antibody dependent cellular cytotoxicity; cytotoxicity mediated by effector cells bound to antibodies attached to surface antigen of target organisms, e.g. parasites or tumour cells.

Adhesion molecules. Cell surface molecules that are involved in cell–cell interactions, e.g. ICAM-1.

Adjuvant. A substance included with an antigen that potentiates (non-specifically) an immune response (e.g. alum in human vaccines).

Affinity. The binding strength of a single receptor to its ligand (e.g. one antibody binding site binding to one antigenic determinant).

Allograft. A transplant made between genetically different individuals within the same species.

Allotype. The product of an allele detectable as foreign by another member of the same species (e.g. MHC antigens, blood groups, IgG).

Allelic exclusion. In a heterozygous individual only one of the two allelic forms are expressed as proteins; relates to antibody variable region genes where only one antibody receptor can be expressed by a single B cell.

Anergy. A state of tolerance involving non-responsiveness to antigen rather than cell deletion.

Antigen. a substance that induces an antibody or a T cell response. Generally used for any molecule that binds specifically to an antibody or T cell receptor.

Antigenic determinant (see also epitope). The portion of an antigen recognized and bound by antibody (3–5 amino acids in size) or the T cell receptor (8–20 amino acids in size). Thus, even the smallest protein would have numerous determinants.

Antigen presentation. The display of peptide fragments bound to MHC molecules on the cell surface, necessary for recognition by T cells.

Antigen processing. Enzymatic degradation of proteins into peptides to be associated with MHC molecules for T cell recognition.

Apoptosis (programmed cell death). Cell death occurring under physiological conditions that is controlled by the dying cell itself (i.e. 'cell suicide'); does not normally lead to inflammation.

Atopy, atopic. Hypersensitivity mediated by IgE (type I) or the tendency to develop this.

Autoantigen. An antigen derived from the same individual; a 'self' antigen.

Autologous. Derived from the same individual.

Avidity. The strength of binding between a multivalent antibody (all antibodies are at least bivalent) and a multideterminant antigen (microbes with repeating antigens). Avidity differs from affinity since it takes into account the valency of the antigen–antibody interaction.

CD. Molecules originally defined by groups of monoclonal antibodies (cluster of differentiation).

CDR. Complementarity determining regions of antibodies and T cell receptors are the most variable regions of the molecules and determine specificity and make contact with the antigen.

Central tolerance. Self tolerance achieved by elimination of self reactive T and B cells in the primary lymphoid organs.

Chemokines. Small chemoattractive cytokines that stimulate the migration and activation of cells particularly lymphocytes and phagocytes; important in inflammation.

Chemotaxis. The movement of cells up a concentration gradient of chemotactic factors such as chemokines.

Class switching. The process mediated through gene rearrangement by which B cells express a new heavy chain isotype without changing the specificity of the antibody produced.

Clonal selection. Antigen selects specific B or T cells to expand into clones.

Complement. A set of serum proteins involved in opsonisation, inflammation and lysis.

Cross-matching. Used to test whether recipients have preformed antibodies to blood group or histocompatibility antigens (HLA) to donor tissues that could interfere with successful transplantation.

CRP. C-reactive protein is an acute phase protein that binds to phosphorylcholine on the surface of many bacteria and acts as an opsonin; serum levels are used as a measure of an ongoing inflammatory response in a variety of autoimmune diseases.

Cytokines. Molecules that affect the behaviour of other cells; if produced by lymphocytes they are called lymphokines, by monocytes, monokines, etc. They can be produced by and act on the same cell, i.e. autocrine.

Cytotoxic. Able to kill cells.

DTH. Type IV or Delayed-type hypersensitivity is mediated by T cells; called delayed since it occurs hours to days after injection of antigen, e.g. the Manteaux test for TB.

Effector cells. Cells mediating immune function such as antibody secretion by plasma cells or cytotoxicity by Tc cells, often used to distinguish from memory cells.

ELISA. Enzyme linked immunoabsorbent assay used to quantitate both antigens and antibodies.

Epitope. an antigenic determinant or small part of an antigen that interacts with an antibody or T-cell receptor.

GALT. Gut associated lymphoid tissue; protects the intestinal tract of the body; see also MALT.

Germ line. The germ cells through which the continuity of the species is maintained; the term used for inherited Ig and TCR genes rather than those generated by gene rearrangement.

Germinal center. Sites of B cell proliferation in secondary follicles in lymphoid tissues. Involved in antibody affinity maturation and the production of memory cells.

Haplotype. A linked set of genes associated with one haploid genome; used mainly for describing inheritance of MHC genes that have infrequent cross-overs and are inherited as one haplotype from each parent.

Hapten. A small molecule that by itself is not immunogenic, but when it is coupled to a larger carrier molecule, can elicit antibodies directed against the hapten, e.g. some drugs.

HLA. Human leukocyte antigens are the major histocompatibility antigens in man that bind peptides and present them to T cells; they are highly polymorphic and act as transplantation antigens.

Humoral. Referring to fluids including the blood plasma and lymph. 'Humoral immunity' is essentially antibody-mediated immunity.

Hybridoma. An 'immortal' hybrid cell line derived by fusion of a B lymphocyte with a tumour cell, a useful technique for making monoclonal antibodies.

Hypervariable regions. Variable amino acid sequences within the variable regions of heavy and light immunoglobulin chains and of the T-cell receptor that contribute most to the antigen-binding site. Synonymous with complementarity determining regions (CDRs).

Hypersensitivity. Heightened immune response directed to innocuous antigens from plants and animals, microbial antigens and autoantigens that often lead to tissue damage; does not occur on first encounter with antigen.

Idiotype. The set of individual antigenic determinants of an immunoglobulin or T-cell receptor variable region, against which other ('anti-idiotypic') B or T cells can react.

Immune-complex. Antibody and antigen bound non-covalently in various proportions. Can cause hypersensitivity reactions.

Immunogen. A substance capable of eliciting an immune response. All immunogens are antigens; but some antigens, such as haptens, are not immunogens. Sometimes also used to describe antigens which induce actual protective immunity, e.g. against infection.

Integrins. One of the 'families' of adhesion molecules.

Interleukins (IL). Generic name for many cytokines/chemokines produced by leukocytes.

Interferons (IFN). Cytokines that inhibit virus replication of which there are three types; IFN-α and β are produced by most nucleated cells while IFN-γ is produced mainly by NK and T cells.

IR genes. Immune response genes are genetic polymporphisms that control immune responses; they include the HLA genes that bind specific peptides and genes controlling cytokines and cytokine receptors.

Isotype. synonymous with antibody class (IgM, IgG, IgA, IgD and IgE). Each isotype is encoded by a separate immunoglobulin constant region gene that is carried by all members of a species (c.f. allotype).

ITAMS. ImmunoTyrosine Activation Motifs; specific tyrosine phosphorylation sites on signalling molecules that are involved in activation of a cell, e.g. on the cytoplasmic tails of CD79 and the ζ chain associated with CD3.

ITIMS. ImmunoTyrosine Inhibitory Motifs; specific tyrosine phosphorylation sites on signalling molecules that are involved in negative signalling of cells, e.g. on the cytoplasmic tails of FcγRII on B cells.

KARs. Killer Activatory Receptors; cell surface receptors on NK cells that activate killing by these cells.

KIRs. Killer Inhibitory Receptors; cell surface molecules on cells of the body that mostly inhibit NK cell activity, e.g. some HLA molecules.

Lectins. Proteins, often derived from plants, that bind specific sugars and oligosaccharides present on animal cell membrane glycoproteins.

Ligand. A molecule that binds to a given receptor (i.e. used in the same sense as in pharmacology).

Lymphatic system. the system of lymphoid organs and vessels that drains the tissues of fluid derived from the blood system.

Membrane attack complex. the terminal complement components C5b, C6, C7, C8, C9 that result in pore formation and membrane damage.

MHC. Major histocompatibility complex; the genetic locus that codes for HLA and, in the mouse, H2 antigens that are involved in peptide binding for presentation to T cells and for graft rejection since the genes are polymorphic.

M cells. specialized epithelial cells in the terminal ileum that transport antigens into the subepithelial Peyers patches.

Mimicry. The mechanism by which microbes, having antigens similar to self-antigens to which the host is tolerant, are able to avoid the immune response.

Monoclonal antibodies. Antibodies produced by a B cell clone and are therefore all identical with regard to specificity. They are used as standard laboratory reagents, e.g. for identification of cell surface markers, bacterial typing, and in immunotherapy.

Necrosis. Death of a cell through chemical or physical injury leading to tissue inflammation; compare apoptosis.

Opportunist. A normally harmless microbe that causes serious infection only when the immune system is compromised (e.g. by HIV or a drug).

Opsonin. A substance (e.g. antibody or C3b) that binds to an antigen and enhances its phagocytosis by a process called opsonization.

Peripheral tolerance. Tolerance to self that develops outside the central lymphoid organs – thymus and bone marrow.

Phagocytosis. The process of internalization of particulate matter by cells, e.g. microbes and dead cells.

Polyclonal. Involvement of many different clones of lymphocytes, or of antibodies secreted by many B cell clones.

Polymorphism. Genetic polymorphism is where a gene has several allelic forms present at a single gene locus (e.g. blood groups, MHC).

Serology. The use of antibodies to detect and measure antigens, e.g. in the typing of infectious agents.

Somatic mutation. A mutation not occurring in the germ-line and therefore not inherited; this form of mutation of the immunoglobulin variable region genes in B cells in the germinal centres is important in maturation of antibody affinity.

Superantigens. Antigens (often bacterial) that stimulate many T cell clones independently of their specificity. This occurs by binding to MHC molecules outside their peptide-binding grooves and to particular T-cell receptor V regions.

Syngeneic. Genetically identical members of the same species, e.g. identical twins or mice from an inbred strain.

Titer. The relative strength of an antiserum. The reciprocal of the last dilution of an antiserum capable of mediating some measurable effect such as precipitation or agglutination.

TLR (Toll-Like Receptors). A group of receptors named after the toll receptor involved in the differentiation of the fruit fly Drosophila. The receptors are used mainly by cells of the innate system to detect microbial components.

Toxoid. A toxin that has been manipulated to eliminate its toxicity while retaining its immunogenicity.

Transgenic. An animal in which a foreign gene has been inserted to study its effect when expressed in a special site or manner.

Transplantation antigens. These are mainly the polymorphic MHC molecules expressed by nucleated cells of the body that are recognised as foreign by recipients not possessing the allelic forms of the donor.

Western blotting. A technique for identification of antigens in a mixture by electrophoresis, blotting onto nitrocellulose and labelling with enzyme or radiolabelled antibodies.

Xenograft. A graft between individuals of different species, e.g. a pig heart in man.

INDEX

Note: Page numbers in **bold** refer to Tables; those in *italics* refer to Figures